NEW OPTIMUM NUTRITION BIBLE

—— Patrick Holford ——

营养圣经

〔英〕帕特里克·霍尔福德——著　范志红 等——译

北京联合出版公司
Beijing United Publishing Co.,Ltd.

新经典文化股份有限公司
www.readinglife.com
出 品

目 录

第五部分：不同年龄的营养

第六部分：你的个人营养方案

第七部分：营养疗法完全档案

第八部分：营养素与食物真相

谨请读者注意

尽管本书所提到的营养疗法都已经通过科学实验证实了其可靠性，但依然建议需要帮助的人去咨询资深营养师等专业人士。根据本书进行自我治疗的读者请慎重。

请将营养补充剂妥善放置，谨防婴儿及儿童接触。

前言

本书现已被翻译成20种语言，是帮助你保持美好形象、良好感觉和获得健康长寿的前沿著作。这本书最初写于1998年，总结了最佳营养学会（ION）20年来的研究成果。这个版本是最新修订的，根据目前营养学研究情况进行了扩充。

在过去几年当中，我们对于健康、疾病和营养的理解有了很大的改变。我工作的意义，就在于让你了解这些进步。我们有很多新的发现——成功瘦身的奥秘、预防早老性痴呆症、无须服药摆脱抑郁症、乳腺癌和前列腺癌的发病率不断上升的原因以及尽力避免这些疾病的方法等。许多猜想已经被事实所证实，例如最佳营养能大幅度地提升精力，比药物能更有效地降低血胆固醇，令感染疾病后恢复时间缩短一半。在本书首次出版之后，从那些通过最佳营养彻底改变自己生活的人们——就像你这样的读者当中，我得到了数以千计的证明案例。

这就是我的工作——帮助你远离病痛，达到活力充沛的健康状态，能够尽情享受生活。我花时间研究数百种科学与医学领域的前沿学术刊物，劝说先行者们尝试新的方法，然后把它们转变成容易理解的语言，以便你能够在日常生活中加以应用。当你健康常驻，远离病痛，身体没有不适、疲乏和药物需求时，我就完成了自己的使命。但首先，请让我告诉你，我是怎样开始这项工作的。

1977年，那时我是个心理学专业的大学生，我遇到了两位杰出的营养学家，布瑞安·怀特和西莉亚·怀特夫妇（Brian and Celia Wright）。他们一边吃着大碗沙拉、大豆香肠，还有一把维生素片，一边向我解释，为什么多数疾病都是因亚营养状态造成的。我当时难以接受这个观念，但出于一种冒险心理，我请他们为我设计一个膳食方案——完全不含小麦的素食食谱，大量吃蔬菜和水果，并服用从美国舶来的多种营养补充剂（当时英国还没有这些东西）。这与我过去的鱼和薯条加上一瓶苦啤酒的生活相去万里！我的同事、朋友和家人都认为我疯了，但我还是坚持了下来。

在两个月之内，我减去了6.4千克的体重，而且再也没有反弹。我的皮肤，曾经如月球表面一般凸凹不平，现在变得光洁了，我的经常性偏头痛一去不返。但最值得注意的是，我拥有了充沛的精力。我不再需要那么多的睡眠，我的思维变得更为敏锐，我的身体充满了活力。我开始研究这个"最佳营养"。作为一个心理学专业学生，我查阅了当代精神健康方面最大的问题——精神分裂症的相关文献。在科学期刊上，有明确的证据证实，最佳营养的效果甚至优于药物和心理的结合疗法。这一领域的先行者卡尔·普非佛（Carl Pfeiffer）博士，一位美国医生和心理学家，宣布营养治疗方法可令精神分裂症获80%的缓解率。我对此十分着迷，不久就奔赴美国，希望实地印证。

普非佛是个杰出的人，他把自己大半生时间用于研究大脑化学。他在50岁时遭遇了一次严重的心脏病发作，当时他生存的希望非常渺茫，即便装上心脏起搏器，也很难活过10年。他决定不装起搏器，而把他余下的生命用于追求和研究最佳营养。"这是我坚定的信念，"他告诉我，"只要有充足的微量营养素——我们需要滋养自己的必要物质——多数慢性疾病就不会存在。好的营养疗法就是未来的医学，我们已经为此等待太久。"

艾布拉姆·霍夫尔（Abram Hoffer）医生已经治疗过5000名以上的患者，并出版了他40年的回访录。他告诉我，最佳营养能使疾病达到80%的治愈率。我问他如何定义"治愈"，他说："症状消失，能与家人和朋友过正常社交生活，能交所得税！"艾布拉姆·霍夫尔医生现在已经是87岁高龄，但他仍然每周有4天在加拿大温哥华岛工作。这两位前辈给我留下极深印象，我成了他们的学生。

最佳营养疗法并不算新：许多幻想家都曾经怀有这样的理想。公元前390年，希波克拉底说过："让食物成为你的药物，药物成为你的食品。"20世纪初的爱迪生说过："未来的医生不会开药，而是引导患者关注人本身以及膳食和疾病预防。"1960年，当时的天才之一，两度诺贝尔奖获得者莱纳斯·鲍林（Linus Pauling）医生创造了"正分子营养学"一词。莱纳斯·鲍林之于化学，正如爱因斯坦之于物理学。鲍林于1994年逝世，位列20世纪最重要科学家的第二名。他是唯一两度独自获得诺贝尔奖的学者，他还拥有48个博士学位！他宣称，通过给自己身体正确的分子，多数疾病都可消除。他说，"最佳营养，是未来的医药。"

1984年，在莱纳斯·鲍林的帮助和支持下，我在伦敦建立了最佳营养学会（ION），以研究和推广这个理念。ION是一个独立的、非赢利性的机构，它现在是欧洲培训营养治疗专家的前沿学校。经粗略估计，我们在多数重要的健康问题上领先大众常识10年。

* 我们的"第一场战役"是禁绝含铅汽油，因为我们从科学研究得知，铅对于儿童的智力有损害。

* 1986年，我们让更多的人了解锌，通过宣传锌这种英国人最缺乏的矿物质的作用，使多数人认识了锌的好处。

* 1987年，我们进行了第一次实验——证实维生素补充剂可以提高智商。实验结果发表于《柳叶刀》杂志，实验过程还被BBC（英国广播公司）的《地平线》节目拍摄。

* 20世纪90年代，我们证明抗氧化物质可以降低癌症的发生率，并延缓衰老。

* 1993年，我们公开反对激素替代疗法（HRT），现在已经被证实这么做是正确的。

* 1995年，我们宣布有比药物疗法更好的抑郁症自然疗法。很多SSRI（选择性5-羟色胺再摄取抑制剂）抗抑郁剂增加了自杀和攻击行为的风险。近年，医生们被正式告诫，不要给任何18岁以下的未成年人开这些药物。

近年来，我一直在解释为什么同型半胱氨酸水平是最大的独立健康指标，为什么早老性痴呆症是可以预防的，为什么牛奶消费不可否认地与乳腺癌和前列腺癌相联系，为什么食物的血糖负荷是体重增加的最佳预测指标。可能你从没有听过以上四个观点，但你以后会听到。我们一直领先大众常识10年——这些知识可以给你增加10年的寿命。

本书的目的是让你看到，如何通过最佳营养达到健康和抵抗疾病的目标。本书第一部分解释了最佳营养的原则，对健康、保健和药物提出一套完整的全新定义；第二部分定义了最佳膳食——虽然很难在一夜之间实现，但可以激励自己以此为目标，接近最佳标准；第三、四、五部分在营养科学最新进展的基础上，证明了最佳营养的益处；第六部分告诉你如何一步一步地将最佳营养付诸现实，帮助你改进膳食，并设计你自己的营养补充方案；第七部分是特定健康问题的指南大全以及如何通过最佳营养来解决这些问题；第八部分是营养素的详尽食用指导，讲解它们的功效、缺乏的表现，应当怎样从食物和补充剂中补充；为你揭开有关食物的真相，提供数据表格，帮助你把最佳营养运用于实际生活当中。

从我发现最佳营养之时起，已经过去了将近30年。自那时以来，已有成千上万的科学研究论文发表，证明其功效。且到目前为止，没有任何负面的案例。我现在确信，最佳营养的理念是一个多世纪以来医学界最伟大的进步，丝毫不逊色于路易·巴斯德对病原细菌的发现，或是对基因的发现；而且我确信，如果及早开始应用这个理念，可以保证你度过健康长寿的一生。

祝你健康！

帕特里克·霍尔福德

第一部分
什么是最佳营养

营养圣经

New Optimum Nutrition Bible

Optimum nutrition is very simply giving yourself the best possible intake of nutrients to allow your body and brain to be as healthy as possible-and to work as well as it can. By nutrients, I mean protein, carbohydrate, essential fats, vitamins, minerals and water-each of which we'll explore in more detail in the coming chapters. These are the substances from which your body is built. For example, your skin renews itself in 21 days, your bones can repair themselves in six weeks and your inner skin, your digestive tract, replaces itself every four days. In five years, you will be an almost completely new person. Your body is an incredible regenerating organism that is constantly self-regulating and rejuvenating. But without the right nutrients, this process becomes impaired. Then you don't re- place your body cells quite so accurately-that's called ageing. And with our modern nutrient-lacking diets and endless temptations, maintaining a healthy body is a challenge for everyone.

第 1 章 健康——绝不仅仅是平均水平

这本书是达到目标的一个方法——这个目标就是健康。而这个目标并不仅仅意味着没有疾病，还意味着充沛的活力。积极的健康，有时也被称为"功能的"健康，可以从三个方面进行衡量：

* 能力状况——你在体力上和智力上的表现如何

* 无疾病——没有疾病的表现和症状

* 长寿——长而健康的寿命

我相信，每个人都能深刻体验到处于良好健康状态的感受。这种感受表现为：能长时间保持头脑清晰、精力旺盛、心态平和、思维敏锐，并且有一种维持身体健康的愿望以及一种清醒的意识：知道什么适合身体，什么会增进健康，我们每时每刻需要的是什么。这种健康的状态包括罹患传染病之后的康复能力以及保护我们免遭主要致命疾病，如心脏病和癌症困扰的能力。由此，衰老过程被延缓，我们就能拥有健康长寿的人生。在生命的最高意义上，健康不仅仅没有痛苦和紧张，反而有一种生的喜悦、一种真正的感激——对拥有健康身体、能够体验世上许许多多乐趣的感激。

对我来说，这不仅是一种信念，而且是一种亲身体验，也是自从开始追求最佳营养以来，亲眼目睹的和我一起工作的人们身上发生的事实。健康不是一种静止的状态，而是一个无穷无尽的旅程，不断地从身受疾病和身体不平衡中了解自我；健康也是一个持久的发现过程，去发现更充沛更旺盛的精力。从这些体验当中，也从我治疗的罹患各种疾病的千万人身上，我完全肯定，只要摄取最佳的营养，勤于锻炼，在适宜的环境中生活，愿意改变制造紧张和压力的那些陈腐信条和行为模式，靠我所坚持的这些方式就能彻底地预防疾病。

卫生保健——增长最快的失败产业

在西方文化当中，没有谁真正告诉我们如何保持健康。除了父母传授的一点生活智慧，多数人在他们的后半生中忍受不断增加的痛苦。我们在中小学、大学和媒体中都学不到保持健康的方法。政府的宣传中可能忠告我们不要抽烟喝酒，但这并没有多少真正的指导作用，产生的实际效果微乎其微。而且，即使这些宣传，仅在英国，我们每年还是要消耗60亿瓶酒精饮料，还有750亿支香烟。

我们所说的"卫生保健"一词，字面意义上是"健康关怀"，实际上是"疾病关怀"。正如阿拉巴马医学院教授伊曼纽尔·科拉斯金（Emanuel Cheraskin）所言，作为"增长最快的失败产业"，现代医学没能提供真正的健康关怀，而是从中赚取大笔利润。科拉斯金说，它是"健康恶化的初级预防手段"。

以心脏病为例，现代人一生当中罹患心脏病的几率达50%。65岁之前死亡的人中，有1/4死于心脏病；而在男性当中，1/4的人在退休之前就经历过一次心脏病发作——而这些人当中有一半血胆固醇值并不高！高血压被公认为严重心血管问题的首要征兆。传统医学建议高血压患者减轻体重并服用降血压和降血脂药物，却很少注意到许多已知的可能产生同样效果的膳食。其实仅服用1000毫克的维生素C就能显著降低血压，但很少有人推荐这样做。据一项剑桥大学开展的大型安慰剂对照实验研究，仅500毫克维生素E就能把心血管疾病患者的心脏病发作风险降低75%。补充B族维生素可以降低血液中同型半胱氨酸水平，也能降低心脏病和中风的风险。血液中同型半胱氨酸水平，是一个比血胆固醇水平更重要的风险因素，却经常被人们忽视。

与人们通常的认识相反，许多常见癌症的死亡率正在上升，而不是在下降。看看乳腺癌，在已被诊断患癌症的女性中，1/3的人患的是乳腺癌，每年约导致12,000人死亡。如果治疗有效，那么患乳腺癌的妇女应当活得更长一些，死亡的风险应当降低。我们被告知，在过去的30年当中，乳腺癌存活率从60%增至75%。然而，在同一时期，癌症的死亡率却在稳步地上升。如今人们可以更早地发现癌症，所以看起来好像存活时间延长了，事实上我们在与癌症的斗争中是输了，而不是赢了。

按照医学专家约翰·李（John Lee）博士的观点，与20世纪80年代中期相比，现在乳腺癌的发生率更高了，发生年龄也更早了。现在乳房 X 线照片能显示出乳房的微钙化现象，而以前是不可能做到这一点的。乳房的微钙化并不是令人忧虑的侵犯性肿瘤，但它的存在使统计数字发生了偏差，让乳腺癌患者的生存率看上去上升了。乳腺癌通常的治疗方案是外科手术加上他莫昔芬①药物治疗，然而治疗后和未经治疗的病人在身体状况上并没有多少差异。李博士相信，乳腺癌的主要病因是"失去制衡的雌激素"（通常情况下，雌激素在体内是与黄体酮相平衡的），而许多因素可能导致雌激素失衡。例如，压力可提高皮质醇激素的水平，它与黄体酮相竞争，造成黄体酮水平下降；胰岛素抵抗也有同样的作用，胰岛素抵抗是由于摄入过多糖分和精制碳水化合物造成的。来自于环境的外来雌激素能够损害组织，导致生命后期的癌症风险上升，而杀虫剂和塑料等都是环境雌激素的常见来源。牛奶也是促进乳腺癌和前列腺癌生长的因素。

显而易见，有很多营养因素需要关注。然而医生们还在给妇女们继续开未加平衡的雌激素处方，这种激素替代疗法（HRT）已经持续了 10 多年，尽管早在 1989 年就有了明确的证据，当时伯格菲斯特（Bergfist）医生在斯堪的纳维亚进行的研究表明，如果妇女使用激素替代疗法超过 5 年，她罹患乳腺癌的风险就会加倍。此后艾默里大学公共健康学院的一项研究跟踪了 24 万名妇女达 8 年之久，发现在补充雌激素的妇女当中，致命的卵巢癌患病的风险提高了 72%。然而，直到"百万妇女研究"的结果发表于《柳叶刀》（The Lancet）杂志，激素替代疗法才开始退出历史舞台。该作者的研究表明，激素替代疗法中联合使用雌激素和黄体酮可将乳腺癌的风险增加 66%，他估计在上一个 10 年当中，2 万名妇女因为激素替代疗法而患上乳腺癌。

再看看另外一个例子。在 60 岁时，10 个人当中有 9 个患有关节炎。一旦疼痛达到不可忍受的水平，患者就被推荐使用类固醇或非甾体类抗炎药物。但这两类药物在降低疼痛和肿胀程度的同时，也会加速这种疾病的进展。在美国，非甾体类抗炎药物是一个 300 亿美元的庞大产业——170 亿美元用来购买这些药物，另外 130 亿美元用来治疗其副作用。成千上万的人因这些药物的副作用而死去。现在已经证实，安全的营养疗法同样可以达到显著的抗炎效果，

---

① 译者注：tamoxifen，一种抗雌激素药物。

而没有副作用的危害。

将这些因素和其他风险因素代入健康的方程式当中，就很容易理解为什么医学界认定本来一个健康人的寿命至少可以是100年，而如今普通人注定了只有可怜的75年寿命，而且最后20年都挣扎在很差的健康状态当中。令人悲哀的真相是，寿命的统计数据并没有提高。我们在药物、手术和医疗技术方面都有了很大进步，然而一个45岁的男人预期只能活到74岁，仅比1920年时的预期年龄72岁多活两年。传统的卫生保健方式显然误入歧途。或许，我们需要的正是找到一个新的方向。

健康的新理念

医学专家现在不再把身体看成一部机器，把疾病看成机器中卡入的障碍物，必须用药物或手术来将其清除；他们现在开始把人体看成是一个复杂的自适应系统，就像一片自我调节的丛林，而不是一台复杂的电脑。以前，人类试图借助高科技医学手段来控制人的健康；而现在，出现了一种新观念，它把人看成一个整体，在适宜的环境中，人体可以通过互相联结的心灵和身体进行自我调节，以获得健康。

当然，每个人的适应能力是不同的。我们与生俱来的优势和劣势各不相同，患病后的康复能力也处于不同的水平上——通俗地说，一些人拥有"优良基因"，而另一些则没有这些人幸运。所以，按照这个新的理念，我们的健康状况就是由遗传而来的适应能力与我们所处的生存环境之间相互作用的结果。如果我们的环境非常恶劣（如糟糕的饮食、污染、病毒感染、过敏原等），超出了身体的适应能力，我们就会生病。

再回到癌症的话题上。我们知道，如果我们经常抽烟、喝烈酒、吃牛肉和乳制品[①]、服用某些药物和激素、处在汽车尾气和其他污染物等当中，患癌症的危险就会上升。从另一方面来说，如果我们大量吃某些蔬菜、纤维、β-胡萝卜素、维生素C和维生素E等含抗氧化成分的食物，生活在未被污染的环境当中，患癌症的风险就会降低。证据表明，当有益因素明显多于不利因素时，健康状况就会得到改善。

---

① 译者注：适量地食用牛肉和乳类并不是引起癌症的主要原因，这里实际上指的是大量吃这些食物，如以此类食物作为三餐的主要食物。

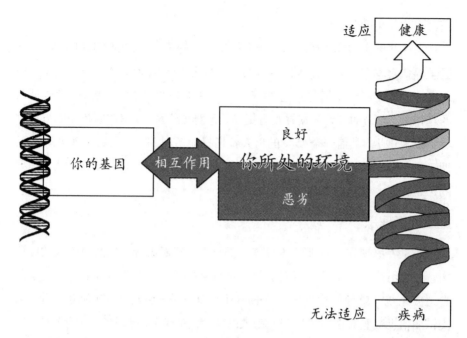

健康的新理念。你的基因与你的环境（你吃的所有的食物、饮料以及呼吸的空气）相互作用而造就了你。如果你有好的营养，你就可拥有适应生活压力的能力。这就是健康。如果你的环境总负荷超过了你遗传而来的适应能力，你就可能会生病。

　　基因和环境的关系就像鸡和蛋的关系一样。科学证实，我们的基因受到环境的影响。同样，我们如何与环境相互作用——例如我们消化某些营养素的能力——也取决于我们的遗传特质。我相信，未来的医学将主要集中于遗传学以及环境医学上，在这其中，营养学起着重要的作用。然而，改变基因比改变膳食要难得多，所以营养很可能成为卫生保健新途径的主要部分，其他部分包括减少反营养因素——环境污染物、杀虫剂和化学合成食品添加剂，它们会干扰营养素的作用。

　　要记得，我们总是处于挑战之中，不管是严寒的天气，还是无处逃避的汽车尾气。我们摄入身体的东西，无论是健康食品、饮料、药物还是零食，都会在相当程度上影响我们保持健康的能力。

第2章　定义最佳营养

我们多数人都是"早餐谷物营养学校"的无知学生。一个又一个的早晨，我们盯着这些早餐谷物包①，读着上面的字："推荐每日摄入量……每包可提供维生素 B1、维生素 B2、尼克酸"，与其他巧妙的广告一样，这些说明令我们坚信，营养均衡的膳食可以提供我们所需要的所有养分。然而，这正是现代卫生保健领域中的最大谎言——这个信念根源于错误的信息以及对人体本质完全错误的理解。

"人体如机器"

"人体如机器"的概念是牛顿、笛卡儿等哲学家的思维产物，也是工业革命的产物。他们把宇宙看做一个时钟般的机械结构系统，而把人体看做一个能够思考的机器。我们的祖先在百万年的时间中一直从事采集和狩猎；直到几百年之前，他们和许多国家的人一样，被驱赶入新兴的城镇中，成为工业革命中必需的劳动力。

新产业工人们吃的是脂肪、蔗糖和精白面粉组成的膳食。饼干或蛋糕就是例子。面粉是精制过的，不易生虫，而且如精制糖和饱和脂肪一样不容易变质。这些廉价而富含能量的食物被看做是劳动力的"燃料"，正如汽车需要汽油作为能源一样。毫无疑问，这样的饮食会带来健康水平的下降。在1900年前后，人们发现自己开始变得比祖辈矮小，这便导致了蛋白质被发现。蛋白质是促进

---

① 译者注：早餐谷物包是用小麦、玉米、燕麦等谷物原料制作的速食食品，成小包出售，只要将其用热水或热牛奶冲泡，即可快速食用。其中往往强化多种 B 族维生素和铁。它们是西方人重要的营养来源。它们与我国广泛出售的所谓"营养麦片"有所不同，后者是以糖分、糊精等原料为主，蛋白质和膳食纤维含量很少，营养价值更低。

生长的食物要素。糖用来供应能量，蛋白质用来建造肌肉。按照这个概念，孕育出了高糖、高脂肪和高蛋白的西方型膳食结构。

然而人们仍然处于病痛中。尽管随着新的维生素被发现，传统的维生素缺乏病如败血症和佝偻病被一个又一个地解决。矿物质的重要性也已经被人们认识，然而人们仍然以一种非常机械的方式来看待这些重要营养素。每个人所需要的仅是每种营养素的推荐每日摄入量① (Recommended Daily Allowance，简称RDA)，人们认为这个数量足以保护身体远离营养缺乏症。然而，按照世界知名的营养生物化学家、功能医学研究所的创始人杰弗里·布兰德 (Jeffrey Bland) 博士所说，"RDA绝对不是个人营养状况评价的指标，它是统一的指标，用以满足所有健康人群预防已知营养缺乏病的需要，如脚气病、癫皮病、败血症、恶性营养不良、佝偻病和干瘦病。它们与常见的营养紊乱毫无关系。"

营养素摄入量的标准对于一个国家对食物进行规划和管理是至关重要的。然而，它是一个面向健康人群的标准，由于每个人的体质和生活状况千差万别，不可能用这个统一标准来判定个人的营养问题。

食物、基因、环境和疾病

你的身体完全是由从食物中得到的各种分子构建而成的。在一生当中，你会吃掉100吨食物，这些食物在消化道当中，被富含酶的消化液分解，人体每天大约产生1升的消化液。大量营养素（脂肪、蛋白质、碳水化合物）和微量营养素（维生素和矿物质）都在消化道中被吸收，而消化道的健康状态和完整性，从根本上又取决于你所吃的东西。因此在很大程度上，你的营养状态决定了你适应环境和维持健康的能力。生化不平衡导致的不当营养状态会世代重复，从遗传上被记录和表达为特定生命过程的优势和劣势。在不同环境（食物、空气和水等）当中，你的基因会有不同的表达。如果对于基因来说环境过于恶劣，那么你就无法适应环境，从而罹患疾病；反之，环境中养分充足，你就对疾病有更强的抵抗力，更有可能体验到健康和充满活力的状态。

---

① 译者注：营养素推荐每日摄入量或营养素参考摄入量是各国营养学会按照营养学研究进展和本国人民的膳食状况制定的营养素合理供应标准。这个标准不是恒定的，已经几次修订，目前在我国使用的是2000年修订的营养素参考摄入量。这个标准不仅仅考虑到预防营养缺乏病的问题，还考虑到了满足人体营养素储备的需要以及预防一些慢性疾病的需要等。

最佳营养意味着什么

最佳营养就是简单地让自己摄入最合理的营养素,以使身体尽可能地达到健康状态,各项机能达到巅峰状态。它不是一套固定的规则。例如,你不一定要做一个素食者,也不一定要吃营养素补充剂,或者完全不吃某种特殊的食物,尽管对于某些人来说,这些建议可能是恰当的。你的营养需求是独一无二的,这种需求取决于一系列的因素:从你与生俱来的优势和劣势,到你目前身处环境的影响。你只需看看,每个人的外貌、才能和个性有多大的差异,就能理解我们的营养需要也多么不可能千篇一律。

你的最佳营养,就是摄入有以下作用的营养素:

* 促进你的思维活动和情感平衡。

* 提高你的体能。

* 使疾病的发生几率降至最低。

* 带来最长的健康寿命和最健康的身体。

迄今为止,已知为人体健康所需的营养素共有 50 种。如果你每天都能够达到每种营养素的最佳摄入量,那么你的健康即可得到促进,并维持在最高水平。你的整个身体,包括你的骨骼,都会逐渐得以重建和恢复活力。通过最佳营养,你可以达成以下目标:

* 促进思维清晰,改善情绪,提高思想集中能力。

* 提高智商。

* 提高体能。

* 改善睡眠质量。

* 增强对感染的抵抗力。

* 保护身体免患疾病。

* 延长健康生命。

这些话听起来好像是在夸海口,但每一点都已经为相应的科学研究成果所证实。最近,我给两位医生打过电话,他们当了多年的全科医生之后,才发现了最佳营养的方法。其中一个告诉我:"我已经确信,就在可以预见的未来,营养学将成为医学的一个重要组成部分。现在,用膳食和营养补充剂,我获得了比用药物更好的治疗效果。"另一位都柏林的全科医生说:"营养疗法的

50种必需营养素

脂类	氨基酸	矿物质	维生素	其他
α-亚油酸	亮氨酸	钙	维生素 A（视黄醇）	碳水化合物①
亚麻酸	赖氨酸	镁	维生素 B_1（硫胺素）	纤维
	异亮氨酸	磷	维生素 B_2（核黄素）	光
	苏氨酸	钾	维生素 $B_3$②（尼生素）	氧气
	色氨酸	钠	维生素 $B_5$③（泛酸）	水
	蛋氨酸	硫	维生素 B_6（吡哆醇）	
	缬氨酸	铁	维生素 B_{12}（氰钴胺素）	
	苯丙氨酸	锌	叶酸	
	组氨酸	铜	生物素	
		锰	维生素 C	
		铬	维生素 D	
		硒	维生素 E	
		钴	维生素 K	
		氟		
		硅		
		碘		
		钼		
		?钒		
		?砷		
		?镍		
		?锡		

注：前面带问号的矿物质被认为是必需元素，但尚无充分的研究证据。

---

① 译者注：碳水化合物中实际上包括了纤维。纤维是人体在小肠中不能消化的碳水化合物。而淀粉、糖等是可消化的碳水化合物。

② 译者注：表中所列的维生素 B_3，在我国曾被称为维生素 B_5，包括尼克酸和尼克酰胺，合称尼生素，也称为烟酸和烟酰胺。

③ 译者注：表中所列的维生素 B_5，我国称为泛酸，不用维生素 B_5 的说法。

有效性已经得到了有力的证明，如果今日的医生不能成为营养学家，那么营养学家就会成为明日的医生。"

发现你的最佳营养

按照传统营养学概念，首先要分析你吃了什么东西，然后再把每一种营养素的摄入量与推荐每日摄入量相比较，来评价你的营养需要。这是个非常初级的方法，因为很多重要的营养素尚无推荐摄入标准，或者推荐每日摄入量与最佳健康的实际需求不相符；而且这个方法没有考虑到营养需求上的个体差异以及生活方式等对营养需求的影响，如暴露于污染环境中、承受压力的程度、体力、活动量大小等。

本书为你介绍更实用的营养素最佳每日摄入量（Optimum Daily Allowance，简称ODA），使你能够用3种已经得到证实的方法来评价自己的最佳营养，每种方法都代表了你的营养需求的一个评价角度。能够使用的方法越多，得出的营养计划就会越有效。此外，营养治疗专家可以进行生化检验，以便更准确地得出个人的营养需求量。下面列出的这3个方法也考虑到了4个重要的原理——进化动力、个体的生化独特性、协同作用和环境负荷——这些都是最佳营养方法的基础，将在后面的章节中加以详述。

症状分析

这个方法使你从杂乱的症状和表现（如疲乏无力、口腔溃疡、肌肉痉挛、皮肤容易青紫、记不清梦境等）中看到你可能缺乏哪些营养素。

生活方式分析

这个方法帮助你鉴别生活中有哪些因素会改变你的营养需要(如你的体力活动水平、承受压力的程度、污染程度等)。

膳食分析

这个方法将你的膳食与营养素最佳水平相比较，而不是与营养素摄入标准相比，并且考虑到你对"反营养物质"的摄入量，因为它们会夺走你所摄入的一部分营养素。

第3章 从猿到人——营养与进化

你比你自己想象的要老得多。你活动着的身体是人类数百万年来进化的结果。在这些岁月里的大部分时间当中，你生活的环境和吃的食物都与今日相去甚远。了解进化的动力，可以为促进健康提供重要的启示。

要不要补充维生素C

以维生素C为例：几乎所有的动物都能在体内制造维生素C，所以它们不用摄入这种物质。但豚鼠、食水果蝙蝠、红尾夜莺和灵长类动物，也包括人，属于例外。多数动物每天能够制造相当于3000～16,000毫克的维生素C——与推荐每日摄入量的60毫克相差较大，与已知能够提高免疫力、降低癌症风险的维生素C摄入水平更为一致。实际上，能够制造维生素C的动物们对多数癌症和病毒性疾病是具有免疫力的[1]。

莱纳斯·鲍林猜想，人类本来是可以自己合成维生素C的，但因为长期以大量水果为食，渐渐丧失了这种能力，因为我们可以从食物中获得足够的维生素C。实际上，人类和其他丧失这种功能的动物的一个共同特点是，我们过去和它们一样，都具有大量吃水果的膳食模式。然而，现在大多数人生活在钢筋水泥的森林当中，容易发生维生素C缺乏的情况，这一点可以用人类高发感染性疾病以及多发与免疫系统功能低下等相关的疾病的事实来证实。一只大猩猩每天摄入高达3000毫克的维生素C（相当于66个橙子中的维生素C含量），而

---

[1] 译者注：能够在体内合成维生素C的动物仍有可能患上癌症和病毒性疾病。例如，禽类能合成维生素C，但它们仍会患上禽流感。鼠类也能合成维生素C，但它们在致癌物作用下同样可能患上癌症。

许多儿童平均每周只吃 1 个水果，得到30毫克的维生素C，成年人的平均维生素 C 摄入量大约是 3 个水果，大约90毫克。这种与我们的进化机制相矛盾的低摄入水平，显然不足以维持最佳的健康水准。因为各年龄层的人，均比大猩猩体型小，所以，人每天吃22个橙子或许是合适的——但是吃1片1克的维生素 C 药片比吃橙子容易得多！

人类水生理论

人类进化的一大谜团涉及到我们是怎样变成直立行走的，又怎样发展出如此复杂的大脑、灵巧的双手以及使用语言的能力。按照身体质量的比例来说，我们的大脑比与我们一起进化的几乎所有其他动物要大10倍。人们都承认，我们与树居的灵长类动物在很多方面有共同特点，比如黑猩猩婴儿和人类婴儿都有"握持"反射，即善于在树枝上荡来荡去。那么，那些让我们成为人类的特点究竟是怎样发展出来的呢？

一个在科学界中逐渐得到确认的理论是，从营养学角度来说，我们的祖先，可能选择了一个最好的生活环境。按照《营养与进化》（*Nutrition and Evolution*）一书的作者米切尔·克劳福德（Michael Crawford）教授和戴维·马什（David Marsh）教授的看法，物种的生存环境是决定其进化与否的一个主要因素。加拿大维克多利亚大学生物学教授德瑞克·埃利斯（Derek Ellis）相信，在我们祖先进化的一个关键时期，他们充分利用了水边养分丰富的环境，吃贝类、甲壳类和鱼类，从而得到高水平的必需脂肪酸和多种营养素，这些物质都是发展人类复杂的大脑和神经系统的必需物质。只有水生哺乳动物，才能与之相比。

这显然能够解释人类大脑和其他动物大脑的巨大化学差异——高度集中的复合必需脂肪组成了人类大脑的最主要部分。这些研究者相信，早期的人类可能需要涉水获取食物。这也许可以解释，为什么人类变为直立行走，失去了体毛，发育出一层皮下脂肪，成为少数几种容易发胖的动物。在这个过程当中，这些特点可以让人类在一种半水生的环境中更容易生存下来。

这个理论也能解释，婴儿在生命最初的 6 个月当中，为什么具有非同寻常的"潜水反射"。如果把婴儿扔进水中，婴儿会潜入水中，停止呼吸，放慢心律，然后重新浮起，将头转向一侧呼吸，然后重新潜入水中，这种反射与海豚等其他水生哺乳动物的反射十分相似。非常巧合，海豚鳍状肢的每一块骨骼，都与人类的手臂骨骼完全相同。这些证据显示，它们是在陆地进化后回到海洋，并留在了水中。为什么自己喜欢泡在水里，对此你曾经感到不解吗？

鱼类富含的必需脂肪酸对人脑发育的贡献

这些理论现在开始被科学界渐渐接受。人类水生理论的支持者们，如目前专门研究大脑生物化学的动物学家米切尔·克劳福德教授已经证明，婴儿的大脑要正常发育，需要鱼类中含有的很高水平的必需脂肪酸。这些脂肪，曾被排除在婴儿配方奶粉之外，现在按照世界卫生组织的建议，已经添加于奶粉之中。这些必需脂肪的其他来源是植物种子及种子油脂，它们对于婴儿和母亲都非常重要。那些因为害怕长胖，有"脂肪恐惧"的哺乳期母亲需要吃些海产品、植物种子或种子油，这样既是为了她们自身的健康，也是为了支持婴儿的大脑发育。如果她们不这样做，孩子的智力发育就会受到影响。新生婴儿脐带中的DHA含量与孩子8岁时的智力显著相关，而DHA是一种Omega-3类型脂肪酸。孕期的母亲或者出生不久的婴儿补充这种脂肪酸，显然对孩子以后的智力发育有益无损。

要不要顺应自然

在很多方面，人类的现代生活都与百万年进化得来的特性背道而驰。例如，你早上听到闹钟的声音从床上跳起来，在脑子和身体都没有清醒的状态下，机械地走进厨房，泡一杯浓咖啡或者点上一支香烟，加上两片涂着橘皮酱的烤面包和一杯橙汁。你就像大部分人那样，正过着一种与你身体的自然构造相违背的生活。这种生活的结果可能就是注意力不集中、失眠、情绪忽起忽落、体力不足、贪吃、体重不正常、感觉压抑，最终不可避免地落入危及生命的疾病当中。

我们的祖先没有闹钟可用。清晨，阳光射入眼睛和颅骨的半透明部分，刺激松果体和脑垂体，随后激发肾上腺分泌肾上腺素进入血流，随着肾上腺素的水平逐渐上升，我们自然地醒来，精神饱满，头脑清醒。如果我们在黑暗中被闹钟声音惊醒，便没有这样的生理反应。既然身体无法做出"醒来"的自然反应，那么我们就要摄入某种兴奋物质，如咖啡因或尼古丁。它们对身体产生的效果就是肾上腺素过载。当然，你"醒来"了——但是身体的化学机制会在混乱中制造胰岛素、胰高血糖素等激素，以重新稳定上升的血糖水平。所以，如果你想要体验到更充沛的精力，还是让阳光照进来，然后早早地起床吧。

定时进餐还是少食多餐

我们的身体构造同样也不适合起床就吃东西。在身体还在睡眠的时候，消化活动很难充分进行。最好到你完全清醒的时候再吃东西，但这可能要到醒来1小时之后。另一个推动身体醒来的方法是热水浴后再稍冲个冷水浴，这样可以刺激循环功能和消化功能。即便这样之后，多数人的消化系统还是更适合吃容易消化的以碳水化合物为主的早餐，如水果和谷物，而不是高蛋白的油腻早餐。

早餐，实际上也包括中餐、晚餐——都应当清淡一些。我们的生理构造适合细嚼慢咽，而不是狼吞虎咽。大量的食物难以消化，可能导致消化系统不适和入睡困难。我们的祖先只在饥饿的时候吃东西，而不是在固定的时间进餐，或者把吃东西当成一种情感补偿。有些人研究比较过少食多餐和每日两次大餐的效果差异，结果一致表明，少食多餐可以获得更佳的健康状态。正如我们丛林中的祖先那样，经常零零碎碎地吃新鲜水果——在数量减少的三餐之间，每天吃三四个水果——帮助体内的血糖水平保持平稳，获得更加持久的体能、更平稳的心情、更集中的注意力。

锻炼是另一个极好的稳定食欲的方式。静态生活的人比较容易食欲不振，而且与生活方式活跃的人相比，静态生活者难以控制食欲，吃进去的能量会超过他们的能量消耗。看来，体力活动对于协调食欲与身体需要是必需的。

谷物不良反应

现代人的饮食模式已经完全改变了，选择食物的模式也是如此。灵长类动物的生理结构是以碳水化合物为基础的，而且灵长类动物天生喜欢甜味。然而，我们已经学会了欺骗自然，将甜味从食物当中分离出来，同时又学会选择具有浓缩甜味的食物，如果汁、果干和蜂蜜。这些食物糖分过高，以至于我们的身体难以消化。

我们现在摄入碳水化合物的最普遍方式是食用谷物，特别是小麦。既然小麦是我们膳食中如此重要的主食，每年要被吃掉6亿吨，提供了人均膳食中大约一半的能量，要说它对身体不好，实在有些难以接受。然而两位顶尖的医学专家，杰姆斯·布拉里（James Braly）医生和朗·霍根（Ron Hoggan）医生在他们的突破性著作《危险的谷物》（*Dangerous Grains*）中恰恰提出了这个观点。

旧的数据显示，大约每1000人当中有1人罹患乳糜泻，而这种消化障碍是因为身体对面筋过敏而产生的。布拉里医生的研究显示，大约每100人中便有1人受到乳糜泻的影响，而每10人当中就有1人受到过面筋过敏的影响，这些人通常完全不表现出消化道症状。对部分人来说，面筋过敏可能表现为总是疲倦无力，对另一些人来说，可能表现为情绪低落。

这些症状是什么？下面列出了最常见的面筋过敏的症状。消化问题是面筋过敏的常见症状，但更多的面筋过敏者完全不表现出消化道症状。如果你有下列部分症状或者风险因素，我强烈建议你去做个检查。

面筋过敏的常见症状

上呼吸道问题，如鼻窦炎和咽鼓管堵塞。

消化不良引起疲乏、贫血、骨质疏松、体重下降。

腹泻、便秘、腹胀、节段性回肠炎、肠道憩室炎。

情绪低落、儿童的行为异常、慢性疲劳综合征、注意力集中障碍。

为什么会这样？原来，我们的远祖几乎不吃含面筋的粮食。栽培粮食仅仅是1万年前开始的事情，即便那时，谷物栽培也仅限于世界上的某些地方。例如，在美洲大陆，本不曾有过含面筋的粮食，直到几百年前，它们才被引入那里。人类从狩猎－采集者转为吃谷物的"金丝雀"的时间实在太短，还不足以让身体在遗传上适应这种生活。我们多数人还没有学会适应含面筋的粮食，不像反刍动物那样，一直以草和种子为主食。

这或许可以解释，为什么谷物过敏者如此普遍。在各种谷物当中，小麦是首位麻烦制造者。现代小麦已经与青铜时代及更早的小麦大不相同。在现代小麦中，总蛋白质的78%是一种叫做面筋①的成分。大量研究表明，其中一种特殊亚类的面筋蛋白，即麦醇溶蛋白，是引起小肠激惹和过敏反应的主要原因。身体实际上把它当成入侵者来做出反应。当酵母与糖发生反应时，

————

① 译者注：面筋就是面粉水洗后留下的蛋白质部分。过去往往将其译为"麸质"，使普通读者误以为是小麦中的一种特殊成分。面筋是麦谷蛋白和麦醇溶蛋白以大约1∶1的比例配合而成的蛋白质成分，赋予面团以其他粮食无法比拟的韧性和弹性，是面食如此花样百出的物质基础所在。

会产生气泡；如果面团中面筋含量较高，则面团更易膨胀。所以，面筋的含量越高，则发酵面团越"蓬松"，小肠受到的刺激越大。食用面包后的不良反应要比食用意大利面后更为常见，因为意大利面往往用含有较少面筋的硬质小麦来制作。

面筋是小麦中的主要蛋白质，它也存在于黑麦、斯佩耳特小麦、大麦和燕麦当中。总的来说，对面筋过敏的人应当远离所有含面筋的食物。燕麦中不含有麦醇溶蛋白，所以，如果你在不吃含面筋的食物后感觉好多了，那么不妨重新在膳食中引入燕麦，看看会怎么样。

同样的事也在乳制品中发生。我们的祖先肯定不会给美洲野牛挤奶（详见第8章）。

生吃还是熟吃

加热烹制食物也是相对较晚引入厨房的做法。人类在大约40万年前便发现了火，但那个时候，大多数食物仍然是生吃。在此之前的百万年当中，所有的东西都是生吃的。烹调改变了食物中的分子，摧毁了许多宝贵的营养素和酶类，这些酶类可以帮助食物降解成人体能够利用的成分，所以自然的膳食包括了大量生的食物，或者只是轻度烹制过的食物①。生的食物比熟的食物需要更多的咀嚼。咀嚼不仅能够磨碎食物，将其与口腔中的消化酶相混合，而且能给消化道传送信息，使其按照口腔中食物的特性产生比例适当的消化酶。多数快餐食物都非常柔软，基本上不需要多少咀嚼，所以，现代人类的下巴比我们的祖先要小多了。

进化的膳食

你刚刚读到的，只是有关进化动力原理的几个例子，这个原理是最佳营养方法的基础。它清晰地阐明，我们是怎样选择高糖、高脂、过度加工以及人工合成的食物，用刀叉来为自己掘墓的。通过了解我们的祖先吃什么食物，我们

① 译者注：加热食物可杀灭致病微生物，并灭活一些反营养成分，同时促进机体对淀粉、脂肪和蛋白质的消化。在远古时代，人口稀少，疾病较少，古人生活在自然环境中，消化力和抵抗力较强；而在人口密集、病菌传播迅速的现代社会中，全部生食是不可能有益健康的。现代科学证明，140℃以上的高温加热可能产生多种有毒有害物质，如淀粉类产生的丙烯酰胺、蛋白质产生的杂环胺、脂肪产生的苯并芘类等，因此，作者关于不要过度加热食物的忠告确是值得汲取的。

的身体怎样适应这些食物，我们可以得到极为重要的启示，从而找到有可能促进健康的营养物质。

目前的理论认为，早期的灵长类动物是在丛林中进化的，而丛林提供了富含碳水化合物的水果和其他植物性食物。与我们的现代膳食相比，过去那种膳食应当可以提供更多的维生素和矿物质。例如，那时的维生素A摄入主要来自于β-胡萝卜素，估计每日可达9000毫克之多，比现在的每日平均摄入量的20倍还要多。我们祖先所吃的肉类也是健康、有机的肉，并不是脂肪过多、充满了抗生素、激素和农药残留的肉。

此外，通过对进化的研究，我们可以清楚地看到，我们所选择的环境决定了我们的膳食，而膳食又会改变我们的生理结构和未来的生存前景。现在，人类能以从前无法企及的能力操控环境，我们也完全可以决定自己吃什么东西。我们是选择一种不以劫掠地球资源的方式来营养自己，还是选择继续污染和劫掠地球，让人口过度繁衍？如果我们选择后者，地球和那些最能适应这种变化的种群将继续生存下去，而人类恐怕将会灭亡。如果我们倾向于前一种选择，世界将会是多么美好。毕竟，适宜人类居住的美好星球，宇宙中难再寻觅！

这是几个简单的提示，帮助你顺应身体的自然生理构造：

- 夏天早一点起床，冬天则晚一些，与自然光照时间相谐。
- 不要在夜里吃东西，或者在你还没有完全清醒时进食。在你饥饿的时候进食，而不要因为习惯而进食。细嚼慢咽而不是狼吞虎咽。少食多餐，两餐间吃足够多的水果作为零食。
- 饮食以素为主，多半的食物来自水果、蔬菜、发芽种子、种子和坚果。如果你吃肉，不要选择集中养殖的品种。选择鱼类或者有机的散养动物。吃这些肉食的时候，只搭配蔬菜。
- 尽可能吃生的和轻度烹制的食物。避免食用合成食物化学制品。
- 不吃浓缩食品，如精制糖或甜味剂。喝果汁时要稀释。要喝足够多的水。
- 尽量少吃乳类食物、精白面食和其他谷物。
- 经常锻炼，保持有活力的生活方式。

第4章　你是独一无二的

没有人会和你完全相同。有很多原则可以适用于人类的所有成员，例如，我们都需要维生素，但我们达到最佳身体状态时所需要的维生素数量，却是因人而异的。这个量取决于你从父母那里继承来的进化动力、遗传基因的优势和劣势，还有自胚胎发育和婴儿成长早期便开始的与外界环境的相互作用。这些因素复杂的相互作用保证了每一个人在生化角度上生来便独一无二，尽管与其他个体具有明显的相似之处。

这个原理叫做生化独特性，最早是由罗格·威廉姆斯（Roger Williams）医生在1956年提出的。威廉姆斯医生也是最早发现维生素B₅（泛酸）并分离了叶酸的学者，他是最佳营养的鼻祖之一。他身体力行地推广最佳营养，积极地讲学、写作和研究，直到90多岁高龄。在他的著作《生化独特性》（*Biochemical Individuality*）当中，阐释了我们每个人器官的形状和大小如何不同，我们的酶活性水平如何不同，对蛋白质、维生素和矿物质的需要如何不同。一个人和另一个人的维生素需要量相差10倍，并不是什么罕见的事情。例如，在比较过92个人血液中维生素A的水平后，发现结果竟相差30倍，而这些人的饮食结构非常相似。反复的测定表明，尽管人和人之间差异相当大，但个体的血液维生素A水平是稳定的。这就说明维生素A的需要量范围很宽，但这个事实却被如今的营养素推荐量标准所忽略。

有些人难以消化蛋白质或脂肪，或者对某些特殊维生素的需要量比普通膳食供应量要高。这些都可以用癞皮病（一种维生素缺乏病）来加以说明。这种病的症状包括精神障碍，有时候伴有消化道和皮肤的问题。对多数人来说，每天摄入10毫克维生素B₃就能预防癞皮病，也就是你在1份米饭或者1把花生中所得到的量。然而，加拿大萨斯喀彻温省精神病研究专家艾布拉姆·霍夫尔

（Abram Hoffer）医生发现，许多精神分裂症患者需在每日供给1000毫克这种维生素之后病情才得以好转，且可以维持①。

这再一次嘲笑了营养素推荐每日摄入量。斯蒂芬·戴维斯（Stephen Davies）医生把这个推荐标准戏称为"可笑膳食独裁"（Ridiculous Dietary Arbitraries，也简称RDA）。你怎么知道，这些由国家设定的且各个国家都不同的标准，正好是对你合适的标准呢？我敢保证，它们对你不合适。

从摇篮到坟墓

妊娠早期到幼年的情况，对人一生的健康都有极为深远的影响。实际上，根据南安普敦医学研究委员会环境流行病学组戴维·巴克尔（David Barker）教授的研究，出生体重过低的人患心血管疾病的风险明显增大。雷丁大学的德里克·布莱斯-史密斯（Derek Bryce-Smith）教授发现，仅凭分析胎盘组织中铅、镉和锌的含量，就能较准确地预测新生儿的出生体重和头围。这就意味着，如果你的母亲暴露于含铅的汽车尾气当中，或者处在含镉的香烟烟雾当中，或者食物中缺乏锌，都会让你为此付出代价。布莱斯-史密斯教授从他的研究中做出总结，每个出生体重低于3.1千克的孩子，都应当考查其有无营养供应不足的问题。

一个人的食物是另一个人的毒药

根据英国皇家医学院的数据，每3个人当中就有1个人在生命的某一时段为过敏所苦，而食物是引起过敏症状的最常见原因。正如公元前50年卢克莱修②所说："一个人的食物是另一个人的毒药。"

多数症状并不是吃下肇事食物之后马上发作的，而是潜伏于体内达24小时以上，所以有人往往在过了多年之后，还不知道某种特定食物并不适合自己。而且，很多人可能从来没有感觉到真正的健康，所以他们根本不知道自己的健康不及平均水平。

以上例子说明，每个人的最佳营养很可能与另一个人的略有不同。这本书

---

① 译者注：不能因为少数人需要大量维生素，就给所有人都推荐大剂量；因为对于某些人来说，摄入大量维生素可能会带来副作用。

② 译者注：古罗马哲学家和诗人。

与食物过敏相关的症状

焦虑	结肠炎	肠道炎症
关节炎	节段性回肠炎	失眠
哮喘	情绪低落	学习障碍
注意力难以集中	糖尿病	多发性硬化症
遗尿	腹泻	鼻炎
胀气	耳部感染	睡眠障碍
气管炎	湿疹 / 皮炎	扁桃体炎
慢性疲劳综合征	枯草热	体重上升
乳糜泻	头痛	

将会帮助你去了解影响你的营养需要的主要生活方式因素，并在症状判断的基础上评价你的个人营养需要，而不是按照一些主观的通用规则评判。了解之后，你的主要任务就是有根据地去尝试，并留心哪些食物让你感觉良好，哪些食物让你无精打采。

这里是一些简单的提示，帮助你顺应自己的生化独特性：

●留心在哪一餐之后你感觉变差。找到其中共有的食物，在两周内完全不吃它们，然后看看自己的感觉如何。

●别人能承受某种食物，并不意味着你也能。

●评估你自己的营养需求（详见第六部分），补充推荐的营养素，直到你感觉身体健康、精神饱满，没有不适症状。

●找到对你效果最好的生活方式，按此调整你的生活起居。

●如果你有某种病症的家族史，要特别注意本书中对这些疾病的预防提示，并按此调整你的营养供应。

●倾听你身体的声音。它所告诉你的信息，要比所有专家都多。

第5章 营养素协同作用效果更好

20世纪60年代的科幻小说预见，未来的人类只需简单地吃些药片或粉末，其中所含的一定量的营养素，都是人体运转所必需的。然而，每过10年，我们就会更多地了解人体和营养的复杂性。50种已知营养素都与其他的营养素发生相互作用。

了解了这一点，就知道为了实验目的剥夺身体的某种营养素，或者开出单种营养素的处方来治疗疾病，都是很不现实的。例如，维生素 B_6、维生素 B_{12}、叶酸、铁、锌和锰的缺乏都会导致贫血。确实，在某些情况下，服用一种营养素可能会加剧另一种营养素的缺乏。例如，铁是锌的拮抗剂，这两种营养素缺乏都经常发生，但如果服用超量的铁，就会加剧未诊断出来或者未治疗的锌缺乏问题；而锌是一种胚胎发育时重要的营养素，在妊娠期间，锌缺乏可能会引起严重的损害结果。

团队合作强过单兵作战

一些营养素离开它们的协同伙伴之后，根本就无法发挥效力。维生素 B_6，即吡哆醇，只有在体内转变为吡哆醇-5-磷酸之后才能发挥作用，完成这个转变需要一种酶，而这种酶的活性依赖于锌和锰。如果你缺乏锌和锰，那么服用维生素 B_6 补充剂来缓解经前综合征可能毫无效果。研究表明，给妇女同时补充锌、锰和维生素 B_6 以缓解经前综合征的效果更好。

然而，大多数营养学的研究成果，都只是了解单一营养素对健康的效应。单一营养素的效果，与给一个人以最佳营养，也就是各种必需营养素达到最佳平衡状态相比，是天差地别的。例如，几乎没有证据证实哪种维生素或矿物质能够提高儿童的智商。然而，一直有研究表明，所有维生素和矿物质的组合，哪怕仅仅是按照推荐摄入量的标准来服用，也能将儿童的智商分数提高4～5分。与安慰剂对照值相比，类似的维生素、矿物质与必需脂肪的组合，可以在两周内大幅度地降低监狱中罪犯的攻击性行为。这类结果在单一营养素实验中是无法看到的。

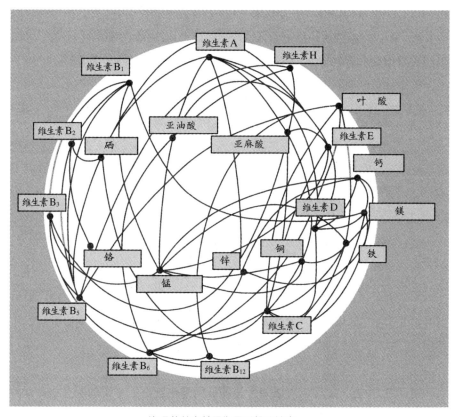

许多营养素共同作用以维持健康

目前有数百项研究表明，恰当的营养素组合可以提高健康水平，其效果与单一营养素不在一个水平上。一个经典的例子是B族维生素需要共同作用来降低同型半胱氨酸水平。同型半胱氨酸在血液中的水平是疾病风险极准确的预测因素，不仅可预测心脏病，还可预测抑郁症、早老性痴呆症、流产、出生缺陷以及很多其他的情况（详见第16章）。如果你知道应当怎样做，就能轻易地降低同型半胱氨酸水平，从而降低疾病风险。你需要摄入最佳量的维生素B₆、维生

素 B_{12} 和叶酸，加上维生素 B_2、锌、锰和三甲基甘氨酸（TMG）。

然而，很少有医学研究把这个组合付诸现实。多数研究仅仅提示需要服用叶酸，而这正是为什么要给孕妇服用叶酸的原因——要降低同型半胱氨酸的水平，以降低出生缺陷。接下来，让我们看看服用这组营养素中的一种、两种或三种，或者把所有营养素一起吃的效果有何不同。一项日本的研究表明，肾脏疾病与高同型半胱氨酸水平有密切关系。肾病患者被分为4个组：第一组仅服用叶酸，第二组单独服用维生素 B_{12}，第三组同时服用维生素 B_{12} 和叶酸，第四组同时服用维生素 B_{12}、叶酸和维生素 B_6。这项实验持续了3周时间。

下面就是这项研究的出色成果：

补充营养素种类	同型半胱氨酸水平变化
叶酸，单独用	降低 17.3%
维生素 B_{12}，单独用	降低 18.7%
叶酸＋维生素 B_{12}	降低 57.4%
叶酸＋维生素 B_{12}＋维生素 B_6	降低 59.9%

注意，这项卓越的研究揭示了两个非常重要的原理：

＊提供的营养素种类越多，同型半胱氨酸水平的降低率就越大。

＊营养素以合适的剂量恰当组合，不仅能使同型半胱氨酸水平减半，而且能在短短3周内将与同型半胱氨酸相关的各种疾病风险也减半，如心脏病发作和中风！

请注意，没有一组受试者服用了能降低同型半胱氨酸水平的所有相关营养素，包括维生素 B_2、锌、锰和三甲基甘氨酸。所以我们找到了6名同型半胱氨酸水平升高的志愿者，给他们服用以上所有营养素。他们的同型半胱氨酸水平降低了77%，这一效果是传统单一处方——叶酸的4倍！这就是协同作用的威力，也是最佳营养发挥的效果与你所看到的单一营养素效果不在一个水平上的原因。那些实验是"一种病开一种药的医疗设计思路"。

这方面的另一个案例是抗氧化营养素的协同作用，如维生素C和维生素E，β-胡萝卜素和其他如谷胱甘肽、辅酶Q10、硫辛酸和浆果中含量丰富的花青素。它们在单独使用时有一定的效果，但共同使用时效果更为显著。它们就像

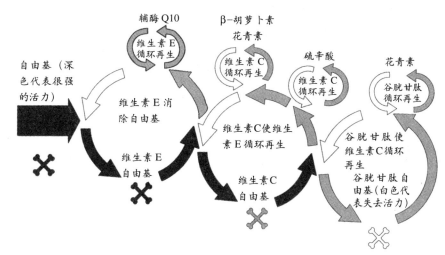

抗氧化物质是如何协同作用的。例如，一个从法式炸薯条中来的自由基，被维生素E"缴械"。然后，维生素E由维生素C循环再生，维生素C由谷胱甘肽循环再生，后者再由花青素再生。辅酶Q10、β-胡萝卜素和硫辛酸也在这一过程中有帮助作用。这就是抗氧化营养素的协同作用。

其他所有的营养素一样，是团队选手。

在上图中，你可以看到抗氧化剂之间的协同作用。自由氧化基，有时候也叫做自由基或氧化剂，是从任何正在燃烧的东西中产生的，香烟也好，尾气也好，煎炸油或者烧烤的肉也好。抗氧化剂就如同防火的手套，把这些烫手的山芋顺着一个链条传递过去，逐渐消除其可能造成破坏的特性。你需要这些抗氧化物质来完美地完成工作，这就是为什么我对于单种营养素的研究兴趣不大，而对多种营养素的方法更为关注的原因。

协同作用的原理是最佳营养方法的一个基本方面。这本书就是要让你能够在评价自己的营养需求时，考虑到协同作用的原理。你可以通过摄入恰当的食物、低剂量摄入恰当的营养素组合，来获得比你从前服用大量营养素补充剂更好的效果。这就是营养素协同作用的威力。

这是一些需要牢记在心的提示：

● 没有任何一种东西可以替代"完整的食物"（任何没有经过精制、没有加工过的食物）。完整食物中包含有数百种促进健康的物质，其中许多物质的重要性可能尚未被我们发现。

● 吃多样化的膳食，大范围选取不同种类的食物。

● 不要用单一营养素来补充饮食上的不足，而要补充种类全面的复合维生素和矿物质补充剂。

● 不要使用大量分离提取的单一抗氧化物质（例如维生素C、维生素E、β-胡萝卜素等），而应摄取种类全面的多种维生素或抗氧化组合配方。

第**6**章 反营养物质

最佳营养不仅仅与你吃什么有关，你不吃什么也同样重要。自从 20 世纪 50 年代以来，加工食品中添入了 3500 种人工合成的化学物质以及主要食物如谷物和肉类中的杀虫剂、抗生素和激素残留。这些化学物质大多都是"反营养物质"，因为它们阻止营养素的吸收和利用，或者加速营养素的排泄流失。

健康饮食意味着从食物中就能轻易地获得营养素的恰当搭配，这样的日子一去不复返了。现在健康方程中同样重要的一个方面是要尽量避免有害化学物质，并保护自己免受那些不可避免要摄入的化学物质的危害。现在的许多疾病，一半原因是营养素的缺乏，另一半同样重要的原因是人体对这些反营养物质摄入过多。以癌症为例，3/4 的癌症与反营养物质的过多摄入相关，可能是致癌的化学物质，也可能是吸烟引起的自由基过量等。许多健康问题，从关节炎到慢性疲劳，都可能发生于反营养物质的过度摄入之后，人体对某种物质的负荷超过了自身的解毒能力便会导致疾病。一旦这个阈值被突破，残留的杀虫剂等毒物就会在脂肪组织中蓄积，从酒精到镇痛药之类的常见药物也会变得毒性更大；甚至在正常情况下，人体以碳水化合物制造能量过程中产生的无害代谢副产物，这时也开始堆积，带来肌肉疼痛和疲劳。

如今仅在英国，每年就要使用 25 万吨食物化学制品、60 亿瓶酒精饮料、750 亿支香烟、8000 万份止痛药处方和 5000 万份抗生素处方。此外还有 5 万种化学物质被工厂排放，4 亿升杀虫剂和除草剂被撒在农田和牧场当中。加在一起，这些人造化学物质和环境污染物对人类形成了惊人的冲击力，并对全球健康和环境质量造成了不可否认的后果。

反营养食物

即便不含人工添加剂，精制过的食物对人体也是不适宜的。你吃下去的任何食物，如果利用它所需要消耗的营养素，比它本身为身体提供的营养素还要多，就可以被看做是一种反营养食物。如果靠这些食物为生，它们就会逐渐夺走你身体当中重要的营养素。实际上，西方国家的普通个人膳食中，2/3 的能量来自于反营养食物，余下的 1/3 的食物，不仅要提供一般健康水平所需的充足营养素，弥补反营养食物所造成的营养素亏空，还要抵抗汽车污染及杀虫剂等反营养物质对身体的侵害。

究竟需要多少额外的重要营养素来对付这些反营养物质？我们并不知道确切的数字。但是，这个数字肯定会大大超过营养素推荐每日摄入量的水平。以维生素 C 为例。假设一名不吸烟者每日摄入推荐摄入量，那么吸烟者要摄入多少维生素 C，血液中的维生素 C 才能达到不吸烟者的水平呢？根据威斯康星医学院的杰瑞尔德·谢克特曼（Gerald Schectman）博士及其同事们的研究结果，答案是要多吃 200 毫克，大约是推荐每日摄入量的 4 倍①。如果比较大量饮酒者和滴酒不沾者的情况，结果也是一样。大量饮酒者每天需要摄入至少 500 毫克维生素 C，约是推荐摄入量的 8 倍，才能达到与不饮酒者同样的血液维生素 C 水平。而污染又怎么应对呢？如果居住或工作在城市中心区，需要多少抗氧化剂的保护？这个数量肯定要比推荐每日摄入量高，对于对包括尾气在内的 50 多种毒物具有解毒作用的维生素 C 而言，每日摄取 1000 毫克可能更为适当。

人造化学制品

在很大程度上，只要与健康风险无关，人造化学制品就被准许进入人类的食物链当中。它们的反营养作用从来没有被当成一个问题。柠檬黄就是能够说明这一点的例子。大家早已经知道，它会引起过敏反应和敏感儿童的多动症。萨利大学的奈尔·沃德（Neil Ward）博士及其研究小组想知道这是为什么。他们给两组儿童分别提供包装和口味都完全一样的两种饮料，但其中一种含有柠

---

① 译者注：我国的维生素 C 推荐每日摄入量是 100 毫克，而不是英国的 60 毫克。推荐每日摄入量是正常生活状态下的营养素摄入水平，并不适用于生病、吃药、抽烟等特殊情况。

檬黄。他们在这些儿童饮用前后分别测量了他们体内的矿物质水平。实验结果表明，喝了含有柠檬黄的饮料的孩子变得多动，而且表现出血液中锌含量下降、尿液中锌含量上升的趋势。研究发现，柠檬黄正在夺走儿童体内的锌，而锌缺乏与行为异常和免疫系统问题有密切联系。

这只是数百种食品中的化学制品通过这种方法进行检测的一个例子。当然，它回避了一个问题：在许可某种化学物质用于食物链之前，要达到一个什么样的安全标准？换句话说，是不是直到被证明有害之前，一种化学物质一直都被当做无害的东西？就在有关"新奇食物"①的立法变得日益严格的同时，对反营养物质效应的监测却还没有被提到议事日程上。

杀虫剂

食品上的标签并不会把所有实情告诉你。除非只吃有机食品，否则你吃的食品当中有 1/3 都会含有微量的杀虫剂。实际上，平均每人每年所吃的水果和蔬菜上喷洒的杀虫剂的量有 4.5 升之多。

杀虫剂的第一代产品是有机氯化合物②。它们是有毒的，而且无法生物降解，故而绝大多数此类产品在欧洲已经被禁。它们被有机磷类杀虫剂所替代，仅在英国，每年在作物上要施用 25 吨有机磷类杀虫剂。和早期产品一样，有机磷类杀虫剂也被证实具有致癌性，与出生缺陷或生育能力下降有关，而且对大脑和神经系统会产生毒性损害。接触杀虫剂还与抑郁、记忆力下降、突发攻击性行为以及帕金森氏症有关。据得克萨斯州达拉斯环境健康中心主任威廉姆·瑞（William Rea）教授的研究，杀虫剂还与哮喘、湿疹、偏头痛、肠易激综合征和鼻炎等疾病有关。我们不仅经由食物接触农药，还因在家里或户外杀灭昆虫时而受到杀虫剂的影响，特别是住在农业生产区域附近的人，情况会更严重。这些地方正在进行大规模的行动，呼吁禁止农药喷洒物污染附近的居

---

① 译者注：所谓"新奇食物"，在我国是按照"食品新资源"被加以管理。按我国食品卫生法，食品新资源系指在我国新研制、新发现、新引进的，无食用习惯或仅在个别地区有食用习惯的，符合食品基本要求的物品，用食品新资源生产的食品称新资源食品。这些食品必须进行严格的毒理学实验和成分分析之后，才能申报作为食品销售。

② 译者注：在我国，有机氯类农药已经于 1984 年被禁止生产和使用。此类农药毒性并不大，但无法降解，会长期残留在土壤、水源和农产品中，而且对臭氧层具有破坏力。目前使用的农药当中，80% 为有机磷农药，但其中的高毒品种被禁用。在水果蔬菜中只准许使用中低毒品种，而且农产品上市前数日不得使用任何农药。遗憾的是，滥用农药的情况仍很多见。

住小区。

你可能会疑惑，既然杀虫剂危害如此之大，为何政府准许在食品中使用呢？理由是，只要杀虫剂的用量非常低，就不会对人造成危害。然而用来确定安全标准的检验仅仅是在单一杀虫剂的基础上进行的，没有人对这些杀虫剂品种的无限组合进行检验，而我们日常就暴露在多种杀虫剂之中。

1998年的一项研究显示，每4棵生菜当中，就有3棵残留有不止一种杀虫剂；在一棵生菜当中最多找到了7种不同的杀虫剂。其他易有多种农药残留的食物包括苹果、梨、胡萝卜、柑橘、芹菜和草莓。但在任何一餐当中，你肯定会吃到几种不同的食物。它们加在一起，就成了农药残留的"鸡尾酒"，毒性如何，人们几乎无从知晓。

有研究表明，杀虫剂组合之后的毒性，很可能是单一品种毒性的数百倍。而且，那些解毒能力低下的人、老年人以及承受压力的人，往往比健康成年人更容易受到毒物的危害，所以"安全水平"一词，对许多人来说意义不大。用水来清洗农产品对于减少农药残留收效甚微，因为在研制农药配方时就考虑到要抵抗雨水流失。用土豆、苹果和西兰花所做的实验表明，在水洗之后，农产品中的农药仍残留50%～93%。你应当尽量通过选择有机食品来达到减少膳食中农药的目的。

转基因食品

转基因食品①对于生态环境和人类健康的长期影响尚未明了。基因工程学家的主要目标之一，是让大豆或玉米等作物提高对某种类型除草剂的抵抗力。换句话说，就是在作物上喷除草剂，杂草全部死掉的同时，作物也被污染，但产量会上升。想一想，谁会从增长的除草剂和转基因种子的销售中获得利润？

生物技术业界宣称，转基因技术可以降低作物中的除草剂用量，然而对美国农业进行的分析表明，自1996年开始应用转基因栽培技术以来，除草剂用量实际上有显著增加。尽管在转基因作物种植的前3年，除草剂的用量有轻微下降，但其后一直增加。在美国，2002～2003年，转基因除草剂耐受玉米与

---

① 译者注：实际上应当译为"基因修改"食品，但大众已经习惯于媒体中"转基因食品"这种提法。

非转基因玉米相比，每公顷除草剂使用量平均要多29%或更多。美国爱达荷州西北科学与环境政策中心的查尔斯·本布鲁克（Charles Benbrook）博士指出，在转基因除草剂耐受作物栽培的头8年里，杀虫剂用量估计增加了大约3.2亿千克。

作为消费者，我们来付这个账，而农业化学品公司（它们拥有大豆新品种的专利、转基因大豆所抵抗的除草剂的专利）赚足了钱。我们还被告知，这些先进的技术是对人类有益的！消费者权益组织呼吁，当一种食品含有转基因成分①的时候，需清楚地在标签上注明；消费者也被告知要远离这些产品。但因为花粉是由蜜蜂等昆虫和风来传播的，所以如果转基因作物已被广泛种植，那么它对于其他作物，包括有机种植的作物，都会造成不可避免的污染。

尽管转基因食品可能会对健康带来严重危险的话题已被大众关注，如涉及到抗生素抵抗、新毒素的产生、不可预见的过敏反应等，但它们对人类健康和环境的影响目前尚不明确。这些关注基本处于推测之中，还没有人可以预见转基因食物进入食物链之后可能产生的后果。没有人做过足够的安全研究，也没有人来监督转基因食品对于那些转基因食物消费大国膳食的影响。人们对基因和DNA（脱氧核糖核酸，是一种生物大分子，生物遗传信息的主要携带者）的了解仍然极为有限，无法预知基因工程对转基因食物消费大国的可能效应。

已知唯一的转基因食物对人体效应的实验，是由英国食品标准局委托，纽卡索大学在2002年承担研究的。给7个人摄入含转基因大豆的膳食，结果发现，至少3个人中，转基因物质移出了食物，仅一餐饭后，便进入了肠道细菌当中！我们的肠道细菌在消化中发挥着重要的功能，其性质的任何变化都值得关注。

---

① 译者注：国家卫生部2002年发布的《转基因食品卫生管理办法》中要求含有转基因成分的食品要在标签上标明。其中第16条规定："食品产品中（包括原料及其加工的食品）含有基因修饰有机体和表达产物的，要标注'转基因××食品'或'以转基因××食品为原料'，转基因食品来自潜在致敏食品的，还要标注'本品转××食物基因，对××食物过敏者注意'。"例如：按照相关规定，含有转基因成分的豆油应标明"本产品为转基因大豆加工制成"或"加工原料为转基因大豆"。

自来水

水不是简单的H_2O。天然的水能提供相当数量的矿物质，例如1升普通泉水可以提供100毫克的钙。推荐的每日饮水量为1.5~2升（相当于每天喝6~8杯水），而英国的钙的推荐每日摄入量是600毫克[①]。所以，1升天然的矿泉水可以提供人体所需的钙量的1/6。然而，不是所有的瓶装水都一样。在欧盟，只有源自未经污染的泉水，常年都有固定含量的矿物质（意味着泉水非常深，形成泉眼的历史非常久），才能被叫做"天然矿泉水"。其他的瓶装水是不那么可靠的。

软水区的自来水每日所提供的钙仅有30毫克。此外，自来水中含有相当数量的硝酸盐、三氯甲烷、铅和铝，它们都是反营养物质。在英国的大部分地区和美国，这些反营养物质的含量都超过了安全限度。在英国，大约1/4的自来水含的杀虫剂超过了欧盟为安全而设定的最大许可浓度。对水中污染物的关注使许多人改喝瓶装水、蒸馏水或过滤水。然而，过滤水或蒸馏水不仅除掉了杂质，也除掉了很多天然存在的矿物质。这种情况再一次提高了从食物中获取矿物质的需求。

煎炸食物及盛放器皿

我们对食物的处理方法会改变其中的营养素和反营养物质之间的平衡。用油煎炸食物会产生自由基，它是一种具有高度反应活性的化学物质，会破坏食物中的必需脂肪，并能损伤细胞，增加患癌症、心脏病和早衰的风险，破坏那些可以保护机体免受这些疾病侵袭的营养物质，如维生素 A 和维生素 E。

煎炸的破坏作用取决于油脂的类型、煎炸的温度以及时间。具有讽刺意味的是，氧化得最快的，正是那些对身体有益的多不饱和脂肪酸，而它们还会转变为不健康的反式脂肪。所以，用黄油、可可脂（富含饱和脂肪）或者橄榄油（富含单不饱和脂肪）就相对安全一些。与先将食物煎两分钟，之后加入水基质的调味汁，再盖上煎锅的盖子，让食物在较低温度下"蒸煎"[②]相比，深度油炸要糟糕得多。烤、蒸、煮或烘焙，都是比任何形式的煎炸更好的烹调方法。但值得注意的是，任何形式的过度烹调都会大大降低食物中营养素的含量。

---

① 译者注：我国的钙推荐每日摄入量为800毫克。

② 译者注：实际上就是中国人说的水煎或油焖的方法，先加油煎几分钟，再加水，盖上盖子让水蒸气把食物焖熟。

我们过去认为,煎炸的主要危险是脂肪在高温下过度加热所产生的强力促使癌症发生的氧化剂;而富含脂肪的肉类在煎炸或烧烤时,就会产生大量此类物质。然而,惊人的研究结果证实了另一种促进癌症发生的物质——丙烯酰胺。经高温烹调的食物中不管有没有脂肪,都会产生它①。食物中丙烯酰胺的安全上限设定为 10 微克 / 千克,然而炸薯片和烤脆片等食品中其含量会超标 100 倍以上!

最糟糕的食物就是快餐连锁店里的炸薯片。2003 年英国的一次普查中的研究数据显示,薯片的丙烯酰胺含量最高可达 4000 微克 / 千克。在美国,麦当劳炸薯条的丙烯酰胺含量位列榜首,汉堡王的炸薯条位居第二。家庭烹调炸薯片的丙烯酰胺含量同样也偏高。丙烯酰胺甚至可在烧烤、焙烤,甚至微波烹调中产生。

任何颜色变褐或焦煳,或用高温烹调加工的食物,都可能对身体有害。安全的做法是:多吃生鲜食物,用焖或水煮的方式烹调,而不用高温来烹调;用焖的方法烹调食物,而不用炒的方法,在煎锅中加入少量的橄榄油,把原料微煎 1 分钟,产生足够的温度后加入水基的调味汁,比如各 1/3 的酱油、柠檬汁和水。然后盖上盖子,借用调味汁把食物焖熟,就会得到热腾腾、香喷喷的食物。因为没有烧煳变褐,所以也避免了氧化剂或丙烯酰胺的摄入。

重要的不仅仅是食物含有什么成分,还有盛放食物的器皿。20 世纪 90 年代中期发生的包装恐慌与邻苯二甲酸酯有关,这类物质本来是用于给塑料剂增塑的,却被发现用于 9 个品牌的婴儿食品中。然而,在恐慌中一个问题被回避了:这种扰乱激素平衡的化学物质到底有多少进入了人类的食物链。查看一下普通的购物车,你就会发现其严重性。不仅新鲜的农产品通常被软塑料包着,盒装饮料也是一样,盒子的内壁有一层塑料衬里。现在食品罐的内层也是塑料,一项对 20 种罐装食品进行的分析发现,其中含有大量的双酚 A,其含量超过已知的可以导致乳腺癌细胞扩散数量的 27 倍。

不幸的是,没有人要求塑料制造商标明他们的产品中存在哪些化学物质。

---

① 译者注:食品化学研究早已发现,高温烹调不仅会导致脂肪产生自由基,更会形成苯并芘类多环芳烃致癌物以及多种氧化聚合有毒产物。300℃以上时,致癌性极强的苯并芘产量明显增加。对于蛋白质而言,超过 200℃的温度可形成杂环胺类致癌物。对于淀粉类食物来说,140℃以上便可能形成丙烯酰胺。因而,任何食物都不应过度加热。但蒸、煮、炖、焖等烹调方式温度不会超过 120℃,因而安全无害。

食物中的丙烯酰胺（单位为微克／千克）

Ross炸薯片——炸过度者	12000
黑麦饼——深色，全麦压片	4000
Ross炸薯片——正常烹调者	3500
家庭制油炸薯片	3500
黑麦饼——普通黑麦制	2400
品客薯片	1500
Walkers牌脆片	1250
Kellogg's牌特脆片	250
Kellogg's牌大米脆片	150

资料来源：英国食品标准局——见www.foodstandards.gov.uk/news/newsarchive/65268

而且，新的扰乱激素平衡的化学物质被不断发现的同时，还没有一个确定的清单，告诉我们哪些是应当远离的，哪些是安全的。就目前而言，最好的忠告就是，尽量少买那些直接与软塑料包装接触的食物，特别是潮湿的食品以及富含油脂的食品。硬塑料的问题要小一些。因此，把奶酪放在塑料盒子里面，要比用塑料薄膜裹起来好一些，哪怕可以买到不含聚氯乙烯（PVC）的保鲜膜[①]。

常见药物

许多常见的药物也是反营养物质。仅在英国，每年就要开出6.5亿份处方，总花费达到70亿英镑。美国的年药物消费更是惊人地达到2000亿美元。在英国，每年在阿司匹林和扑热息痛等镇痛剂上要花费2.6亿英镑。

水杨酸，即阿司匹林和其他镇痛药中的活性成分，是一种刺激肠胃的物质，并会增加肠壁的通透性。它会导致未被完全消化的食物通过肠壁进入血流，刺激免疫系统，并引发对普通食物的过敏反应，进而影响身体对营养物质

[①] 译者注：保鲜膜分为PVC（聚氯乙烯）和PE（聚乙烯）两类。一般认为，PE是安全无毒的；在聚氯乙烯单体含量不超标的情况下，只要不使用DEHA，即二（2-乙基己基）己二酸酯做增塑剂，那么PVC也是安全的。但我国质检总局提示：即便不含有增塑剂，PVC食品保鲜膜也不宜直接用于包装肉食、熟食及油脂食品，也不宜直接用微波炉加热。

你的反营养物质负荷是多少

对于以下问题，如果答案是"肯定"，就加1分。

（　　）你喝自来水吗？

（　　）你吃的食物当中有一半以上来自非有机食品吗？

（　　）你每天在交通上花费一个小时以上的时间吗？

（　　）你生活在城市里吗？

（　　）你抽烟吗，或者和吸烟者共事吗？

（　　）你经常吃煎炸食品吗？

（　　）你吃非有机食品的肉、鱼或者金枪鱼、刀鱼等大型鱼类吗？

（　　）你每年服用20片以上的止痛药吗？

（　　）你平均每年用一个疗程以上的抗生素吗？

（　　）你吃或喝的多数食物是软塑料包装的吗？

（　　）你经常喝酒精性饮料吗？

理想的分数是0。分数在5以上，意味着你可能摄入了相当多的反营养物质。任何一个"是"的回答都指明你膳食中和生活方式中需要关注的方面。

的吸收。长此以往，将会弱化免疫系统功能，引发炎症，消耗掉维持免疫系统能力所需的重要维生素和矿物质，并诱发肠道出血。

另外一种与阿司匹林功效相近的药物是扑热息痛，每年全世界要消耗掉40亿片。扑热息痛不会像阿司匹林那样刺激肠道，但它对肝脏有害。仅在英国，每年就有3万人因为服用扑热息痛而死于医院。1994年，英国报告了115起与扑热息痛相关的死亡的案例。据爱丁堡大学教授戴维·卡特（David Carter）的研究，每10个肝移植患者中，就有1人是因为过量使用扑热息痛而造成肝损害。1片扑热息痛可成为肝脏的额外负担，20片扑热息痛便能置人于死地。如果一个人1天服用6片扑热息痛，而又缺乏帮助肝脏解毒的营养素，就会降低身体处理酒精等有毒物质的能力。酒精和扑热息痛一起服用是特别危险的事情，扑热息痛会产生一种有毒副产物，只有在身体存贮足够的谷胱甘肽①时肝

---

① 译者注：谷胱甘肽不是氨基酸，而是一种短肽。肽是由几个乃至几十个氨基酸分子连接而成的，它的分子比蛋白质小，但比氨基酸大。

脏才可以降解它。如果你缺乏谷胱甘肽，那可就麻烦了。

许多常见的药物都对人的营养状况有直接或间接的影响。例如，抗生素会消灭肠道中的有益细菌，而这些细菌本来可以给你制造出大量的B族维生素；还会给有害细菌的生长铲平道路，增加感染的风险，从而给免疫系统带来压力，随之又会带来营养素缺乏的问题。而据美国国家健康研究所估计，全世界每年使用的抗生素类药物达5万吨以上。

总的来说，20世纪已经从根本上改变了每一个物种生存的化学环境。我们希望21世纪的人们能以同样的热情来解决这些乱麻般的问题。就营养学而言，我们需要考虑什么是"最佳营养"，不仅从身体健康的需要出发，而且要从保护自己免受反营养物质危害的角度考虑。我们可以在自己的膳食和生活方式方面做一些简单的改变，以降低我们的环境负荷，这也是最佳营养的一个基本原理。

这是一些简单的提示，帮助你减轻自己的环境负荷：

● 购买一个质量可靠的净水器，接在水管上，每6个月更换一次滤芯。如果按说明更换滤芯，罐状过滤器也不错。或者，喝天然矿泉水。

● 选购有机食品。如果实在买不到，则需对水果和蔬菜进行认真清洗或削皮。

● 切勿油炸食物，而改为焖煎或微炒。

● 不要使用保鲜膜，除非上面标明"非聚氯乙烯"。

● 重新安排你的日常时间表，将花费在路上的时间减至最少。

● 不要经常饮酒，远离吸烟场所。

● 避免使用药物，除非这是恢复健康的唯一可行选择。如果你经常感染或感到疼痛，要寻找机体的原因，而不要一味地依赖止痛药和抗生素。

第二部分
找到你的完美膳食

营养
圣经

New Optimum Nutrition Bible

Optimum nutrition is very simply giving yourself the best possible intake of nutrients to allow your body and brain to be as healthy as possible-and to work as well as it can. By nutrients, I mean protein, carbohydrate, essential fats, vitamins, minerals and water-each of which we'll explore in more detail in the coming chapters. These are the substances from which your body is built. For example, your skin renews itself in 21 days, your bones can repair themselves in six weeks and your inner skin, your digestive tract, replaces itself every four days. In five years, you will be an almost completely new person. Your body is an incredible regenerating organism that is constantly self-regulating and rejuvenating. But without the right nutrients, this process becomes impaired. Then you don't re- place your body cells quite so accurately-that's called ageing. And with our modern nutrient-lacking diets and endless temptations, maintaining a healthy body is a challenge for everyone.

第 7 章 最佳膳食方向

　　人体由大约63%的水、22%的蛋白质、13%的脂肪和2%的其他物质组成，身体的每一个分子都来自你所摄入的食物和水。摄入适量的优质食物，有助于获得健康、活力以及抵御疾病的最大潜能。

　　我们今天的膳食结构，已经远离了理想的营养物质的摄入量和平衡的营养素搭配。下面的饼状图展示了我们从蛋白质、脂肪和碳水化合物中摄入的热量

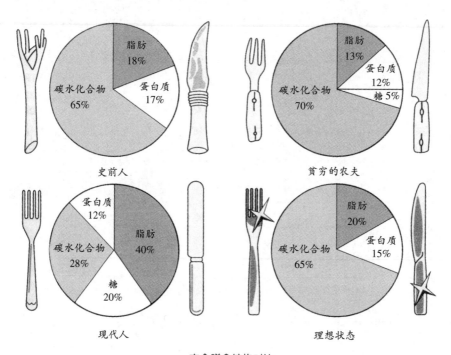

古今膳食结构对比

占摄入总量的百分比。虽然在人类历史上99%的时间内，人类食物内容没有发生本质的变化，但是在过去的100多年里，尤其是近30年中，我们的膳食结构中明显地增加了太多的饱和脂肪以及精制糖，同时明显地减少了淀粉（复杂碳水化合物）和不饱和脂肪的摄入。甚至政府部门的膳食指南，比起我们祖先的膳食水平来也相差甚远，或者说，离大家认同的比较理想的膳食模式还有很大差距。

这种状况的发生部分是宣传造成的。宣传使我们相信只要有好的平衡膳食，就能获得身体需要的全部营养。但是，一个又一个调查结果显示，即使是那些自以为有良好的平衡膳食的人，也没有真正获得理想数量的维生素、矿物质、必需脂肪酸和复杂碳水化合物。在当今这个食品生产与经济利益紧密相连的社会中，这是不可避免的。精细加工食物状况的持续，可使企业获得更高的利润，但同时食物中一些最基本的营养素也悄然流失了。

食品工业让我们慢慢习惯于购买那些加了精制糖的甜食。食品工业用糖量每年共计23亿千克，相当于我们每人每年平均摄入38千克糖！美国的糖消费量已经接近膳食总能量的25%。英国政府建议，每人每天摄入的能量中，来源于糖的部分不要超过10%，但是并不劝阻我们摄入糖。糖卖得越好，我们摄入的糖越多，留给那些不太甜但是缓慢释放的碳水化合物的空间就越少。随着生活节奏的加快，用来制作新鲜食物的时间越来越少，越来越依赖于快餐。提供这些快餐的公司更加关心的是他们自己的利润，而不是我们的健康。

最佳营养学会从1984年起，就开始探索完美的膳食应该是什么样的。最后得出的结论都概括于第46页的"每日10大膳食建议"里。虽然对于很多人来说，难以在一夜之间达到食物平衡，但它清楚地指明了最佳膳食的方向。下面是一些概括性的指导，具体内容将在后面的章节里加以论述。

脂肪

脂肪有两个基本的类型：饱和（固体）脂肪和不饱和脂肪。饱和脂肪不是人体必需的，大量摄入更无益处，它的主要来源是肉类和乳制品；不饱和脂肪主要分为两种：一种是单不饱和脂肪，主要来源于橄榄油；一种是多不饱和脂肪，主要来源于坚果、种子油和鱼。

某些被称为亚油酸和α-亚麻酸的多不饱和脂肪酸，属于Omega-6脂肪酸和Omega-3脂肪酸，对于大脑、神经系统、免疫系统、心血管系统和皮肤来说是必需的。缺乏这两种基本物质的最常见表现就是皮肤干燥。最佳膳食应该均衡地提供这两种必需脂肪。南瓜子和亚麻子富含亚麻酸（属于Omega-3脂肪酸），而芝麻和葵花子富含亚油酸（属于Omega-6脂肪酸）。亚麻酸在人体内能够转变为DHA和EPA，这两种脂肪酸在鲭鱼、鲱鱼、三文鱼以及金枪鱼中的含量很高。加热、与氧气接触的过程都非常容易破坏这些必需的脂肪酸，所以每天摄入新鲜的食物是非常重要的。加工过的食物通常含有变硬的或者"氢化"了的多不饱和脂肪，对人体的伤害比饱和脂肪酸还要严重，最好避免摄入。

> **摄入：** 每天摄入一大汤匙冷榨的种子油（芝麻、葵花子、南瓜子、亚麻子等）或者满满一大汤匙种子粉。
> **避免：** 油炸食物、烧焦的或颜色变深的脂肪、饱和脂肪以及氢化脂肪。

蛋白质

蛋白质是构成身体的基础物质，它本身由25种氨基酸组成。蛋白质对人体的生长发育和身体组织的修复是必需的，同时也构成了激素、酶、抗体和神经递质，并帮助体内转运各种物质。人体摄入蛋白质的质量和数量都是非常重要的，而其质量恰恰取决于25种氨基酸的平衡。

政府建议我们每天摄入的能量中应该有15%来源于蛋白质，但很少告诉我们应该选择哪几种蛋白质。母乳喂养的婴儿，在其摄取的能量中平均只有1%来自蛋白质，但是在出生后的6个月里，他们的体重就翻了一番。这是因为母乳中的蛋白质品质优异，而且非常容易被吸收。其实对于大多数成年人来说，如果摄入的是高品质的蛋白质，那么占每天能量摄入的10%，即每天摄入35克就是最佳摄入量了。当然，如果是孕妇、大病初愈者、运动员、重体力劳动者，则另当别论。

现在的膳食逐渐走向高蛋白（占摄入能量的30%）、高脂肪（占摄入能量的50%）和低碳水化合物（占摄入能量的20%）。这种膳食模式提供的蛋白质已经超出了人体的需要，仅这一项，即给肾脏带来了沉重的负担。

从25种氨基酸平衡的角度考虑，质量最好的蛋白质来源包括鸡蛋、奎奴亚藜①、大豆、肉类、鱼、小扁豆和菜豆。在提供蛋白质的动物类食物中，会包含很多不太好的饱和脂肪酸；而提供蛋白质的植物类食物，则可以带来诸如复杂碳水化合物这样额外的有益成分，同时相对于肉类来说，其成酸性不那么强。对于许多膳食类型来说，无论是严格素食、广义素食②还是肉食的膳食，一日三餐通常可以提供足够量的蛋白质，很多蔬菜，尤其是像红花菜豆、豌豆、玉米和西兰花这类"种子"蔬菜，都含有不少的蛋白质。摄入这些食物，能够帮助中和体内多余的酸性成分。而这些酸性成分往往会导致人体内矿物质的流失，其中自然包括钙的流失——这也正是经常吃肉的人患骨质疏松症的几率更高的原因，因此我们最好把肉类的摄入控制在每周3次。

摄入：每天摄入两份菜豆、小扁豆、奎奴亚藜、豆腐、"种子"类蔬菜（比如豌豆、蚕豆）或其他植物类蛋白质，或者一小份肉、鱼、奶酪、土鸡蛋。

避免：过多的动物蛋白。

碳水化合物

人体的能量主要来源于碳水化合物。碳水化合物转化成能量有两种形式：快速释放型，代表食物如糖、蜂蜜、麦芽糖、甜食和绝大多数精制食物；缓慢释放型，如全谷类食物、蔬菜和新鲜的水果。后一类食物里包含了更多的复杂碳水化合物和（或）膳食纤维，这两种成分都可以减慢糖的释放速度。快速释放的碳水化合物在迅速释放出能量以后，往往会出现剧烈的能量下降。相形之下，缓慢释放的碳水化合物提供平稳的能量，因此是更为可取的。

像白糖和精白面粉这样快速释放碳水化合物的精制食物，缺乏人体必需的维生素和矿物质，而它们正是身体利用这些食物时所必需的成分，因而要尽量避免食用，若长期食用会引起人体非常复杂的症状以及很多健康问题。有些水果，如香蕉、枣和葡萄干，也含有能快速释放的碳水化合物，因此，存在葡萄糖代谢问题的人，最好把这些食物的摄入量控制在最低程度。含缓慢释放的碳水化合物的食物——新鲜水果、蔬菜、菜豆和全谷类食物，应该占摄入食物总量的2/3，或者摄入总能量的65%。

① 译者注：奎奴亚藜，又称藜麦，是一种南美洲高地特有的谷类植物。
② 译者注：严格素食者不吃任何动物来源的食物，包括奶、蛋、动物油脂等；而广义素食者可以吃这些东西，只是不吃鱼、肉类。

> 摄入：3份或者更多的深绿色叶类蔬菜和根茎类蔬菜，如豆瓣菜、胡萝卜、甘薯、嫩茎①、西蓝花、球芽甘蓝、菠菜、四季豆或辣椒，生鲜食用，或者稍微烹调一下即可。
>
> 摄入：3份或者更多的新鲜水果，如苹果、梨、香蕉、浆果、瓜类和柑橘。
>
> 摄入：4份或者更多的全谷类食物，比如大米、小米、黑麦、燕麦、全麦、玉米、奎奴亚藜以及由此制成的谷类食品、面包、粥和豆类食品。
>
> 避免：任何形式的糖，如加糖的食物、酒或精制食物。

膳食纤维

非洲的农夫每天大概要摄入55克膳食纤维，而英国人平均只摄入22克。因为摄入了大量的膳食纤维，非洲人易患肠道疾病，比如阑尾炎、憩室炎，而他们的大肠炎和肠癌的发病率几乎是世界上最低的。膳食纤维理想的摄入量是每天不少于35克。膳食纤维的作用是非常多的，其中一种作用是可以吸收消化道里的水分，使食物的体积膨大，使其更容易地穿过消化道。其实摄入理想量的膳食纤维是很容易的，只要每天吃一些全谷类食物、蔬菜、水果、坚果、种子、小扁豆和菜豆就可以了。水果和蔬菜中的膳食纤维可以减缓糖分进入血液的速度，从而将人体的能量水平保持在一个很好的状态上。谷物纤维对于防治便秘和食物腐败非常有效，而便秘与食物腐败恰恰是很多消化疾病的潜在诱因。精制的食物以及肉类、蛋类、鱼类和乳制品等，毫无疑问是缺乏膳食纤维的。

> 摄入：完整的食物——全谷类食物、小扁豆、菜豆、坚果、种子、新鲜水果和蔬菜。
>
> 避免：精制的、精白的以及过度烹调的食物。

水

人体的2/3是由水构成的，因此，水是身体最重要的营养物质。身体每天要通过皮肤、肺（呼吸道）、消化道以及由肾脏形成的尿液排出1.5升的水，才能保证把毒素清出体外。所以我们每天从食物和饮料中获得的水至少要超过1升，其实每天最理想的摄入量是2升。而最好的摄取方式是：每天包括热饮在

---

① 译者注：嫩茎的商品名为tenderstem，为一种由西蓝花和甘蓝杂交而成的蔬菜，样子很像西蓝花，营养价值甚高。

内，至少喝8杯水。

水果和蔬菜中的含水量高达90%。果蔬中所含的水非常利于人体吸收，同时果蔬还富含维生素和矿物质。4块水果和4份蔬菜，也就是大概1.1千克的果蔬，可以提供1升的水，剩下的水就要从日常饮用水、果汁、果茶、药草茶等饮料中获取。酒精是一种利尿剂，同时也会导致维生素和矿物质的大量流失，因此，酒不被列入水的日常来源当中。

> 饮用：每天饮用6~8杯水，普通的水、稀释过的果汁、药草茶或果茶。
>
> 控制：减少酒精、咖啡和茶的摄入量。关于水的营养价值将在第18章进行更为全面的介绍。

维生素

虽然相对于脂肪、蛋白质或者碳水化合物，维生素的需求量要少得多，但它们也非常重要。维生素"启动"酶的活性，酶让体内的所有生命过程得以运行。维生素还有很多重要的功能，如平衡激素、制造能量、增强免疫系统功能、维护皮肤健康和保护动脉，这些功能对于大脑、神经系统和每一个生命反应来说都是至关重要的。维生素A、维生素C和维生素E是抗氧化剂，能够减缓衰老，帮助身体抵抗癌症、心脏疾病和污染。B族维生素和维生素C在食物转化为生理和心理能量的过程中起着极为重要的作用。牛奶、鸡蛋、鱼和肉里的维生素D可以帮助控制钙平衡，维生素D也能通过晒太阳在皮肤中合成。

B族维生素和维生素C在新鲜水果和蔬菜中含量最为丰富。维生素A主要以两种形式存在：视黄醇，这是动物形式的维生素A，来源于肉类、鱼类、鸡蛋和乳制品；β-胡萝卜素，主要来源于红色、黄色和橙色的水果和蔬菜。维生素E主要存在于种子、坚果和由其制成的油里，可以防止必需脂肪酸败。

> 摄入：每天3~4份深绿色的叶菜以及根类菜、3份甚至更多的新鲜水果以及一些坚果、种子。
>
> 营养素补充：每天应补充的复合维生素种类和数量：维生素A 1500微克、维生素D 5微克、维生素E 67毫克、维生素B$_1$ 25毫克、维生素B$_2$ 25毫克、维生素B$_3$（烟酸）50毫克、维生素B$_5$（泛酸）50毫克、维生素B$_6$ 50毫克、维生素B$_{12}$ 10微克、叶酸200微克、生物素50微克、维生素C 1000毫克。

维生素的营养功能将在第 12 章有一个更为详细的介绍。

矿物质

和维生素一样，矿物质在生命的每一个过程都是必需的。钙、镁和磷帮助构成骨头和牙齿；神经信号对于大脑和肌肉来说非常重要，而神经信号的功能依赖于钙、镁、钠和钾；氧在血液中的运输主要靠含铁的复合物；铬参与控制血糖的水平；锌对于身体的每一个修复、更新和生长的过程都是必需的；硒和锌能激活免疫系统；大脑功能取决于足够量的镁、锰、锌和其他一些必需矿物质。矿物质在人体健康中扮演着很多非常重要的角色，这里提到的只是一小部分。

我们每天需要摄入大量的钙和镁。镁主要来源于羽衣甘蓝、卷心菜和根类蔬菜等，在坚果和种子中含量也非常丰富。钙主要存在于乳制品中。水果和蔬菜能提供大量的钾和少量的钠，这是一个非常好的平衡比例。所有的种子类食物（包括种子、坚果、小扁豆、干豆、豌豆、菜豆和全谷类食物）都是铁、锌、锰和铬的良好来源。硒在坚果、海产品、海藻与种子，尤其是芝麻中含量很丰富。

矿物质的营养功能将在第 13 章中做更详细的阐述。

摄入：1 份矿物质丰富的食物，比如羽衣甘蓝、卷心菜、根茎类蔬菜、酸奶等低脂肪乳制品、种子、坚果等，同时摄入大量的新鲜水果、蔬菜和完整的食物比如小扁豆、菜豆和全谷类[①]。

营养素补充：补充下列复合矿物质制剂：钙 100 毫克、镁 100 毫克、铁 10 毫克、锌 10 毫克、锰 2.5 毫克、铬 25 微克、硒 25 微克。

纯净的食物

很多年前，有机的、天然的、完整的食物构成了人类膳食的基础。进入 20 世纪以后，我们开始忍受食物和环境中的人工化合物。

保持健康的一个基本要求就是让食物提供数量合适的能量，即恰好满足维持人体完美平衡的生理功能所必需的量。身体试图为那些外来化学物质（通常指有毒性的物质）解毒，并为此浪费大量的能量；而这些化合物当中的一部分根本无法排出体外，它们会在身体组织中积累起来。就目前而言，不可能完全

———

① 译者注：全谷类指粗粮、糙米、全麦等没有经过精白处理的食物。

避免这些物质，就像在这个星球上无法避免污染一样，它们都是我们这个摩登化学时代的副产物。我们今天获得纯净食物的最为有效的办法，就是尽可能地选择有机食物。通过支持回归有机食品之类的运动①，真正地来减少化学污染的危害，因为化学污染对人类的未来才是一个真正的威胁。

吃新鲜的有机的食品，是一种最为自然、最为有益的进食方式。很多食物本身就含有酶，因此我们在咀嚼的时候就已经开始消化食物了。新鲜的食物往往还富含非常重要的植物化学物（详见第17章），植物化学物对我们的身体也很重要。据研究，它们可能和维生素、矿物质一样重要。食物烹调会破坏酶，并降低植物化学物的活性，所以要尽量减少对食物的加热处理。

> 摄入：尽量多摄入有机食物。确保膳食中至少有一半是新鲜的水果、蔬菜、全谷类食物、坚果和种子。
>
> 避免：加工食物过程中尽量少使用添加剂，尽量少对食物进行加热处理。

---

① 译者注：选择具有有机食品标志、绿色食品标志和无公害标志的食品，鼓励农民和食品加工者少用化学品，用与大自然相协调的方式来生产食品，这样不仅保证了食品的清洁、安全，而且减少了环境中的化学污染。

每日10大膳食建议

1
1匙堆得满满的磨碎的种子，或1匙低温压榨的植物油。

2
2份菜豆、小扁豆、奎奴亚藜、豆腐或种子类蔬菜。

3
3份新鲜的水果，比如苹果、梨、香蕉、浆果、瓜或柑橘。

4
4份全谷类食物，比如糙米、小米、黑麦、燕麦、全麦、玉米、奎奴亚藜，以谷物片、面包或意大利面的形式摄入都可以。

5
5份深绿色叶类蔬菜和根茎类蔬菜，比如豆瓣菜、胡萝卜、土豆、西蓝花、菠菜、四季豆、豌豆或辣椒。

6
6杯水、稀释的果汁、药草茶或者果茶。

7
尽量选择完整的、有机的、新鲜的食物。

8
以高质量的复合维生素、矿物质以及1000毫克维生素C，作为膳食之外的营养补充。

9
避免食用油炸食物、焦煳和褐变的食物、氢化脂肪和多余的动物脂肪。

10
避免食用各种形式的糖以及精白、精制或加入化学添加剂的食品。尽量减少酒、咖啡、茶的摄入——每天最多摄入1单位的酒（也就是1玻璃杯的葡萄酒，300毫升啤酒、黑啤酒或者含酒精饮料）。

第 8 章　有关蛋白质的问题

说起蛋白质，你会联想到什么呢？肉、鸡蛋、乳酪、肌肉成长……必须摄入这些食物来获取足够的蛋白质，人才能长大和强壮；摄入来源于动物的蛋白质比摄入来源于植物的蛋白质要有效得多；如果你正在进行健美训练，就需要更多的蛋白质……这些观点都是正确的吗？关于蛋白质，还有很多莫衷一是的说法，比如"我们到底需要多少蛋白质"、"获得蛋白质的最好的食物来源是什么"等。

蛋白质这个词来源于希腊语"protos"，它的意思是"第一"。这是因为蛋白质是一切生命细胞的首要之物。通常情况下，人的身体包含大约65%的水和25%的蛋白质及10%的其他物质。蛋白质是由一种叫做氨基酸的含氮分子组成的。25种氨基酸连接成不同的片段，这些片段又相互组合，形成了不同种类的蛋白质，而这些蛋白质最终构成了人体的细胞与器官，正如字组成词，词连成句，句构成章一样。

这25种氨基酸中，有8种是最基础的氨基酸，剩下的17种绝大多数人体都可以合成。8种基础氨基酸一般被称为必需氨基酸，是身体不可或缺的；其余的氨基酸中有一些在某些条件下是"半必需"的。

我们应该给8种必需氨基酸订出每日的"最佳摄入量"，但到目前为止这尚未制订出来。每种食物中所含的蛋白质的质量与效用，取决于这8种氨基酸的比例是否平衡。那么，我们每天的蛋白质最佳摄入量到底是多少，质量最好的蛋白质又来源于哪些食物呢？

你是否摄入了足够的蛋白质

对蛋白质最佳摄入量的评估，不同的国家标准是不同的。这一点儿都不奇怪，因为生物化学独特性①可能是一种普遍现象。某些国家认为，总能量中应仅有 2.5% 来源于蛋白质。世界卫生组织认为，我们每天的能量应有 4.5% 来源于蛋白质。而美国国家研究委员会出于更安全的考虑，认为对于 95% 的人来说，摄入的总能量中应有 8% 来源于蛋白质才够。世界卫生组织出于同样的考虑，推荐每天的总能量中大约应有 10% 来源于蛋白质，也就是每天应摄入 35 克左右。按照英国健康部的推荐，蛋白质的每天平均摄入量应该为女性 36 克、男性 44 克。当然，如果蛋白质的质量好的话，可以相对少吃一些。在多种推荐量中，有一种是极端而且很不明智的，就是推荐给减肥者的极高蛋白质膳食，通常每天要求摄入 100~200 克蛋白质，这实在是太高了。

那么，哪些食物自身的能量当中，有超过 10% 的部分是由蛋白质提供的呢？也许你会惊讶地发现，基本上所有的小扁豆、菜豆、坚果、种子和谷物以及大多数的蔬菜和水果所提供的能量中，有超过 10% 来源于蛋白质②。大豆中有 54% 的热量来源于蛋白质，芸豆为 26%，谷物的蛋白质含量从玉米的 4% 到奎奴亚藜的 16% 不等，坚果和种子则介于腰果的 12% 到南瓜子的 21% 之间，水果介于苹果的 1% 到柠檬的 16% 之间，蔬菜介于土豆的 11% 到菠菜的 49% 之间。

这就意味着除非你是靠高糖或者高脂肪的垃圾食品生存，否则，只要通过膳食获得了足够的能量，基本上也就获得了足够的蛋白质。这可能让人觉得非常惊奇，因为这一观点与我们了解的有关蛋白质的知识是互相矛盾的。然而，事实是 "要想找到一种能造成身体蛋白质明显损失的混合素食③是非常困难的"。这是哈佛的科学家们研究了素食者的膳食之后得出的结论。另外，还有一个问题需要讨论，动物蛋白质真的比植物蛋白质好吗？

选择动物蛋白还是植物蛋白

再来看一些令人惊讶的事情吧：奎奴亚藜，这是一种来自南美的高蛋白谷物，它是印加人（Incas，秘鲁土著）和阿兹特克人（Aztecs，墨西哥土著）

---

① 译者注：所谓生物化学独特性，指的是不同的人代谢上具有很大的差异；在不同民族之间更是如此，故而对营养素的需要量也不一样。

② 译者注：对于蔬菜来说，的确如此，但多数水果并不是这样。水果所含糖分多在 8%~20% 之间，而蛋白质含量通常不足 0.8%，因此蛋白质占总能量的比例不足 10%。这正是水果减肥法会造成蛋白质缺乏的原因所在。

③ 译者注：应注意，文中说的是由多种类别的食物组成的 "混合素食"，而不是单纯吃水果或者吃薯类，这两类膳食都是造成蛋白质缺乏的著名膳食方式。

的主食。它在可提供蛋白质的食物中（动物的和植物的）排行第一。大豆的作用也不错。在绝大多数蔬菜的氨基酸组成中，蛋氨酸和赖氨酸的含量相对较低；然而，菜豆和小扁豆都富含蛋氨酸。大豆和奎奴亚藜则是蛋氨酸和赖氨酸的优秀来源。

早期的理论，正如弗朗西斯·摩尔·拉普（Frances Moore Lappe）在她的具有创造性的素食烹调手册《小行星的膳食》（*Diet for a Small Plant*）中所阐述的那样：对植物蛋白质应该仔细组合，令其发生营养互补效应，以便获得相当于动物蛋白质的高品质蛋白质。她是最早提出这个理论的人。然而，后来的研究发现，根本没有必要对植物蛋白质进行蛋白质互补。正如拉普在她的书的修订版中所说："如果我们采取的是健康的、来源广泛的膳食，那么，对于大多数人来说，蛋白质的互补问题是不必去考虑的。"

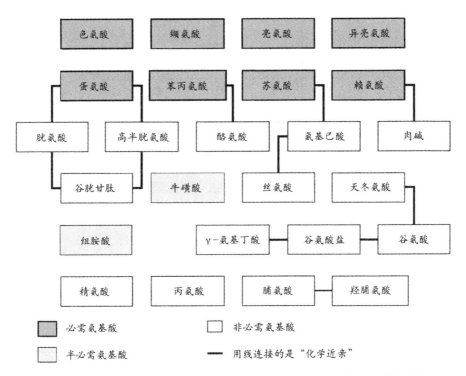

氨基酸家族。如果一种食物含有"完全"蛋白质，那它一定含有8种必需氨基酸。肉类、鱼、鸡蛋、大豆和奎奴亚藜都是这样的食物。这些食物中也含有半必需氨基酸。对于婴儿来说，组氨酸也属于必需氨基酸。

即便如此，你还是可以通过对不同种类的食物进行组合，来提高你所摄入的蛋白质的有效质量。在膳食中，如果一类食物中某种氨基酸含量较低，则可以选择该种氨基酸含量较高的食物与之搭配。下图包括了多个种类的食物，你的目标是在48小时内摄取多样化的膳食，将这些不同种类的食物进行搭配。比如，大米与小扁豆组合在一起，就把蛋白质的价值提高了1/3。而这正是印度膳食的基础。

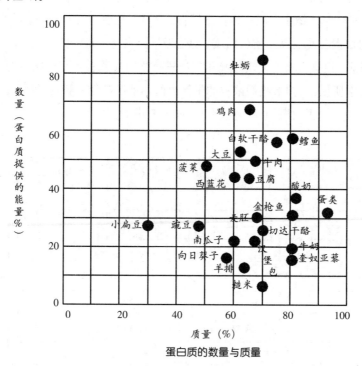

蛋白质的数量与质量

最好的蛋白质食物

蛋白质最好的来源不一定是那些蛋白质含量最高的食物，还必须考虑到食物中其他营养组成的利与弊。例如，羊排提供的能量中25%来自蛋白质，75%来自脂肪，而且主要是饱和脂肪。大豆所提供的能量也有一半来自蛋白质；相对于羔羊肉，它应该是更好的蛋白质来源，但它真正的优势在于它剩余的能量源于理想的复杂碳水化合物以及不饱和脂肪酸。因此大豆制成的食品是非常理想的蛋白质来源，尤其对于素食者来说。

摄入大豆最好的方式是吃豆腐。豆腐的种类很多——软的、硬的、腌制的、烟熏的和炖熟的。软的豆腐可以给汤提供奶油状的表征。硬豆腐切块后，可以和蔬菜一起炒、炖或者做沙锅。因为豆腐完全没有味道，所以最好和味重的食物或者调味酱一起烹饪。

奎奴亚藜在南美洲生长了5000年，长期以来一直以给高海拔地区工作的人提供能量而著称。由于它滋补的特点，奎奴亚藜被称为"母亲谷物"，它含有的蛋白质质量比肉类的还好。虽然被当做谷物，但是从专业的角度讲，奎奴亚藜是种子。和其他种子一样，它富含必需脂肪酸、维生素和矿物质，钙含量几乎是小麦的4倍，此外，铁、B族维生素和维生素C的含量也非常高。奎奴亚藜的脂肪含量很低，主要含多不饱和脂肪，同时提供必需脂肪酸。因此，奎奴亚藜几乎是你所能找到的最完美的食物。

你可以在很多健康食品商店买到奎奴亚藜，可用它来替换大米。烹饪的时候，先认真地清洗一下，然后和水按照1∶2的比例混合，煮15分钟即可食用。

肉类的问题

英国平均每人每周要吃掉2磅的肉，也就是900克左右。传统观念认为肉类富含蛋白质和铁，对身体是有益的。但疯牛病恐慌引起了越来越多的关注：现代畜牧手段可能走得太远了。肉类的消费量在减少，越来越多的人成为素食者甚至严格的素食者。

正如微生物学教授理查德·莱希（Richard Lacey）用"冒牌肉"描述的那样，超市和肉店里的很多肉含有生长激素、抗生素和残留的杀虫剂，最糟糕的是，还可能感染了疯牛病。

危险的疯牛病

朊病毒被认为是引起疯牛病的病原体。它与大脑中的蛋白质相契合，改变这些蛋白质的结构，从而引发疾病。现已证实，朊病毒可以从一种动物传染到另一种动物，同样可能传染到人。发生在人体上的疯牛病被称为克雅氏病。

当英国有130人死于新变种的克雅氏病时，医学界主要的研究结果显示，食用被感染的牛肉是这种疾病的来源。但科学家们并不知道吃多少受感染的牛肉就会引发这种疾病，也不知道它在人体内的潜伏期有多长。一些例子证明，随着时间的流逝，可能有近10万人最终将感染克雅氏病。这个估计值目前有所下降，英国克雅氏病监察委员会的成员詹姆士·艾恩赛德（James Ironside）

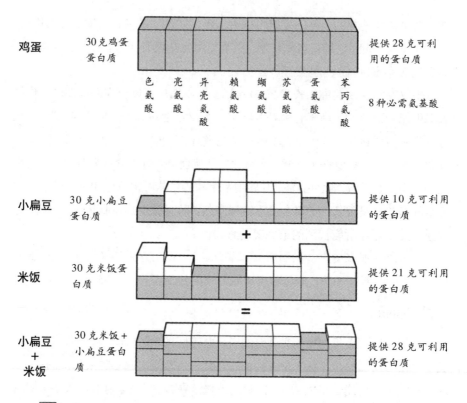

鸡蛋　30克鸡蛋蛋白质　提供28克可利用的蛋白质

8种必需氨基酸

色氨酸　亮氨酸　异亮氨酸　赖氨酸　缬氨酸　苏氨酸　蛋氨酸　苯丙氨酸

小扁豆　30克小扁豆蛋白质　提供10克可利用的蛋白质

＋

米饭　30克米饭蛋白质　提供21克可利用的蛋白质

＝

小扁豆＋米饭　30克米饭＋小扁豆蛋白质　提供28克可利用的蛋白质

可利用的蛋白质

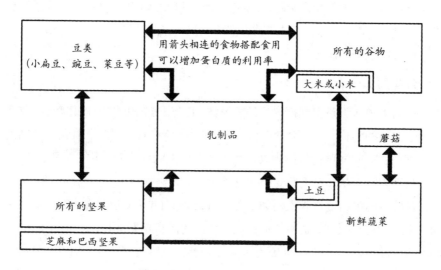

用箭头相连的食物搭配食用可以增加蛋白质的利用率

豆类（小扁豆、豌豆、莱豆等）

所有的谷物

大米或小米

乳制品

蘑菇

所有的坚果

土豆

芝麻和巴西坚果

新鲜蔬菜

搭配食物以获得更完整的蛋白质

医生在1997年的《柳叶刀》杂志上发表论文，他认为："疾病全过程中的发病人数将数以百计，而不是数以千计。"

由于证明疯牛病和克雅氏病之间联系的相关证据有太大的不确定性，加上用有机方法繁殖和喂养的母牛从未发生过疯牛病，这个事实好像意义就不太大了。在疯牛病发生之前，也就是20世纪80年代，采用有机方法的农夫就停止了"用牛喂牛"这种不自然的做法①。同时，在牛的脊柱中注射用于控制皮蝇的杀虫剂的惯用方法也被禁止了，这种方法被认为可能是牛感染疯牛病的原因之一。只有时间才能告诉我们，疯牛病和克雅氏病最终给人们的健康带来多大的危害。而最安全的方法可能是：只吃有机牛肉。

日趋严重的激素问题

现在大多数的肉类，无论是鸡肉、牛肉、猪肉还是羊肉，都接受过激素的处理。牛奶也成为激素的一大来源，尤其是雌激素。一些在美国被广泛应用的激素在欧洲遭到禁用，但有些来自贸易方面的压力，要求废除禁令。这些激素包括人工合成的刺激生长与泌乳的雌二醇和雄性激素。现在与激素相关的雌激素优势症状正在受到普遍的关注，而前述两种激素的化学结构与引发这种症状的关键成分很相似。到目前为止，乳癌、纤维瘤、卵巢癌、宫颈癌、前列腺癌和睾丸癌的发病都被认为与过高的雌激素水平相关。

当然，要想知道食物中引入激素对于健康的长期影响是十分不易的。雄激素疾病专家马尔科姆·凯若瑟斯（Malcolm Carruthers）在长达7年的时间里，观察了1000位出现男性更年期症状的病人，其最常见的症状是疲劳、沮丧、性欲减退、睾丸萎缩、阳痿和乳房增大。在这1000人中，农民是发病率最高的一组，因为他们接触农用化学品最多。

据凯若瑟斯所说，"对于在农场工作的人来说，致病的原因看起来是很明显的。这些人用植入雌激素小球的方法使公鸡或者火鸡失去生殖能力，让它们的肉质更肥美、更嫩。不幸的是，由于接触了大量的雌激素，他们自己也在某种程度上被'阉割'了。可以说这是一种报应。"虽然农场工人们只是间接接触雌激素和杀虫剂这两种被认为会影响雄性激素水平的物质，但是他们仍然是

---

① 译者注：西方人不吃内脏，于是他们把部分牛羊的内脏制成饲料，添加到牛羊的饲料当中，使本来"吃素"的牛羊"吃荤"。这被看做是不自然的饲养方式，也是疯牛病产生的原因之一。

男性更年期症状的高危人群。

你吃的肉被病菌感染了吗

抗生素在人类和动物中都得到了广泛的应用。仅英国，每年就会消耗掉超过500吨的抗生素。人们一般仅在治疗感染时才短期使用抗生素。但是对动物就不同了，抗生素以一种例行公事的方式被加入到它们的饲料，以防止感染，同时刺激生长，这样做的目的完全是追求更高的利润。然而消费者们就要经受双重的打击。

在抽样的肉类、鱼类和蛋类中经常能检测出残留的抗生素。如今病原体已经对抗生素产生了抵抗作用——"超级细菌"出现了。人们越来越关注一种来自鸡肉的危险的粪肠球菌，它甚至能够抵抗最强效的、被称为"终极手段"的万古霉素。幸运的是，相对于沙门氏菌和弯曲杆菌，粪肠球菌的传染性要小很多。在英国，每年要发生由肉类和鸡蛋引起的35万起沙门氏菌感染和40万起弯曲杆菌感染。这就成为一个潜在的巨大问题：引起食物中毒的病菌对抗生素的抗性越来越大，该怎么办才好？

世界卫生组织呼吁在农业生产中减少抗生素的使用来保障人类的健康，英国医学会也发出警告："微生物逐渐表现出来的抗生素抗性将给人类健康带来危险，这是21世纪必须直面的重大的公共健康问题。"

摄入过多的肉会对骨骼健康带来危害

肉食者往往表现出比较低的健康水平。心脏病和癌症，尤其是胃癌、结肠癌的发病率与肉类的摄入量紧密相关。其他诸如憩室炎、大肠炎和阑尾炎等消化道疾病的发病率也与食用肉类有关。甚至牛奶和奶制品的大量摄入也很可能引起心血管疾病。萨迪大学的约翰·迪克森（John Dickerson）和吉尔·戴维斯（Jill Davies）博士通过调查发现，肉食者看病或住院的几率大概是素食者的两倍，而且肉食者要比素食者早10年罹患各种退行性疾病。

对大多数人来说，蛋白质摄入过多的危险，要比蛋白质摄入不足的危险大得多①。过量摄入蛋白质会引起骨质疏松症、体质过酸和很多其他常见的健康问题。富含蛋白质的食物，在机体内代谢时都会产酸。而我们的身体不能承受

---

① 译者注：在发达国家和富裕人群中是如此，在贫困地区和低收入者中则不然。

血液 pH 值的较大变化，所以，就要借助钠和钙这两种碱性物质来中和或者缓冲这种变化。当身体里储备的钠被用完的时候，就会动用骨头里的钙。因此，你吃的蛋白质越多，损失的钙也就越多。

摄入过多蛋白质带来的负面效应在骨质疏松病人中已得到了明确的验证。这种疾病已经快成为流行病了——近15年，髋部骨折的人比以前翻了一番。一般人进入更年期时，协助钙质留在骨骼里的雌激素停止了分泌，这是容易发生骨质疏松的危险因素之一。其次还有膳食中缺乏钙、缺乏运动的生活方式等诱因，这在髋部骨折的发生原因中占到将近一半。(此资料来自始于1986年的规模最大的一次有关骨质疏松的调查，一共有10,000名中老年妇女参加了这次调查。)

但这会引发一个问题：摄入大量的富含钙和蛋白质的乳制品，到底利于预防骨质疏松，还是更容易引发骨质疏松？美国一个长达12年、有12万名妇女参加的调查研究显示，每天喝两杯及两杯以上牛奶的妇女，相对于喝得少一些的妇女来说，髋部骨折的发病率要高出45%，而前臂骨折的发病率要高5%。这个调查的研究者戴安娜·范斯科尼科（Diane Feskanich）说：“我当然希望女性通过膳食获得足够的钙，但我不会把这个作为预防骨质疏松的主要方法。”

为什么高蛋白的膳食是危险的

肾脏问题

对蛋白质进行降解是肾脏的艰苦工作。如果你的肾脏很健康，摄入的蛋白质也不是太多，则没有问题。但是，能保证一直是这样吗？美国的科学家分析了1624名42~68岁的妇女肾脏功能的情况，发现1/3都不太理想。对于肾脏健康的妇女来说，高蛋白质的膳食对肾脏没有什么伤害。然而对于那些肾脏已经有点问题的人来说，每吃一顿高蛋白膳食，特别是高动物蛋白，就会对肾脏造成一点新的危害（乳蛋白和植物蛋白不会进一步损伤肾脏功能）。英国士兵膳食中蛋白质的含量甚至比上述研究中所采用的还高，你可以想象它可能带来的后果了。

骨骼问题

蛋白质是酸性的，血液中蛋白质浓度如果过高就需要被中和。近年来的护士健康调查显示，每天吃95克蛋白质的女性比每天吃68克的妇女前臂骨折的发生率要高22%。

莎莉妮·T.雷迪（Shalini T. Reddy）医生认为："持续6个星期的低碳水化合物、高蛋白质膳食就会给肾脏带来明显的酸代谢负担，增加其形成结石的风险、降低钙平衡水平，并且增加骨质损失的风险。"她是在伊利诺斯州的芝加哥大学完成一个调查研究后发表上述看法的。这个研究让10名健康的成年人吃6个星期的低碳水化合物膳食。志愿者们平均减去了9磅的体重，平均每周1.5磅，但同时体内在动用自身的脂肪作为能量时也产生了大量的酮类复合物，升高了血液的酸性水平。血液酸度的标记——酸性排泄物，在有的志愿者中甚至增高了90%。在这段时间里，尽管膳食中钙的摄入量只有微量的减少，但是尿液中钙的水平急剧增高。尿液中的柠檬酸盐（一种制约肾结石形成的化学物）却减少了。虽然这个研究未能明确得出骨质是否受到影响的结论，但是研究结果可预示，如果长期保持这样的膳食，将可能增高骨质损失的风险。

蛋白质助长肌肉的传说

无论吃牛排（52%的能量来自蛋白质）还是菠菜（大力水手著名的能量来源，49%的能量来自蛋白质），你都肯定自己需要更多蛋白质才能强壮肌肉吗？西尔韦斯特·史泰龙的前任营养师，同时也是众多美国奥运会选手顾问的迈克尔·科尔根（Michael Colgan）医生认为，这只是人们认识上的一个误区。他指出，经过艰苦的训练，每年所能增加的肌肉最多不会超过3.6千克。这意味着每周仅增加约70克，每天增加约9.5克。而肌肉中只有22%是蛋白质，所以每天摄入2.8克蛋白质，即相当于1/4茶匙的量，就可以满足肌肉最大限度的需要了。所以与其大量摄入不需要的蛋白质，给身体带来负担而不是帮助，不如按照最佳营养的原则，来确保自己能充分利用膳食中的蛋白质。

鱼类的问题

虽然鱼肉含有的蛋白质是高品质的，并且富含必需脂肪酸，但是要注意的是，鱼在食物链（小鱼吃浮游生物，大鱼吃小鱼，依次类推）中会积累不能生物降解的人造化学污染物。同样的道理，食草动物吃了喷过杀虫剂的草，那么吃这些食草动物的食肉动物也会出现同样的情况。一篇发表在2004年的《科学》（Science）杂志上关于三文鱼研究的论文显示，所有的三文鱼都受到不可生物降解的工业污染物，如多氯联苯、二噁英以及杀虫剂和除草剂，如狄氏剂和毒杀芬等化学物的污染；太平洋中的三文鱼比大西洋中的受污染程度低。调查还显示，人工喂养的三文鱼受污染的程度高于野生三文鱼。

当被推荐多吃鱼时，人们常常会被另一种建议搞糊涂：因为很多鱼被多氯联苯、二噁英和其他有毒化学物所污染，所以要少吃鱼。由于多氯联苯和二噁英存在于食物链当中，因此野生鱼和人工喂养的肉食鱼和草食鱼都会摄入。毒杀芬、狄氏剂和其他杀虫剂的残留物则通过饲料更多地积累于人工喂养的三文鱼中。你可以买有机鱼，其喂养饲料受污染的程度低一些。然而这些鱼的饲料至少有一半来自水生生物，而它们受多氯联苯和二噁英的污染程度，就取决于它们赖以生存的海洋水质了。

还有汞的问题。所有鱼都被汞污染了，越大的鱼受污染的程度越高。例如，汞浓度从高到低依次为鲨鱼（1.5 微克 / 千克）、旗鱼（1.4 微克 / 千克）、枪鱼（1.1 微克 / 千克）和金枪鱼（0.4 微克 / 千克），三文鱼和鳟鱼体内的汞浓度比较低，约为 0.05 微克 / 千克。你可能会奇怪，汞是从哪来的呢？与很多人预料中的不同，这些汞大多数不是来源于人工污染，而是来自海底为数众多的火山。我们每天会从食物、水和空气中摄入 1 微克汞。马萨诸塞州波士顿市的哈佛大学公共健康学院的研究者调查了法罗群岛儿童的汞摄入情况，这些儿童摄入大量的鱼以及含大量汞的鲸鱼肉，他们 7 岁时，大脑中一个特殊回路里的电信号传导速度就比普通孩子慢，而到 14 岁时，情况会变得更糟。

一般来说，出现以下两种情况时，问题是严重的：大量摄入大型的食肉鱼类比如鲸鱼、金枪鱼之类，或者口中有含汞合金的补牙材料时，就进一步加大了汞摄入的危险。既然这样，你就应该少吃一些大型的鱼类，适当多摄入一些锌和硒，达到书中推荐量的 2～3 倍，然后考虑去除嘴里的汞合金材料。

那么吃鱼要遵循什么原则呢？既然它确实是蛋白质和必需脂肪酸的良好食物来源，那么我的建议是限制金枪鱼和枪鱼的摄入，每个月最多 2 次；尽可能地选择太平洋、大西洋的野生三文鱼、人工喂养的有机鳟鱼，或者其他小型的食肉鱼类，每周吃 3 次。另外，沙丁鱼是一个非常好的选择，它体型很小，相比那些体型相对更大的鱼，其体内的毒素积累要少一些。

牛奶的问题

牛奶和其他的乳制品是英国人膳食的主要组成部分。虽然英国的人口只占欧洲人口的20%，但是平均每周约4品脱（约2.27升）的牛奶摄入量消耗了欧洲40%的乳制品。牛奶被当做蛋白质、铁和钙的基本来源。现已撤销的英国牛奶销售委员会曾经宣传牛奶有益于我们的健康，你甚至很难想象没有牛奶我们该如何生存。但如果牛奶是这么好的一个矿物质来源，为什么一些权威部门不鼓励饮用牛奶呢？

不要理睬广告

事实的真相是，牛奶可能并不是矿物质的良好来源。果蔬中锰、铬、硒和镁的含量都很高。最重要的是镁，它协助钙的工作。钙与镁的理想比例是2∶1，也就是说钙的摄入量应该是镁的两倍。牛奶中的钙镁比例是10∶1，而乳酪中的是28∶1。如果主要靠乳制品来提供钙的话，很可能会引起镁的缺乏，产生不平衡的现象。种子、坚果和羽衣甘蓝、卷心菜、胡萝卜以及西蓝花等鲜脆的蔬菜可以给我们提供钙、镁以及其他矿物质，更符合机体的需求。牛奶毕竟是为了小牛而不是为成年人设计的。

不要作为婴儿食品

另一个常见的误区是：哺乳期的妈妈应该喝牛奶来产生更多的乳汁。这其实也是没有科学依据的。放弃母乳喂养使得牛奶渐渐替代了母乳。而事实上牛奶是为了小牛设计的，在很多方面与母乳不同，其中蛋白质、钙、磷、铁和必需脂肪酸含量都有所不同。用牛奶喂养的婴儿中有将近1/10的人容易对牛奶过敏，常见的症状包括腹泻、呕吐、疝气、湿疹、风疹、黏膜炎、支气管炎、哮喘以及失眠。美国微生物学家协会认为，有些婴儿猝死综合征就是由牛奶过敏造成的，牛奶不能给4个月以下的婴儿食用。

相比之下，母乳从各方面讲都是很好的。母乳喂养的婴儿的平均智商比牛奶喂养的婴儿高出4分。如果给孕期和哺乳期的母亲补充含Omega-3脂肪酸的鱼油，这个数字还可以翻一番。

牛奶、心脏病和乳癌

牛奶的摄入量与心血管疾病、乳癌和前列腺癌的发病率有着密切的关系。

一个国家的牛奶消费量越高，这个国家心脏病的发病率也就越高。为什么呢？一般认为这是牛奶中的脂肪引起的，但事实与之相反。原因之一是牛奶中非常低的钙镁比。在矿物质中，镁保护心脏的作用最大。另一个原因是心脏病的发病风险与人体血液中抗牛奶的抗体有关。我们的身体确实会制造出对抗牛奶的抗体，这就意味着，牛奶并不是一种理想的食品。一般人断奶以后，70% 以上人的体内就不再产生可以消化牛奶中乳糖的乳糖酶。大自然是不是在暗示我们什么呢？

相对于与心脏病的关系，更加糟糕的是，研究发现，西方国家乳癌和前列腺癌的发病风险比亚洲国家高出不少，这可能也与牛奶有关。中国女性死于乳癌的几率是每1万人中有1个，而英国则接近每10个人中有1个。前列腺癌的差异就更大，中国农村的发病率是每20万人中有1个；而据估计，到2015年，1/4的英国男性在其一生中总有一个时间会检查出前列腺癌。为什么在中国发病率低的疾病，在英国却会损害那么多男性的健康甚至危及他们的生命呢？是基因、膳食的问题，还是环境的问题？肯定不是基因的问题，因为中国的男性移民到欧洲后，此类疾病的发病率会升高很多。是中国都市化程度不高，城市污染更少吗？这可能是原因之一，但仍不像是最主要的。那么，是因为膳食吗？如果是因为膳食，那么到底是哪种膳食结构和生活习惯让西方人如此靠近乳癌和前列腺癌？

如果你让我进行有根据的推测的话，我打赌无论从事实分析，还是从逻辑推断，都与干扰激素代谢的化学物质有关。前列腺和乳房的细胞都是受激素的刺激生长的。咨询任何一位肿瘤专家吧！他都会告诉你，这些激素敏感型细胞如果接触过多的雌激素或雌激素类化学物就会出现过度生长的情况。最近约翰·李医生极有说服力地指出"雌激素优势"是引发乳癌的首要原因。他撰写了一本非常棒的书——《医生不会告诉你的乳癌和雌激素的真相》(*Your Doctor May Not Tell You about Breast Cancer*)。在这本书中他解释道："雌激素是促使乳癌细胞生长的激素，黄体酮是保护乳腺细胞健康的激素。前者过多而后者过少都可能会引起细胞不正常的生长。"过大的压力和过量的糖会引起胰岛素抵抗，过多地接触环境中那些干扰激素的化学物质如 DDT、二恶英、杀虫剂、多氯联苯，使用雌激素和合成的黄体酮的激素替代疗法也会打破胰岛素平衡。不过还有一个促进细胞生长的因素，那就是 IGF（胰岛素生长因子），它有 IGF-1、IGF-2 等不同的类型，不过 IGF-1 最受关注。

牛奶中富含 IGF-1，因为现在奶牛被培养得在孕期也能产奶，所以产量还要再翻一番。这种牛奶中雌激素的含量也特别高。除此之外，美国的奶牛还使用了牛生长激素，这种激素可以使奶量增加 12%。这些因素加起来，可以让奶牛每天的产奶量从 3 升提高到 30 升。看到以下数字时不要惊讶，这种牛奶中的 IGF-1 含量是原来的 2~5 倍，而使用了牛生长素的牛肉中，IGF-1 的量翻了一番。牛奶中的酪蛋白则帮助这种 IGF 进入我们体内。

我们体内会自行分泌 IGF，但是成年以后产生的就很少了。这种激素主要是在儿童时期分泌，以促进生长。如果血液中这种激素的水平提高 8%，前列腺癌的发病风险就会增加 7 倍。肉食者和吃乳制品的素食者血液中 IGF 的含量比严格的素食者平均要高 9%。最近，来自中国上海的研究显示，妇女血液中 IGF-1 的含量越高，患乳癌的风险也就越高。这个研究发现，IGF-1 含量最高的 25% 的妇女与 IGF-1 含量最低的 25% 的妇女相比，前者患乳癌的风险是后者的 2~3 倍。英国约克大学有关 IGF 与前列腺癌关系的研究也显示出同样的结果，IGF 含量最高的 25% 的男性与 IGF 含量最低的 25% 的男性相比，前者前列腺癌的发病率要高出 3 倍。这只是很多发现 IGF 水平与癌症密切相关的实验中的两个研究结果而已。还有很多研究结果显示，乳制品的摄入量与乳癌、前列腺癌的发病风险直接相关。

IGF-1 在体内做了些什么？它为什么是引发癌症的重要因素？通常 IGF-1 是由肝脏制造的，特别是在青春期。对于女孩来说，它促进乳房的发育，刺激细胞分裂与生长。对于男孩来说，它促进了前列腺的生长。IGF-1 并没有错，它是一种非常正常的激素，问题在于我们不应该在成年以后仍从膳食中摄入它。

在美国等使用牛生长素的国家，牛奶里和喝这些牛奶的人的体内类胰岛素的生长促进剂（比如 IGF-1）增长很快。这种生长因子使体内的雌激素活性更强，越来越多的研究显示这会造成乳癌和结肠癌发病率的增高。伊利诺斯州大学的毒物研究学者塞缪尔·爱泼斯坦（Samuel Epstein）博士认为："现在的女性从形成胚胎到死亡的过程都要面临额外的乳癌风险，而这是由使用了牛生长素的牛奶引起的。"

牛奶本身就含有少量的天然雌激素。现在通过一些措施使奶牛能够连续产奶，甚至孕期也产奶，这些孕期奶牛产的奶中雌激素的水平就要高得多。如果你喝牛奶，我强烈建议你选择有机牛奶，因为这些牛奶来自不用上述措施饲养且不使用牛生长素的奶牛。除此之外，奶牛会吃施用过杀虫剂或除草剂的饲料，从而引起杀虫剂或除草剂在奶牛的脂肪与肌肉里残留和积累。对于摄入肉和乳制品的人来说，选择有机产品与选择非有机产品相比，不仅能减少与牛生长素的接触，还可以减少与杀虫剂和除草剂的接触。

过敏及其影响

在儿童和成年人中都普遍存在对牛奶过敏与不耐受的情况。这有时是乳糖不耐受的缘故，因为很多成年人已经没有消化乳糖（牛奶中的糖）的能力了。症状是腹胀、腹痛、胃肠胀气和腹泻，如果吃了能够降解乳糖的乳糖酶，这些症状就会消失。同样常见的是对乳制品过敏，最明显的症状是鼻塞和鼻腔分泌过多的黏液，还会出现类似哮喘的呼吸系统疾病以及肠胃疾病。当身体不喜欢你吃进去的东西时，它就会出现这些炎症反应。经常大量摄入乳制品的人最可能出现这样的不耐受现象。对牛奶过敏的人极少能够接受酸奶，有些可以接受山羊奶或绵羊奶，但是大多数都不能。

牛奶与胰岛素依赖型糖尿病

越来越多的研究显示，胰岛素依赖型糖尿病与对乳制品中的牛血清蛋白过敏有关。这种类型的糖尿病一般在十几岁左右发病，在英国每年会导致8000人死亡。这种糖尿病起始于免疫系统对胰岛中分泌胰岛素细胞的毁坏，但至今仍没有搞清楚为什么会有这样的情况发生。

虽然胰岛素依赖型糖尿病的遗传易感性很强，但这并不是全部的原因。有遗传易感性的儿童，如果用母乳喂养7个月，或者仅以母乳喂养3～4个月，患这种糖尿病的可能性就会显著降低。一直到4个月甚至更大一些时候都没有接触过牛奶的婴儿的发病风险也有明显的下降。胰岛素依赖型糖尿病发病率最高的国家是芬兰，这也是世界上牛奶制品消费最多的国家。

动物研究显示，如果在有糖尿病遗传倾向的大鼠的膳食中加入牛奶或者小麦面筋，其发病率就会上升。在另一项研究中发现，在它们的饲料中仅仅加入1%的脱脂牛奶，就会使它们的发病率从15%上升到52%。

1993年，纽约西奈山医院的免疫学教授汉斯-迈克尔·多士（Hans-Michael Dosch）确定牛血清蛋白是牛奶中增高糖尿病发病风险的特殊因子，同时显示了它与胰岛中的细胞进行的交叉反应。他和他的研究小组建立起一套理论系统：易患糖尿病的儿童在出生后4个月以内肠道还没有发育成熟、渗透性很强，如果在这一过程中接触牛血清蛋白，就会出现过敏反应。而结果之一就是其免疫细胞不但会损害牛血清蛋白的结构，也会错误地伤害自己的胰岛组织。他进一步揭示：在142名刚被诊断为患有胰岛素依赖性糖尿病的儿童体内，100%存在牛血清蛋白的抗体，而相比之下，未发病儿童中只有2%检出了这种抗体。多士教授相信，存在抗牛血清蛋白的抗体的儿童，将来患胰岛素依赖型糖尿病的可能是80%～90%。

他相信，让婴儿在出生后6个月以内不接触乳制品，可以使发病风险降低一半。但是牛血清蛋白可以从母亲的膳食中进入乳汁。因此，如果哺乳期的母亲不接触牛肉和牛奶，就可以完全避免遗传上易患糖尿病儿童的发病风险。不喝牛奶可能也有利于孩子的智力发育。绝大多数患有自闭症的儿童以及很多有多动症的儿童都被证实对牛奶过敏。

不应常喝牛奶和吃肉——定论

从目前的事实来看，如果真的想追求最佳的营养，考虑到农业精耕细作的现状，肉类（尤其是牛肉）和牛奶（尤其对于幼儿而言）都是不应该常吃的食物。不必担心这会造成营养的损失：健康的膳食中可以没有乳制品和肉类，而不吃乳制品和肉类几乎肯定会降低患常见致命疾病的风险。对于喜欢吃肉不想做素食主义者的人，我建议每周最多吃3次肉，多选择一些新鲜的蔬菜、菜豆、小扁豆、全谷类等食物，同时只吃有机肉、自由放养的鸡和鱼。至于牛奶，可以用豆浆或者米浆来取代，或者喝有机的牛奶。如果你认为自己可能发生了过敏，请停止食用乳制品并持续两周。如果没有得到改善，则把牛奶的摄入量限制在每周2品脱（约为1136毫升）之内。

下面是你摄入蛋白质的一些指导原则：

● 每天食用两份菜豆、小扁豆、奎奴亚藜、豆腐、种子类蔬菜以及其他的植物蛋白，或者一小份肉、鱼、奶酪或者自由放养的鸡产的蛋。

● 降低乳制品的食用量，如果你有过敏反应则一定要完全避免，可以用豆浆或米浆代替。

● 减少其他的动物蛋白来源，选择瘦肉或者鱼，每个星期最多吃3次。

● 尽量选择有机食品，以避免可能出现的激素和抗生素的污染。

第 9 章　生命的脂肪

脂肪有益健康！选择并食用种类正确的脂肪对你的健康是至关重要的。必需脂肪可降低癌症、心脏病、过敏反应、早老性痴呆症、关节炎、湿疹、抑郁、疲劳、感染和经前综合征的发病风险，这些与脂肪缺乏相关的疾病和症状的发生率正逐年上升。如果你恐惧脂肪，那你就剥夺了身体进行健康基础维护的必需营养素，增加了出现亚健康状态的风险。如果你吃的是固体脂肪，也就是乳制品、肉类和绝大多数的人造黄油，也会出现这样的情况。

人类大脑的60%是脂肪，如果你想真正拥有健康、享受生命的乐趣，那这60%脂肪中的1/3就必须来自必需脂肪。实际上，除非你不怕麻烦地食用种类正确的富含脂肪的食物，比如种子类食物、坚果和鱼，否则身体就无法获得足够好的脂肪。西方国家的绝大多数人吃了过多的致命的饱和脂肪，而能预防疾病的必需脂肪却吃得太少。

脂肪概述

在你膳食的总能量当中，最好不要有超过20%的部分来源于脂肪。目前在英国，这个数值已经超过35%。日本、泰国和菲律宾的国民膳食的总能量中仅有20%左右来自脂肪，因此这些国家与脂肪相关的疾病的发病率都比较低。比如，日本人每天平均摄入40克脂肪，而英国人要摄入77克，几乎达到日本人摄入量的2倍。

虽然身体可以把饱和脂肪和单不饱和脂肪当做能量，但它们并不是必不可少的营养素。而多不饱和脂肪或者说多不饱和油脂却是不可或缺的。这三种脂肪几乎在所有含脂肪的食物中都有。肉主要含有饱和脂肪、单不饱和脂肪以及少量的多不饱和脂肪，橄榄油主要含有单不饱和脂肪，而向日葵子油主要含有多不饱和脂肪。

绝大多数的权威机构现在都赞同：我们每天摄入的脂肪总量中，饱和（硬）脂肪最多占1/3。而多不饱和脂肪最少应占1/3，以提供两种必需脂肪：亚油酸族，也就是Omega-6系列脂肪，还有α-亚麻酸族，也就是Omega-3系列脂肪。这两种必需脂肪的理想比例应接近于1∶1。所以在脂肪总量不超过摄入能量20%的前提下，最理想的脂肪组成应该是：

* 3.5% 的 Omega-6
* 3.5% 的 Omega-3
* 7% 的单不饱和脂肪
* 6% 的饱和脂肪

大多数的人都缺乏Omega-6和Omega-3脂肪。然而，现代生活引起人体的真正改变却是饱和脂肪摄入的增加和Omega-3脂肪摄入的减少。此外，我们食用的多不饱和脂肪大多数已经被破坏为反式脂肪，或者是被称做氢化脂肪的

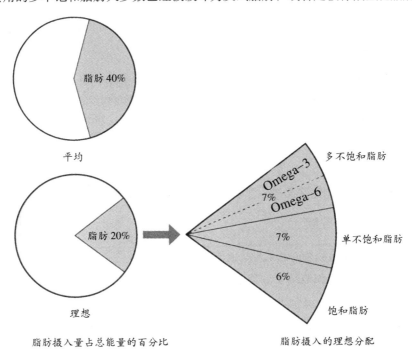

平均

理想

脂肪摄入量占总能量的百分比

多不饱和脂肪

Omega-3
7%
Omega-6

单不饱和脂肪
7%

饱和脂肪
6%

脂肪摄入的理想分配

脂肪摄入量

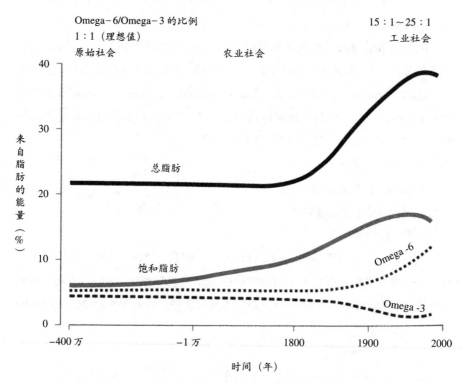

脂肪摄入是如何变化的。 现代人总脂肪的摄入量增加了。虽然目前摄入量趋于平稳的状态，但是饱和脂肪的摄入量有所增加。人们对 Omega-6 脂肪酸的摄入量增加了，但其实这里面有 "假冒" 的内容，因为它们当中有不少是"氢化"植物油，而这种 Omega-6 脂肪其实与饱和脂肪的效果一样；而来自鱼和种子的 Omega-3 脂肪酸的摄入量下降，必然会引起广泛的营养缺乏。

加工脂肪。而这些脂肪还会进一步阻止身体利用每天所摄入的少量的必需脂肪。

Omega-6 脂肪家族

Omega-6 脂肪家族的老祖母是亚油酸，我们的身体会将其转化为 GLA（γ-亚麻酸）。月见草油和琉璃苣油是已知的 GLA 的最好来源。如果你把它们当做营养补充剂，那你对其他油的需求就会相应少一些。每天 GLA 的理想摄入量是100毫克，相当于1000毫克月见草油或者500毫克高品质的琉璃苣油，这基本上就是每天1粒胶囊的量。

GLA 有两种用途。一部分 GLA 被转化为花生四烯酸，这种脂肪和 Omega-3 脂肪 DHA 一样，是被用来构建大脑的。GLA 还会被转化为 DGLA（二十碳三烯酸），进一步转化成为前列腺素，它是一种非常活跃的激素类物质。由 Omega-6 转化而成的特殊物质还包括 1 型前列腺素，它可以使血液保持较低的黏度，从而避免血栓形成、舒张血管、降低血压，保持体内水分的平衡，减轻炎症的痛苦，促进神经系统和免疫系统的功能，协助胰岛素工作，从而保持血糖的平衡。这还仅仅是一个开始，每年都会出现大量有关前列腺素对健康益处的新的研究成果。

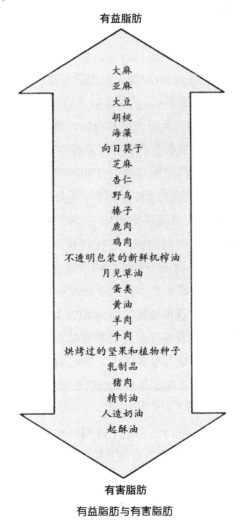

有益脂肪

大麻
亚麻
大豆
胡桃
海藻
向日葵子
芝麻
杏仁
野鸟
榛子
鹿肉
鸡肉
不透明包装的新鲜机榨油
月见草油
蛋类
黄油
羊肉
牛肉
烘烤过的坚果和植物种子
乳制品
猪肉
精制油
人造奶油
起酥油

有害脂肪

有益脂肪与有害脂肪

　　我们无法直接补充前列腺素本身，因为它们保持活性的时间非常短；作为替代方法，我们通过摄入Omega-6脂肪来进行补充。Omega-6脂肪最好的来源是种子以及由它们制成的油。其中最好的是大麻、南瓜、向日葵、红花、芝麻、玉米、核桃、大豆和麦胚。这些油脂当中，有一半来自Omega-6家族，主要是亚油酸。如果这些食物是你摄取必需脂肪的唯一来源，那么每天最佳的食用量是1～2大汤匙油，或者2～3大汤匙碾碎的种子。

Omega-3脂肪家族

　　现代膳食中Omega-3脂肪甚至比Omega-6脂肪还少。Omega-3脂肪家族中的老祖母α-亚麻酸，加上在体内代谢后产生的活跃的孙辈，即二十碳五烯酸（EPA）与二十二碳六烯酸（DHA），都是3型前列腺素的来源。这三者的不饱和程度更高，在烹饪和食品加工时也更容易被破坏。所以一般来说，方便食品当中是没有它们的踪影的，再加上如果对鱼的摄入量减少，就非常容易导致Omega-3脂肪的缺乏。但是大脑和身体的健康都依赖于Omega-3脂肪，因此这种缺乏就加速了心血管疾病和神经系统疾病的发生和流行。Omega-3脂肪在体内转变为更活跃的物质，同时它们也变得越来越不饱和，因此它们的英文名字也越来越长（如油酸：1度不饱和，亚油酸：2度不饱和，亚麻酸：3度不饱和，二十碳五烯酸：5度不饱和）。

　　当我们依食物链由低向高的层次进行研究，就可以观察到这种复杂性的递增。比如小鱼的主要食物——浮游生物中富含α-亚麻酸。小鱼吃浮游生物，鲭鱼和鲱鱼等食肉鱼吃小鱼，并把亚麻酸转化为更复杂的脂肪；海豹吃食肉的鱼类，进一步进行这种转换，体内EPA和DHA的含量最高；最后爱斯基摩人通过食用海豹，获得了已经转换好的EPA和DHA。事实上，正如众所周知的那样，爱斯基摩人尽管摄入大量的脂肪和胆固醇，但是心血管疾病的发病率很低。这再次证明，你摄入脂肪的数量并不重要，最重要的是你选择的脂肪种类。

　　Omega-3脂肪DHA和EPA制造了前列腺素等激素类物质。前列腺素对于大脑的视觉、学习能力、协调能力以及情绪等功能的维持是必不可少的。比如1型前列腺素可以降低血液黏度，控制血液的胆固醇和血脂水平，增强免疫功能与新陈代谢，减轻炎症和维持水分平衡。

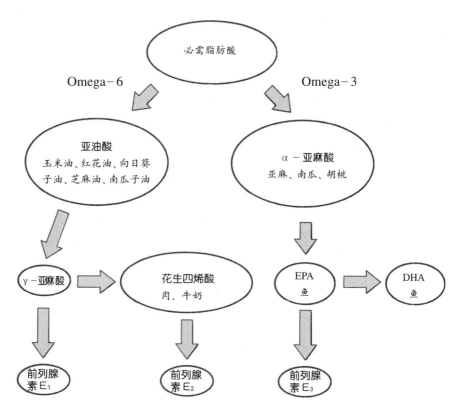

Omega-3和Omega-6脂肪家族。 Omega-6种子油在体内从亚油酸转化为γ-亚麻酸，月见草油和琉璃苣油中含有γ-亚麻酸。γ-亚麻酸会被转化为花生四烯酸（一种存在于肉和牛奶中的必需脂肪）。然而，人体并不需要太多的花生四烯酸，因为它会转化为大量的前列腺素E$_2$，从而引起炎症反应。但前列腺素E$_1$是消炎的。

Omega-3种子油是亚麻子油的主要成分，在体内会转化为EPA，然后转化为DHA。鱼本身也含有EPA和DHA，它们会转化为可以消炎的前列腺素E$_3$。

Omega-3和Omega-6脂肪从哪儿来

Omega-3脂肪最好的植物油来源是亚麻子、大麻子和南瓜子。虽然它们对人体很有好处，但其中仅有3%~10%能转化为EPA和DHA。就像吃月见草油就省去了亚油酸合成过程中的第一个"转化"阶段一样，如果摄入鲭鱼、鲱鱼、金枪鱼、三文鱼或它们的鱼油，你也可以越过α-亚麻酸转化过程中的前两个阶段，直接获得EPA和DHA。鱼，尤其是冷水鱼，是这两种大脑支持营养素的直接来源。这就是常吃鱼的日本人体内Omega-3脂肪的含量是美国人3倍的原因。吃更多种子和坚果的严格素食者中，Omega-3脂肪的含量也是美国人的2倍。

鲭鱼、鲱鱼、湖红点鲑鱼、三文鱼、金枪鱼、沙丁鱼、枪鱼和白鱼的Omega-3脂肪含量是最高的,而且其含量的多少基本也是按照这个顺序从多到少排列的。鲭鱼的EPA和DHA的含量大约是枪鱼和白鱼的10倍,100克的鲭鱼可以为你提供共2.5克的EPA和DHA。

Omega-6脂肪最好的植物来源是亚麻、南瓜、向日葵、红花、芝麻、玉米、核桃、大豆和麦胚。

那么,吃什么能保证足量摄入这些必需脂肪呢? 有三种选择:食用种子和鱼,食用种子油(虽说种子油是必需脂肪的浓缩物,但是无法提供矿物质这类的营养素,还是全种子中含量比较丰富),食用营养补充剂(如浓缩鱼油和类似亚麻子油的种子油、月见草油和琉璃苣油)。

种子和鱼

如果你想通过种子和鱼获得足够的Omega-3和Omega-6脂肪,可将芝

补充必需脂肪酸的最佳食物

Omega-3	Omega-6
亚麻子	玉米
大麻子	红花子
南瓜子	葵花子
核桃	芝麻
EPA和DHA	**GLA**
三文鱼	月见草油
青鱼	琉璃苣油
鲭鱼	黑醋栗
沙丁鱼	**花生四烯酸**
凤尾鱼	肉
金枪鱼	乳制品
海藻	蛋类
鸡蛋	鱿鱼

麻、向日葵子和南瓜子各1份以及3份亚麻子放在一个密封的罐里。把罐放进冰箱，也就是要注意避光、热和氧。每天早上，利用咖啡豆的磨具把满满一大汤匙这样的混合物磨碎，再混入早餐，就能保证全天基本脂肪酸的摄入量了。另外，建议每周再吃两次鱼。

种子油

如果你想通过种子油获得足够的Omega-3和Omega-6脂肪，最好是食用Omega-3与Omega-6脂肪比例为1∶1的食用油。现在市面上有大量可选择的食用油种类，购买时需选择冷榨的完全有机的，并一直保存在冰箱里的油。你每天需要1甜点匙这样的油，可以直接食用或者把它加在沙拉或其他食物里，注意不要加热。

大麻子油是排在第二位的良好选择，它可以提供19%的α-亚麻酸、57%的亚油酸和2%的GLA。

必需脂肪营养补充剂

如果选用营养补充剂，琉璃苣油或月见草油是Omega-6脂肪来源的最佳选择。人体每天最少需要100毫克GLA，琉璃苣油可以提供更多的量。鱼油是Omega-3脂肪来源的最佳选择，人体每天最少需要200毫克EPA和200毫克DHA，或者400毫克这两种物质的混合物。

所以，无论是提供GLA的胶囊或提供富含EPA和DHA的鱼油制成的胶囊，还是提供EPA、DHA和GLA的胶囊，一天都应服用两粒。

最佳选择——种子

从鹦鹉到人，聪明的动物都吃种子。种子不可思议地富含必需脂肪、矿物质、维生素E和蛋白质等多种营养素。如果你想拥有百分百的健康，你就必须每天吃1大汤匙种子。下面给你提供一个魔力配方：

　　＊选择一个带有密封盖的玻璃罐，装上一半的亚麻子和一半的芝麻、向日葵子和南瓜子。

　　＊保持罐的密封性，放在冰箱里，避免光、热和氧的伤害。

　　＊在咖啡磨具或者种子研磨机中放入一把，研磨后加到谷物或汤中。

橄榄油的优势

虽然橄榄油的必需脂肪含量并不是特别高,但是大部分橄榄油是冷榨的和没有经过精制的。因此,它比你在超市中买到的精制的菜子油和向日葵子油要好。此外,肉类和乳制品中所含的饱和脂肪与心血管疾病有着密切的关系,而橄榄油却例外。地中海国家人们的膳食中含有大量的橄榄油,但他们的心血管疾病发病率很低。当然这也可能和他们膳食中其他的有利因素有关,比如大量食用水果和蔬菜,鱼的食用量高于肉类等。冷榨的橄榄油还含有微量的植物化学物质,可以减少反式脂肪的产生。

用椰子油和橄榄油烹饪

我非常赞赏种子和鱼油中的多不饱和脂肪的优点,但是这种活跃的营养素也非常容易被破坏,因此不适用于油炸等高温烹调。所以油炸、烹炒、焙烤食物时,最好不要选择多不饱和脂肪,因为它们会产生氧自由基。使用饱和脂肪会更好一些,最好的选择是椰子油;或者用单不饱和脂肪,最好的选择是橄榄油。它们均不会产生有害的自由基。

椰子油比通常使用的黄油或猪油要好。因为它是短链饱和脂肪,要胜于长链饱和脂肪。尽管类似心脏病这样的健康问题的增加与膳食中高动物食品的大量摄入有关,但椰子油并没有表现出相关性。使用椰子油和橄榄油炒菜,还会增加菜肴的风味。

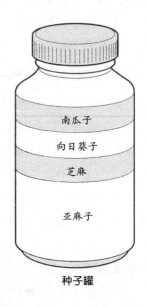

种子罐

反式脂肪的危险

精制植物油和加工植物油时会改变多不饱和脂肪的自然状态。比如制造人造黄油的过程就是一个例子。将植物油转化为固体脂肪需要经过一个叫做"氢化"的过程。虽然从理论上来说,这样产生的一些脂肪仍然是多不饱和脂肪,但是身体已经不能利用它了。更糟糕的是,它甚至会阻止身体使用健康的多不饱和油脂。由于性质的改变,这样的脂肪被称做反式脂肪,它就像一把能插入身体里的化学锁的错误的钥匙,开不开门。绝大多数的人造黄油中都含有这些被叫做氢化多不饱和油的成分，因此最好不要食用。含有这种油的加工食品也有这样的情况，因此购买之前一定要仔细检查食物的成分表①。可使用南瓜子油来替代黄油或者人造黄油，这种油吃起来味道棒极了！

就像前面提到的一样，油炸是破坏健康油脂的另一途径。高温使油脂氧化，不但不利于健康，还会生成有害身体的自由基（详见第15章）。因此应该尽可能地避免油炸及烧烤脂肪。如果你确实要油炸，那么可以使用微量橄榄油或者黄油，因为相较于优质的冷榨植物油，它们不太容易被氧化。优质的冷榨植物油应该密封保存在冰箱里，避开热、光和空气，而且只能用做沙拉的调料，或者替代抹在烤土豆或烤豌豆上的黄油。

从膳食中摄取正确脂肪的指导原则：

● 食用种子和坚果——最好的种子是亚麻子、大麻子、南瓜子、葵花子和芝麻。将它们磨碎后立即放入谷物、汤和沙拉中，会有更大的益处。

● 食用冷水食肉鱼——每周食用2~3次的鲱鱼、鲭鱼、三文鱼、沙丁鱼或者新鲜的金枪鱼，以提供Omega-3脂肪。

● 食用冷榨种子油——选用混合油或者大麻油取代黄油来做沙拉的调味汁，或者用于其他常温烹调，如凉拌菜。

● 用南瓜子油来涂抹食物，避免食用黄油或者人造黄油。

● 减少食用油炸食物、加工食品以及来自肉和乳制品的饱和脂肪。

● 食用鱼油来补充Omega-3脂肪，食用琉璃苣油或者月见草油来补充Omega-6脂肪。

如果你想采用最佳食用油策略来满足大脑的需要，以下是我的建议：

1大汤匙磨碎的种子	√大多数日子里（每周5天以上）
混合的冷榨植物油	√用于沙拉的调味汁和凉拌蔬菜
南瓜子油	√涂抹面包
冷水食肉鱼	√每周2次
EPA/DHA/GLA营养补充剂	√每日1次

① 译者注：在我国，如果看到标签中有"部分氢化植物油"、"植物奶油"、"植物脂肪"、"植物奶精"、"植脂末"、"起酥油"等字样，就意味着产品中含有反式脂肪。

第 10 章　糖的真相

　　人体的结构决定，必须要以碳水化合物为能量来源。虽然我们也可以用蛋白质和脂肪作为能量，但是最简单、最清洁的能源还是碳水化合物。植物通过将阳光所传递的能量转化为碳、氧和氢等来制造出碳水化合物，根部吸收来的水分（H_2O）提供了氢和氧，空气中的二氧化碳（CO_2）提供碳和另一部分氧。人体摄入植物中主要含有的碳水化合物后，利用从空气中获取的氧气，将碳水化合物分解，就能释放出贮藏于其中的太阳能，给身体和大脑提供能量。

　　当你食用全谷类、蔬菜、菜豆或者小扁豆等复杂碳水化合物，或者水果等简单碳水化合物时，身体就会完全按部就班地工作，消化这些食物，然后逐步释放出藏于其中的能量。不仅如此，这些完整的食物还能提供身体进行消化和新陈代谢所需的全部营养素。这些食物还含有一些可消化程度比较低的碳水化合物，即纤维类，它们可以帮助消化系统正常运转。

　　就像猫喜欢蛋白质的味道一样，人天生就被甜味——碳水化合物的味道所吸引。对于人类的祖先来说，甜味对人的固有的吸引是个非常好的生理机制，因为在那时，自然界绝大多数甜的食物都是无毒的。对植物来说，这个机制也非常有效。植物把种子藏在它们的果实里，静静等待动物路过。当动物吃了它们的果实以后，会在离原植株比较远的地方将种子排泄出来，甚至在种子外面包裹上一个富含"有机肥"的肥料包！

　　但现在，人类已经找到了如何提取甜味成分，并把甜味与其他成分分离开的方法，对于我们的营养供应系统来说，这可是个坏消息。所有形式的浓缩糖——白糖、红糖、麦芽糖、葡萄糖、蜂蜜和糖浆在体内释放能量的速度都很快，会引起血糖迅速升高。如果体内不需要这些能量，它们就会转化成脂肪贮藏在

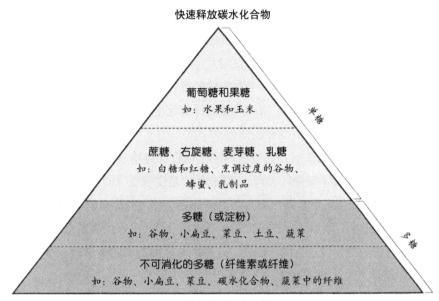

快速释放碳水化合物

葡萄糖和果糖
如：水果和玉米

单糖

蔗糖、右旋糖、麦芽糖、乳糖
如：白糖和红糖、烹调过度的谷物、
蜂蜜、乳制品

多糖（或淀粉）
如：谷物、小扁豆、菜豆、土豆、蔬菜

多糖

不可消化的多糖（纤维素或纤维）
如：谷物、小扁豆、菜豆、碳水化合物、蔬菜中的纤维

慢速释放碳水化合物

碳水化合物家族

体内。与水果等天然食物不同，绝大多数的浓缩糖基本不含有任何维生素和矿物质，白糖中 90% 以上的维生素和矿物质都被去除了。没有维生素和矿物质，人体新陈代谢的效率就会降低，造成能量缺乏以及体重失控的恶劣后果。

水果含有被叫做果糖的简单糖，和葡萄糖以及蔗糖一样，它不需要消化的过程，可以很快进入血液。但是与葡萄糖和蔗糖不同，果糖被归为缓慢释

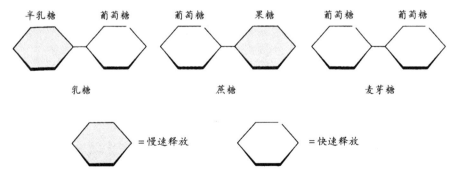

半乳糖　　葡萄糖　　　　葡萄糖　　果糖　　　　葡萄糖　　　葡萄糖

乳糖　　　　　　　　蔗糖　　　　　　　　麦芽糖

= 慢速释放　　　　　　　= 快速释放

乳糖（牛奶里主要的糖分）、**蔗糖**（白糖）与**麦芽糖**（麦芽）。半乳糖和果糖（灰色框显示的）是慢速释放糖，而葡萄糖是快速释放糖。由于麦芽糖会被机体迅速消化为两个葡萄糖分子，因此释放能量的速度比乳糖和蔗糖都快。

放能量的碳水化合物，这是因为果糖在体内需要先被转化为葡萄糖再参与代谢，这一过程有效地减小了对新陈代谢的影响。乳糖的情况也是一样，它由葡萄糖和半乳糖组成，葡萄糖释放能量的速度很快，但是半乳糖的释放速度比较慢。有些水果，如葡萄和椰枣，由于含有纯的葡萄糖，因此能量释放的速度很快。另外，苹果主要含有果糖，所以热量的释放速度比较慢。香蕉同时含有果糖和葡萄糖，所以会比较快地升高血糖水平。

白面包、精白米和精制谷物等精制碳水化合物与精制糖有同样的影响结果。而燕麦由于更加"复杂"，所以，糖的释放是比较缓慢的。精制的加工过程或者烹饪过程，会把复杂碳水化合物降解为麦芽糖类的简单碳水化合物，这相当于对它们进行了预消化。当进食简单碳水化合物后，你的血糖水平会迅速升高，同时也为身体快速提供了能量。这种高峰后面会紧跟着出现一个低谷，因为身体需要匆忙恢复体内血糖的平衡。

平衡你的血糖

保持血糖平衡可能是你保持精力以及控制体重最重要的因素。你的血糖水平极大程度上决定着你的食欲。你的细胞需要血液中的葡萄糖提供能量。当血糖水平太高时，身体会把多余的葡萄糖转化为糖原（这是一种通常贮藏在肝脏

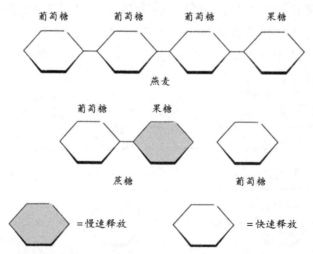

燕麦释放能量的速度比蔗糖慢。燕麦需要先消化为简单的葡萄糖再进入血液，这个过程需要一定时间。蔗糖的分子由葡萄糖和果糖组成，果糖会比较缓慢地转化为葡萄糖分子，而葡萄糖不需要消化就可以直接进入血液。所以燕麦释放能量的速度比蔗糖慢。

和肌肉细胞中的短期能量物质）或者脂肪，也就是我们的长期能量贮备。当血糖水平太低时，我们会出现一系列的症状：疲乏、注意力降低、易怒、紧张、沮丧、出汗、头疼和消化系统问题。估计每 10 个人中就有 3 个人维持血糖平稳的功能受到损伤。他们的血糖可能会升得过高，随后也可能会降得过低。结果是，一些年以后，他们的体重会增加，而精力会减退。但是如果你能控制体内的血糖水平，你就可以维持稳定的体重和持久的精力。

糖尿病是一种血糖不平衡的极端表现形式。携带葡萄糖离开血液、进入细胞的激素是胰岛素，当身体不能形成足够的胰岛素时，血糖不平衡的情况就会出现。结果是血液中葡萄糖含量过高，但细胞得不到足够的葡萄糖。糖尿病早期的警告症状和轻微的血糖不平衡一样，单是通过调整膳食很少能改变这种状况。糖尿病的一个明显的患病迹象是持续性的口渴，因为身体希望通过喝水来稀释血液中过高的糖分。

糖耐量测试

回答下面的问题，在回答"是"的问题前打钩。如果你打钩的问题在 4 个或 4 个以上，那你的身体可能已经不能很好地维持体内的血糖平衡了。

* 起床后 20 分钟之内你是否很少是完全清醒的状态？

* 你早晨是否需要茶、咖啡、烟或者甜食提神？

* 你白天或者饭后有没有昏昏欲睡的感觉？

* 你是否黄昏时分就入睡了，或者白天需要小睡几次？

* 你是否因为感觉乏力而不进行任何锻炼？

* 如果你有 6 个小时没有进食，你是否会头晕或者急躁？

* 你现在的精力是不是没有以前好了？

* 你是否有盗汗的情况或者经常头疼？

那是什么因素引起你血糖水平的不稳定呢？答案显而易见，就是吃了过多的糖和甜食。然而，很多对血糖水平会产生巨大影响的食物种类往往是你料想不到的。

保持血糖平衡的最好办法是控制膳食的血糖负荷，我称其为"GL"。这是一种比控制碳水化合物百分比或者血糖指数更好的方法。简单地说，血糖指数（GI）是告诉你一种食物中的碳水化合物是快速释放能量的还是慢速释放能量的，它是一个质量指标，然而，它并不能告诉你这种食物里有多少碳水化合物。食物中碳水化合物的百分比，或者说是碳水化合物的重量，可以告诉你这种食物里有多少碳水化合物，却不能告诉你这种食物中的碳水化合物对你的血糖到底会产生什么样的影响，属于数量指标。食物的血糖负荷（GL）则是用质量指标乘以数量指标。当你选择某种食物时，GL会成为告诉你体重将增加多少的最佳指标。

很多你认为有利于身体健康而大量摄入的食物，实际上GL值都很高，这非常令人惊讶吧！比如速食玉米片和玉米薄饼(玉米粉糊做成的一种薄而脆的食品）的GL值就非常高，而冰激凌和花生的GL值比较低。一枚椰枣和一小篮草莓引起的血糖反应是一样的。

考虑碳水化合物的影响时，有两条基本原则：

原则1：每天进食的食物的总GL值要小于50，如果你想减肥的话，控制在40以下（每一餐的GL为10，每次加餐零食的GL为5，每日2次）。

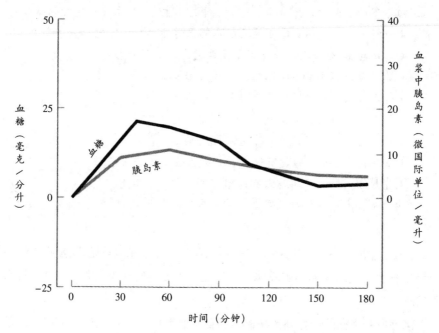

意大利面引起的血糖反应。进食意大利面40分钟后，血糖水平达到最高值，身体释放胰岛素来帮助葡萄糖离开血液进入细胞。2小时后血糖水平和胰岛素水平都恢复正常。

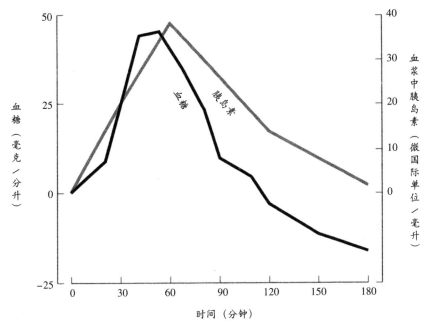

面包引起的血糖反应。进食面包40分钟后，血糖水平几乎是进食意大利面后血糖峰值的2倍。身体释放出将近3倍的胰岛素来帮助恢复血糖的水平。身体反应过度，血糖降得过低，会产生想摄入甜食或者含有咖啡因等的刺激物的欲望，这种渴望的高峰发生在进食3小时后。

原则2：正餐应该吃低GL值的碳水化合物和高蛋白质的食物。

不仅仅是吃什么，还包括吃多少、应该如何烹饪、如何搭配膳食以及喝什么，都应纳入考虑范围当中。我来举个例子。

"意大利面引起的血糖反应"图显示了血糖水平和胰岛素水平在进食意大利面后的起落变化。血糖水平升高，身体分泌胰岛素，血糖水平下降。

你可以从"面包引起的血糖反应"图中看到进食面包后血糖和胰岛素的变化。这两张图中显示的意大利面和面包是用等量的同种面粉加工而成的。因此，在这个研究中，它们唯一的不同就是加工方式的不同：面包经过发酵与烹制，同时在加工中还加入了其他成分；酵母菌利用面团中含有的糖分，在面团中产生气泡，使面团变得更为松软，完成发酵的过程，然后再烹制为面包。意大利面成分基本上是小麦和鸡蛋，它不经过发酵，也不会烹制很长时间。由此可见，面包和意大利面含有同样的小麦，但仅仅是加工过程中很小的不同，就在血糖反应上产生很大的差异。

可是与意大利面不同的是，面包引起的血糖反应不仅峰值为意大利面的2倍，其谷值也低于意大利面很多。正是这个血糖反应高峰伤了你的动脉，降低了它们对胰岛素的反应，而血糖低谷则使你产生疲倦、困乏、渴望甜食或刺激物的感觉。此外，你还能看见，胰岛素大量分泌的过程：进食面包后，人体在2个小时内分泌了相当于进食意大利面后4倍量的胰岛素。这意味着比起意大利面来，面包可能会大量增加你的体重。这听上去让人觉得难以置信，但事实正是如此。

脂肪和蛋白质都不会对血糖产生好的影响。脂肪和蛋白质在体内可以被转化为糖，不过由于不是在血液中进行这种转化，所以它们对血糖的影响可以忽略不计。事实上，我建议你在进食碳水化合物的同时吃一些脂肪和蛋白质，这样可以降低你所吃的碳水化合物的GL值。

血糖指数（GI）是最好的指标吗

科学家们发现，即使是非常相似的食物也会产生血糖反应上的巨大差异，因此把食物分为慢速释放碳水化合物和快速释放碳水化合物。快速释放的食物和火箭燃料一样，会在非常短的时间内以爆发的形式释放其所含的葡萄糖。

但是如何知道哪些食物是快速释放型的，哪些又是慢速释放型的呢？释放速度与它所引起的血糖升高的程度密切相关，这可以借前面提到的血糖指数指标来检测。它的测定结果用食物对血糖的影响效果与葡萄糖对血糖的影响效果的比值来表示。

如果摄入某种食物后会引起血糖水平显著上升，同时这种高水平还维持了一段时间，那么以血糖值为基点画成的曲线的下方面积就会比较大（比如面包，如第79页图所示）。相反，如果摄入某种食物没有显著升高血糖值，出现血糖上升的时间也很短，那么曲线下的面积就会很小（比如意大利面，如第78页图所示）。通常应该避免高血糖指数的食物，而多选择低血糖指数的食物。苹果和燕麦是慢速释放的食物，而葡萄干和玉米片则相反。用于实验的食物的数量肯定会影响血糖升高的程度。对食物GI的测定是这样完成的：测定时，给一个人的食物的量不管实际到底有多少，含的碳水化合物均为50克。

了解每种食物的GI值是非常有用的，但是却存在误导的问题：比较一下就会发现胡萝卜和巧克力的GI值基本一样，难道你不认为胡萝卜更利于身体

普通食物的血糖指数（GI）

快速释放食物		慢速释放食物	
蔗糖	59	果糖	20
玉米片	80	燕麦	49
香蕉	62	苹果	39
葡萄干	64	梨	38
白面包	70	全谷黑麦面包	41
意大利面	50	全谷意大利面	42
精白米	72	糙米	58
土豆（烤）	85	甘薯	54
巧克力	49	大豆	15
年糕	81	燕麦硬饼	55
橙味汽水	68	胡萝卜	47
		苹果汁	40

的健康吗？你的想法完全正确。一根胡萝卜或者一片西瓜中的碳水化合物含量是相当少的。吃相当于巧克力7倍重的胡萝卜，才能摄入和吃巧克力一样多的碳水化合物，或者达到对体重相同的影响。这个矛盾就是食物GI值会误导我们的原因。

GL 才是真正有价值的指标

食物的血糖负荷（GL）可以解决这个矛盾。它是在食物中碳水化合物含量以及食物血糖值的基础上得出的结果。它既考虑了碳水化合物的数量，也考虑了它的质量。这个指标真正显示出一份食物对你的血糖的影响。请查阅第八部分，看看哪些食物拥有最低的 GL 值。

你会发现燕麦是最好的谷物，全麦面包比其他面包种类好，糙米比精白米好，全谷意大利面比精制面条好；煮土豆比烤土豆好，所有的豌豆、菜豆和小扁豆的 GL 值都很低；最好的水果是浆果、李子、苹果和梨，而最不好的是椰枣、葡萄干和香蕉。

当你进食GL值比较低的碳水化合物食物的同时，最好再加上一些蛋白质，这样就能更好地稳定血糖水平。举例来说，糙米加上鸡肉或者全麦意大利面加上三文鱼，黑麦面包或者燕麦蛋糕配合炒蛋。食物中的纤维成分也可以降低它的 GL 值，所以我推荐高膳食纤维的食物，包括菜豆和糙米。最后，你的进食方式也非常重要。就保持血糖水平稳定而言，少量多次的"羊吃草"式进食，远远优于"狼吞虎咽"的进餐方式。

改掉嗜糖的坏习惯

对浓缩糖味道的喜爱，通常是童年时代养成的饮食习惯。当甜食被用于奖励或者鼓励之后，它们就变成了精神上的安慰剂。改变这个习惯的最好办法是避免食用白糖、糖果、甜点、果干、纯果汁等含有浓缩糖的食物。不妨以稀释的果汁以及吃水果的方法来代替甜食，或用水果代替甜点来给早餐添加甜味。如果你慢慢地减少食物中的甜味成分，则会逐渐适应这种口味的。记住，我们的天然生理结构所适应的食物，不是树上长出来的，就是地里长出来的。看看你平常的超市购物车，里面有几样是长在树上或地里的？

糖的替代品

糖的替代品，比如蜂蜜或者枫糖汁，比精制糖的矿物质含量要高。然而，市场上的蜂蜜通常都经过加热，这样它才更为干净，流动性也更好，才能被方便地放入罐中。这个加热的过程，会把蜂蜜中天然的 D-果糖转化为另一种类似于葡萄糖的快速释放的糖。如果你喜欢吃蜂蜜，从当地的小商贩那里购买没有处理过的吧。人工的甜味剂也好不到哪里去，大量事实证明，在大量摄入其中一些的时候甚至会有害于健康，而且都会让人保持嗜甜的习惯。木糖醇是最好的甜味剂之一，这是一种植物糖，GL 值很低，口味和一般的糖很像，但是对血糖水平影响很小——仅是果糖的一半。李子就富含木糖醇，这是它 GL 值比较低的部分原因。

膳食纤维

并不是所有的碳水化合物都可以被消化且被转化为葡萄糖。不能被消化的碳水化合物被称做纤维。这是水果、蔬菜、小扁豆、菜豆和全谷类食物等健康食品所富含的成分。如果常吃含有这些食物的高纤维膳食，患肠癌、糖尿病和憩室症的风险就会降低，而且可以免受便秘之苦。

与通常把纤维当做"粗渣"的想法相反，纤维可以吸收水分，因此它能够增加排泄物的体积，减少其干硬的情况，从而有利于食物快速通过消化道，减少食物残渣在人体中停留的时间。有些食物，特别是肉类，降解时会产生致癌物，从而引起感染或者细胞的变异，而纤维能够减少这种风险。肉食者如果经常进食低纤维的膳食，会造成食物残渣在肠道中停留的时间从24小时延长到72小时，这就为腐败的发生提供了充足的时间。所以如果你爱吃肉，一定也要多吃高纤维的食物。

膳食纤维有很多不同的种类，其中有一些是蛋白质类和非碳水化合物类。有些类型，比如燕麦中的膳食纤维，被称为可溶性膳食纤维，它们可以与糖的分子相结合，从而减缓碳水化合物的吸收速度。正因如此，它们能帮助维持血糖平衡。有些膳食纤维的吸水能力比其他种类要好，如小麦纤维，吸水后体积可膨胀至原来的10倍，另一种取自魔芋中的葡甘露聚糖，吸水后体积能够膨胀100倍。通过使食物的体积增大，并降低糖分的释放速度，高吸水性的纤维可以帮助控制食欲，并且在维持体型方面有所帮助。

膳食纤维的每日理想摄入量是35克以上。只要选择正确的食物种类，不用额外添加纤维补充剂，就可以轻松地达到这个数值。萨里大学的营养学教授约翰·迪克森曾经强调过在低营养膳食中加入小麦麸皮的危险性。因为麸中富含一种叫做植酸的反营养因子[①]，它会减少人体对包括锌在内的很多非常重要的矿物质的吸收。总的来说，膳食纤维的来源最好是混合的：燕麦、小扁豆、菜豆、种子、水果以及新鲜的或者仅经过轻微热加工的蔬菜。蔬菜中的某些膳食纤维会在烹饪时被破坏，因此最好吃保有鲜脆口感的蔬菜。

---

① 译者注：植酸的化学结构为肌醇六磷酸，在豆类和谷类外皮中含量很高。

参照以下几点可以确保你摄取足够的含有正确种类碳水化合物的食物：

- 进食完整的食物——全谷类、小扁豆、菜豆、坚果、种子、新鲜的水果和蔬菜，避免选择精白的和过度加工的食物。

- 每天进食5份深绿色叶菜和根茎类蔬菜，比如豆瓣菜、胡萝卜、甘薯、西蓝花、球芽甘蓝、菠菜、四季豆和辣椒，尽量选择新鲜的或者加工程度比较低的食物。

- 每天吃3份及以上的新鲜水果，最好是苹果、梨和浆果。

- 每天吃不少于4份及以上的全谷类，比如大米、黑麦、燕麦、全麦、玉米、奎奴亚藜，以谷物片、面包、意大利面粉或者豆类的形式食用都可以。

- 避免进食任何形式的糖。

- 把果汁稀释后再饮用；不要经常吃果干，每次少吃一点，最好浸泡之后再食用。

第 11 章　让人上瘾的刺激物

就血糖问题来说，糖只是一个方面，刺激物与压力是另一个方面。如第86页图所示，你的血糖水平下降以后，有两种方式来升高它。一种是摄入更多的葡萄糖，另一种则是升高压力激素的水平，包括肾上腺素和皮质醇。身体升高这两种激素又有两种方法：摄入刺激物茶、咖啡、巧克力或者香烟进行外源补充；或者对抗压力，增加自身皮质醇的分泌。

了解这些内容，你就能够很容易地掌握压力、糖和刺激物之间的恶性循环。这个循环会让你在大多数时间里感觉到疲惫、沮丧和紧张。

以下是它的循环过程：过多的糖、压力以及刺激物会使你的血糖失控，每天清晨醒来时都处于低血糖状态，皮质醇的不足又使你不能清醒地开始一天的生活。于是，这时你采取了以下两个策略之一：

第一种，有如被遥控一般，极不情愿地、勉勉强强地从床上爬起来，直接走向茶壶，给自己泡一杯浓茶或者浓咖啡，抽一支烟或者吃点快速释放的糖分——形式上可以是烤面包片，上面涂抹了含有大量糖分的果酱。这样，你的血糖和皮质醇的水平升高了，你也逐渐感觉正常了。

第二种，继续躺在床上，开始思索所有已经做错的事情、可能做错的事情以及将要做错的事情，开始为自己已经做过的事情、还没有做的事情、本来应当已经做完而没有做完的事情而忧心忡忡。这样的焦虑状态保持10分钟之后，就足以使体内的皮质醇水平升高到让你起床的程度了。

如果听起来像是自己的状况，说明你已经陷入了前述的恶性循环，也体验到了它对你的精力和情绪的恶劣影响。

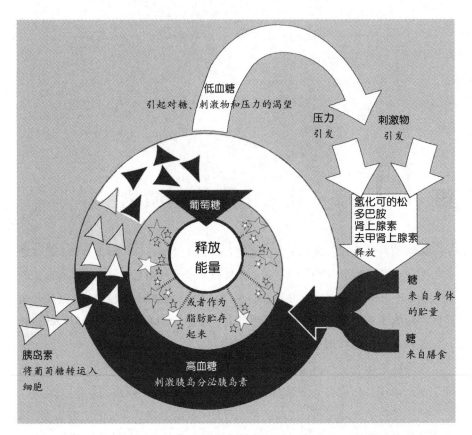

糖的循环。进食糖后可以升高血糖水平。身体释放胰岛素进入血液来帮助葡萄糖离开血液进入细胞，然后产生能量或者转化为脂肪。结果是低血糖水平。无论是来自肾上腺素升高引起的真正的压力，还是由于进食了可以升高肾上腺激素的含有咖啡因的刺激物，都会引起储藏在肝脏和肌肉中称为糖原的物质的降解，从而引起血糖水平升高。低血糖会产生压力或者进食甜食、刺激物的欲望。

咖啡因让你疲倦

说起来颇有讽刺意味，人们离不开咖啡，尤其是早上，因为它可以让人们感觉好一些，更有活力、更清醒一些。但是，布里斯托尔大学的心理学家彼得·罗杰斯（Peter Rogers）教授对此提出质疑：咖啡是真的提高了活力和智力水平，还是仅仅缓解了咖啡戒断所引起的症状？他在这个方面进行了研究，发现在喝了1杯咖啡以后，常喝咖啡的人并不比从来不喝咖啡的人感觉更好。常喝咖啡的人仅仅是比他们刚起床的时候感觉好一点而已。换句话说，常喝咖啡的人仅仅是通过喝咖啡来缓解缺乏咖啡因引起的症状。这就是成瘾。

咖啡不仅有成瘾性，还会降低神经系统的机能。《美国精神病学杂志》刊登了一个在1500名心理学的学生中做的调查结果。根据日常咖啡的饮用量，将这些学生分为4组：不饮咖啡者、少量摄入者（平均每天1杯）、中等程度摄入者（每天1~5杯）以及大量摄入者（每天5杯以上者）。中等程度及大量摄入者的焦虑程度和沮丧程度都比不饮咖啡者要高，大量摄入者出现压力相关疾病的几率最高，而相应的学习成绩也要差一些。有很多研究都发现，咖啡因摄入越多，记忆单词的能力就越低。一名研究者说："咖啡因可能会削弱对模糊的或混乱的刺激的快速反应能力。"这听起来正好是对现代生活的描述！

咖啡因阻断了大脑里一种叫做腺苷的化学类受体，腺苷的功能是阻止已被激发的神经递质多巴胺和肾上腺素的分泌。腺苷的活性降低，多巴胺和肾上腺素的分泌就会增多，人就会更为警醒、更有活力。饮用咖啡30~60分钟后，这

一些常见产品中咖啡因的含量

产品	咖啡因的含量
可口可乐 350 毫升	46 毫克
健怡可乐 350 毫升	46 毫克
红牛 250 毫升	80 毫克
热可可 150 毫升	10 毫克
速溶咖啡 150 毫升	40~105 毫克
浓咖啡、卡布基诺、拿铁咖啡 150 毫升	30~50 毫克
过滤咖啡 150 毫升	110~150 毫克
星巴克咖啡（大杯）473 毫升	500 毫克
脱咖啡因的咖啡 150 毫升	0.3 毫克
茶 150 毫升	20~100 毫克
绿茶 150 毫升	20~30 毫克
巧克力蛋糕 1 片	20~30 毫克
黑巧克力 28 克	5~35 毫克
咖啡因片剂 1 片	50~200 毫克

两种物质的浓度在体内达到最高值。

摄入的咖啡因越多，你的身体和大脑对天然的、自身的兴奋物质多巴胺和肾上腺素的反应就越迟钝。于是你就需要更多的刺激物来让自己感觉正常，逼迫身体分泌更多的多巴胺和肾上腺素。这种恶性循环致使肾上腺筋疲力尽——无法再制造神经兴奋与沟通所需的重要化学物质。随后，你会变得冷漠、沮丧、疲惫并出现无力应付的感觉。

咖啡并不是咖啡因的唯一来源。一杯浓茶①中的咖啡因含量与一杯普通咖啡中的量相等。咖啡因也是绝大多数可乐饮料以及销售火爆的红牛等其他能量饮品中的主要兴奋成分。巧克力和绿茶里也含有咖啡因，但是含量比这些饮料要少得多。

戒除刺激物

如果你想拥有一流的心理健康，请远离刺激物。这一点对于那些患有心理疾病的人尤为重要，因为对某些人来说，咖啡因过多会引起一些症状，导致精神分裂症和癫狂症的发生。大量摄入咖啡因的人会对咖啡过敏，同时又无法对咖啡因解毒。其最终结果就是心理和情绪状态的严重紊乱。

下面给你几点帮助你戒除这些食物的建议。

咖啡

咖啡含有3种刺激物：咖啡因、可可碱和茶碱。咖啡因是效果最明显的兴奋成分，茶碱由于会干扰正常的睡眠模式而闻名，可可碱虽然在咖啡中含量要低很多，却与咖啡因会产生同样的效果。所以脱咖啡因的咖啡并非真正不含有任何刺激物。作为一名营养学家，我见过很多人通过每天少量地喝2~3杯咖啡而消除了一些诸如疲劳、头疼的小毛病。观察咖啡对身体会产生什么影响的最好方法，就是在2周左右的时间内尝试回避咖啡。在此之后，如果你开始感觉轻松，健康有所改善，那就是一个很好的信号：你最好远离咖啡！咖啡最好的替代品是大麦茶或者药草茶。

茶

饮茶是英国人的一大嗜好。一杯浓茶中的咖啡因与一杯普通咖啡中的咖啡

---

① 译者注：这里指典型的英国红茶，其兴奋效应非常强，和我国常饮的绿茶、花茶等有很大不同。

因含量一样，因此也具有一定的成瘾性。茶还含有单宁，单宁会干扰人体对铁和锌这样的必需矿物质的吸收。格雷伯爵茶中含有薄荷，这本身也是一种刺激物，因而特别容易上瘾。如果你对茶已经上瘾了，已经离不开茶了，最好尽量停喝2周，看看自己有什么感觉。从口味的角度来说，最好的替代品是加奶的南非红叶茶以及药草茶或者果茶。不过，偶尔喝一些淡茶是没有什么问题的。

巧克力

巧克力中往往含糖量很高。巧克力里的刺激物是可可，它可以提供大量有兴奋作用的可可碱。可可碱的作用与咖啡因一样，但是效果要弱一点。巧克力里也含有少量的咖啡因。热巧克力这样的可可饮料中也有可可碱的存在。最好的改善方法是1个月不吃巧克力。取而代之的是购买健康的不含糖、不含巧克力的"甜食"，1个月以后你就不会有吃巧克力的渴望了。

可乐和能量饮料

每罐可乐和能量饮料都含有46～80毫克的咖啡因，这与1杯咖啡中的含量是一致的。此外，这些饮料中还含有大量的糖与色素，它们所引起的恶性循环也是不能不考虑的。认真核对标签上的食物配料，拒绝那些含有咖啡因、化学添加剂以及色素的饮料。

改变一种膳食习惯的努力本身就会带来压力，因此最好不要太过于心急。一个好的方法是用1个月的时间逐渐停止食用某种食物，看看自己有什么感觉。减少你对已经成瘾食物的渴望的另一个方法，就是保持完美的膳食。由于所有的刺激物都会对血糖产生影响，因此要想办法保持自己血糖的平稳，比如早餐中吃一些实在①的东西，如以燕麦为主的非精制的谷物、没有加糖的酸奶和香蕉、磨碎的芝麻和麦芽或者一个鸡蛋。还可以经常以新鲜水果作为加餐。而你所能做的最糟糕的事，就是接连几个小时不进食。另外，吃高度成碱性的食物，也可以减少你对香烟和酒精的需求，但这意味着要吃大量的蔬菜和水果。同时这些高纤维的食物也可以帮助你保持血糖的平稳。

正如第12章和第13章中所提到的，维生素和矿物质是非常重要的，因为它们可以协助调节血糖的水平，从而控制食欲。它们同时也可以减少对刺激物

---

① 译者注：这里的意思是，饱腹感很强，而营养价值又很高。

的依赖性以及食物过敏的症状。关键的营养素包括维生素C、B族维生素（尤其是维生素B6）以及矿物质中的钙、镁和铬。新鲜的水果和蔬菜能够提供大量的维生素C和B族维生素，蔬菜以及葵花子、芝麻等种子类食物是钙和镁的良好来源。然而如果想要最好的效果，则需综合摄入富含前述营养素的食物。

你对刺激物有依赖性吗

如果想判断一下你是不是刺激物成瘾者，用一个星期的时间完成下面这个"刺激物清单"。

刺激物	单位	周日	周一	周二	周三	周四	周五	周六
绿茶	2 杯							
茶	1 杯							
咖啡	1 杯							
可乐或者含咖啡因的饮料	1 罐							
咖啡因片剂（比如NO-Doz、阿司匹林、Desatrim）	1 片							
巧克力	50 克							
酒精（单位：1 杯啤酒 1 单位，1 瓶啤酒 1 或 2 单位，1 杯烈酒 1 单位）	1 单位							
加糖	1 茶匙							
含糖（看食物成分表中的含糖量）	1 茶匙 /5 克							
香烟	1 支							

把所有的数值加在一起，理想的数字是每周小于5。如果每周摄入刺激物的分值大于10，就会影响到你的心理状态。如果分值达到30甚至更高，可能会引起心理方面的疾病。强烈建议你在1个月内尽量减少上述食物的摄取，然后看看对你的症状有什么改善。

下面的小建议可以帮助你减少刺激物的摄入，从而避免刺激物成瘾，并平衡你的血糖：

- 避免吃糖以及含糖的食物。

- 通过1个月内不饮用咖啡、茶以及含咖啡因的饮料来戒除对咖啡因的瘾，同时，注意改善膳食。当你对咖啡因不再有渴望时，偶尔喝1杯淡茶以及极偶尔的情况下喝1杯咖啡就无什么大碍了。

- 戒除对巧克力的瘾。当你不再渴望巧克力时，偶尔吃1片巧克力就没有关系了，但是要选择无糖的黑巧克力。

- 吃早点、午餐和晚饭，且可以在两餐间适当加餐，注意选择低GL食物。

- 选择高品质的复合维生素，每天额外添加2000毫克维生素C和200微克铬。

第12章 维生素家族

20世纪80年代以来，英国多次有关膳食习惯的调查都显示，就算是认为自己采取的是平衡膳食的人，都不能按照美国、欧盟以及世界卫生组织推荐的推荐每日摄入量（RDA）来摄取食物。这些RDA是为了预防像坏血病这样的营养缺乏症而制定的，并不是为了最理想的健康状态而制定的。避免罹患营养缺乏性疾病与维护良好健康状态之间，存在着巨大的差异。比如，一般情况下，平均每人每年要感冒3.5次。而一个对1038名医生和他们的配偶的调查显示，那些每天摄入410毫克维生素C的人患病时症状最轻，患感冒的几率也最小。这个摄入量大约是维生素C推荐每日摄入量的7倍。

RDA是不同国家的专家小组根据预防典型的营养素缺乏症的相关知识来制定的。但问题是，科学家们的意见本身就不一致，不同国家的营养素推荐摄入量之间可以有10倍的差异。斯蒂芬·戴维斯，一位医学研究者，在检测了数千人血液中的B族维生素含量后发现，每10人中就有7人处于缺乏的水平。RDA并不考虑每个个体的情况，也不考虑什么是最佳健康状态的问题。可是，如果你抽烟、喝酒，生活在一个污染严重的城市，或处于经前期、绝经期、正在服用避孕药，或进行大强度的体育锻炼、正在对抗感染或者压力过大时，对营养的需求无疑会加倍。

更重要的是，仅仅通过膳食，我们很难满足RDA的要求。而大多数人都误以为平衡的膳食就可以满足RDA的需要。1985年出版的《贝特曼报告》（*The Bateman Report*）中指出，超过85%的自以为膳食平衡合理的人都没有满足RDA的要求。而另一个极端的情况是，有25%的接受救济的妇女，摄入的8种营养素低于会引起严重营养缺乏症的摄入量水平（英国食品委员会，1992

年）。一项关于英国人到底吃什么的国家膳食与营养调查以RDA为参照，研究了到底有多少人的摄入水平没有达到最基础的要求。实际上，10个人中只有不到1个人的膳食满足了RDA的要求。

你可能觉得人们的膳食越来越好了，但实际上，与1986～1987年的调查结果相比，我们现在对维生素A、维生素B_{12}、铁、镁和锌的摄入都减少了，而这些维生素和矿物质对于健康来说都是极为重要的。事实上，为了保证最佳的健康状态，我们需要的应该是更多，而不是更少的营养成分。比如维生素B_{12}，有助于降低同型半胱氨酸水平，可以降低心脏病和早老性痴呆症的发病率。但是对于高半胱氨酸水平已经比较高的老年人，10微克（是RDA的10倍）维生素B_{12}既不能改善营养缺乏的状况，也不能降低高半胱氨酸的水平。只有当摄入量达到50微克，也就是RDA的50倍时，才能对恢复至最佳健康起到真正的作用。

空热量

英国人的日常膳食中平均有高达2/3的热量来自脂肪、糖和精制的面粉。这些食物中的能量被称为空热量，因为它们并不含有任何营养素，而且经常隐藏在加工食品与快餐中，重量很小，但是可以很快满足食欲。举例来说，2片甜饼干提供的热量超过455克胡萝卜的热量，而且也更容易吃进去，但是它们几乎不含有维生素或矿物质。如果你的膳食中1/4的重量、2/3的能量来自于这样的"被肢解"的食物，就无法给那些提供基础营养素的必需食物留下多少空间了。以小麦为例，在精制为面粉的过程中，它损失了25种营养素，只有铁、维生素B_1、维生素B_2、维生素B_3这4种营养素得到加强[①]。平均有87%的必需矿物质损失了，如锌、铬和镁等。我们是不是得不偿失了呢？

由此也引出3个问题：我们需要什么？RDA的水平够了吗？我们如何能满足必需的营养素摄入？

维生素摄入不足导致健康亏空

大量证据显示，迄今为止，很多人在健康方面处于亏空状态，原因是维生素和矿物质摄入量不足。自20世纪80年代以来，科学研究显示，使用复合营

---

① 译者注：西方国家通常在精制面粉中强化这四种营养素，美国还强化了叶酸，以便尽量恢复面粉的天然营养价值。

养补充剂可以带来很多益处，如调节免疫功能、提高智商、降低出生缺陷、促进儿童发育、减少感冒、避免经前综合征、提高骨密度、调节情绪、减轻压力、增加活力、防癌以及减少心脏疾病，从根本上塑造一个长期健康的生活。大多数人忍受着"感觉还行"的状态，欣然接受不时感冒、头疼、口腔溃疡、经前综合征引起的腹痛、情绪波动、注意力不集中以及体力变差的状况。早在1982年，最佳营养学会进行过一项有76名志愿者参加的有关营养补充剂的调查研究，最后的结果显示，79%的人明显觉得精力更好了，60%的人觉得记忆力提高了，反应更敏锐了，66%的人觉得情绪更平稳了，57%的人感冒和被传染的情况减少了，55%的人皮肤更好了。

最佳健康状态与营养素补充

对于最佳健康状态来说，RDA是不够的。这要感谢阿拉巴马的伊曼纽尔·科拉斯金医生和他的同事们所做的工作，这使我们距离明确最佳营养的目标更近了。他们用15年的时间，调查了生活在美国6个区域的13,500人的情况，每一位参与者都全面地回答了健康调查问卷，还进行了包括生理、牙齿、眼睛和其他一些项目的体检，进行了大量的血液测定和心脏功能测试，完成了详细的膳食分析。这个项目的目的在于：找出与最佳健康状态相联系的营养素的摄入量水平。

调查结果非常一致地揭示出，最健康的人，也就是临床患病迹象最少的人，是使用营养补充剂的人，而且相对于能量来说，他们的膳食富含更多的营养素。研究者还发现，与最佳健康状态相关的营养素摄入量是RDA的10倍还高。之后最佳营养学会还在继续进行这个研究，并且确信在营养素摄入的方式中，额外补充营养素比仅仅摄入所谓的"平衡膳食"效果要好。

比如，将高质量的复合维生素及矿物质与安慰剂随机分发给96名老人进行调查研究。那些使用营养补充剂的老人得传染病的更少，血液测试显示其免疫系统功能更好；事实上，他们在各方面都变得更加健康。在另一项对22000名孕妇进行的调查研究中，给一部分人服用营养补充剂，一部分人则不给，结果食用营养补充剂的那一组孕妇所生的婴儿当中，出生缺陷的发生比例比对照组要低75%。在另一项对90名学生所做的调查研究里，发给一部分学生高质量的复合维生素及矿物质，发给另一部分安慰剂，还有一部分什么都不给。7个月后，服用营养补充剂的那一组学生的IQ值比其他两组高10%。

营养素	RDA	100%RDA（图示）			ODA
维生素A（微克）	800	900▶ 1500▶		◀不足量1000▶	2500
维生素D（微克）	5	4▶ 7▶		◀不足量4▶	11
维生素E（毫克）	10	14▶	50▶	◀不足量250▶	300
维生素C（毫克）	60	100▶	200▶	◀不足量1800▶	2000
维生素B₁（毫克）	1.4	2▶	5▶	◀不足量30▶	35
维生素B₂（毫克）	1.6	2.18▶	5▶	◀不足量30▶	35
维生素B₃（毫克）	18	39.6▶ 50▶		◀不足量35▶	85
维生素B₅（毫克）	6	2.175▶ 20▶		◀不足量80▶	100
维生素B₆（毫克）	2	3.1▶	5▶	◀不足量70▶	75
叶酸（微克）	200	325.5▶ 400▶		◀不足量400▶	800
维生素B₁₂（微克）	1	5.95▶	10▶	◀不足量15▶	25
生物素（微克）	150	36.50▶ 120▶		◀不足量105▶	225
GLA* (Omega-6)（毫克）	—	20▶	40▶	◀不足量110▶	150
EPA/DHA* (Omega-3)（毫克）	—	60▶	100▶	◀不足量600▶	700
钙（毫克）	800	800▶ 912.5▶		◀不足量200▶	1000
铁（毫克）	14	12.8▶ 15▶		◀不足量5▶	20
镁（毫克）	300	272▶ 350▶		◀不足量150▶	500
锌（毫克）	15	9.3▶ 10▶		◀不足量10▶	20
碘（微克）	150	193.5▶ 240▶		◀不足量60▶	300
硒（微克）*	—	40▶ 50▶		◀不足量50▶	100
铬（微克）*	—	50▶ 75▶		◀不足量50▶	125
锰（毫克）*	—	3▶	6▶	◀不足量4▶	10

■ 平均膳食　　　　RDA=推荐每日摄入量
□ 良好膳食　　　　ODA=最佳每日摄入量（膳食加营养补充剂）
标有 * 的项目没有RDA

　　RDA、ODA以及理想摄入量之间的差异。 灰色的数据是我们摄入大量水果和蔬菜后，也就是良好膳食所能达到的水平。

　　以维生素C为例，RDA值为60毫克。平均摄入量为100毫克。如果你食用大量的水果和蔬菜，可以获得200毫克。最佳摄入量大概为1000～3000毫克，ODA定在中间值2000毫克，良好膳食（200毫克）与ODA（2000毫克）之间的差值为1800毫克，这就是应该摄入的营养补充剂的量。

一项类似的调查研究是在96名65岁左右的老人中进行的。服用营养补充剂的老人在心理健康和记忆方面有了极大的改善。研究人员给同一组老人提供了复合维生素，发现这可以降低他们患传染病的风险。一位医学教授查阅了大量关于维生素C与感冒的关系的研究报告，选择了其中以补充1000毫克以上维生素C进行实验，并设置安慰剂组的研究结果进行总结。结果发现38份这样的研究报告里有37个得出相同的结论：补充1000毫克维生素C，即补充RDA近20倍的量，能起到保护性的效果。剑桥大学的莫里斯·布朗（Morris Brown）教授给2000名心脏病患者分发维生素E或安慰剂，结果表示，摄入维生素E的患者中心脏病发作的情况减少了75%。

高于RDA标准摄入的维生素可能有利于加强对传染病的抵抗能力、提高治疗水平、减少出生缺陷及患癌症和心脏病的风险。各种专业期刊刊登过很多相关的研究结果，前面提到的仅是其中的一部分。在回顾所有这些研究的基础上，我们确立了关于营养素最佳的摄入量，并称之为最佳每日摄入量，简称为ODA，详见第95页图。该图还显示了你能从膳食中获得的营养素的量，由此产生的不足最好由营养补充剂来补充。

尽管有如此之多的证据，一些顽固分子仍然继续声称，使用营养补充剂是在浪费金钱。这里引用一个在服用营养补充剂的人群中进行的反营养补充剂调查，研究结果刊登在《营养综述》（*Nutrition Review*）期刊上："具有讽刺意味的是，相对于健康状态稍差的人来说，那些身体并不超重、健康状态良好的成年人却在服用营养补充剂。"这是个多么奇怪的巧合！我觉得营养补充剂就像衣服一样，虽然它们来自天然的成分，但严格意义上并不是天然的。如果正确使用，它们并没有任何的缺点。随着时间的发展，越来越多的证据会展示出它们的优点。我想，在不久的将来，每一个人都会在健康的膳食之外服用营养补充剂。

维生素A

这种维生素对于上皮组织的维护和修复是非常重要的，上皮组织在皮肤、体内和体外广泛存在，如肺、消化道、子宫等。β-胡萝卜素是维生素A前体中活性最强的一种，但它与维生素A本身不同，就算大量摄入也不会中毒。维生素A在预防癌症和治疗癌前病变方面也有重要作用，对视力也是必需的。很多患有孤独症的儿童在视觉方面有问题，不能直视别人。这是因为他们眼睛中接受明暗视觉的受体（杆状细胞）过多。给这些孩子补充来自鱼油的天然维生素 A，他们就可以直视了。在癌症方面，摄入 β-胡萝卜素比较少的人，肺癌的发生风险要高 30%~220%。维生素 A 的最佳每日摄入量应该至少是 RDA 的 2 倍。而摄入更多 β-胡萝卜素会带来额外的好处。

B 族维生素

这一组维生素包括 8 种必需营养素。下面介绍的这 5 种是通常最容易缺乏的。

维生素 B₁（硫胺素）

除非你每天进食大量精制的碳水化合物，否则硫胺素的需要量不会超过 RDA 的 11 倍。一项对 1009 名牙科医生及其配偶的研究显示，他们当中最健康的人每天摄入 9 毫克硫胺素。

维生素 B₂（核黄素）

经常进行大量运动的人需要补充大量的核黄素。但是否应摄入 RDA 2 倍以上的量，还没有充分的证据。

维生素 B₃（烟酸）

烟酸以能够消除多余的胆固醇而闻名，但是也因摄入高剂量时会扩张血管或使面色潮红而颇有恶名。根据一个调查的结果得知，最健康的人每天摄入 115 毫克烟酸，这是 RDA 的 7 倍。

维生素 B₆（吡哆醇）

吡哆醇是 B 族维生素中另外一种摄入量超过 RDA 的 10 倍时，会对身体大有裨益的营养素。它对于所有蛋白质的利用都非常重要，而且可以帮助改善包括经前综合征、腕管综合征（因手腕过度疲劳影响了腕部神经而造成的）和心血管疾病的症状。

叶酸

叶酸目前被认为是孕期预防神经管畸形的必需营养素，英国政府推荐孕妇每天摄入含有 400 微克叶酸的营养补充剂。最佳摄入量可能还要更高一些，尤其对于老人来说。但有一个警示，叶酸营养补充剂会掩盖缺乏维生素 B₁₂ 引起的贫血，因此最好在补充叶酸的同时也适量补充维生素 B₁₂。

维生素C

这种维生素对于拥有强大的免疫系统、形成胶原和骨骼、制造能量等都是必不可少的，同时它还是一种抗氧化剂。一项在1038名医生及其配偶中进行的研究显示，每天摄入410毫克维生素C的人生病或者发生退行性病变的最少。其实达到RDA 10倍的摄入量才比较接近我们的原始祖先的摄入量。大量研究显示，摄入较多维生素C的人，癌症的发病率要低一些。从35岁开始，人体内维生素C的水平和骨密度就开始下降。大量研究显示，维生素C有利于提高骨密度、促进铁的吸收，因此在年龄增长的同时，应该增加维生素C的摄入。

维生素C在对抗各种癌症、心血管疾病乃至普通的感冒中都扮演着重要的角色，当摄入量达到每天400~1000毫克时，这个作用就非常显著了。在美国进行过一个大型调查，保罗·安斯特罗姆（Paul Enstrom）医生和莱纳斯·鲍林医生对结果进行了分析，结果发现服用维生素E和维生素C营养补充剂的人整体死亡率、癌症死亡率以及心血管疾病死亡率都显著下降。由于1000毫克维生素C相当于22个橙子中的含量，所以服用营养补充剂是必需的。维生素C的RDA值仅仅是60毫克——相当于每天吃一个橙子。

维生素E

作为抗氧化剂中最重要的一种，维生素E可以帮助身体正确地利用氧气。大量研究数据显示，低维生素E水平往往伴随着高癌症发病率。补充维生素E可以调节免疫系统，减少老年人患感染性疾病的风险，且使患白内障的风险减半。维生素E的理想摄入量是RDA的30倍。

维生素D和维生素K

这两种维生素一般不会出现缺乏的情况。维生素K由肠道内的细菌生成，而皮肤在日光下可以合成维生素D。牛奶、肉类和鸡蛋中也含有维生素D。只有缺少阳光照射且肤色较黑的素食者才会出现维生素D的缺乏[①]。

---

① 译者注：目前有研究证明维生素D不足在美国是普遍现象。而经常使用抗生素，又很少吃绿叶蔬菜的人，维生素K也可能缺乏，而它与骨骼健康密切相关。

普通食物中营养素含量的变化范围

营养素	变化范围（每100克食物）
胡萝卜中的维生素 A	70~18,500 国际单位
全麦面粉中的维生素 B$_5$	0.3~3.3 毫克
橙子中的维生素 C	0~116 毫克
小麦胚芽中的维生素 E	3.2~21 国际单位
菠菜中的铁	0.1~158 毫克
生菜中的锰	0.1~16.9 毫克

水果和蔬菜质量的下降

令人痛心的是，现在的食物实际上已经与过去的食物大不相同了。水果和蔬菜的品质与种植它们的土壤质量息息相关。来自土壤的矿物质帮助植物生长，并且制造维生素。问题是，现代农业过于依赖人工化肥和杀虫剂，造成土壤中养分的损失，而且这种损失无法挽回。化肥与农药中的磷酸盐会和土壤里的矿物质结合，植物很难吸收这种状态的矿物质。过度耕种也会引起土壤贫瘠。加入化肥（氮、磷和钾）可以让植物继续生长，但是没有全面地补充矿物质。所以植物也无法充分地合成维生素，最终将引起我们体内营养素的缺乏。

由于上述因素，再加上我们储存食物的时间，使水果和蔬菜中营养素含量的变化范围大得令人惊讶。同样一个橙子，可以根本不含维生素 C，也可以提供180毫克维生素 C（普通橙子也可提供平均60毫克左右的维生素 C）。没错，一些超市里出售的橙子可能根本不含维生素 C！100克小麦胚芽（3杯左右）所含的维生素 E 的量可以低至2.1毫克，也可以高至14毫克。我们是应该大量地吃水果和蔬菜，但是质量和数量同样重要。因此，应该尽量购买本地的应季蔬菜，并且尽快食用。你所能做的最糟糕的事，就是购买来自大洋彼岸的水果，然后放置2个星期后再食用。有机食品中的维生素、矿物质和其他抗氧化剂的含量也要更高一些。

好东西容易变质

相较于农业生产，食品加工引起的维生素损失更为严重。食物通常被精制加工，因为这样可以延长其保质期。在加工面粉、大米和精制糖的过程中，要损失超过77%的锌、铬和镁。而其他包括必需脂肪酸在内的必需营养素（不包括维生素C和维生素E，它们是抗氧化剂，可以保存食品）都会缩短食品的保质期。营养学家中有这么一句老话，"好东西容易变质"。所以，最好的办法就是及早食用。

烹调的结果

你所吃的食物在盛盘之前可能会损失自身一半以上的营养素，这取决于你所选择的食物、食物的储藏方式以及烹饪方式。食物所要经过的每一步加工，无论是煮、烤、炸还是冷冻，都要付出代价。想想白芸豆一生走过的路，它经过采摘、储藏、烹饪、冷冻，然后在超市里储藏，直到被买走，在回家的路上部分解冻，到家再次被冷冻、煮熟，最后被吃掉，这时它还能剩下些什么呢？

对维生素和矿物质影响最大的因素是温度、水分和氧气。维生素C非常容易被氧化，所以经常牺牲自己，以消除让食物发生腐败的有害氧化物。虽然它可能保护食物，但如果在进食时，食物中已经没有维生素C，它也就起不了保护你的作用了。食物存放的时间越长，与空气和光线接触的面积就越大，维生素C剩的也就越少。一般采用特殊包装工艺来保护橙汁，尽量减少可能引起氧化的因素，但橙汁仍然会在22周内损失33%的维生素C，而这通常正是橙汁从果园走到餐桌上的果汁杯子里的时间。一旦你打开纸盒，氧化过程便迅速开始，特别是当你忘记把它放进冰箱，即一个保护它避免光照的好地方时，这种氧化过程发展得就更为迅速。根据对野玫瑰果袋泡茶的分析显示，其中只有微量的维生素C，甚至完全没有，这还是在没有采用沸水浸泡之前测定的，而沸水会把最后这点微量的维生素都破坏掉。

维生素C并不是唯一容易被氧化的维生素，抗氧化剂维生素A和维生素E也非常容易被破坏。但由于是脂溶性营养素，在脂肪含量较高的食物中，被保护的程度要高一些。维生素A的植物形式是β-胡萝卜素，它非常容易被氧化。在低温、黑暗的地方贮藏食物可以帮助保护β-胡萝卜素，但它即使在冰箱里仍然会发生氧化。保存在未封闭的容器中的菠菜，每天会损失10%的维生素C。

总体来说，冷冻食物可以更好地保存营养成分。但冷冻食物在超市存放2周，再在你家的冰箱里存放1周后，也可能会损失所有的维生素活性[1]。然而

① 译者注：具体的损失率，取决于储藏温度以及温度是否稳定、包装是否隔绝氧气等。

冷冻豌豆煮熟以后，与新鲜豌豆营养的差异就很小了。

任何一种加热方式都会破坏营养素。破坏的程度取决于加工时间以及烹调器具能否均匀地传热，不过最重要的还是烹饪温度。叶菜一般在烹饪过程中会损失 20%～70% 的营养素含量。

油炸的温度高于200℃，会使脂肪氧化，并把必需脂肪酸转化为反式脂肪酸，而反式脂肪酸对人体毫无益处。进食这种油脂会引起动脉硬化程度升高。在超市货架上，由于完全没有避光，精制油里的脂肪也已遭到破坏。由于这些油会加剧食物中以及人体内抗氧化剂维生素A、维生素C和维生素E的破坏程度，所以不能够用来油炸。

在水里烹饪时，矿物质和水溶性的维生素会溶于水中而流失掉。用的水越多、烹饪的时间越长，溶出的可能性就越大。如果温度高于50℃，细胞结构则被破坏，细胞中的营养素成分渗漏出来。高温还会破坏部分维生素，但不会破坏矿物质。如果你仅仅蒸或煮很短的时间，食物中心部分的温度则比外面部分的温度要低得多。如此，食物完整烹调，或者以大块烹调时营养素可以得到较好的保护。在炖煮食物时，营养素的损失率大概在20%～50%左右。用煮过食物之后的（矿物质含量高）的水做汤或制作调味汁，是个不错的主意。

对蔬菜等水性食物进行微波处理，通过食物中水分子的振动产生热量，维生素和矿物质的损失则很少。然而，就必需脂肪而言，微波产生的能量会快速地破坏它们。所以，千万不要用微波炉加热油脂、坚果或者种子。如果一定要用，那么要站得远一点。大约站在 3 米以外才能避免受到电磁辐射。

这里是一些指导建议，帮助你从食物中获得尽可能多的维生素：

- 尽量吃新鲜、未经加工的食物。
- 把新鲜食物放在密闭的盒子当中，保存在避光、低温的冰箱里。
- 吃更多的生鲜食品。试一试用生的甜菜头或者胡萝卜叶子做色拉。
- 如果可能的话，对食物进行冷加工（如做成胡萝卜汤），在吃之前再加热。
- 尽量完整地烹调食物，在吃之前再切片或者混合。
- 蒸或煮食物的时候，时间尽可能地缩短。蒸煮之后的水留下来做汤。
- 尽量不要煎炸食物，不要加热过度，让食物焦煳或变褐。
- 对你的膳食进行营养补充，保证最佳水平的维生素摄入量。

第 13 章 从钙到锌的"有用"元素

早在100多年前，俄国的化学家门捷列夫就已发现，物质的基本组成单位元素，可根据其化学性质形成一定有序的排列。根据这一原理，门捷列夫制作了举世闻名的元素周期表。当时的元素周期表给许多未知元素留下了空位，后来这些元素也陆续被发现了。

元素构成了包括人体在内的所有物质。有些元素呈气态，如氧气、氢气，有些呈液态，还有一些呈固态，如铁、锌和铬等。构成人体的元素中，含量最大的是碳、氢、氧、氮，约占96%，它们形成了碳水化合物、蛋白质、脂肪和维生素；其余的4%则由矿物元素构成。

这些矿物元素中，除钙、磷、镁是骨的主要组成成分，其余的元素主要起调节和平衡人体化学组成的作用。上述3种元素，加上控制体液平衡的元素钠和钾，统称为常量元素，它们的日需求量比较大，约为300～3000毫克。此外，其他元素的需要量很小，仅30微克～30毫克，称为微量元素。例如一个体重约64千克的人每日需摄入400克的碳水化合物，而对铬的需要量却连这个量的百万分之一都不到，约40微克，但铬的重要性是不可低估的。

矿物质元素的缺乏普遍存在

生物体对矿物质元素的吸收从植物开始。植物从土壤中吸收矿物质养分，我们再直接地从植物性食品或间接地从动物性食品中摄取矿物质。这种吸收途径和维生素的吸收途径类似，而这两类营养素也是现代饮食中最易缺乏的。造成缺乏的原因有3点，分述如下。

天然食品中的矿物质含量在下降

部分原因是过度耕种使土壤中矿物质含量逐渐减少。只有施用富含矿物质的粪肥才能补充土壤的不足，但是我们从植物性食品中摄取的许多矿物质，对植物并没有促进生长的作用，因此，许多农民并不热衷于向土壤回补这些矿物质。通过化肥补充的矿物质如氮、氮磷酸盐和钾，可以促进植物生长，但磷酸盐可以和微量元素（如锌）结合，形成难以被植物吸收的物质。分析比较1939年和1991年的植物中矿物质的水平可以发现，植物中矿物质的水平平均降低了32%（由于这些年来分析方法的大幅改进，该数据的准确性尚有疑问）。

必需矿物质在食品精制过程中流失

食物被加工成精米、精面、精白糖的过程中会损失90%的微量矿物元素。精制的谷类食品中营养素含量必须达到法定的最低水平，因此必须添加钙、铁和B族维生素。为了提高销量，包装袋上常印有"营养强化型"或"已添加维生素和矿物质"等文字。最近美国提出向面粉中添加叶酸，英国也在考虑是否采用相同的办法。但事实是如果食物不经过精制而直接食用，则根本不需要营养强化。

食品加工过程造成的矿物质流失

	精白面粉	糖的精制过程	米的研磨过程
铬	98%	95%	92%
锌	78%	88%	54%
锰	86%	89%	75%

人体对矿物元素的需要量在增加

在过去的15年内，伦敦生物实验室医学小组的斯蒂芬·戴维斯医生分析了65,000份血液、头发及汗液样品。将分析结果和患者年龄比较后发现，人体内铅、镉、铝、汞含量增加，而镁、锌、铬、锰、硒含量下降，并且结果无一例外。铅、镉、铝、汞等是有毒矿物元素，是与必需矿物元素不相容的反营养物质，这些有毒矿物元素可随被污染的食品、空气和水进入人体，并随年龄增加而不断积累。如今，我们需要更大量的"有用"矿物质来保护身体不受有毒矿物元素的侵害。

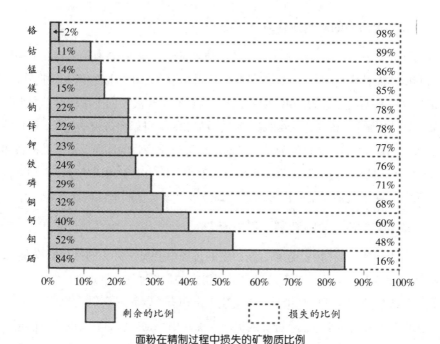

面粉在精制过程中损失的矿物质比例

此外，许多人偏爱吃精制的面包、意大利面和麦片等食品，却不吃富含矿物质的种子和坚果类食物。因此现代人普遍缺乏矿物质。某调查指出，人群中锌的平均日摄入量为7.8毫克，远低于15毫克的推荐每日摄入量（RDA）。而哺乳期的妇女推荐每日摄入量为25毫克，是上述平均量的3倍。这将导致婴儿缺乏锌元素，对其生长发育，包括智力发展会造成极坏的影响。

铁的平均日摄入量为10毫克，也低于14毫克的推荐每日摄入量。尽管RDA并未规定锰、铬、硒的日摄入量，但这些元素的平均摄入量也必然低于最佳健康状态所需的日摄入量。

对动物而言，如此水平的矿物质营养缺乏是引发许多疾病的原因之一，因此喂养家畜时都会添加相关的矿物质。但人类不曾这样善待自己。我们怎么能健康呢？

常量元素

在人体内含量相对较大的矿物元素有钙、镁、磷、钾和钠。

钙——骨骼的构成元素

人体内含钙重量约1400克，99%存在于骨骼和牙齿中。钙使骨骼结构坚

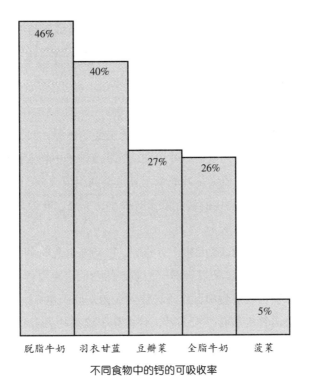

不同食物中的钙的可吸收率

固，在幼年期骨骼生长时钙不可或缺，随着年龄增长，到老年时，钙的吸收能力下降，所以钙对儿童和老年人尤其重要。其余10克左右的钙存在于神经、肌肉和血液中。在镁的协同作用下，钙可使神经和肌肉降低兴奋性。钙元素还有辅助维护人体酸碱平衡和助凝血的作用。

西方饮食中钙的提供量勉强高于RDA。饮食中大部分的钙来源于牛奶和奶酪，但这些不是主要来源。蔬菜、豆类、坚果、粗粮和水是钙和镁的主要来源，我们的祖先可能是靠这些食物来摄取钙的。

钙的利用能力不只取决于钙的摄入，还取决于钙的吸收。虽然钙的吸收量与食品本身有关，但一般均为20%～30%。充足的维生素D摄入和适当的负重运动可促进人体中钙的平衡，而维生素D缺乏、接触铅、饮酒、喝咖啡或茶以及胃酸缺乏，对钙平衡均有不利影响。最近在谷类植物中发现的植酸盐，可以阻碍钙的吸收。饮食中含过量的磷或脂肪，也可以阻碍钙的吸收。摄入过量蛋白质可导致骨钙的流失。

缺钙可引起肌肉抽筋、颤抖或痉挛、失眠、神经紧张、关节痛、骨关节炎、龋齿及高血压。严重的钙缺乏可导致骨质疏松症。不过骨质疏松症似乎与蛋白质及激素过度失衡有更密切的联系（参阅第 8 章和第 26 章）。

镁——钙的亲密战友

在维持骨密度和肌肉、神经冲动方面，镁与钙并肩工作。目前总体的饮食状况是，钙摄入量高，但镁缺乏①。这是由于主要的钙源，如牛奶，并不是良好的镁源。但这两种矿物元素在绿叶蔬菜、坚果及种子中均大量存在。叶绿素是使植物呈绿色的因子，而镁是叶绿素至关重要的组成成分。因此，所有的绿色蔬菜中都含镁，然而植物中的镁元素只有很小比率是以叶绿素组成成分的形式存在的。

对体内的许多酶来说，镁元素十分重要，它与维生素B_1和B_6有协同作用。镁元素可影响蛋白质合成，所以镁对一些激素的合成有重要作用。可能是由于在激素或前列腺素合成过程中起作用，镁对经前期问题也有好的作用。

镁缺乏与心血管疾病有很大关系，许多死于该病的患者心脏中镁含量极低。镁缺乏也可导致肌肉痉挛。也有很多证据表明，一些突发性心脏病的起因并非是冠状动脉梗塞，而是冠状动脉痉挛引发心脏缺氧所致。

钠——与神经传导和水分平衡相关

人体摄入的钠的主要形式是氯化钠，即食盐。人体钠元素含量约为92克，其中一半存在于细胞外液中。钠对神经传导和维持血液、体液中水的浓度有极重要的作用。钠缺乏十分罕见，因为食物中钠含量往往过高，且肾脏对钠排泄有严格的控制。大多数天然食物中钠含量甚少，而在加工过的食品中钠含量较高。食物中不需添加钠，也最好不要添加钠，过量的钠摄入可导致血压升高，当然，也有一些人对食盐的敏感并不表现在血压上。随着体内钠含量升高，为保持体液浓度，人体就会贮存水分，这可能导致水肿或体液潴留。

并不是所有的食盐都这样。我曾经用过一种海盐叫所罗盐（Solo salt），钠含量仅为46%，而钾和镁的含量则比普通的盐高。《英国医学杂志》（The British Medical Journal）刊登过一项研究，高血压患者食用该种食盐后，血压有所下降。这是因为钾和镁对人体动脉有利，而动脉是血压形成的地方。

---

① 译者注：这是西方的情况，我国富裕居民两者皆摄入不足。

钾——钠的搭档

钾和钠共同维持着水平衡和适度的神经、肌肉冲动。体内大部分钾存在于细胞内，钠摄入量越高，钾需要量越大。然而钾的平均摄入量仅有4克，因此钾缺乏症是很常见的。钾元素严重缺乏可导致呕吐、腹胀、肌肉无力和食欲不振。长期服用利尿剂、通便剂或皮质类固醇药物的人，更容易导致钾缺乏。水果、蔬菜、粗粮都富含钾，保持钠和钾摄入水平一致，对人体健康大有好处。

微量元素

铁——氧的携带者

铁是血红蛋白的重要组成成分。血红蛋白主要负责向细胞输送氧气，并转运二氧化碳。人体内60%的铁以红色素或血红素的形式存在，禽畜肉中的铁也是以这一形式存在。肉类食物中的血红素铁比存在于非肉类食物中的非血红素铁更易为人体吸收。非血红素铁以氧化态（即三价铁）形式存在于食物中，只有在消化过程中还原为二价铁（如通过维生素C的作用），才能被人体吸收。

缺铁的症状有皮肤苍白、舌痛、疲劳无力、食欲不振和恶心。临床判断贫血的方法是化验血液中血红蛋白含量。当然，缺乏维生素B_{12}或叶酸也可能导致贫血。缺铁性贫血似乎更多见于女性，尤其是妊娠期妇女。

铁是锌的拮抗物质，因此提高铁摄入量就必须增加锌的摄入量。若日摄入30毫克的铁（这高于RDA 2倍多），就必须相应地摄入足够量的锌。尽管铁补充剂的剂量通常会高于50毫克，但目前还没有什么证据表明，使用这样高的剂量对提高血红蛋白含量水平的效果比低剂量更好。

摄入过量的铁也可能增加患心血管疾病的风险。芬兰的一项研究表明，1900位受试男性中，体内铁储备高的受试者，比体内铁储备低的受试者患突发性心脏病的风险高2倍。美国南卡罗来纳州退伍军人医疗中心的病理学家杰罗密·苏里文（Jerome Sullivan），发现了血液中铁蛋白（体内大部分铁的储存形式）与心血管疾病患病风险的相关性。他还认为，经期妇女每个月都会流失一定量的铁，因此，她们在绝经前患心血管疾病的可能性比男性要低。该理论尚待证实，但这也提醒食肉的男性莫要一味追求对铁的补充。也就是说，只要不

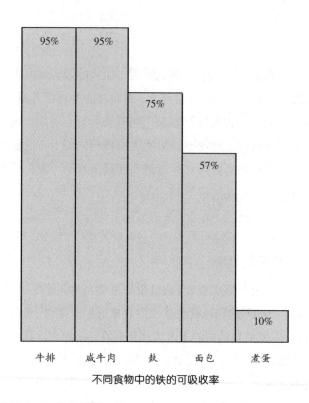

| 95% | 95% | 75% | 57% | 10% |
| 牛排 | 咸牛肉 | 麸 | 面包 | 煮蛋 |

不同食物中的铁的可吸收率

缺铁，每天摄入10毫克就够了[①]。

锌——最被注重的元素

大部分人存在缺锌的问题，其中一半人的锌摄入量不到RDA的一半。几乎没有人能从饮食中摄入足量的锌。缺锌的主要症状有：指甲上有白斑、食欲不振或食欲失控、面色苍白、不孕、免疫力低下、发育不良（包括头发）、皮肤状况欠佳（包括粉刺、皮肤炎和伸张纹）以及精神问题。

几乎每种重大疾病都与缺锌有关，包括糖尿病和癌症。胰岛素及具有增强免疫力和抗氧化能力的酶SOD（超氧化物歧化酶）的合成过程中，锌都起一定的作用。由必需脂肪酸合成前列腺素的过程也需要锌的参与。前列腺素可辅助维持激素平衡，控制炎症和维持正常的血液黏度。含锌的含片可以缩短感冒的病程。

保护和修复DNA是锌的主要功能，动物的DNA水平高，因此动物体内的

---

① 译者注：我国的推荐量是成年男性15毫克，女性20毫克。

锌含量高于植物，而素食者体内锌含量必然较低。过大的压力、吸烟、饮酒都会消耗锌。精液的锌含量很高，对男性而言，性生活频繁也会造成缺锌。牡蛎被公认为可提高性欲，也是饮食中锌含量最高的食物，每只牡蛎约含锌15毫克。总之，锌对男性和女性的生育能力都很重要。

锰——被遗忘的矿物元素

这种元素与体内20多种酶有关，最重要的是SOD。SOD是一种抗氧化剂，可以清除体内自由基。在动物体内，缺锰可导致胰岛素合成量减少。由于糖尿病患者体内锰含量往往偏低，锰也因此被认为对维持血糖平衡有一定作用。锰还与黏多糖合成有关，黏多糖是软骨组织的组成成分。脑功能的正常发挥也需要锰的参与。缺锰可引起精神分裂症、帕金森氏病和癫痫，其首要症状是关节痛。

通常饮食中锰含量都不足。锰的最佳来源有热带水果、坚果、可食种子和粗粮。茶也是锰的重要来源之一，它可提供日常摄入量的一半。日常饮食摄入的锰仅有5%可被吸收，原因却不得而知。同样，锰补充剂的吸收情况也不容乐观。柠檬酸锰和氨基酸螯合锰是最佳形式的锰补充剂。

铜——双刃剑

铜既是营养素，又是有毒元素。人体每天需摄入2毫克铜。由于大部分自来水由铜管输送，缺铜是很少见的。铜元素可与其他元素一起辅助神经周围的绝缘性髓鞘的合成。铜和锌互为拮抗物质，且有很强的拮抗作用，缺锌可导致铜摄入过量，反之，过量的锌可引起铜的缺乏。

事实上，铜过量比铜缺乏更常见。如果你的饮食中食物种类全面，就没有必要额外补充铜元素。但矿物元素补充剂中仍含铜。好的补充剂含锌量应约为铜含量的10倍（如含锌10毫克，含铜1毫克）。服用避孕药或采用激素替代疗法（HRT）也可使体内铜蓄积，而体内积累过多的铜可导致精神分裂症、心血管疾病，并增加患风湿性关节炎的可能。体内缺铜也有可能导致风湿性关节炎。一些炎症反应所涉及的抗氧化酶中，铜是必要的组成成分，这也可能是铜过多或过少都会使风湿性关节炎加剧的原因。妊娠期妇女体内铜含量升高，这可能与分娩和产后抑郁症有关。

铬——耐量因子

铬是葡萄糖耐量因子的重要组成成分。葡萄糖耐量因子在肝脏合成中主要作用是协助葡萄糖从血液运送至细胞。维生素B_3（尼生素）和甘氨酸、谷氨酸、胱氨酸也是合成葡萄糖耐量因子所需的物质。持续的压力和经常食用糖类，均会消耗体内的铬。铬在粗粮、豆类、坚果，尤其是蘑菇和芦笋中含量很高。因此精制食品比重过高的饮食也会导致缺铬。铬补充剂已成功地用于治疗糖尿病和葡萄糖不耐症。

硒——抗癌矿物元素

中国最先发现了缺硒导致的克山病。这是一种在土壤缺硒地区盛行的心脏病。后来俄罗斯发现硒与另一种地区性疾病——关节功能退化有关。然而最重要的发现是，硒可能有降低某些癌症的发病率的作用。

硒是谷胱甘肽过氧化物酶（一种抗氧化酶）的重要组成成分。硒的摄入量增加10倍，体内该种酶的含量就会翻一番。由于许多氧化物可诱发癌症，而癌细胞又可以释放氧化物破坏正常细胞，因此谷胱甘肽过氧化物酶的抗癌和抗早衰作用就十分重要，那么硒的重要性也不言而喻了。

硒主要存在于天然食物中，尤其海产品和芝麻中的含量更高。将芝麻碾碎更易于硒的吸收。

未知矿物元素

随着科学研究的开展和分析技术的进步，我们将发现更多有重要作用的矿物元素。一些矿物元素的作用已得到证明，但尚未广为人知。如硼可以帮助人体利用钙，因此有益于关节炎患者；钼可以帮助清除体内的自由基，降低石油化工制品和亚硫酸盐对人体的负面作用，因此对饱受环境污染之苦的城市居民有益；钒是某些动物的必需矿物元素，它可能有益于治疗躁狂抑郁症；锗则可能有抗氧化的作用。

从20世纪70年代起，化学家在检测食物、血液、毛发中矿物质含量时，检测精度水平已从百万分之一提高到万亿分之一——即百万分之一的百万分之一。这相当于将一块方糖溶于地中海，再测出放糖前后海水中糖浓度的差别。还有很多矿物质的奥秘正等着我们去发现。

第 14 章　从铝到汞的有毒元素

最佳营养的概念既包括增加营养物质的摄入，也包括避免摄入非营养物质及对人体有害的物质。因此我们有必要对常接触的有毒矿物元素有所了解，包括铝、镉、铜、铅和汞。一些农药和除草剂中含砷，因此我们可能也会接触到砷。当然，只要能保证食用有机食品，我们就能很容易避免这种接触。除此之外，还有其他一些有毒元素，但在这里我们仅讨论上述主要的几种。在日常生活中，我们常常无意识地和它们接触。

通过对毛发的分析检测，我们发现这些有毒元素会随着年龄增长而在体内累积，也就是说，一旦有所接触，我们就不能去除体内的这些有毒元素。然而，我们还是有一些小策略可以帮助你减轻负担，提高身体的解毒能力以对抗这些体内残余毒素。接下来将向你一一介绍。

铝

铝不只广泛应用于食品包装工业，且越来越向家用产品领域扩展。很多物品如抗酸剂、牙膏管、除臭剂、铝箔、铝罐、铝锅中都含铝，甚至连饮用水里也含铝。只有在特定的环境下，这些物品所含的铝才会溶出并进入水中。老式的铝制厨具如果用来加热一些酸性的食物，如茶、土豆或大黄，铝微粒就会进入水中。

体内缺锌越严重，就会吸收越多的铝。铝和其他有毒金属元素一样，会和许多重要的维生素和矿物质结合，并严重威胁人体营养状况。除了已知的对脑功能和记忆力的影响外，铝还与婴儿的肾问题和儿童的行为问题以及自闭症有关。

调查发现，水中铝含量较高地区的居民，患早老性痴呆症（AD）的可能性要比一般地区高50%。尽管很多调查结果都显示，患早老性痴呆症的病人体内铝累积量较大，但是尚不清楚这一现象是早老性痴呆症的原因还是结果，很可能两种情况都存在。而铝在人体内累积量的增加很可能是产生记忆力问题的一个重要因素。许多流行病学的相关调查均指出，饮用含铝的水与患早老性痴呆症风险的增加相关。而其他可能的致病原如食品、药品、化妆品类，还未经过认真调查。

20世纪80年代，加拿大对647名金矿工人做了一项研究。这些矿工从20世纪40年代起，每天吸入一定量的铝（这曾是一种惯常做法，人们认为这样做可以避免矽土中毒）。对矿工的感知功能损害程度的测试表明，吸入铝和记忆力丧失有明确的关联性。近期许多的研究报告也列出引起智力衰退和早老性痴呆症的潜在诱因，铝都是排在第一位。铝如何作用于大脑，引起大脑退化的机制尚不清楚，但有一点已经明确：在大脑中，铝是一种氧化剂，尤其和过量的铜共同存在时更是如此。

镉

镉在体内锌含量低的情况下可以在身体和脑内积累；还可以在肝和肾中积聚，并与其他必需矿物质和维生素结合，阻碍它们的吸收和利用。雷丁大学的德里克·布莱斯-史密斯教授和奈尔·沃德博士对新生儿的矿物元素水平调查后发现，在死胎和脊柱裂的新生儿体内镉含量更高。大量的镉积累与新生儿体重偏低、头围过小（导致脑容量减少）相关，也会降低男性和女性的生育能力。

吸烟是导致我们摄入镉的主要原因，包括直接和间接的吸入。英国健康教育局指出，吸烟者只吸入15%的烟，其余部分融入空气中并被附近的人吸入。加工食品中精制谷类也是镉的来源，镉还被广泛用于加工制造业，生长于被污染的水中的贝类，体内也会含有镉。

铜

铜既是人体必需的矿物元素，也是有毒元素。由于广泛使用铜管输送自来水，再加上与一些含铜的珠宝、厨具甚至泳池抗菌药的接触，我们现在更需要担心的是铜过量产生的毒性，而不是缺乏铜。人体每天仅需要2毫克铜，通过饮用铜管输送的水就足以达到这个量了。这还没有考虑到我们从食物中吸收的铜。另外，长期使用避孕药、宫内节育器以及孕激素，如快乐妊娠（Clomid），也会使体内的铜含量日趋增高。高水平的铜与锌有拮抗作用，并导致锌缺乏。

妇女怀孕时，血液中的铜含量急剧升高，直到产后1个月仍会保持较高水平。一般认为，铜可以刺激子宫生长。但如果体内铜含量的基础水平较高，则额外的累积就可能导致中毒，在妊娠期这个现象比其他任何时候都更为常见。事实上，过高的铜含量和过快的铜积累是导致早产和流产的原因之一。高铜含量水平也是导致产后抑郁症和其他一些精神疾病的原因，尤其是焦虑症、妄想症和精神分裂症。

下面来讲一个事例。在一次度假时我遇到一位校长，他的学校是专为那些"问题"学生开办的。我们一起讨论了铅和其他一些有毒元素对人体造成的危害，并准备接受挑战：度假回来后，他将会寄给我一打不同学生的毛发样品，我对这些样品进行分析后，再对这些学生的行为进行预测。

接到头发样品之后，我做了头发矿物元素分析，发现了3例反常的样品。一例是铅含量水平高，我推测这个学生会有侵略性行为、多动，并且很难集中注意力。事实证明，我的判断是对的，这个学生是学校里表现最差的！其余两例都是铜含量水平高，我估计毛发的主人有焦虑症。毛发的主人是学校的一位老师和他的妻子。这对夫妇刚搬入学校院子里的新居，饮用新铜管输送的软水区自来水，妻子变得越来越焦虑，并开始接受指定的物理治疗；丈夫似乎未表现出该类症状。

这一事例再次证明，我们很容易会在不知不觉中发生铜中毒。过量的铜可导致极度恐惧、多疑和妄想，但是有精神健康问题的病人很少会去检测体内的铜含量，尽管我们常常会看到铜含量过高与精神分裂症大有关系的报道。

除了上述理由外，体内缺锌、维生素C或维生素 B_3（尼生素）这些铜拮抗剂，也会导致体内铜积累。因此，应该强调饮用过滤水或瓶装水的重要性。

铅

赫伯特·尼德曼（Herbert Needleman）是儿童精神病学方面的副教授，他对铅毒性的研究第一次改变了该领域的现状。他在美国阿拉巴马州的伯明翰市对2146名一、二年级的学生进行调查研究。他检测了这些学生脱落的乳牙中的铅含量（相比血液检测，这种方法可测得长期稳定的铅含量水平），之后他让学校的老师在给这些孩子至少授课两个月后，对他们的课堂表现给予评价。老师们通过填写特定的调查表来评价学生的一系列特点。在按学生牙齿中的铅含量将他们分成 6 个组之前，尼德曼还给每一位学生进行了一系列的行为测试、智商测试和生理测试。

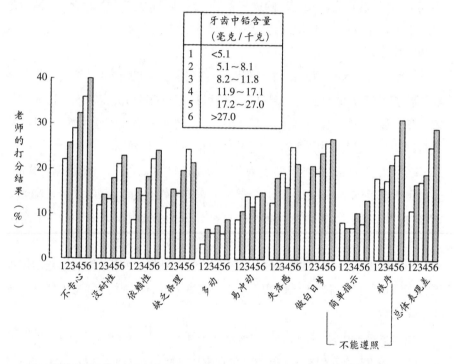

	牙齿中铅含量 (毫克/千克)
1	<5.1
2	5.1～8.1
3	8.2～11.8
4	11.9～17.1
5	17.2～27.0
6	>27.0

2146 名学生的课堂表现和他们牙齿铅浓度的关系图。从每类描述的第 1 组和第 6 组（即铅水平最低和最高的组）的比较中可以清楚看出，乳牙铅含量越高的学生，课堂表现和学习能力越差。

可以看出，尼德曼的调查结果显示出学生体内铅浓度和他的课堂表现的明显关联性。老师们在给出评价时是完全不知道每个学生体内的铅含量的。尼德曼还发现，铅含量最高一组比最低一组平均智商低 4.5 分，在铅水平高的孩子当中，反应时间（衡量学生集中注意力能力的一项指标）也一致较差。不同铅含量组的学生脑电图（EEG，测量脑电波图形模式）也显示出很大差别。最有趣的结果可能是，铅含量最高一组的学生中，没有一个智商超过 125 分（平均为 100 分），而铅含量最低的一组有 5% 超过 125 分。

伦敦儿童医院的首席心理学家理查德·朗兹顿（Richard Lansdown）和伦敦大学的心理学家威廉姆·尤尔（William Yule），在伦敦重复了尼德曼的研究，但他们测的是儿童的血样。160名受试儿童血液中铅含量为7～33微克/分升，平均值为13.5微克/分升（35微克/分升是1980年发表的《铅与健康》（*Lead and Health*）中提供的安全水平界线，这与国内其他研究报道的平均铅含量水平相同）。他们也让老师评价了学生的表现，并做了智商测试和其他测试。朗兹顿的报告比尼德曼的报告还令人震惊，铅含量最高一组和最低一组的智商测试得分相差7分。同样，铅含量最高的一组中，没有一个智商超过125分的孩子，而最低一组有5%的孩子超过125分。后来尼德曼的发现被多次证实，最终使得政府出台了禁止含铅石油的法令。

德里克·布莱斯-史密斯教授还发现，在死胎、脊柱裂或脑积水的新生儿体内铅含量也很高。美国一项研究指出，死于婴儿猝死综合征的婴儿体内铅含量高。更值得注意的是，对于被认为血铅含量正常的母亲生出的婴儿，这种关联性也同样存在。由于环境中有许多有毒成分，几乎没法界定一个绝对的铅安全标准。

铅元素给我们上了重要的一课：就算摄入量只有很微小的变化，也可能会对我们的健康产生深远影响。这种影响也许无法用肉眼观察，却能通过调查研究来证明。禁止含铅石油只是设立最佳营养规则的第一场战役，是布莱斯-史密斯教授打赢了这场仗。在这条道路上还有很多场硬仗等待着我们。

与以前的几十年相比，近十几年来，我们与铅接触的机会可能已经减少，但铅污染还是存在。我们可能通过与大气（极地冰盖中都发现了铅）、被铅管污染的水、绘画油彩、油漆尘屑、农药、化妆品以及一些工业制品等的接触而接触到铅。如果摄入的必需元素钙、锌或铁量少，铅的毒性就会显得更加剧烈。然而许多人都缺乏这3种元素，所以通过饮食和服用补充剂来调整元素平衡是非常重要的。

汞

19世纪曾发生过大批帽子制造商发疯的事件。商人们用汞抛光大礼帽，导致体内的汞元素超标。汞可以阻碍大脑的正常功能，从而使人发疯。汞有剧毒，与被污染的食品和补牙材料接触，会使少量的汞留在我们体内。从被污染的水中打捞上来的鱼，因其体内含汞较多而受到特别的关注。

某些化学加工过程可能导致汞污染。另外，包括英吉利海峡在内的一些地区由于某些事故以及非法倾倒垃圾，也导致环境中汞水平上升。一些鱼类体内会蓄积汞，尤其是那些体型较大的鱼类，如金枪鱼。而这些鱼随后成为我们的盘中餐。幸运的是，金枪鱼体内含硒量很高，而硒可以帮助我们对抗汞的侵害。汞过去是一种消毒液原料中的成分，用在白喉和肝炎疫苗当中，这种疫苗目前已被禁用了。

令人悲哀的是，由于污染的蔓延，鱼类已成为汞的最大来源。鱼越肥大，体内积累的汞越多，甚至可以达到水中汞含量的900万倍！科学家研究发现，美国的育龄妇女每12人中就有1人血液中汞含量达到潜在危险水平，原因就是食用体内含汞的鱼。因此，美国食品药品管理局建议孕妇不要吃金枪鱼、鲨鱼、箭鱼、鲭鱼和马林鱼。英国食品标准局建议那些准备怀孕的妇女和孕妇及乳母应禁止食用鲨鱼、箭鱼和马林鱼，并建议金枪鱼的食用量为1周不超过2个中型罐头或1块鲜金枪鱼肉排。

除了鱼类，补牙材料是汞元素的另一大来源。牙齿中的汞不会完全固定不动；使用含汞材料补牙的人，可能从其呼出的气体中测到微量的汞。无论填充还是取出这种材料，随后检测尿样都会发现汞含量会有轻微的增加。在瑞典，已经禁止给孕妇用含汞的材料补牙。

对死亡的早老性痴呆症患者进行尸检发现，与同年龄的对照组比较，早老性痴呆症患者脑中汞含量水平较高。瑞士巴塞尔大学的研究人员发现，早老性痴呆症患者的血液汞含量水平较高，是对照组的2倍，且早期发病患者的汞含量水平最高。卡加里大学医学院的最新研究表明，只需要很微量的汞就能导致典型的早老性痴呆症类型神经损害，接触很少量的汞，如补牙材料中的含汞合金，就可能引起记忆力衰退。虽然目前对汞和早老性痴呆症之间关系的研究还处在初级阶段，但从逻辑上可以肯定，应当减少人与这种剧毒金属元素的接触。

为你的身体解毒

通过毛发矿物质分析，可以很容易地检测到体内的矿物元素水平。但是，如果检测后发现体内有毒矿物元素水平较高，你该怎么办？

　　一旦食入有毒矿物元素，它们就会影响其他矿物元素的吸收。这些矿物元素称为拮抗剂，它们是我们体内的第一道防线。当吸收了一种有毒元素，体内的这些物质会"抓住"毒素，并设法把它们排出体外。这些物质称为螯合剂。

　　在清除体内重金属元素时，医生往往会开出含青霉胺（Penicillamine）和乙二胺四乙酸（EDTA）这两种药物的处方，其基本原理正是利用这种螯合作用。然而，维生素C的效果更好。一项以鼠为受试动物的研究中，受试鼠脑中铅浓度很高的服用EDTA后铅含量下降8%，而维生素C则使铅含量下降22%。维生素C可以"抓住"几乎所有的重金属元素，并把它们送至体外，因而是全能型重金属解毒剂，但在解毒过程中，维生素C自身也"牺牲"了。因此，体内重金属含量高的人必须摄入更多的维生素C。维生素C对清除铅、砷、镉三种元素尤其有效，它是任何解毒营养方案中最重要的部分。

　　另一种可降低体内铅水平的物质是锌。锌的拮抗原理是阻碍铅在肠内的吸收。锌也可以降低身体和脑中的镉含量水平。的确，多摄入一些锌元素，对大多数人都有好处。此外，钙也能降低铅含量水平，因为如果钙含量不足，铅就更易沉积在骨骼内。辛辛那提大学医学院的艾伦·奥弗拉赫提（Ellen O'Flaherty）博士研究发现，保持体内较高的钙含量水平有助于排出铅，并防止有毒矿物元素含量的急剧升高。这种快速升高常见于妇女绝经后，此时体内铅含量可陡升15%。钙对降低体内镉和铝的水平特别有效。如果人一生中常暴露在有毒元素如铅、铀存在的环境中，这些元素就会在骨组织结构中沉积，当骨组织遭到破坏时，这些元素还会被释放到血液中，进入循环系统。而绝经后骨流失严重，血液中铅含量水平也就随之急剧升高了，这就解释了奥弗拉赫提医生的研究中所发现的血铅升高现象。

　　硒是汞的特效拮抗剂，通常能保护我们免受多数海产食品中汞的危害。如果体内汞过量，每日额外补充一定剂量的硒是很有必要的。硒对砷和镉也有类似的防护效应，但这一点并不那么肯定。

可对抗重金属元素的食品

　　有一些食品可以帮助大脑不受重金属元素的侵害。大蒜、洋葱和鸡蛋中均有含硫氨基酸，即蛋氨酸和胱氨酸，它们可以对抗汞、镉、铅的毒性。海藻中含有的褐藻酸，苹果、胡萝卜和柑橘属水果中所含的果胶，均可以螯合并清除重金属元素，有益于人体健康。最后再次强调，1天吃1个苹果是很有必要的。

这里为你总结了一些对抗有毒元素的简单方法：

● 尽量避开车多的马路和有烟雾的环境。

● 去掉蔬菜外层的叶子，然后用自制的醋溶液（醋溶液的配置方法为：1 碗水中加入 1 甜点匙的醋）彻底洗涤，以除去污染物。

● 尽量少吃马林鱼、箭鱼和金枪鱼，一个月最多吃 2 次。

● 不要用铜制、铝制的厨具，不要用铝箔包食物（如果用铝箔包，就先包一层不吸油的纸，再包铝箔）。

● 饮酒会使人体对铅和镉的吸收增加，因此要尽量少喝酒。

● 不要使用抗酸剂，抗酸剂一般都含铝盐。

● 检查家里的水管是否是铜管或铅管。如果是，就不要装软化水的装置。因为软水更容易溶解铜或铅；不要饮用热水龙头里的水或用来做饭；装置过滤水的设备，或饮用纯净水、矿泉水。

● 选择好的抗氧化剂补充剂。

● 多吃富含矿物元素的食品，如种子和坚果。

● 多吃富含果胶和维生素 C 的水果。

● 坚持每天服用维生素 C 补充剂，可防止体内矿物元素，如钙、锌、硒的缺乏，还可保护机体免遭有毒元素的侵害。

第15章 抗氧化剂——预防的力量

20世纪80年代以来，越来越多的研究证明，20世纪最常见的疾病都和缺乏具有抗氧化性的营养素有关，例如坏血病就是缺乏维生素C的表现。如果补充这些营养素，对疾病的治疗则大有帮助。抗氧化剂的作用至关重要，医学界甚至已经开始将其列入研究范围。下表中列出的疾病可能是抗氧化物质缺乏的表现。

可能由抗氧化剂缺乏引起的疾病

早老性痴呆症	视网膜功能退化
癌症	麻疹
心血管疾病	精神疾病
白内障	牙周（牙齿）疾病
糖尿病	呼吸道感染
高血压	类风湿性关节炎
不育	

将来我们在检测血液时，可能不仅要测血糖、胆固醇和血压，还要测血液中抗氧化剂含量水平。你的抗氧化剂营养状况可能是最重要的数据，能够预测你的生理年龄和预期寿命。

因此，人们把目光集中于抗氧化营养素的应用上，因为它们可以保护我们的身体免遭氧化损害，从而达到预防和治疗疾病的目的。迄今为止，已发现上百种抗氧化剂，褒奖它们益处的研究报告有成百甚至上千篇。其中最主要的是维生素A、维生素C、维生素E和β-胡萝卜素（维生素A前体，存在于许多水果蔬菜中)。你的饮食中是否包括以上成分、你的血液中抗氧化剂含量高低，都是你的身体延缓衰老和预防疾病能力强弱的指标。

什么是抗氧化剂

氧是一切动植物生命的基础，也是人体最重要的营养成分，我们的细胞一刻都离不开它。没有氧，食物中的能量无法释放，我们体内的所有反应也无法进行。但是氧的化学性质活泼，在正常的生化反应进行过程中，氧可以变得很不稳定，并且氧化周围的分子。这可以导致细胞受损，从而引发癌症、炎症、动脉损伤和衰老。这种危险的物质称为自由基，它相当于人体的核废料，必须清除。自由基在所有的氧化燃烧过程中都可以产生，包括吸烟、汽油燃烧产生废气、辐射、煎炸或烧烤食物。体内正常的生理作用也可以产生自由基，使自由基失去活性的化学物质称为抗氧化剂。有些抗氧化剂是必需营养素，如维生素A和β-胡萝卜素、维生素C和维生素E。其他一些如生物类黄酮、花青素以及最近才确认的上百种食物所含的保护性成分，则不属于必需的营养素。

抗氧化剂的摄入量与自由基的量之间的平衡，可以毫不夸张地视为生与死的平衡。然而，只需要对我们的饮食做些简单的改变，或额外补充一些抗氧化剂，我们就能使这一平衡向有利于我们的方向移动。

抗氧化剂与健康和疾病

延缓衰老已不再是什么秘密。以低热量、高抗氧化营养素喂养动物的实验，都获得了很好的效果。这种喂养方式只给予动物需要的营养素，降低了动物的"氧化压力"，也使它们的抗氧化能力最大化。这种方式喂养的动物不只寿命延长了40%，日常生活中也更活跃。尽管长期实验还未完成，但同样的原理适用于人类是毋庸置疑的。大规模调查的结果也表明，血液中抗氧化剂含量或日常饮食摄入抗氧化剂量高的人死亡率较低。

另一方面，体内维生素A、维生素C、维生素E水平低与患早老性痴呆症有很大关系。早老性痴呆症患者血液中维生素E与β-胡萝卜素含量水平是正常同龄人水平的一半。美国做过这样一个研究，633位受试者均为65岁无疾病的老人。研究人员对受试者分组，并给予每组大剂量的维生素C或维生素E，预计5年后每组中会有少数人表现出早老性痴呆症的症状，但最终没有人患病。还有一项研究结果发表在《美国医学协会杂志》(*The Journal of American*

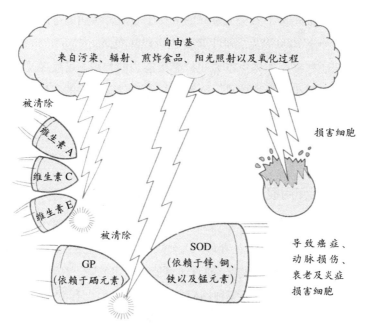

经过高温处理的食物对人体有害。 经过高温处理的物质会产生自由基或氧化剂，它可以损伤人体并导致衰老和疾病。具抗氧化作用的营养物质可清除自由基。上图中，GP、SOD 都是有抗氧化作用的酶，GP 代表谷胱甘肽过氧化物酶，SOD 代表超氧化物歧化酶。

Medical Association）上，它指出饮食中维生素 E 含量高的人比维生素 E 含量低的人患早老性痴呆症的可能性低 67%。

血液中维生素 C 水平低的老年人比维生素 C 水平高者患白内障的可能性高 11 倍。同样，血液中维生素 E 水平低的老年人患白内障的风险要高一倍，而日摄入量达 300 毫克的人患白内障的可能性会降低一半。

肺癌患者体内维生素 A 的含量较低。实际上，体内低维生素 A 的含量水平使患肺癌的可能性加倍。而多吃富含 β-胡萝卜素的水果蔬菜，可降低不吸烟人群患肺癌的风险。某项实验中，给早期口腔癌（黏膜白斑病）患者每日补充 30 毫克的 β-胡萝卜素，71% 的患者病情有所改善；而每日额外补充 20 万国际单位的维生素 A，57% 的患者完全恢复。然而，如果你吸烟，单独地额外补充 β-胡萝卜素可能是不明智的。

补充维生素 E 和维生素 C 可以使患心脏病的可能性降低一半。一项针对护士的大规模研究中，与每日仅摄入 6 毫克 β-胡萝卜素的人相比，每日摄入 15～20 毫克 β-胡萝卜素的人患中风的可能性降低了 40%，患心脏病的可能性降低了22%。饮食中β-胡萝卜素摄入量高的人死于心血管疾病的可能性要降低一半。每日额外补充1000毫克的维生素C也可以降血压。

抗氧化剂还有提高人体免疫力和抗感染能力的作用。儿童有规律地补充维生素A可明显减少呼吸道感染。抗氧化剂可减轻艾滋病的症状，在一小部分案例中，甚至能使病情得到好转。抗氧化剂还可提高生育能力，缓解关节炎病情，在感冒和慢性疲劳综合征等病的治疗中起关键作用。(具体介绍请参阅第七部分。)

抗氧化剂的协同作用很重要

抗氧化剂需要"团队作业"。要想清除氧化剂，需要把维生素E、维生素C、β-胡萝卜素和谷胱甘肽、花青素、硫辛酸和辅酶Q10结合起来才行。如果只用其中一种，不但效果不理想，而且还可能有一定危险。有200多项研究结果都指出，β-胡萝卜素可降低多种癌症的患病风险，但也有3项研究指出，如果是吸烟者，单独补充β-胡萝卜素可增加患癌症的可能性。为什么会有如此大的分歧呢？

我们来看看由美国国家癌症研究所最近完成的反向实验。他们把有结肠肿瘤史的人分成4组，第一组每日给予25毫克β-胡萝卜素，第二组每日给予100毫克维生素C、400毫克维生素E，第三组每日给予β-胡萝卜素、维生素C和维生素E，而第四组仅给予安慰剂。尽管前3组结肠肿瘤复发的情况较少，但仅补充β-胡萝卜素且每天既抽烟又喝酒的人当中，癌症复发率有中等程度的增加。

这是否意味着β-胡萝卜素是一种"有道德要求"的维生素，只救助不抽烟不喝酒的人，对既抽烟又喝酒的人就有害呢？当然不是。这其中的原因可能是，吸烟过程中产生的氧化物氧化了β-胡萝卜素，在没有其他维生素如维生素C、维生素E协同作用的情况下，这是有害无益的。对此，我的建议是：戒烟，多吃富含抗氧化剂的食物，每日补充含抗氧化剂的多种维生素，或补充含抗氧化剂全面的营养补充剂。

测测你的抗氧化能力

人能否保持健康取决于摄入有害的自由基和有保护作用的抗氧化剂之间的

平衡。随着平衡向远离健康一方移动，早期的警告信号开始出现：频繁感染、感染后不易恢复、皮肤容易青紫、伤口难以愈合、皮肤变薄或有与年龄不符的过多皱纹。

抗氧化能力受损的另一表现是遭受自由基袭击后解毒能力下降。如果大量运动或接触污染源，如堵车或处在烟雾缭绕的房间内，会头晕眼花或感到疼痛，那么则说明你的抗氧化能力有待提高。

测定你抗氧化能力的更准确的办法是做一个相关的生化检测。这种血液化验可测出血液中β-胡萝卜素、维生素C和维生素E的水平，也可测出体内抗氧化酶系，如谷胱甘肽过氧化物酶，是否运作良好。大多数营养学实验室可以完成这种测试。也可采用一种测试面更广而且价格低廉的测试——总抗氧化能力（Total Reactive Antioxidant Potential，简称TRAP），这种测试可判定你是否存在抗氧化剂问题，却无法确定问题是因缺乏哪种营养素引起的。这些测试很少直接面向大众，所以请向你的医生或营养师咨询。

天然抗氧化剂——食物

每年都会发现更多的天然抗氧化剂，其中一些就来自于浆果类、葡萄、番茄、芥菜、西蓝花等水果蔬菜以及姜黄、银杏等一些草药。它们所含的物质，如生物类黄酮、番茄红素和花青素，并非是必需营养素，但对人体是非常有益的。它们被列入植物化学物质类，在第17章中会详细介绍。

主要的抗氧化性维生素有维生素A、维生素C、维生素E和β-胡萝卜素。红色、橙色、黄色的蔬菜水果中均含有β-胡萝卜素。蔬菜水果中也含有大量的维生素C，但是加热会迅速破坏维生素C，所以蔬菜水果以生食为宜。种子类食物含维生素E较多，包括坚果、可食种子及植物油，还有豌豆、蚕豆及玉米等蔬菜、全谷类食物。常吃甘薯、胡萝卜、豆瓣菜、豌豆及西蓝花是提高抗氧化能力的最佳方法之一，当然，前提是不能采用煎炸的烹饪方法。

美国波士顿塔夫特大学一项奠基性的研究创立了全面衡量食物抗氧化能力的新方法。这种方法可测得每种食物的氧自由基的吸收能力(Oxygen Radical Absorbance Capacity，简称ORAC)。ORAC值高的食物，更有助于对抗氧化剂或自由基对人体造成的损害。

个人抗氧化能力测试

看看你有多强的抗氧化能力，每答一个"是"，加1分。

症状分析

* 是否经常患感染症，如咳嗽、感冒？ 是 / 否

* 一旦患感染症是否很难痊愈？ 是 / 否

* 是否患有复发性感染，如膀胱炎、鹅口疮、耳痛等？ 是 / 否

* 是否常出现皮肤青紫？ 是 / 否

* 是否曾患有第119页表中列出的疾病？ 是 / 否

* 父母是否曾患有两种及以上第119页表中列出的疾病？ 是 / 否

* 运动后是否觉得筋疲力尽？ 是 / 否

* 皮肤上的伤口是否很难愈合？ 是 / 否

* 是否有痤疮、皮肤干燥或与年龄不符的过多皱纹？ 是 / 否

* 你的体重是否超标？ 是 / 否

得分：

生活方式分析

* 你的烟龄是否已超过5年，并在最近的5年里仍在吸烟？ 是 / 否

* 现在吸烟吗？ 是 / 否

* 每天吸烟的数量超过10支吗？ 是 / 否

* 是否整天处在烟雾缭绕的环境中？ 是 / 否

* 是否每天饮酒？ 是 / 否

* 居住城市是否存在污染，或住所是否靠近车多的马路？ 是 / 否

* 每天花在马路上的时间超过两小时吗？ 是 / 否

* 是否常暴露在强烈的日光下？ 是 / 否

* 是否认为自己不够健康？ 是 / 否

* 是否会运动过量，并容易感觉体力耗尽？ 是 / 否

得分：

饮食分析

* 是否经常吃油炸食品？ 是 / 否

* 每天吃新鲜水果和生蔬菜是否不到1份？ 是 / 否

* 每天吃的新鲜水果是否不到两种？　　　　　　　　　　　是 / 否
* 是否很少吃坚果、可食种子或粗粮？　　　　　　　　　　是 / 否
* 是否吃熏制或烤制的食品或烤干酪？　　　　　　　　　　是 / 否
* 每天补充维生素 C 是否少于 500 毫克？　　　　　　　　　是 / 否
* 每天补充维生素 E 是否少于 100 国际单位？　　　　　　　是 / 否
* 每天补充维生素 A 或 β-胡萝卜素是否少于 10,000 国际单位？ 是 / 否

得分：

总分：

0～10　理想分数，说明你很健康，饮食习惯、生活习惯也很好，自身的抗氧化能力强。继续保持！

11～15　这个分数段还可以，但要努力增强自身抗氧化能力，把"是"选项改成"否"。

16～20　处在这个分数段，说明你有很多要改进的地方。咨询营养师，确定一份更健康的食谱，然后考虑一下如何改变生活方式，提高自己的抗氧化能力。

20分以上　情况很糟糕，你属于可能迅速衰老的高危群体，需要让营养师给你作抗氧化能力的血液测试，你必须改变饮食习惯和生活习惯，并需要补充抗氧化剂，以延缓衰老。

　　ORAC值高的食物有西梅干、葡萄干、蓝莓、树莓、草莓、羽衣甘蓝、菠菜以及西蓝花，紫花苜蓿芽的ORAC值也较高。上述的新鲜水果蔬菜，每天应保证一定的摄入量，这样可以使你保持青春和活力（可参阅第126页表列出的一些食物的ORAC值，也可参阅第八部分列出的更多食物的ORAC值）。

　　我们每日摄入的食物的总ORAC值应该达到3500个单位，如果达到5000～6000，则能更好地延缓衰老，并有更强的预防癌症和心脏病等疾病的能力。举例来说，你可以每日摄入1杯蓝莓、1/4杯葡萄干和3个西梅干，你也可以选择0.3千克草莓和两份羽衣甘蓝或嫩茎或西蓝花，你还可以选择每天吃5份新鲜水果蔬菜。

　　除浆果外，另一种抗氧化性很强的水果是西瓜。西瓜富含β-胡萝卜素和

一些水果和蔬菜的氧自由基吸收能力（ORAC）

每 100 克	ORAC	杯或份①	ORAC
西梅干	5770	1 个（去核的）	462
葡萄干	2830	1/4 杯	1019
蓝莓	2234	1/2 杯	1620
黑莓	2036	1/2 杯	1466
羽衣甘蓝	1770	1/2 杯（熟）	1150
草莓	1536	1/2 杯	1144
菠菜	1210	1 杯（生）	678
树莓	1227	1/2 杯	755
嫩茎	1183	1/2 杯（熟）	1159
李子	949	1 个	626
紫花苜蓿芽	931	1 杯	307
菠菜	909	1/2 杯（熟）	1089
西蓝花	888	1/2 杯（熟）	817
甜菜	841	1/2 杯（熟，切片）	715
鳄梨	782	1/2 杯	149

维生素 C，而西瓜子则富含维生素 E 以及锌和硒。如果把西瓜和瓜子混入美味的饮料中，就得到一杯上等的抗氧化"鸡尾酒"。锌和硒是具有抗氧化能力的矿物元素，可食种子和海产品都是富含锌、硒的高营养食物。把嫩茎、西蓝花、菠菜及鳄梨等蔬菜列入你的日常食谱，也可以提高抗氧化能力。

半胱氨酸和谷胱甘肽也是抗氧化剂，它们可以在体内合成重要的抗氧化酶——谷胱甘肽过氧化物酶。这种酶还需要硒元素才能保持活性。谷胱甘肽过氧化物酶可以帮助人体解毒，从而保护我们不受汽车尾气、致癌物、传染病、过量酒精和有毒元素的侵害。含半胱氨酸和谷胱甘肽丰富的食物有：白肉（主要指鸡鸭肉）、金枪鱼、小扁豆、豆子、坚果、可食种子、洋葱和大蒜。半胱氨酸和谷胱甘肽除了可以提高人体抗氧化能力，还可以增强人体免疫力。

---

① 译者注：份（serving）和杯（cup）都是计量单位。杯是一种烹饪计量单位，1 杯相当于 0.28 升。

补充剂的益处

提高人体的抗氧化能力是十分重要的，因此你的每日营养补充剂方案中，应该加入大量的抗氧化剂。如果是居住在污染严重的城市，或是不可避免地接触自由基，而且已步入中年或老年，补充抗氧化剂更是刻不容缓。最简单的方法是服用复合型抗氧化剂补充剂。口碑好的公司生产的补充剂都含有以下营养成分：维生素 A、β–胡萝卜素、维生素 E、维生素 C、锌、硒、谷胱甘肽和半胱氨酸，还会有一些植物性抗氧化剂，如越橘和沙棘油（存在于松树皮和其他植物中的一种类黄酮）之类的物质。此外，还应含有的重要成分是硫辛酸和辅酶 Q10。

硫辛酸是一种含硫的类维生素物质，有很高的抗氧化效应。作为抗氧化剂，硫辛酸既为水溶性也为脂溶性，这意味着与单用维生素 C 或维生素 E 相比，它可以保护的分子范围更广。富含硫辛酸的食物有动物肝脏和酵母。辅酶 Q10 也是一种很重要的抗氧化剂，它可以保护细胞不受致癌物损伤，还可以帮助机体回收并再利用维生素 E。辅酶 Q10 的魔力在于它可以调控细胞对氧的利用，控制氧流动，使产能过程更有效率，并防止氧化剂带来的损害。富含辅酶 Q10 的食物有肉类、鱼类、坚果和可食种子。

下表列出了总的补充剂（可以是复合维生素补充剂加上额外补充的维生素 C）摄入量需达到的标准：

维生素 A（视黄醇/β–胡萝卜素）	2500～6600 微克视黄醇当量（7500～20,000 国际单位）
谷胱甘肽（还原型）	25～75 毫克
维生素 E	66～330 毫克（100～500 国际单位）
维生素 C	1000～3000 毫克
辅酶 Q10	10～50 毫克
硫辛酸	10～50 毫克
花青素	50～250 毫克
硒	30～100 微克
锌	10～20 毫克

　　下面介绍一些简单的方法，可以帮你提高自身抗氧化和预防疾病的能力：

●多吃新鲜水果，尤其是浆果（指草莓、蓝莓、树莓、桑葚等颜色呈红色、紫色、蓝黑色的柔软果实）。

●多吃蔬菜，尤其是嫩茎、菠菜、鳄梨、甘薯、胡萝卜、豌豆、豆瓣菜和西蓝花。

●每日吃复合维生素片或补充含上表中所有营养素的抗氧化剂。

●尽量避开污染、吸烟场所，避免暴露在强烈的阳光下，不吃煎炸食品。

●不要过量运动，运动量以能保持体内有氧环境为宜。

第16章　同型半胱氨酸——最重要的健康指标

除了血压、胆固醇和体重，还有一项指标能更好地显示你的健康状况，判断你是否可以健康长寿，这项指标即同型半胱氨酸。

同型半胱氨酸是体内合成的一种蛋白质，在理想状态下，其在血液中的含量很低。但如果身体不处于最佳营养状态，血液中的同型半胱氨酸将会蓄积，从而增加患病风险。相关的疾病有50多种，包括心脏病、中风、某些癌症、糖尿病、抑郁症和早老性痴呆症。英国有1/2的人同型半胱氨酸含量水平偏高。好在这种可怕的因子导致的危险局面，可在几周内得以扭转。

什么是同型半胱氨酸

同型半胱氨酸是由蛋氨酸转化而成的，蛋氨酸广泛存在于我们日常摄入的蛋白质中。同型半胱氨酸本身并不是什么坏东西，人体可以通过一定途径把它转化成下列两种有益的物质之一：一种是谷胱甘肽，是体内重要的抗氧化剂；另一种是一种甲基供体，称为SAMe（S-腺苷蛋氨酸），是对大脑和身体有益的"智力"营养素。问题是，如果饮食中所含的B族维生素不处于最佳量，那么催化同型半胱氨酸转化为上述两种物质的酶就无法正常运作，体内的同型半胱氨酸也无法转化，因而会上升到危险的水平。

研究发现，10个人当中便有1个人存在一种基因变异，其体内同型半胱氨酸含量比其他正常人容易升高。这让情况变得更复杂。这些人体内催化同型半胱氨酸转化为SAMe的酶（亚甲基四氢叶酸还原酶，简称MTHFR）无法正常工作，或是含量低于正常人。好在大量摄入维生素B_{12}和叶酸，可以使该酶较好地工作。

随着抗氧化剂重要地位的确立，医学界出现了一个新热点词语"甲基化"。人体保持化学平衡的能力是由机体添加或去除甲基基团的能力决定的。这是体内物质之间相互转化的方式之一。举个例子，现在这些有关"过早死亡"的讨论给你带来了精神压力，你的身体对此做出的反应，就是去甲肾上腺素加一个甲基使之转化为肾上腺素；听到同型半胱氨酸可以快速转化为其他物质的消息，你松了一口气，这时机体的反应是从肾上腺素去除一个甲基，使之转化为去甲肾上腺素。这类化学反应在人体内每秒钟会进行 10 亿次，保证人体内所有物质都处于平衡状态。

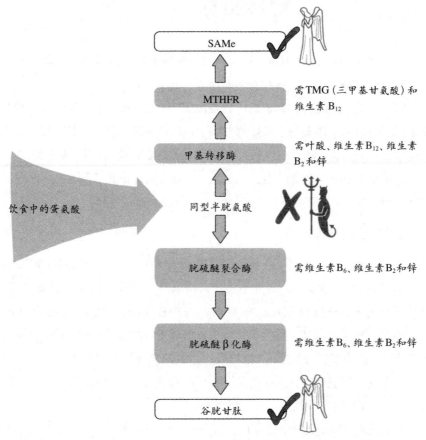

同型半胱氨酸的转化途径。摄入蛋白质后体内就会产生同型半胱氨酸，通常它会迅速转化成 SAMe 或谷胱甘肽，这两者都有益于人体健康。然而一旦缺乏一些必要的营养素，如维生素 B_2、维生素 B_6、维生素 B_{12}、叶酸、锌或 TMG，体内就会积累同型半胱氨酸，产生毒性。

如果说有什么物质可以衡量抗氧化剂的"智商"，细胞内的谷胱甘肽则是当仁不让。因为每日摄入的抗氧化剂是否起作用，要看它是否提高了细胞内的谷胱甘肽水平。同样，可以衡量甲基"智商"的是细胞内SAMe的水平。因为SAMe是良好的甲基供体和受体，令体内的生物化学反应保持灵活的适应性。一般来说，SAMe和谷胱甘肽都是由摄入的蛋氨酸转化为同型半胱氨酸，再经过其他一系列转化得到的。一旦同型半胱氨酸转化过程以任何方式受阻，体内就会出现同型半胱氨酸水平升高、SAMe和谷胱甘肽水平降低的现象。

以上只是坏消息的一半，另一方面，同型半胱氨酸会损伤动脉、脑，甚至是DNA。难怪从理论上说，同型半胱氨酸是人体健康、生物化学适应性及退行性疾病患病风险的最重要指标。但有力的证据在哪儿呢？

把患心脏病和中风的可能性降低75%

《英国医学杂志》最近刊登了一篇有关92项研究的大型报告，这是由南安普顿综合医院心脏科的戴维·沃德（David Wald）和他的同事们完成的。他们对两万名病人进行研究，确立了同型半胱氨酸水平与患心血管疾病的可能性之间的关系。研究发现，血液中的同型半胱氨酸含量每增加5个单位，MTHFR基因变异的人患心脏病的可能性就上升42%，患中风的可能性上升65%；MTHFR基因正常的人，患心脏病的可能性上升32%，患中风的可能性上升59%。研究者们的结论是，"高度显著性的结果表明，体内同型半胱氨酸水平与患心血管疾病的可能性之间呈因果关系。"也就是说，同型半胱氨酸水平较高不只是和患心脏病有关联，实际上它还是诱发心脏病的原因之一，还有许多相关研究也得出了同样的结论。那么，如果降低了体内同型半胱氨酸水平，也就去除了心脏病的诱因，从而降低了患病风险。

同型半胱氨酸平均水平是10个单位，理想水平则是6个单位。有心血管病史的人同型半胱氨酸水平往往在15个单位以上。根据这一研究成果，把同型半胱氨酸水平从16个单位降到6个单位，就可以把患病风险降低75%！这一方法不仅比通过控制胆固醇降低患病风险的方法更有效，而且也更可行。那么具体应该怎么降？答案是：只需补充营养素，而不需药物治疗。

把患癌症的可能性降低 1/3

《新英格兰医学杂志》（*New England Journal of Medicine*）上发表的一篇研究报告指出，有85%的癌症是可以预防的。这项涉及45,000对双胞胎的研究证明，饮食和生活方式诱发癌症的可能性大于基因遗传。研究发现，遗传因素相同的双胞胎，患相同癌症的几率小于15%。也就是说，有85%的癌症诱因是环境因素，包括饮食、生活方式及与有毒矿物质元素接触。研究结果还表明，在所有研究过的癌症当中，饮食、吸烟及运动方面的问题，占到癌症病因的58%～82%。

那么同型半胱氨酸与癌症有什么关系呢？癌症是由DNA受损引发的，而同型半胱氨酸水平高易使DNA极大受损，且一旦受损就很难修复。另一方面，同型半胱氨酸水平也可以很好地显示癌症的治疗是否有效。肿瘤长大时，同型半胱氨酸水平会升高；而肿瘤萎缩时，同型半胱氨酸水平会降低。一些癌症与同型半胱氨酸水平的相关性很明显，如乳腺癌、结肠癌和血癌。降低同型半胱氨酸水平可以把患癌症的风险降低1/3。在降低同型半胱氨酸水平的同时，对饮食做出相应调整并添加必要的营养补充剂，可以把患癌症的风险降低一半以上。

有效降低患糖尿病的可能性

II型糖尿病，即成年型糖尿病是完全能够预防的。但是越来越多的年轻人有患II型糖尿病的趋势，而西方国家中肥胖的流行如同火上浇油，助长了这种趋势的发展。肥胖可使患糖尿病的风险增加77倍！糖尿病患者通常存在同型半胱氨酸水平过高的危险，因为大多数糖尿病患者体内胰岛素会反常地升高，这使得人体无法控制和保持健康的同型半胱氨酸水平。采用降低同型半胱氨酸水平的饮食，并服用营养补充剂，可降低患糖尿病的风险。如果你已经是糖尿病患者，这种措施也能帮助你控制病情并降低并发症出现的可能性。

将早老性痴呆症患病风险降低 50%

有证据指出，如果降低同型半胱氨酸水平，患早老性痴呆症的风险可大大降低。同型半胱氨酸与脑损伤大有关系。日本东北大学的松俊文（Matsu Toshifumi）

博士和他的同事为153位老人做了脑扫描，并检测了他们的同型半胱氨酸水平。结果十分明显：同型半胱氨酸水平越高，脑损伤越严重。

近期《新英格兰医学杂志》上刊登了这样一则研究报告。研究者为1092位没有发生智力衰退的老人体检，并检测了他们体内的同型半胱氨酸水平。在其后8年内，有111位被诊断为痴呆，其中83位患早老性痴呆症。血液中同型半胱氨酸水平高的老人（研究中以14个单位为界）患早老性痴呆症的可能性几乎加倍。上述研究充分说明，采用一种可保持体内同型半胱氨酸低水平的生活方式，将降低若干年后患早老性痴呆症的可能性。

大大降低各类原因导致死亡的风险

延长健康寿命的最佳方法之一是降低同型半胱氨酸的水平。因为同型半胱氨酸水平每升高5个单位，将会使：

* 因各类原因导致死亡的风险增加49%
* 死于心血管疾病的风险增加50%
* 死于癌症的风险增加26%
* 死于非癌症或心脏病等其他疾病的风险增加104%

以上数据出自挪威卑尔根大学的一项综合研究，该研究报告发表在2001年的《美国临床营养学杂志》（*The American Journal of Clinical Nutrition*）上。研究始于1992年，对4766名年龄在65～67岁之间的受试者进行了同型半胱氨酸水平测试，然后，记录他们在接下来的5年内的死亡情况，结果有162位男性及97位女性死亡。之后研究者对同型半胱氨酸水平和死亡可能性之间的关系进行分析。结果不仅再次证明高水平同型半胱氨酸与心脏病和中风有密切关系，还发现了同型半胱氨酸水平和各种原因导致的死亡之间都有很大关联。也就是说，无论最终导致死亡的原因是什么，同型半胱氨酸水平都是预测寿命的最准确的因素。

如果你已经五六十岁了，看完这样的报道或许觉得前景一片昏暗；但是反过来看，这些报道也是有利的，因为它们正好提醒你，要马上开始解决这个问题，而且解决方法是早已确定的。

测测你的同型半胱氨酸水平

测同型半胱氨酸水平的方法很简单，你甚至可以在家进行。衡量同型半胱氨酸水平的单位是毫摩 / 升（mmol/L），我们定义 15 个单位（1 个单位等于 1 毫摩 / 升）为高同型半胱氨酸水平。一旦达到这个水平，患心脏病的可能性会提高，患早老性痴呆症的可能性则加倍。然而，现在甚至低到 7 个单位的同型半胱氨酸水平，就已经与患病风险的上升相关联。事实上，目前并没有统一的官方标准来确定安全的同型半胱氨酸水平，也没有人保证怎样调整饮食和服用补充剂就能让同型半胱氨酸含量处在安全水平上。30% 以上有心脏病史的人，同型半胱氨酸水平都在 14 个单位以上，而英国平均的同型半胱氨酸水平为 10.5 个单位。但是专家一致认为将同型半胱氨酸水平控制在 6 个单位以下时为理想状态。

使同型半胱氨酸水平升高的因素

如果你有下列相关风险因素，那么做同型半胱氨酸水平的测试对你是极其重要的：

* 基因遗传缺陷，即有下列家族病史：心脏病、中风、癌症、早老性痴呆症、精神分裂症或糖尿病

* 叶酸的日摄入量小于 900 微克

* 年龄较大

* 男性

* 缺乏雌激素

* 过量饮酒、咖啡或茶

* 吸烟

* 缺乏运动

* 经常怀有敌意并压抑着自己的怒气

* 肠内炎症（乳糜泻、节段性回肠炎、大肠溃疡）

* 幽门螺杆菌导致的溃疡

* 怀孕

* 完全素食者

* 高脂肪饮食，包括吃过量的红肉

* 日常摄入大量食盐

降低同型半胱氨酸水平

好在不管你同型半胱氨酸的水平有多高,只要采取正确的方法改变饮食习惯及生活方式,都可以降低同型半胱氨酸水平。请按下述的降低同型半胱氨酸水平的方案来安排你的日常饮食和生活。

降低同型半胱氨酸水平方案

少吃脂肪含量高的肉,多吃鱼和植物蛋白

每星期最多吃4份瘦肉,最少吃3次鱼,且不要用煎炸的烹饪方法;如果对大豆制品不存在过敏或不耐受现象,则每周至少吃5次豆腐、豆豉或豆制香肠(每次吃1份),或者豆类如云豆、鹰嘴豆泥或烤豆子。

多吃蔬菜水果

每天至少吃5份蔬菜水果,也就是说每天要吃两种水果和3份蔬菜。每天摄入的蔬菜水果种类要有变化;保证每顿饭有一半的盘子装盛蔬菜。

每天吃一瓣大蒜

每天吃一瓣大蒜,或者吃一片大蒜补充剂。可以选择将大蒜油胶囊或大蒜粉作为补充剂。

食物里不要加盐

无论是在烹饪中还是上桌的菜中,都不要加盐。我认为唯一可以算是有益于健康的盐是所罗盐(Solo salt),它含有的钠是普通盐的一半,并且含有大量的钾和镁。你可以使用这种盐来代替普通的盐,但是也要有所节制。

少喝茶和咖啡

每天最多喝两杯茶或1杯咖啡,不论是含咖啡因的咖啡还是不含咖啡因的。选择药草茶和谷物制咖啡(grain coffee)代替传统的茶和咖啡。

节制饮酒

饮酒量应该限制为每天少于300毫升啤酒或1杯葡萄酒。理想的饮酒量为每周1200毫升啤酒或4杯葡萄酒。

给自己减压

如果觉得自己压力很大,或是经常感觉很紧张,那么你需要换到压力小的环境或是改变自己的态度以减少压力。一些简单的方法可以帮你减压,如瑜伽、冥想或是体育运动。如果有一些特定问题需要解决，你还可以去咨询专业顾问。这些方法可以让生活变得与从前大不一样。

戒烟

如果你吸烟，一定要戒掉。吸烟有害健康。就你的同型半胱氨酸和健康而言，无论吸多少烟都是不安全的。吸烟不亚于慢性自杀，戒烟越早，你的寿命会越长。你可以找些辅助戒烟的方法。

改善缺乏雌激素的状况

如果你是已绝经的女性，或者有绝经期症状或是月经不调，去做个唾液激素测试，查查你的雌激素和黄体酮水平。如果缺乏雌激素或黄体酮，你可以通过"天然黄体酮激素替代疗法"（涂抹能透过皮肤的药膏）来改善这种状况。激素替代疗法中用天然黄体酮不会增加相关的风险，人体也可利用黄体酮来合成雌激素。

每日服用高效的复合补充剂

你所服用的维生素和矿物元素补充剂必需达到以下水平：主要的 B 族维生素至少摄入 25 毫克，叶酸 200 微克，维生素 B_{12} 和 B_6 均至少 10 微克，还必需含有维生素 A、维生素 D、维生素 E 及镁、硒、铬和锌。想要保持整体健康，并且保持体内同型半胱氨酸水平处于安全范围，每日还应该补充 1 克维生素 C。

补充营养素以降低同型半胱氨酸水平

要将同型半胱氨酸水平保持在 6 个单位以下，最有效快捷的途径是补充可降低同型半胱氨酸水平的营养素，包括维生素 B_2、维生素 B_6、维生素 B_{12}、叶酸、TMG（三甲基甘氨酸）和锌。第 137 页表列出了在不同的同型半胱氨酸水平下应补充的营养素的量。

现在，大量补充叶酸的做法十分流行。但是单独增加叶酸的摄入远不如让叶酸和其他营养素协同发挥作用的效果好。叶酸的摄入量取决于你现在的同型半胱氨酸水平。一项研究结果显示，单摄入高剂量叶酸，可使同型半胱氨酸水平下降 17%，单摄入维生素 B_{12}，可使同型半胱氨酸水平下降 19%，摄入叶酸和维生素 B_{12}，可使同型半胱氨酸水平下降 57%，同时摄入叶酸、维生素 B_{12} 和 B_6，可使同型半胱氨酸水平下降 60%。而所有这些效果，只需要 3 周就能实现！

然而想要获得理想效果，就离不开 TMG。TMG 是比 SAMe 还理想的甲基

营养素	无风险 （低于6）	低风险 （6～9）	高风险 （9～15）	极高风险 （高于15）
叶酸	200 微克	400 微克	1200 微克	2000 微克
维生素 B_{12}	10 微克	500 微克	1000 微克	1500 微克
维生素 B_6	25 毫克	50 毫克	75 毫克	100 毫克
维生素 B_2	10 毫克	15 毫克	20 毫克	50 毫克
锌	5 毫克	10 毫克	15 毫克	20 毫克
TMG	500 毫克	750 毫克	1.5～3 克	3～6 克

供体，因为只有TMG是同型半胱氨酸的直接的甲基供体（见下图）。在新西兰曾做过一项针对慢性肾衰竭病人的研究。这些慢性肾衰竭病人的同型半胱氨酸水平相当高。将患者分组后，给予其中一组每日4克TMG、50毫克维生素 B_6、5000 微克叶酸，给予另一组每日等量的维生素 B_6 和叶酸。结果是前一组比后一组的同型半胱氨酸水平多下降18%。一些公司已开始生产这种复合营养补充剂。

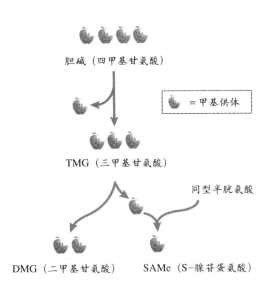

甲基供体。人体需要甲基基团。鸡蛋和卵磷脂中含有的胆碱，甜菜和其他蔬菜中含有的TMG（也称甜菜碱），其结构中都含有甲基。TMG是最好的甲基供体，TMG可以提供一个甲基成为DMG，同时将有害的同型半胱氨酸转化成SAMe，而SAMe是人体最好的甲基携带者。

　　如果把饮食与补充剂结合起来做相应调整，可以在几周内使你的同型半胱氨酸水平下降一半。当然，目标是降到6个单位以下。我的同型半胱氨酸水平是4.5个单位。这里需要再次强调，衡量你是否达到最佳营养状态最好的指标可能就是你的同型半胱氨酸水平。

第17章 活力食物——植物化学物的革命

当食用一种天然食物（如西蓝花）时，你就等于喝了一杯富含有益于健康的活性物质的鸡尾酒。这些活性物质中的某些是我们十分熟悉的，如维生素、矿物质、必需脂肪酸和必需氨基酸。然而还有很多对健康十分重要的物质，被称为植物化学物，它们对人体系统有极大影响，可以促进健康并预防疾病。

植物化学物是食物中的生物活性成分，它们不是营养素，因此人体并不像依赖维生素那样必需这些成分。然而植物化学物在人体生物化学反应过程中有着至关重要的作用，它们对健康的影响不亚于维生素和矿物质。因此植物化学物被视为半必需营养素。由于它们在体内不能贮存，饮食当中必须日常性地摄入富含植物化学物的食物。现已确定了100多种植物化学物，它们有些是抗氧化剂，有些可以增强免疫系统功能，有些可以稳定激素平衡能力。

下表列出了一些植物化学物，它们的有益健康的效用已经得到充分证实。

常见食物中所含的植物化学物

葱类化合物	双硫氢硫基	酚类
花青素	鞣花酸	植物性雌激素
生物类黄酮	染料木黄酮	植物固醇
乳香酸	硫甙	胡椒碱
辣椒素	吲哚	益生菌
类胡萝卜素	异硫氰酸盐	槲皮素
叶绿素	蘑菇多糖	原花青素
香豆素	木酚素	皂角苷
绿原酸	叶黄素	莱菔硫烷
姜黄素	番茄红素	玉米黄素

下面让我们看看其中一些植物化学物是怎样促进人体健康的。

植物化学物——天然药房

葱类化合物

葱属植物包括大蒜、洋葱、韭菜、香葱和冬葱。大蒜一直是被人津津乐道的健康食物，它对人体有很多好处。尽管含大量维生素和矿物质，大蒜最主要的生物活性物质却是含硫的化合物，包括大蒜素、二烯丙基二硫化物和二烯丙基三硫化物。

一项中国的研究报告称，常吃大蒜可以预防胃癌。这可能是因为大蒜可以阻碍亚硝酸盐（存在于很多腌制食品中）和硝酸盐转化成致癌的亚硝胺。大蒜也可以抑制黄曲霉毒素的活性，黄曲霉毒素是天然存在的物质（如花生中就含有该物质），可以致癌。在美国爱荷华州曾做过一项涉及41,837名妇女的大型研究，这些妇女的年龄都在55～69岁之间。研究结果指出，在所有蔬菜中，大蒜对预防结肠癌是最有效的。那些每周至少吃1次大蒜的妇女患结肠癌的可能性比从不吃大蒜的妇女低50%。

作为抗氧化剂，大蒜既可以预防癌症，又可以预防心脏病。吃大蒜可明显降低血液胆固醇含量，预防动脉硬化。印度泰戈尔医学院对此进行了一项为时3年的研究。把400名心脏病患者分为两组，一组给予大蒜补充剂（相当于一天6～8瓣大蒜的剂量），结果与未给予大蒜的一组相比，心脏病发病率明显降低，血液胆固醇含量也有所降低。这比每天摄入1片阿司匹林来维持较低的血液黏稠度的方法要更安全，因为阿司匹林会引起胃出血。

花青素和原花青素

这两种物质在浆果和葡萄中含量丰富。它们和生物类黄酮一样属于植物多酚，有许多类似的性质，据说对预防痛风和某些关节炎很有效。

生物类黄酮

对人体很有益。是有效的抗氧化剂；可以与有毒金属元素结合并将其运出体外；对维生素C有协同作用，可以稳定维生素C在人体组织内的活性；有抑菌及抗菌作用，故而有一定的抗炎性质；另外，还有抗癌作用。对毛细管脆弱、牙龈出血、静脉曲张、痔疮、皮肤青紫、扭伤和血栓，都有一定的防治作用。

芦丁（大量存在于荞麦中）和橘皮苷（主要存在于柑橘类水果中）都属于生物类黄酮。生物类黄酮最好的食物来源有玫瑰果、荞麦叶、柑橘属水果、浆果、西蓝花、樱桃、葡萄、番木瓜、哈密瓜、甜瓜、李子、茶、红葡萄酒和番茄。黄瓜里也含有一些特别的生物类黄酮，可以阻止致癌性的激素与细胞的结合。

乳香酸

一种强效抗炎剂，对关节炎等症大有裨益。乳香酸存在于一种叫乳香的药草中。

辣椒素

大量存在于辣椒中，有助于保护 DNA 不受损伤。

类胡萝卜素

是有抗衰老活性的重要的抗氧化剂。从名称上我们可以看出，这是大量存在于胡萝卜中的一种植物化学物，而 β-胡萝卜素正是其中的一种。其他一些水果蔬菜中也含有类胡萝卜素，如土豆、豆瓣菜和豌豆。

叶绿素

是使植物呈绿色的物质。富含叶绿素的食物有小麦草、海藻、海菜和那些有助于"制造"血液的绿色蔬菜。研究证明，摄入少量的纯食物叶绿素，就可刺激骨髓中血红细胞的生成。叶绿素还有抵抗癌症和部分类型的辐射及杀菌的作用，此外它还有很强的疗伤作用。禾谷类植物①所含营养素大致与深绿色蔬菜相同，但与谷物相比不含面筋，这对有乳糜泻的人来说是比较安全的（面筋蛋白可引起过敏）。

香豆素和绿原酸

这两种物质可以阻止致癌物亚硝胺的形成。它们存在于多种蔬菜和水果中，如番茄、青椒、菠萝、草莓和胡萝卜。

---

① 译者注：原文为 cereal grasses，可能是指谷类没有长成之前的绿色小苗。

姜黄素

是一种强效抗氧化剂，存在于芥菜、姜黄、玉米和黄辣椒中。

鞣花酸

存在于草莓、葡萄和树莓中。它可以在致癌物损伤DNA之前将其中和。最常见的致癌物亚硝胺存在于一些肉类之中，草莓中的活性物质可以将其去除。事实上已有报告称草莓是第二大具有抗癌作用的食物，仅次于大蒜。草莓和树莓的抗癌作用之所以很强，不仅因为它们具有很高的抗氧化水平，还有一个原因就是它们含鞣花酸这种抗癌物质。美国印第安纳大学医学院的一项研究称，草莓和树莓中的鞣花酸可以保护健康细胞，阻止它们癌变。鞣花酸还可以保护我们不受另一种致癌物——黄曲霉毒素的侵害。黄曲霉毒素在许多食物（如花生）中都以低浓度存在。

染料木黄酮

大豆中富含染料木黄酮。这种物质是一种植物性雌激素，对预防乳房肿瘤、前列腺肿瘤及其他一些肿瘤的增长和扩散有较好效果。研究者将目光聚焦在两种生物类黄酮上——染料木黄酮和大豆苷原。日本妇女比其他工业化国家的妇女乳腺癌的患病率低，可能与她们体内染料木黄酮和大豆苷原的含量较高有关。染料木黄酮和大豆苷原可能有保护人体免受未被孕激素平衡的雌激素伤害的作用。最近在新加坡的一项研究中，针对乳腺癌早期患者进行了跟踪研究，发现摄入大豆越多，乳腺细胞癌变几率越低。

可抵御癌症的染料木黄酮和大豆苷原的摄入量大概是每日5毫克，也就是说可以每天喝1份340毫升的豆奶或吃1份豆腐。这里所说的豆奶可以作为饮料，也可以像牛奶一样和麦片搭配食用；豆腐的烹饪方法则以炒为宜。豆腐富含异黄酮，而其他的精制大豆食品中其含量很低。然而我不建议摄入高于以上标准的量。理论上说植物性雌激素也会引起雌激素过量，而且吃过多的豆腐可能引起过敏①。

---

① 译者注：大豆食品摄入过多，可能引起肠胃敏感者产生腹胀等不适感觉。

硫甙①

这是食物中最重要的抗癌物质之一，也是有益于肝脏功能的一种营养物质。世界癌症研究基金会称，有十分可信的证据表明，含硫甙高的食物可降低患肺癌、胃癌、直肠癌发生的可能性，并可能对乳腺癌有一定作用。目前为止，嫩茎是已发现的硫甙含量最高的食物，西蓝花、球芽甘蓝及其他十字花科蔬菜中硫甙的含量也很高。硫甙的抗癌作用与它可以帮助肝脏解毒有关。

有一项设计巧妙的实验，给部分受试者吃除掉了硫甙的球芽甘蓝，而给予另一部分受试者普通的球芽甘蓝。与吃去掉硫甙的球芽甘蓝者相比，那些吃普通球芽甘蓝者的肝脏酶功能要高出30%，这说明，硫甙对提高你的解毒能力很有助益。

异硫氰酸盐（ITCs）和吲哚

广泛存在于十字花科的蔬菜中，如西蓝花、球芽甘蓝、卷心菜、白色菜花、水芹、山葵、羽衣甘蓝、苤蓝、芥菜、萝卜和芜菁甘蓝。含量最高的食物是嫩茎，它是羽衣甘蓝和西蓝花的杂交体。此外，草莓和树莓也富含异硫氰酸盐和吲哚。

目前认为，多吃富含异硫氰酸盐的水果和蔬菜与低的癌症风险有相关性，尤其是结肠癌。有报告指出，每周吃1次以上卷心菜的人，患结肠癌的可能性是从不吃卷心菜的人的1/3。也就是说，每周吃1份卷心菜，则患结肠癌的风险下降60%。西蓝花和球芽甘蓝也表现出防癌作用，而且这种保护效果与吃这些蔬菜的数量呈正相关关系。异硫氰酸盐不仅可以防癌，还可以杀死癌细胞，因此对癌症的治疗也有一定的帮助。例如草莓和树莓可以阻止某些癌症的发展，包括宫颈癌、食道癌、口腔癌，并可能对前列腺癌有一定作用。

蘑菇多糖

香菇和灵芝中富含这种高效抗癌剂。动物实验证明，蘑菇多糖有抗肿瘤活性。日本的医院广泛用蘑菇多糖治疗癌症。蘑菇多糖还可以促进体内合成干扰素，这是一种人体自身可以合成的抗病毒的化学物质，有抗感染的功能。一些研究报告表明，蘑菇多糖还有抗艾滋病的作用。美国的一项实验已证明蘑菇多

---

① 译者注：也称为硫苷、硫配糖体等，是含硫物质与葡萄糖成的甙。

糖有抗 HIV 病毒的活性。让 HIV 呈阳性的受试者连续 12 周摄入蘑菇多糖，有 30% 的受试者 T 细胞含量增多。

木酚素

它是植物性雌激素类化合物中的一种，这类物质可以引发人体的相应生物反应。作用机理是，木酚素可与雌激素受体结合，在体内模拟内源性雌激素的作用。木酚素以无活性的状态进入人体后，被肠道菌群活化为有生物活性的状态。木酚素主要来源于亚麻子，在豆类、坚果、水果和谷物中也有少量存在。

叶黄素

是一种高效抗氧化剂，许多水果蔬菜中都含有它。叶黄素热稳定性很强，在烹饪过程中也不会被破坏。佛罗里达国际大学的一项研究发现，眼内叶黄素含量高的人，患老年性黄斑变性（ARMD）及白内障的可能性要低 80%。叶黄素保护眼睛的作用在于它可以在黄斑上形成色素，黄斑是位于晶状体后视网膜中间的部分。叶黄素可以过滤一种波长近蓝光的光，这种光会损伤眼睛，因此叶黄素可以保护视力。眼内含叶黄素的量越大，患 ARMD 的可能性越低。

由于叶黄素不能在体内合成，我们需要通过其他途径大量补充。叶黄素最好的食物来源是绿色蔬菜，如卷心菜、菠菜、西蓝花、白色菜花和羽衣甘蓝。

番茄红素

这是一种存在于番茄中的高效抗氧化剂，具有抗癌活性。番茄还含有其他一些抗氧化剂。如果把番茄榨汁、捣成泥，或是烹熟，所含的番茄红素会具有更强的生物活性。番茄红素还存在于其他一些呈红色的食物中，如西瓜。可见，每天吃些红色的食物是有益于人体的。

酚类

通常绿茶中含有这种高效抗氧化剂。人们曾对酚类（也称为植物多酚）做过大量研究，并认为它具有比维生素 C 和维生素 E 更强的抗癌活性。日本人的癌症发病率相当低，可能与他们常喝绿茶有部分关系。日本人平均每天喝 3 杯绿茶。

植物性雌激素

这种物质对人体有保护作用。它可以将人体合成的过量雌激素，或是从环境中的农药、塑料以及其他来源进入人体的类雌激素，结合在血液中的某种特定蛋白上面。这一过程可以防止雌激素敏感组织接触到过多的雌激素。植物性雌激素的食物来源有大豆（通常以豆腐和味噌①的形式更佳）、其他豆类、柑橘属水果、小麦、甘草、紫花苜蓿、茴香和芹菜。大量摄入植物性雌激素可以降低乳腺癌和前列腺癌的患病风险，还可降低绝经期症状、纤维瘤及其他一些激素相关病的患病风险。

植物固醇

包括植物固醇和植物固醇酯。日常饮食中有许多食物含有植物固醇，尤其在植物油中含量更高。植物固醇对降低血浆中的胆固醇总量和低密度脂蛋白胆固醇含量，有很好的效果。它的作用机理是在小肠中阻止胆固醇的吸收。要想达到降低胆固醇含量的目的，每日需摄入 1 克左右的植物固醇和植物固醇酯，而我们的日摄入量只达到 200 毫克植物固醇和 400 毫克植物固醇酯。植物固醇的最佳食物来源是可食种子、菜豆、小扁豆以及植物油。一些人造奶油也含有植物固醇。

胡椒碱

存在于黑胡椒中。它有帮助人体更好地吸收其他营养素的作用。胡椒碱对营养素吸收的促进作用很强，如果吃很多的胡椒，你从食物中吸收营养素的量甚至可以翻倍。黑胡椒的胡椒碱含量甚高，白胡椒则含量一般，而其他椒类如红番椒、红灯笼辣椒和红辣椒中则不含胡椒碱。但上述三者是辣椒家族中具有其他特有益处的果实，如红番椒富含维生素C。有些人对这三种辣椒过敏，但对黑胡椒过敏的则很少见。当然，它可以让人打喷嚏。

槲皮素

自然界往往会对一些疾病提供治疗方法。对枯草热这种病而言，草莓就是良药。因为草莓和其他浆果含有一种性质独特的生物类黄酮——槲皮素，且含量颇高。槲皮素和浆果中其他一些生物类黄酮，还可以促进毛细血管及相关组织的健康。因此，槲皮素可以减轻皮肤青紫、水肿、静脉曲张及毛细管脆弱等症状。

---

① 译者注：味噌即日本酱，由大米和黄豆发酵制成。

槲皮素最大的好处在于阻止组胺释放。因此,它可以缓解某些类型的过敏原引起的过敏反应,如湿疹、哮喘和枯草热等,并有一定抗炎性质。也就是说,浆果对关节炎患者是十分有益的食物。

著名的美国梅约诊所针对槲皮素是否可以治疗和预防前列腺癌进行了相关研究。前列腺癌是发病增长最快的癌症,目前有1/6的男性受此困扰。该诊所的研究员邢念增博士说:"我们的研究结果表明,槲皮素可以降低具有雄激素应答的前列腺细胞中雄激素的活性,因此可以阻止前列腺癌细胞的生长。"

莱菔硫烷

是在芸薹属植物中发现的一类天然药物,它广泛存在于西蓝花、白色菜花、球芽甘蓝、芜菁甘蓝、羽衣甘蓝中,尤其在嫩茎中的含量更高。过去发现莱菔硫烷可以降低胃癌和胃溃疡的发病率,如今证实这是因为莱菔硫烷是天然的抗菌剂。有一半的胃溃疡都是幽门螺旋杆菌引发的,而莱菔硫烷可以杀死这种有害菌,从而保持消化道健康。另外,还发现在动物体内,莱菔硫烷可以降低乳腺癌患病率。

玉米黄素

是一种抗氧化剂。它是使玉米呈现黄色的物质。菠菜、卷心菜、西蓝花和豌豆中也含有玉米黄素。

当你认识到天然食物中含有如此多的活性物质,就会理解,将营养素从食品中分离出来并加以浓缩,然后单一品种地进行补充,是一件多么荒唐可笑的事情。最佳营养学一直强调要尽可能地吃完整、未掺假、纯粹的天然食物,在其基础上再进行营养补充,其原理正在于此。天然食物中也含有多种酶类,能帮助你从这些食品当中得到最大的好处。

酶——生命的钥匙

天然食物中还含有许多对人体有益的酶。人们常说,食物造就了我们。其实更准确的说法是,我们能够从食物中消化吸收的成分造就了我们。我们吃下去的食物只有被转化为可吸收的状态时,才能给我们提供营养。这一转化过程靠酶来完成。酶是一种可以使大块的食物变成小的单元并完成消化过程的化学物质。通过酶的作用,蛋白质水解成氨基酸,复杂的碳水化合物转化为单糖,脂肪则转化为脂肪酸和甘油。每天，胰腺、肝、胃和肠壁可以分泌10升的消化液，进入我们的消化道。人体合成酶需要必要的营养素，如果缺乏这些营养素，就会导致酶的缺乏。也就是说，人体利用营养素的能力会因此而下降，这又会导致进一步的营养缺乏——形成恶性循环。比如人体合成胃酸和分解蛋白质的酶是蛋白酶，而其完成合成、分解的过程则需要锌的参与。缺锌的人分解蛋白质的能力会很快降低，使得食物以大分子形式进入小肠，这本来是不应该出现的事情。如果肠壁不是百分之百完整无损（损伤对缺锌的人来说是普遍现象），这些未消化的大分子就可以进入人体，而我们的身体则会视它们为入侵者并攻击它们。这是大部分食物过敏的基本诱因。

一旦人体对一种食物产生了过敏反应，每次摄入这种食物，肠道便会发生同样的反应，并会引起发炎，进而打破肠道内有益菌和其他微生物之间的平衡。消化酶缺乏触发的食物过敏，往往也会导致消化不良、腹胀、胀气、消化痛、大肠炎、肠易激综合征、节段性回肠炎或念珠菌病。

人体中主要的消化酶包括消化碳水化合物的淀粉酶、消化蛋白质的蛋白酶及消化脂肪的脂肪酶。为了帮助消化，有许多营养补充剂添加了一些消化酶。冻干植物酶就有这种用途，常用的有菠萝蛋白酶和木瓜蛋白酶，它们分别是从菠萝和木瓜中提取出来的，具有和胃蛋白酶相似的化学性质。胃蛋白酶是一种高效消化酶，它可以分解其自身重量35～100倍的蛋白质。

生食中所含的酶

生吃食物是提高酶能力的好办法，因为生的食物中含有大量的酶。食物的烹饪加工过程会破坏酶。来自美国俄亥俄州辛辛那提市的生物化学家、诺贝尔奖获得者阿图里·维尔塔宁（Artturi Virtanen）教授证明，在咀嚼生蔬菜的过程中，蔬菜中的酶会在口腔中释放出来，与食物接触并开始消化的过程。与某些研究者所猜想的不同，这些酶不会因胃酸作用而变性，反而可以在消化道内保持活性。

德国沃兹堡的卡斯帕·乔普（Kaspar Tropp）做了更广泛的测试，他指出，人体有一套保护酶的方法，可以使酶完整地经过肠道，有一半以上的酶一直能到达结肠。在结肠里，这些酶可以与活性氧结合，从而改变肠内菌群的平衡，减少肠内的发酵和腐败，而这些正是与患结肠癌相关的因素。如此，它们还可以创造一个利于有益菌生存的环境。

一些食物含有对人体不利的酶抑制剂，如扁豆、大豆和鹰嘴豆所含的胰蛋白酶抑制剂，会阻碍蛋白质的完全消化。然而这些抗酶因子在发芽和烹制的过程中可以被破坏，所以吃豆芽和烹熟的豆子是没有问题的。同样的道理还适用于富含植酸的谷物，因为植酸会与有益的矿物质相结合。

淀粉酶和蛋白酶这两种主要的消化酶是许多食物中都含有的。很早以前，人类就学会了在吃食物以前利用这些酶对食物进行预消化。发酵食品和陈年食

生食物中存在的天然酶

	淀粉酶（消化碳水化合物）	蛋白酶（消化蛋白质）	脂肪酶（消化脂肪）	过氧化物酶和过氧化氢酶（清除自由基）
苹果				*
香蕉	*			
卷心菜	*			
鸡蛋（生）	*	*	*	*
蜂蜜（生 / 未经巴氏消毒）	*			*
芸豆	*	*		*
芒果				*
牛奶（生 / 未经巴氏消毒）	*			*
蘑菇	*	*		*
菠萝	*	*		
大米				
大豆		*		
甜玉米	*			*
甘薯		*		
小麦	*	*		

品就是很好的例子。生食中也含有这些酶，并且在咀嚼过程中就已经开始发挥作用。这些食物需要经过适当的咀嚼以释放并激活所含的酶。一些食物如苹果、葡萄和芒果，还含有具抗氧化能力的酶，如过氧化物酶和过氧化氢酶，这些酶可以帮助消除自由基。第148页表列出的是一些含有很高水平的促进健康的酶的食物，当然还有许多食物未被研究过。

益生菌

我们体内的细菌数量是活细胞的20倍，它们对人体健康是很重要的。维持体内有益菌群的存在状态对保持消化过程的健康、保持免疫系统的活跃以及抗感染能力是非常重要的。

并不是所有的细菌都对人体有益。还有一些有害菌或致病菌可以直接引起感染，或产生可导致炎症或癌症的有毒物质，尤其对消化道不利。有益菌主要包括两大家族：乳酸菌和双歧杆菌，它们可以在最大程度上控制有害菌的存在。

饮食和补充剂的作用对体内的菌群平衡有很大影响，因此也对人体健康产生相应影响。被称做益生菌的有益菌有很多益处已被证明。

已被证明的益生菌的益处：

* 促进消化

* 合成维生素

* 降低胆固醇水平

* 调节激素

* 提高免疫力

* 增强抗感染能力

* 缓解肠易激综合征症状

* 缓解鹅口疮症状

* 降低癌症患病风险

在巴黎巴斯德研究院工作的曼彻尼科夫（Mentchnikoff）是一位诺贝尔奖获得者。他对身体强壮和健康长寿的保加利亚农民印象很深，而这些农民有喝发酵牛奶的习惯。早在1907年，曼彻尼科夫首次证实了益生菌对人体的价值。20世纪30年代日本的丰博士分离出乳酸菌中的一个菌株，这种菌现在用于酸乳饮料养乐多（Yakult）的生产当中。到20世纪90年代，亚洲有2000万人食用益生菌。在英国，有100万人消费含益生菌的食物或补充剂。更有意义的是，近10年来，动物饲料中的益生菌添加量增加了5倍，因为它已经被证明可以促进动物的生长并减轻应激症状。益生菌的这种潜在功效还有待于在人体当中得到研究证实。

什么时候需要益生菌

推荐人们每天补充益生菌，以增进健康和预防疾病，是十分有意义的。用发酵食品或益生菌补充剂来补充都可以，尤其对老人的作用更大，因为结肠中的有益菌会随年龄增大而减少。补充益生菌对长期处于压力之下的人群可能也会十分有效。动物实验已证明，益生菌可以减少动物运输过程中由于应激带来的不适症状。如果你是一个经常因为上下班交通问题而产生应激的上班族，补充益生菌或许也会对你有所帮助！益生菌可以帮助人体：

  *抗感染，尤其是对喉咙发炎、假丝酵母感染或膀胱炎

  *防止食物中毒、旅行中会出现的腹泻或肠易激综合征

  *预防肠炎问题，如节段性回肠炎或大肠炎

  *预防癌症，尤其是对胃癌或肠癌

  *防止便秘或消化不良等消化功能紊乱的问题

  *抗生素治疗或手术治疗后，有助于人体恢复

  *缓解压力

选择最好的含益生菌食物和补充剂

不同的饮食文化中都把发酵食品归入日常饮食，这对健康是很有帮助的。这些食品有：

  *酸奶、松软干酪、酸奶酒（奶制品）

  *泡菜、腌菜（蔬菜制品）

  *味噌、豆腐、水豆豉、印尼豆豉、日本酱油、酸豆浆（大豆制品）

  *葡萄酒（葡萄制品）

  *酸面包（小麦或黑麦制品）

然而上述食物大都不含乳酸菌或双歧杆菌，这两种菌可以定植在消化道内。酸奶和其他发酵乳制品常含有嗜热链球菌或保加利亚乳杆菌。这些菌可以

在肠内停留1周左右，为我们服务。这些菌和其他有益菌一样可以合成维生素，也可以将乳糖（牛奶中重要的糖类）转化成乳酸。这使得我们的肠道略呈酸性，从而阻碍致病菌的生长。常吃这类食物有益于我们肠道的健康，但摄入含有那些容易定植在消化道中的益生菌的补充剂可能更为有效。第152页表列出了这些居住在我们肠道内的益生菌。最有效的益生菌补充剂往往都含有这些菌，而且经常是这些菌的有机组合。

　　另一种可提高体内有益菌活性的方法是摄入对这些菌有营养的食物。其中，效果最好的一种是FOS（低聚果糖），有时也被称为益生素。香蕉中富含FOS，其他的水果、大麦、大蒜、洋姜、洋葱、大豆和小麦中也含有FOS。一

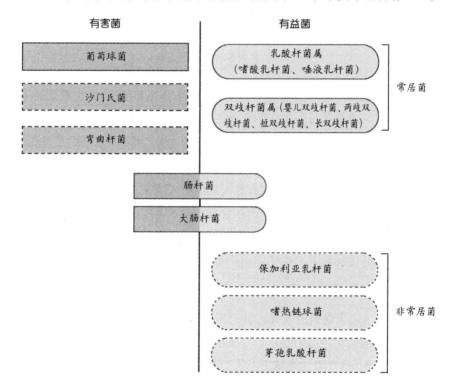

注意：虚线框内的菌在肠道中不常见

有益菌和有害菌。不是所有右侧列出的有益菌都是常居在体内的。那些非常居型的有益菌在通过肠道时对人体十分有益，但最好的菌还是嗜酸乳杆菌和保加利亚乳杆菌。一些细菌如大肠杆菌，通常在肠道内的量比较少，如果发生增殖，则对人体不利。其他一些细菌如沙门氏菌，是不应出现在肠道内的，如果发生食物污染等情况导致这些菌进入肠道，则可以致病。

成人体内的常居菌和非常居菌

常居菌	嗜酸乳杆菌
	唾液乳杆菌
	婴儿双歧杆菌
	两歧双歧杆菌
	短双歧杆菌
	长双歧杆菌
非常居菌	保加利亚乳杆菌
	干酪乳杆菌
	芽孢乳酸杆菌
	嗜热链球菌

项研究发现，常吃香蕉粉可以使胃壁增厚，而阿司匹林则相反，会使胃壁变薄。

最好的益生菌补充剂也含有FOS，可以营养益生菌，从而促进其增殖。FOS也可以单独补充，现已证明它可以促进有益菌的生长，而对有害菌的促进作用则很小。FOS还有减轻便秘症状的作用。

总之，以植物性食物为主的饮食含大量的水果蔬菜，纤维素和FOS的摄入量自然就比较大，比不含这些成分的饮食更有利于有益菌的生长。而含肉较多的饮食，除了成为胃肠道感染的主要原因之外，还更容易分解产生有毒物质，并会降低食物通过肠胃道的速度。

保持摄入的益生菌的活力

不论是摄入粉末还是胶囊态的补充剂，问题在于经过胃、小肠和大肠后，还有多少益生菌能保持活力呢？一个人肠内居住的细菌总量最高可达100万亿，更形象地说，这个量比地球上总人口数量还大。胃酸可以杀死细菌，但不是全部。以下几个方法可以使更多的有益菌存活下来：

* 补充剂量至少要含1亿活菌体
* 同时补充FOS
* 不要和食物一起摄入
* 选择肠溶补充剂

* 选择芽孢态的乳杆菌补充剂

补充足够数量的有益菌仅仅是开始，你可能需要1亿～10亿的活菌。补充剂是有益菌经过培养之后冷冻干燥而制成的。如果补充剂的制作质量较高，那么它可以在几个月的时间内保持稳定，甚至可能是几年，而且不需要放入冰箱保存。当你把补充剂吞下去之后与水分接触，有益菌就恢复了生命力。

含FOS的补充剂会促进有益菌迅速增殖，因此这种补充剂中的活菌并不用达到前述那么高的量。微胶囊化的或肠溶型的补充剂也一样不需要那么高的量。这种补充剂需要随食物一并摄入，但其他的补充剂则不能在吃饭的同时摄入，以防止胃酸对它形成破坏（胃酸会杀死一部分人体摄入的菌，无论是有害菌还是有益菌）。乳酸杆菌和凝结芽孢杆菌（即芽孢乳酸杆菌）通常对胃酸的抵抗能力较强，因此是补充时的良好选择。凝结芽孢杆菌合成乳酸很迅速，这是益生菌抗感染作用的主要方式。虽然凝结芽孢杆菌不属于常居菌，但它在体内的有效作用时间仍可达1周之久，能起到很好的作用。

如果你想把益生菌用于治疗，如在使用抗生素后向消化道再接种益生菌，或是作为抗感染的药物（例如可以杀死假丝酵母菌），摄入量就应是一般促进健康时剂量的3倍。高剂量的益生菌和益生素（如FOS）有时会引起胃肠胀气，至少是短时间的胀气反应。这并不是什么不好的信号——当不良细菌渐渐死亡，症状好转之前，有时会有症状加剧的现象发生。

保持天然食物的活性

当你把各种新鲜的天然食物混合起来吃，如水果和蔬菜，你就像喝了一杯由各种营养素混合调制的鸡尾酒，维生素、矿物质、氨基酸、抗氧化剂、益生菌和植物化学物会发挥协同作用，来促进你的健康。而把各种成分分开，并一一视为治疗某种特定疾病的药物，是不合实际且愚蠢的。其实最好的做法是吃从田里或树上刚刚采摘的食物。

下面粗略地列出一些方法,可以帮助你提高日常饮食中有活力的食物及其所含营养成分的活性,养成好习惯:

- 每天至少吃3块新鲜水果。
- 每天有一顿饭要以蔬菜沙拉为主。
- 常吃各种富含抗氧化剂和植物化学物的食物,如甘薯、西蓝花、豆瓣菜、豌豆、胡萝卜和浆果。
- 吃各种颜色的食物,因为每种天然的颜色都代表该食物中含有促进人体健康的植物化学物。
- 吃未加工的完整的食物,少吃那些含人工合成的化学物质的精制的或是加工过的食物。
- 尽量吃生的食物,如果要烹饪,尽量用蒸而不用煎炸的方法。
- 无论在哪里,尽量买有机食物,实在做不到就削去表皮,或剥去表层的叶子再洗,尽量减少农药残留。
- 要买新鲜的食物且做到现买现吃,不要提前买来再贮存,贮存时间越长,营养成分损失越严重。
- 常吃发酵食品如酸奶、乡村奶酪、味噌、日本酱油、泡菜和酸面包,尤其是那些用乳酸杆菌和双歧杆菌发酵的食品。
- 服用含有益菌株及低聚果糖的益生菌补充剂。
- 除日常饮食外,还要补充维生素、矿物质、抗氧化剂和其他植物化学物,以发挥它们的协同作用。

第18章　水——占你身体的 2/3

不要感到惊奇，事实上人体内 2/3 都是水。没有水，人会在 4 天内死亡。

在日常环境中，每过 24 小时，我们会通过尿液排出 1.5 升水，通过皮肤蒸发 750 毫升水，通过呼吸损失 400 毫升水，通过粪便排出 150 毫升水。加起来，我们的身体每天会流失 2.8 升水。如果简单地换算一下，似乎我们每天都该补充这么多水。然而事实并非如此简单：每日新陈代谢过程会产生 300 毫升水，正常情况下食物可提供大约 1 升水，加起来一共是 1.3 升。也就是说，我们每天只需额外补充 1.5 升水，相当于一天喝 6 杯水。

为什么每天至少要摄入 1.5 升水

每天摄入 1.5 升水仅仅是最小量。如果天气很热，或者运动之后大量出汗，则需要补充更多的水分。而且，摄入水的量高于这个最小值则更有益于肾，因为许多体内代谢产生的有毒物质和经口摄入的毒素，都要经过肾的解毒并排出体外。水通过稀释血液，降低这些有毒物质的浓度，能让肾的工作轻松一些。

事实上，确保体内有足够的液体是至关重要的。要把血液中可溶性矿物质以及含氮废物，尤其是蛋白质代谢产生的废物排出体外，离不开水。

每日从饮用液体当中获得水分的最大量，应当是肾脏可以在 24 小时之内轻松排出体外的量。华盛顿大学的 S.M. 科雷纳（S. M. Kleiner）在研究中指出，按照这个原则，成人每日饮水的最大量约为 2 升（相当于 30～35 毫升/千克体重）。该研究报告发表于 1999 年的《美国膳食学会杂志》（*Journal of the Dietetics Association*）上。

与大众的想法相反，萨里大学的矿物质营养专家奈尔·沃德博士指出，多饮水并不会造成人体矿物质元素的渗滤损失,目前还没有任何证据或理由,能够证明多饮水损失矿物质这一说法。

为什么多于8杯不好

在日常环境里,日饮水量超过8杯(也就是超过了身体的需要量)对身体有害无益。因为过多的水会给肾增加负担,并可能导致水中毒,极端情况下还会导致死亡。最近有报道称一名男子因几个小时内饮入10升水导致死亡。每年都有不少人在服用致幻剂的过程中,因害怕缺水最终饮水过量致死。迷幻剂以及其他一些药物可以扰乱正常的口渴反射,而更多的人是因为服药后喝水过少而丧生的。

摄入量不足会怎样

除了在肾脏中所起到的冲洗作用,水在人体中的作用还有很多:溶解矿物质、作为传输介质、作为润滑剂以及调节体温。哪怕很轻微的脱水,都会引起便秘、头痛、四肢无力或精神混乱,并增加尿道感染和肾结石的危险。若体内缺水量达1%,就可能引起体温升高并很难集中注意力。

当人体丧失1%~2%的水分时,口渴机制就开始起作用。然而人们常常把口渴反射和饥饿反射混为一谈。如果忽略了口渴反射或误做饥饿反射处理,人体就会继续脱水。当人体缺乏3%的水分时,身体和精神就会受到严重影响,无法正常运作。运动营养学家发现,体内缺水达3%时,肌肉强度会降低8%。

《你的身体需要水》(*Your Body's Many Cries for Water*)一书的作者,巴特蒙赫利迪(Batmanghelidj)博士指出,慢性的低水平脱水会导致一系列的健康问题,包括胃溃疡(水对消化道黏膜有保护作用,尤其是保护它免受消化液的侵蚀)、关节痛(关节盘和软骨组织需达到一定的含水量才能正常工作)、哮喘和过敏(缺水使肺部的血液浓度升高,产生过多组胺)以及其他一些疾病。经过10多年的研究,巴特蒙赫利迪博士建议,每天人体需要补充6~8杯水。

如何知道身体需要补水

一般来说,感觉口渴就意味着人体需要补充水分。虽然大多数情况下如此,但也有其他一些因素可以触发口渴反射。也就是说,如果持续地感觉口渴,或许是需要补充水分,也可能是身体有其他问题。最常见的有两大问题:血糖问题和必需脂肪缺乏。

糖尿病或边缘性糖尿病患者经常感觉口渴。他们的血糖水平过高，因此机体希望通过摄入更多水分来稀释血液中的葡萄糖，防止其浓度过高而毒害细胞。喝糖分高的饮料会越喝越渴，也是基于上述原因。即便是未来的甜饮料制造商会发现一个平衡浓度，可以让人一天到晚不停地喝他生产的饮料，我也不会觉得惊讶！

必需脂肪的缺乏是让人感觉口渴的另一个原因。很多人容易缺乏必需脂肪，尤其是儿童。这些必需脂肪来源于鱼类、种子以及鱼油和植物油。如果缺乏相应的脂肪，细胞就无法维持正常的水平衡，让人感觉口渴。解决问题的方法当然是多吃鱼类、种子或冷榨植物油，也可以服用营养补充剂补充必需脂肪。

检查自己是否有以下任何症状的组合，以帮助你倾听到身体需要补充水的声音：

* 容易便秘

* 经常口渴

* 有关节问题

* 感觉疲劳

* 很难集中注意力

* 总觉得太热

* 皮肤、口腔或嘴唇干燥

* 频繁感染

* 头发干枯易断

还有一种方法可以确定你是否需要补水，就是观察尿液的颜色。如果尿液颜色很深，则说明你缺水了。但这种简单的方法会因你摄入核黄素（维生素B$_2$）而受到干扰。摄入核黄素会使人的尿液呈荧光黄色。但是如果仔细观察，这种颜色还是有别于那种缺水的深黄色的。正常尿液的颜色应该是带麦秆颜色的浅黄。如果你的尿液澄清得像水一样，说明你摄入的水太多，而且存在一定程度的营养缺乏。

喝茶和咖啡也算补充水分吗

以前有关水摄入量的建议几乎都要扣除含咖啡因的饮料，但是最近这些观点却备受质疑，或许需要修改了。咖啡因确实可以引起水的流失，但是流失的水只是喝咖啡时摄入的水的一部分。一项研究中提到，对于那些不经常摄入咖啡因的人来说，喝1杯咖啡实际带来的水分，相当于这杯咖啡里面水分的2/3。

常喝茶或咖啡的人会习惯于咖啡因，因此流失的水分就更少了。位于美国内布拉斯加州奥马哈市的人类营养中心对此进行了相关研究。研究员给18位习惯喝含咖啡因饮料的健康的成年人做了分组测试，分别给予水、咖啡或含咖啡因的苏打水。结果表明，几组人的水合状态没有太大的分别。营养学家安·格兰德吉安（Ann Grandjean）是该项研究的负责人。他说："该项研究的目的是调查对有摄入咖啡因习惯的健康人，喝正常数量的咖啡因是否会引起脱水。结果是否定的。"该项研究结果发表在《美国营养学院杂志》（*The Journal of the American College of Nutrition*）上。

喝茶、牛奶、果汁和含咖啡因的苏打水所提供的可用水分和喝水是一样的。常见的饮料中，只有含酒精的饮料才会引起水分的净流失。通常，饮用含酒精的饮料超过一种，就会导致明显的脱水。

但我的建议仍然是饮用经过滤后的自来水或瓶装的纯净水。因为茶、咖啡、高糖分饮料及果汁饮料对人体的影响不仅限于脱水还会破坏血糖平衡；茶、咖啡和可乐会造成矿物质的流失；高糖分饮料（包括一些果汁饮料）所含热量较高，却不含营养素。这些都会妨碍身体获得最佳的营养素摄入，并且有引起血糖水平过高的潜在危险。

当你选择饮料时，一定要选择纯水。如果实在不喜欢，可以选择如柠檬味、酸柚味、姜味、薄荷味等特殊风味的饮料加以调剂，选择药草茶也可以。

什么样的水最好

最好的饮用水是天然的矿泉水，它含有大量的矿物质，如每两升矿泉水含钙60~100毫克。这样看来，平凡的矿泉水是那么与众不同。碳酸化作用并不会影响钙的吸收，但充气饮料会，因为它含磷。罐装饮料往往含咖啡因。而可乐既含磷又含咖啡因。

如果你只喝纯净水或蒸馏水，那么你一定要保证自己可以从饮食中获得充足的矿物质元素，或者也可以服用补充剂。大部分的水过滤器在去除有害矿物质元素时，会把许多有益的矿物质元素一并去除，所以饮用过滤水也要注意补充矿物质元素。最值得重视的是，无论选择哪一种水，一定要保证摄入足够的量。

小结：
- 每天保证补充8杯水，可以选择水、稀释的果汁或不含咖啡因的饮料。
- 最好选择天然矿泉水、纯净水或过滤后的自来水。

第19章 食物搭配：事实与谬误

很多人都会有这样的感觉：某种食物或食物搭配方式并不适合他们。20世纪30年代，霍华德·海（Howard Hay）博士经过长期观察和对健康与营养的长期研究，制定了一个举世闻名的饮食计划——"食物组合方案"。这一计划曾帮助成千上万的人改善健康状况。海博士推荐吃健康的膳食，其原则与最佳营养的建议相一致，同时还确立了食物搭配的规则，告诉你哪些食物应当一起食用。海博士理论的核心部分是：多吃成碱性食物，少吃精制的食物和加工步骤较多的食品；水果要单独吃，不要把高蛋白食物和高碳水化合物食物混着吃。

蛋白质和碳水化合物的消化过程不同。碳水化合物的消化起始于口腔，当你咀嚼食物时，唾液中所含的淀粉酶就可以水解碳水化合物。吞咽后，食物经食道进入胃。胃提供了一个酸性环境，淀粉酶停止作用。当食物离开胃进入小肠，环境呈碱性时，胰腺分泌淀粉酶将碳水化合物完全水解。蛋白质的消化过程则完全不同，它不是开始于口腔，而是开始于胃。胃液中含大量盐酸，可激活消化蛋白质的胃蛋白酶。蛋白质可以在这个酸性环境中停留3个小时，直到其复杂的结构完全被破坏，水解成小分子的肽。当水解得到的肽离开胃遇到胰腺分泌的肽酶时，就被迅速地水解成可被人体吸收的氨基酸。

对豆类的误解

把蛋白质和碳水化合物分开吃是食物搭配最简单的原则，因为两者的消化途径不同。一些豆类会导致肠胃胀气，对人体不利。这在以前被认为是豆类既含蛋白质又含碳水化合物所致，但现已证实并非如此。

一些豆类含有无法被人体消化酶水解的蛋白质，如植物凝集素，就算是单独摄入豆类，也无法解决这个问题。但这些特殊的蛋白质能被大肠菌群分解利用。在"美餐"了凝集素之后,这些细菌产生气体,从而导致肠胃胀气。这和食物搭配确实没什么关系。世界上有许多健康民族是以淀粉豆类或小扁豆为主食的,但并没有发生消化问题。

蛋白质和碳水化合物相克吗

食物往往不会只含有蛋白质或碳水化合物,那么将蛋白质和碳水化合物分开就意味着把高蛋白类食物和高淀粉类食物分开。肉类含50%的蛋白质,但不含碳水化合物;土豆含8%的蛋白质和90%的碳水化合物[①]。介于两者之间的有淀粉豆类、小扁豆、大米、小麦和奎奴亚藜。如果想在它们之间划个清楚的分界线,该怎么划分呢?

对原始人类做个简单了解,有助于我们解决这一问题。现在的共识是人类历史有几百万年以植物性食物为主,偶尔尝试一下肉或鱼。根据消化方式的不同,可以把猴和类人猿分为两类:一类具有类似反刍动物的消化道,它们可以像牛一样慢慢消化食物,甚至包括最难消化的纤维类食物;另一类的消化系统很发达,可以分泌一系列不同的酶,消化速度也很快。第二类更接近于我们人类,人类的消化系统效率更高,但只限于那些易消化的食物,如水果、嫩叶和一些特定的蔬菜,而无法消化植物的茎。进化论者相信,这样的消化系统对人类有两大好处:一方面它促进了人类的精神和感知过程的发展,使人类更善于在任何情况下能找到所需的食物;另一方面它使人类获得更多营养物质,利于脑和神经系统的进化。

我们的祖先吃肉会搭配两菜吗

我相信人体的消化过程有3套基本程序。第1套程序是消化高蛋白食物,即肉类、鱼类、蛋类。消化这些食物会消耗大量的胃酸和蛋白酶。你认为我们的祖先在历尽千辛万苦捕获到一头野兽时,会再跑到别处去摘几棵美味的蔬菜来"平衡膳食"吗?我认为不会。我想他们会在他们的猎物腐败或是在其他食肉动物来抢夺前,把它连内脏一起吃得干干净净。在之后的几天里可能除了高蛋白的动物食品外,不吃其他任何东西,毕竟新鲜的生肉营养很丰富。

水果要单独食用

在很久以前的某一天,早期人类头一次接触到了水果。当然,发现水果可

---

① 译者注:这些比例说的是干燥后的含量。

食的动物并不止他们一种。水果只需要简单消化，并可以为机体快速地提供能量，我们的第2套消化程序会产生酶和激素，以消化水果中所含的简单碳水化合物。我还是猜想我们的祖先会单独地摄入水果，吃完3根香蕉后，应该没有必要再去挖些薯类来吃。

有许多质软的水果一旦成熟就会迅速发酵。在温暖的酸性环境里这些水果也会发酵，而我们的胃正是这样一种地方。吃完一份牛排再来一片甜瓜，就会发生这样的情况。因此，海博士认为水果单独吃是很正确的。水果在胃里只停留30分钟，而高蛋白食物则是2~3小时。所以，吃水果的最佳时间是饭前半小时，当做零食单独吃，或者饭后至少两个小时——如果吃了高蛋白的食物，或许要间隔更长时间才好。不会迅速发酵的水果如香蕉、苹果和椰子，是例外，可以和高碳水化合物食物如燕麦或小米混着吃。因此，在麦片里加入切碎的苹果，或全麦香蕉三明治，都是不错的选择。

但是，大多数情况下我们的祖先都是吃各种各样的素食，比如叶类蔬菜、根茎类蔬菜、坚果、种子、豆类和豆芽类。我认为这是我们的第3套消化程序，也是最普遍的消化方式：把含蛋白质和碳水化合物的食物混着吃，但不是与肉类那样的高蛋白食物混合。我认为把大米、扁豆、大豆、蔬菜、坚果类和种子类食物混着吃，不会有任何问题。

重要的成碱性食物

海博士最伟大的发现就是血液酸度高的人更易生病。他指出，血液pH值在7.4~7.5之间为健康状态，也就是说要略偏碱性。pH值低于7酸性逐渐增加，高于7则碱性逐渐增加。

影响血液酸碱平衡的因素有很多。食物在体内分解代谢的过程中会产酸，这需要碱性的钙、镁、钾和钠盐（碳酸盐）来中和。因此摄入这些矿物质盐类会影响体内酸碱平衡。我们摄入的食物类型也会有所影响：含大量氯、磷、硫或氮的食物（如动物性食物），在体内的代谢产物呈酸性，也因此被称为成酸性食物；而富含钙、钾、镁和钠的食物（如蔬菜），在体内的代谢产物呈碱性，被称为成碱性食物。另外，过量运动会使血液酸度升高，而深呼吸则可以使血液酸度降低。

赛莉亚·赖特（Celia Wright）在她的著作《赖氏正确饮食》（*The Wright*

Diet）中提到，血液酸度过高的人通常会感觉不开心、敏感、易疲劳，还容易发生头痛及其他部位疼痛、睡眠和胃酸过多等问题。吸烟的人尿液酸度高，多吃碱性食物则有利于减弱吸烟的欲望。

几乎所有的水果、蔬菜和豆类都是成碱性食物，白扁豆、蚕豆、芦笋、橄榄、芥菜和水芹除外。肉类、鱼类、蛋类和黄油都属于成酸性食物，而脱脂牛奶和全脂牛奶呈弱碱性。很多谷类食物为成酸性食物，如燕麦粥、全麦面粉、西米和木薯粉①。坚果类食物只有核桃和榛子为成酸性食物。

毋庸置疑，海博士强调成碱性食物的重要性是他成功的部分原因。也就是说，我们应该多吃富含必需营养素的水果和蔬菜。

远离精制的碳水化合物

海博士建议，最好不要吃精制或烹制的食物。诚如前文介绍，加工工序越繁复，烹制步骤越多，食物中的营养成分破坏得也越严重。很明显，生食或将食物略微烹制，要好于过度烹制或加工。对我们的消化系统来说，精制的高糖分食物是一种新发明。天然存在的食物中，几乎没有一种可以像现代食品这

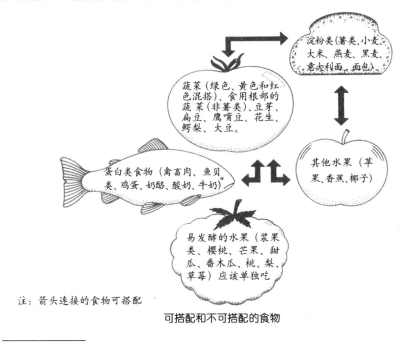

注：箭头连接的食物可搭配

可搭配和不可搭配的食物

----

① 译者注：精白米面为典型的成酸性食物，全麦面粉的成酸性要弱一些。

样，富含可快速降解的糖类。面对这类糖，人体显得无所适从：不仅血糖会骤然升高，使各类激素都进入紧急状态，以恢复人体的平衡，而且肠道中一些具有潜在危害的微生物还因此获得了营养。

怎样改善消化

简单说来，食物搭配可按第163页图所示分5种。如果按这样的搭配还存在消化问题，那么你可能是缺乏消化酶，或对某些食物不耐受，或是肠道被假丝酵母或其他一些不良细菌感染。你应该去咨询营养师。对素食者来说，只要注意一点，就是要把水果单独吃。这很简单，不是吗？

5种有助消化的方法：

● 摄入的食物应该有80%为碱性食物，20%为酸性食物。也就是说，应该大量摄入蔬菜和水果，少吃蛋白质含量高的食物，以淀粉豆类、小扁豆和粗粮代替禽畜肉、鱼类、蛋类和奶制品。

● 把易发酵的水果和酸性水果当做小吃单独吃。大多数软质水果会迅速发酵，如桃、芒果、番木瓜、草莓和甜瓜等。酸性较强的水果（尽管如此，它们却是成碱性食物）可以阻碍碳水化合物消化，如橘子、柠檬、柚子和菠萝。这些水果易消化，很快就能释放其中天然的果糖成分。在需要提神时可以把它们当点心。

● 动物蛋白单独吃，或和蔬菜搭配。高蛋白的肉类、鱼类、硬奶酪和蛋类都需要大量胃酸消化，它们可以在胃里停留3个小时。因此不要把动物蛋白和可迅速释放能量的，或精制的碳水化合物类食物搭配，也不要把它们和易发酵的食物互相搭配。

● 尽量不吃精制的碳水化合物类食物，将未精制且产能快的碳水化合物和未精制且产能慢的碳水化合物搭配食用。不易发酵的水果（如香蕉、苹果和椰子）可以和产能慢的碳水化合物搭配食用（如燕麦和小米）。

● 在身体尚未完全清醒前不要进食。别指望你的身体处于睡眠状态时还能消化食物。早晨醒来和吃早餐的时间应间隔至少1小时。如果有晨练，在运动后再吃早餐。早晨起床后千万不要在空腹状态接触刺激性食物如茶、咖啡或是香烟，因为这种"紧张"状态会阻碍消化。早餐只需要碳水化合物类食物，比如麦片或全麦黑麦吐司加水果。要在晚餐两小时后再上床睡觉。

第20章　按血型选择正确食物

　　每个人都是独一无二的，且都有一套独一无二的遗传基因，它决定着每个人有适合自身的"最佳饮食"。有些人天生应该多吃些蛋白质才更健康，有些人则在多吃碳水化合物时表现更好，有些人比其他人需要更多的叶酸。未来有可能通过检测基因模式，并综合考虑饮食习惯、生活方式及环境因素，来判断一个人的理想饮食和营养素摄入量。

　　血型的不同为遗传基因的独特性提供了证据。人共有4种血型，根据自然疗法专家彼得·德阿戴蒙（Peter D'Adamo）的最新研究，一些营养学家也提出新的设想：不同血型的人分别适合特定的饮食。为什么呢？人类进化的过程中，人的血型也在进化，从O到A，到B，再到AB，每一时期都代表一种特定的饮食类型和环境挑战。对血型的了解，就是一把钥匙，能帮助了解我们的免疫系统会对特定的食物和疾病如何做出反应，也可以帮助了解吃什么可以使我们最大限度地保持健康活力。

　　血型进化的故事开始于大约5万年前，主人公是我们人类的早期祖先：首先是尼安德特人，接着是克鲁马努人。这些原始人成为地球上最危险的捕猎动物——食物链上处在最高层的"王"。他们的饮食中动物蛋白含量极高。接着O型血诞生了，时至今日这种血型仍占多数。他们是最早的猎人，因而每种文明中都有不少O型血的人。除了他们自己能互相残杀，自然界再没有他们的天敌，因而他们的人口数量猛增，结果，其捕猎场所日趋枯竭。这样，克鲁马努人从他们非洲的发源地开始了大迁移，一路上，将大型猎物一网打尽。到大约公元2万年之前，克鲁马努人遍布现在的欧亚大陆，甚至迁徙到了大洋洲和美洲。食物供应的不足可能引起竞争、迁移甚至战争，也迫使我们的祖先形成了杂食的饮食习惯：浆果、坚果、植物的根、幼虫以及一些小动物都成为他们的食物。

然后，大约在公元前2万年到公元前1.5万年间，在西欧诞生了一种新血型——A型。A代表"agrarian"（土地的），它反映着农民的出现，他们以种植谷物和驯养家畜为生。A型代表着一种全新的消化和免疫方式：有更好的个体适应性，对霍乱、鼠疫和天花等传染性疾病有更强的抵抗力，可消化谷物并且消化系统有协同工作的能力，不再像猎人而成为农民——在互相联系的群落里工作。很快，A型取代O型，成为占统治地位的血型，特别是在西欧。到现在西欧仍是A型血人密集的地方。甚至直到今天，O型血的人似乎仍比A型血的人更易死于传染病。

大约在公元前1.5万年到公元前1万年间，另一种变异血型在喜马拉雅高地产生，B型血出现了。它具有强大的草原部落——高加索和蒙古部落的特征。这些部落的人都是游牧民族，他们的饮食与西欧人相比更具游牧生活特点：较多的肉和乳制品。不久B型血拓展到整个亚洲和东欧。B代表"balance"（平衡），是素食的A型和肉食的O型的综合体。

AB型则是一种很现代的血型，它出现在10~12个世纪前。AB型是距我们最近的血型进化产物，在全世界只有5%的人是AB型。这种进化可能是在罗马帝国以及其他的欧洲文明崩溃解体后，游牧战士（B型）进入欧洲所形成的。AB型是多层面的血型，复杂而多变——可以说是现代生活的完美隐喻。

血型——免疫功能的设计草图

血型可以描绘出免疫功能的设计草图。人体细胞都有特定的标签，即抗原（一种标识物），它可以告诉免疫系统哪些细胞是属于你的；而免疫系统则针对那些不属于你身体的任何东西（如病毒）制造出武器，即抗体。它也会针对其他血型制造抗体，所以A型血就有针对O型和B型血细胞的抗体。这便是A型血对B型和O型血会有反应的原因——这些血细胞没有贴上正确的标签，免疫系统就会大发雷霆，把它们消灭。

AB型血的人没有A、B、O型的抗体，因而可以接受任何血型的血。然而反过来说，他们不能给任何其他一种血型的人输血。他们的细胞既标记有A型抗原，也标记有B型抗原，而A型血会对B型抗原有反应，B型血会对A型抗原有反应，而 O 型血则对 A 型、B 型抗原均有反应！

　　食物是人体最大的侵略者。免疫系统对消化后的食物材料做出适当反应，对我们的生存是至关重要的。因此，我们肠胃里的免疫细胞比身体其他部位的都要多，活性也更强。

　　不同血型的免疫系统对不同的食物的耐受性不同。这与你和你较近的先祖的饮食习惯无关，免疫系统所计划接受的食物，是你几千年前的祖先膳食中的主要部分。因此，A 型血的人（以谷物为主的素食者），更可能对 B 型血的那种游牧民族的饮食（乳制品）存在强烈的不良反应；对 O 型血的那种食肉多的饮食，可能反应也很强烈。

　　了解这种机制的一个关键物质是凝集素，一种大多数食物中都含有的蛋白质。这种蛋白质具有"黏附"或"凝聚"的性质，可以使其自身附着在其他分子上，或者让其他分子与它们相附。细菌和免疫细胞都能让凝集素为其所用。肝脏中运送胆汁的导管的细胞表面含凝集素，可以黏住细菌和寄生虫。细菌及其他的微生物则借凝集素以黏住光滑的表面，如肠胃壁。如同一些食物中存在的凝集素，这些体内的凝集素也常常与特定的血型相关。比如牛奶中的凝集素就有类 B 型血的性质，因此 A 型血的人更可能对牛奶产生不良反应。

　　这就是彼得·德阿戴蒙研究工作的基础——他的研究就是检测哪一种食物对哪一种血型最为适合。然而除了这套逻辑推演，这项研究还建立在对数千种食物和人的测试基础上，查明什么食物对什么样的人会产生凝集反应的有毒副产物。经研究，他最终确定了各血型者的膳食指南（见第 169 页）。

血型与疾病

　　了解血型不仅有助于确定最适合自身的食物，它还反映出你独特的新陈代谢类型，甚至可能提供与你个性有关的线索，尽管后者只是貌似合理的推测，而不是科学事实。但是有一点已经很明确：一些疾病的患病风险以及治愈机会，都和血型有密切关系。德阿戴蒙阐述了血型与许多常见疾病的关系，并为不同血型提出了最佳的应对策略概要。

　　在目前进行的疾病与血型的研究中，最有趣的可能是癌症和血型间的关联。德阿戴蒙说，有许多确凿的证据证明，A 型和 AB 型的人患癌症的几率较高，并且存活率比 O 型和 B 型的人低。早在 20 世纪 40 年代，美国医学会就对

AB 型血的人易患癌症做了相关研究，但当时的科学界对此并未有足够的认识。而如今血型、免疫力、饮食以及疾病之间的关系，已经被揭去了神秘的面纱。

我认为我们欠德阿戴蒙博士和他父亲太多。早在1980年，他的父亲就建立了血型理论并公开发表。对于那些希望揭开隐藏在血型后面的进化密码的人以及希望了解血型对理想膳食和生活方式意味着什么的人来说，德阿戴蒙博士的著作《根据你的血型合理进食》（*Eat Right for Your Type*）是一个探索的起点。

当然，需要注意的是，你比你的血型更加独特。确定什么食物适合自己的最好方法是进行食物过敏性实验。这种实验可切实地测定你体内是否有针对特定食物的抗原。下面的膳食指南可以应用于特定的血型，但它仅仅是个大致的方向。无论如何你要先试一试，然后看看自己有什么感觉。很多人会发现这种吃法效果很好，而其他人却发现自己采用这种吃法没什么效果。

还要注意的是，时代在变，食物也在变。石器时代的O型血人，能找到的所有食物都是健康的、有机的肉类，根本不用担心可引起激素分泌紊乱的化学物质的存在。然而在21世纪的今天，许多肉都来自于不健康的动物。它们的脂肪含量高，并且含有过度刺激细胞生长的残留化学物质。另一方面，豆类在石器时代并不是可获得的食物来源，但是它们的确有预防癌症的作用。因此，尽管一种适合我们血型的饮食还需要进行调整，以适合我们生活的年代，但它毕竟是最佳营养全貌拼图当中的一块拼板。

膳食指南：选择适合你血型的食物

优势	劣势	易患疾病	饮食结构	
O 型血　猎人 强壮，自信，适合做领导				
消化能力、免疫力强，具天然的抗感染能力，体内有可高效代谢及保存营养成分的系统	对新的饮食方式和环境条件不耐受，免疫系统可能会过度兴奋并攻击自身细胞	血液凝集受阻，易患各种炎症、关节炎、甲状腺功能低下、溃疡、过敏	高蛋白饮食者：肉类、鱼类、蔬菜、水果 限制：谷物、豆类、豆荚	避免：小麦、玉米、芸豆、菜豆、小扁豆、卷心菜、球芽甘蓝、菜花、芥菜子 有益的食物：海产品、盐、肝、红肉、羽衣甘蓝、菠菜、西蓝花
A 型血　农民 定居，有协作精神，有秩序				
对饮食及环境的改变适应性强，免疫系统易于保留和代谢营养成分	消化系统敏感，免疫系统易受伤害，在抵抗传染性疾病的过程中完全暴露在微生物的攻击下	心脏病、癌症、贫血、肝脏胆囊失调、I型糖尿病	素食者：蔬菜、豆腐、海产品、谷物、豆类、豆荚、水果	避免：肉类、奶制品、芸豆、利马豆、小麦 有益的食物：植物油、大豆制品、各类蔬菜、菠萝
B 型血　牧民 平衡性，灵活性，创造性				
免疫力强，对饮食及环境的改变有灵活的适应性，神经系统平衡	没有天然缺陷，但一旦失衡就可能导致自体免疫崩溃并受罕见病毒感染	I型糖尿病、慢性疲劳综合征、自体免疫失调——肌萎缩性侧索硬化症、狼疮、多发性硬化	平衡的杂食者：肉类(除鸡肉)、奶制品、豆类、豆荚、谷物、蔬菜、水果	避免：玉米、小扁豆、花生、芝麻、荞麦、小麦 有益的食物：绿色蔬菜、蛋类、野味、肝、甘草、茶
AB 型血　复杂的人 少见，魅力超凡，神秘				
适于现代生活，免疫系统耐受性强，结合A型血人和B型血人的优点	消化系统敏感，可能因免疫系统耐受性过强而导致微生物入侵，具有类似于A型血人或B型血人的劣势	心脏病、癌症、贫血	适当限量的混合型饮食者：肉类、海产品、奶制品、豆腐、豆类、豆荚、谷物、水果、蔬菜	避免：红肉、芸豆、利马豆、种子、玉米、荞麦 有益的食物：豆腐、海产品、奶制品、绿色蔬菜、菠萝

第三部分

给身体器官最佳营养

营养
圣经

New Optimum Nutrition Bible

Optimum nutrition is very simply giving yourself the best possible intake of nutrients to allow your body and brain to be as healthy as possible-and to work as well as it can. By nutrients, I mean protein, carbohydrate, essential fats, vitamins, minerals and water-each of which we'll explore in more detail in the coming chapters. These are the substances from which your body is built. For example, your skin renews itself in 21 days, your bones can repair themselves in six weeks and your inner skin, your digestive tract, replaces itself every four days. In five years, you will be an almost completely new person. Your body is an incredible regenerating organism that is constantly self-regulating and rejuvenating. But without the right nutrients, this process becomes impaired. Then you don't re-place your body cells quite so accurately-that's called ageing. And with our modern nutrient-lacking diets and endless temptations, maintaining a healthy body is a challenge for everyone.

第21章　食物造就了你

没有一种人造事物，可以与人类身体的奇妙构造相媲美。当你在阅读这本书的时候，每一秒钟就有250万个红细胞正在你的骨髓中被制造出来，从而使你身体的细胞得到充足的氧气。同时，每天你的消化道还将制造10升消化液来分解所摄入的食物，并且使其可以穿过你的"体内皮肤"，即胃肠道壁，一个约9米长，表面积如一个小型足球场那么大的管道，它每4天就会有效地自我更新一次。

胃肠道的健康是由一个像你的指纹那样独特的、由300多种不同种类的细菌和其他微生物组成的团队来维护的，这些微生物的数量超过了你体内所有细胞的总数。同时，免疫系统每周都要更新一次，使得在受到病毒攻击的时候，有能力在1分钟内制造出20万个新的免疫细胞。即便是体外的皮肤，每个月也会有效地更新一次。然而身体的绝大部分更新一次需要超过7年的时间。你的大脑，仅有1.4千克重，主要是由脂肪和水分构成，正在通过多达万亿的神经细胞处理着极其复杂的信息，其中每个细胞都与其他数以万计的细胞相连接，构成一个庞大的网络，而这个网络与我们的生命同在，我们赋予它的意义，也在不断地呈现。事实上，等你读完了本章的内容，你将会在你的脑细胞间建立30个新的牢固的连接。

食物提供的一小部分能量，给所有的这些不为人所见的过程提供了动力，其余大量的能量保留下来，用于保持体温，并使我们可以进行各种各样的体力活动。能量产生的副产物就是水和二氧化碳，两者都对植物的生长至关重要，植物利用这些成分再生出机体所需的燃料——碳水化合物，还有点燃我们细胞能量之火的火花——氧气。据估计，我们只利用了大脑能力的15%，并且在许多情况下，都只享受了身体可能寿命的一半。人体的构造、能力和适应力，确实令人敬畏。

然而，与一辆崭新的汽车不同。我们来到这个世上，没有一个身体"维修手册"，而要依赖于一些指导。这些指导原则往往由那些以研究人类身体——通常是以病体研究为生的人所建立的。这些指导还处于初级阶段，医学研究很大程度上有赖于给予患者有毒的药物（药物治疗）、用辐射来烧伤其身体（放射治疗）和用手术来切除身体的缺陷部分。由此也可以看出，我们中的大部分人只有在身体发生不适的时候才开始考虑如何保持身体的健康。不过，因为身体难以置信的适应力，大多数像癌症和心血管疾病之类的严重疾病都有20~30年的潜伏期。等我们注意到这些症状的时候，可能已经太晚了。

了解自己对食物的反应

一旦你意识到自己的身体是高度组织化的细胞的集合，是大自然力量的精妙设计，在超过数百万的时间中适应着环境的变化，你就会很自然地去满足身体的各种需求，以得到切实的好处和健康的身体。当然，经验是最大的动力。如果吃过的某些东西让你感觉很好，你就可能继续吃下去，但是如果某些东西让你感觉很坏，你就可能不吃了——除非已经上瘾了。但是为了能够从经验中学习，我们必须首先理解一些被称为普遍适应综合征的东西。它是1956年由汉斯·西利（Hans Selye）首先提出的一个概念，他提出，任何事件的反应都可以划分为3个基础的反应阶段。这个方法可以运用到一支香烟、一种食物、一种精神压力，或是一种身体活动。让我们以你对一种刺激物的反应，例如咖啡因饮料或是香烟，来作为例子，一起了解一下这几个阶段。

第1阶段：初始反应　你对任何事件或是食物成分的最初反应能最好地表明，它是否适合你。还记得你的第一支香烟、第一杯酒，或是第一杯咖啡吗？你不可能还记得在你非常小的时候，第一次尝到糖、肉、牛奶或是其他的食物的感觉。

第2阶段：适应　很快，你的身体学会了适应。一杯咖啡后的剧烈心跳，或是一支香烟后的咳嗽，这时都消失了。再看几个例子，不经常暴露在空气污染中的乡村居民搬到城市中后，血压开始升高，随后又降低到正常水平；吸烟者的肺部细胞为了在烟雾中保护自己而改变了形态；动脉血管中生成了斑块，以修复受损的组织。在所有这些现象的背后，到底发生了什么事情呢？身体试图保

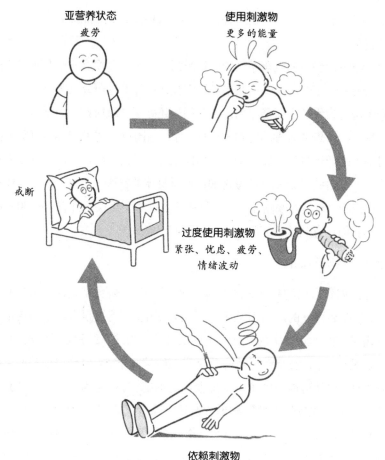

亚营养状态
疲劳

使用刺激物
更多的能量

戒断

过度使用刺激物
紧张、忧虑、疲劳、
情绪波动

依赖刺激物
筋疲力尽、沮丧、慢性疲劳、不能应付压力
普遍适应综合征

护它自己，在进行这些努力的同时，它一直处于无形的应激状态之中。

第3阶段：**筋疲力尽** 身体的损伤继续下去，到足够长的时间后，有一天你会病倒。你的精力已经耗尽了，消化系统也不能正常工作，血压升高了，你会患上从胸部感染到癌症的任何一种病症。身体已经力不从心，它再也不能适应压力了。在这个阶段，大多数人开始到医师、营养师那里寻求帮助。

在这个过程后，我们还应该加上两个后续的阶段。

第4阶段：**康复** 为了使身体康复，通常需要避免或是严格限制最初的伤害物质及其他一些不期望的物质。这意味着在一段时期内，你不得不尽可能严格地戒绝所有类型的使你上瘾或是过敏的物质。对这些东西，通常你可能会这么说，"我可以放弃任何东西，除了我的……"这就是上瘾的本质。为了帮助身体康复，身体需要摄入比仅仅维持健康时更大数量的维生素和矿物质。

第5阶段：超敏性　一旦身体得到了恢复（也许这个过程需要多年努力），你的身体便会有效地恢复到第1阶段。但是这一次，因为你的饮食和生活方式都有了较大的改善，可能会表现得有些高度敏感，对你以前从来没有过敏反应的东西产生反应：某些含有添加剂的酒类、小麦或牛奶等普通食品、香水等。这是健康的表现，因为正如你最初接触这些东西时的反应一样，你的身体在告诉你，什么是适合你的。越是遵从这个指引，你就会变得越健康。在这个过程中，随着体力储备的增长，你就能够耐受偶尔的损伤，而不会继续保持高度敏感了。不过到那个时候，希望你已经吸取了足够多的教训（或是遭受了足够多的痛苦），不会再沉溺于过去的那些坏习惯当中了！

一旦你了解了这个循环，知道了为什么有时候你很显然在虐待自己的身体，却没有显出明显的坏效果，而另一些时候，却会对小的损害产生强烈的反应，就很容易解释在你身上发生的事情，同时相应地改变你的饮食和生活方式。回顾一下你曾怀疑过的可能不适合你的物质有什么共同之处呢？也许你曾忽略了一些微小的征兆。在这里，列出一些导致我的病人们发生反应的最常见的可疑物：

常常引起不良反应的化学物质

小麦和其他谷物	酒中的添加剂
牛奶和乳制品	香烟
巧克力糖	香水
咖啡（包括脱咖啡因的咖啡）	汽车尾气
茶叶	煤气烟雾
食品添加剂	花粉
酒精	采用发酵方法制作的酒类（啤酒和葡萄酒，
面包和加工食品中的酵母	但不包括香槟酒）

有趣的是，我们的祖先虽然较晚才开始栽培谷物、饲养家畜，却没有对这些物质中的任何一种产生不良反应。

延迟效应

另一个值得关注的现象是延迟效应。普遍适应综合征描述了一个长期的延迟效应，但是对于许多食品来说，在你注意到它们的影响之前，有一个最长时间可达24小时的短期延迟。比如说，如果你吃了某种非常甜的东西，随着身体血糖水平的升高，感觉会非常好。但是在4个小时后，血糖骤降，你就会昏昏欲睡。酒精在几个小时之后才会表现出最坏的影响，这在很大程度上是因为，一旦肝脏在为酒精解毒时表现得不堪重负，剩余的酒精就会转变成有毒的副产物，而正是这些副产物导致了头痛和呕吐。大多数对你身体不利的物质在24小时之内就会表现出最初的反应。

装满盐水的毛皮口袋

科学家相信，我们和其他所有的哺乳动物一样，是从海洋中进化来的。我们将自己的"海洋"随身携带在体内：身体中的许多成分都与哺育我们的海洋相同。我们含有63%的水分、22%的蛋白质和13%的脂肪，其余的成分则是一些碳水化合物、维生素和矿物质。这一点不论是萨达姆·侯赛因、托尼·布莱尔、麦当娜，还是你和我，都毫无例外。"人类就是许多装满盐水的毛皮口袋而已"，迈克尔·科尔根博士如是说。这位生于英国的科学家是最佳营养方法的先驱者。但是，如果你只是把所有这些成分堆到一起，是不可能造出一个人的。那么，是什么创造了生命呢？

其实谜底在第22章就将揭开，那就是酶。它们将我们吃进去的食物转化成细胞需要的燃料，无论是肌肉细胞、脑细胞、免疫细胞还是血液细胞，都需要这些燃料。然后，细胞内的酶类再将这些燃料转换成可用的能量，这些能量使我们的心脏跳动，让我们的神经进行生物电传导，并使所有其他身体机能都运作起来。

宇宙中的万物，都处在一个巨大的持续不断的化学反应中。而我们人类，作为一个短暂的生命有机体，就是要给我们自己和其他物种提供最为适当的成分，来满足这个化学反应过程，使它以一种能让我们过着美好、长寿、快乐生活的方式持续进行。那么，是什么使支持我们生命的酶类总保持在最佳的功能状态呢？那就是维生素和矿物质。几乎所有的酶类，都直接或者间接地依赖于维生素和矿物质的存在。一旦你理解了身体和健康本身都依赖于这个巨大的、复杂的、互相作用的网络，你就会认识到，只额外服用单一的某种维生素，不会有什么作用。这就好比说，只替换一个脏的火花塞，却期望你的汽车可以平稳地奔驰。然而，大多数探究营养学的医学研究正是这样做的：只研究服用一种营养素的效果，并且仅仅检测它对健康的某一个方面的影响。

就如你在本书中看到的那样，那些在提高体能、改善思维能力、提高寿命、增强生育力和抗疾病能力方面取得最大成就的研究，都应用了多种营养素的共同作用的方法，这些方法认可营养素间具有相互作用的事实。本书的第四、第五部分将阐述采用最佳营养的方法可以获得的效果以及通过应用最佳营养法可以得到改善的各种症状。

第22章 改善你的消化功能

就像所有其他的动物一样，我们终生都在处理有机物质，并把它们转化为废物。这个工作做得好坏，决定了我们的体能水平、寿命长短以及机体及精神的状态。营养素的缺乏和错误的食物类型，都可能导致消化不良、吸收不良以及肠道异常反应，其中包括胀气、腹泻、肠道感染以及排泄不畅。由此引发的效应会扰乱多个身体系统——免疫系统、大脑和神经系统、激素平衡以及我们的解毒能力。

胃酸

消化是从感官开始的。食物的外观和气味会在我们的身体里引起化学反应，这种反应让我们做好吸收和消化食物的准备。咀嚼尤其重要，因为它把信息传送到消化道，以便身体根据嘴里的东西准备相应的酶类。

然后食物被送到胃里，大的蛋白质被分解成小一些的氨基酸链。蛋白质消化的第一步是由从胃壁释放的盐酸开始的，而胃酸的释放量依赖于锌的作用。通常人体内锌的含量随着年龄的增长而减少，因此胃酸的产量也随之减少，其结果就是消化不良，在进食高蛋白质食物后，这种情况尤为明显。消化不良可能会导致食物过敏症，因为没有消化的大的食物分子更容易促使小肠内过敏反应的发生。

从营养上解决胃酸过少的途径就是服用含有盐酸甜菜碱的消化补充剂，加上至少15毫克易于吸收的锌，如柠檬酸锌。但是有的人会产生太多的胃酸（这很可能是他们"胃里发酸"的原因），受到消化不良和胃烧灼感的煎熬。这种情况通常可以通过避免成酸性和刺激性的食物和饮料的方法来改变。酒精、咖

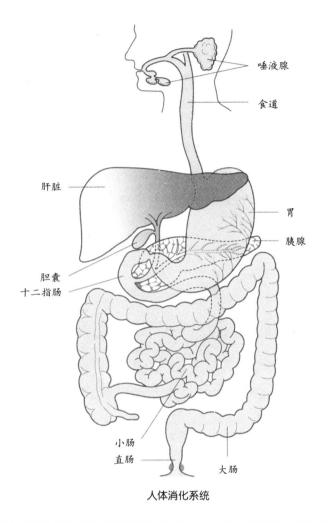

人体消化系统

啡、茶和阿司匹林都会刺激消化道壁；肉、鱼、鸡蛋和其他富含蛋白质的食物都会促进酸性产物的生成，从而加剧酸性过强的状况；矿物质，如钙和镁，都是碱性的，对那些遭受酸性煎熬的人而言，有一定的缓和平复作用。

消化酶

胃也会产生一系列分解蛋白质的酶类——蛋白酶。蛋白质的消化在小肠的第一部分，即十二指肠中继续进行，由胰腺和肝脏产生的消化酶类就汇流到这里。胰腺是主要的消化器官，其中有特定的细胞产生的分解碳水化合物、脂肪和蛋白质的酶类，我们称之为淀粉酶、脂肪酶和蛋白酶。当然，每一类酶当中

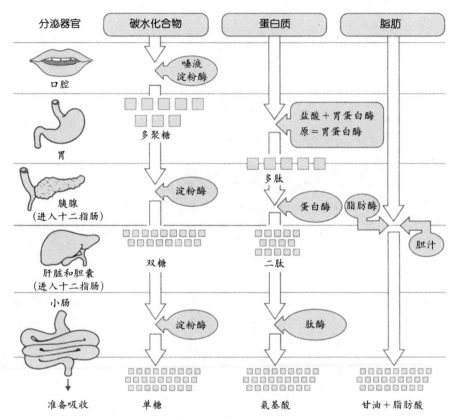

消化酶。消化酶，比如淀粉酶、蛋白酶或脂肪酶，有助于将大的食物分子转化成可以通过消化道进入血液的小分子。

又有许多不同的种类。

消化酶的生成取决于许多的微量营养素，尤其是维生素B_6。不良的营养状态通常会导致消化不良，继而产生吸收不良，这样一来营养摄入情况就会变得越来越差，其后果就是小肠内未被消化的食物促进了肠道内不良菌群和其他微生物的增殖，症状包括腹胀、腹痛和胃气胀。

解决这些问题的最简单的方法就是每餐摄入一次复合消化酶补充剂。这种办法可以收到立竿见影的效果。你可以测试一下这些酶类补充剂的效果：将它们捣碎，放入燕麦和水煮成的稠粥中搅拌。如果这个产品的质量没问题，粥就会在30分钟内变成液体。日常坚持服用消化酶类是没有害处的，而不时地用酶类补充剂来改善消化酶的水平，也为提高身体的营养素水平铺平了道路。一且营养水平提高了，消化机能通常就会自动得到改善，或许以后就没有必要继续服用酶类补充剂了。

在脂肪被消化之前，必须要对它进行特殊的加工处理。这是由一种被称为胆汁的物质实现的，它在肝脏中产生，并储存在胆囊中。胆汁含有卵磷脂，这能帮助乳化大脂肪颗粒，并且将它们转化成微小的粒子，这样，脂肪就有更大的表面积与脂肪分解酶作用。补充卵磷脂的颗粒或胶囊可以促进乳化作用，并且对脂肪耐受性很低的人有所帮助，例如那些因手术切除了胆囊而不能储存胆汁的人。

益生菌

益生菌是消化道的最佳伙伴，这个说法有许多根据。首先，它们有助于消化你的食物。蛋白质和脂肪都可以被乳酸杆菌分解成氨基酸和脂肪酸。牛奶中的糖和乳糖，同样也能被分解成葡萄糖和半乳糖。这对那些患有乳糖不耐症的人非常有好处，因为这些人的身体中缺乏把乳糖分解成葡萄糖和半乳糖的乳糖酶。益生菌同样也能促进钙和其他矿物质的吸收；能够制造维生素，主要是维生素 K、维生素 B_{12} 和叶酸；能够缓解便秘；还是各种不同类型消化系统疾病的重要治疗成分。

这些消化系统疾病当中，包括了节段性回肠炎、溃疡性结肠炎、腹泻和肠易激综合征。波兰的一项关于肠易激综合征的研究中，给予100名受试者乳酸杆菌、安慰剂或是抗痉挛药物。服用乳酸杆菌的受试者中，有3/4的人有了显著的改善，服用药物的改善率是27%，服用安慰剂的为0%。服用药物后症状没有减轻的22名患者后来服用益生菌加药物来治疗，结果77%的患者有了一定改善。很显然，益生菌比抗痉挛药物更加有效。据估计，被诊断为患有肠易激综合征的人群中，大约有一半都有肠道菌群平衡失调的状况，因此补充益生菌可能令他们获益。

现已证实，补充益生菌对治疗伴有炎症的肠道失调症如节段性回肠炎和溃疡性结肠炎有良好的效果。乳酸唾液乳杆菌是乳酸杆菌中的一个特殊菌种，对大肠炎特别有效。益生菌可能带来的帮助之一就是促进治愈和修复消化道。消化道在发炎的时候，其渗透性会发生异常（也就是所谓的"肠漏"状态），这就是产生食物过敏症和自我解毒问题的主要原因。这种炎症可能是由于以上这些病症引起，也可能是由酒精、止痛剂或者抗生素引起的。这一系列的问题同样也能导致其他的炎症，如关节炎，补充益生菌对治疗这些疾病也有好处。消化道在短链脂肪酸（SCFAs）的作用下可以重拾健康，而乳酸杆菌、双歧杆菌和真细菌（真细菌通常不被当做益生菌，因为服用补充剂对肠道中的真细菌数量没有多大影响）则会生成短链脂肪酸。

有关益生菌益处的证据当中，最为充分的就是帮助治疗腹泻的案例，尤其是那些由细菌感染产生的腹泻。在大多数情况下，如果使用了正确的菌种，治疗的强度合适，补充益生菌则可以将腹泻康复的病程缩短一半时间。因此，益生菌是出外旅行者的最佳良伴。

如果你忍受着食物过敏症的煎熬，益生菌很可能也会对你有所帮助。许多食物反应可能并不只是因为食物过敏症，可能还因为给不良细菌提供了"食物"①，继而产生刺激肠道免疫系统的物质。通过减轻肠道对过敏性食物的反应，益生菌对减轻食物过敏时的炎症反应也有帮助。在第17章中对益生菌有更多的介绍。

肠道反应

虽然消化不良可能因胃酸不足或过多、消化酶或益生菌不足而引起，然而其原因还不仅于此。我们吃的许多食物都会刺激并损害非常敏感并且极其重要的"体内世界的界面"②。比如小麦，其中有一种叫做面筋的蛋白质含有一种普遍公认的肠道刺激物——麦醇溶蛋白。少量的这种蛋白质是可以耐受的，但是大多数英国人每天至少3次，以饼干、吐司、面包、早餐谷物、蛋糕、糕饼和意大利面的形式摄入小麦。如今的小麦都有很高的面筋含量，同时焙烤又增加了其与肠道壁发生反作用的能力。在面筋敏感非常严重的病例中，小肠绒毛组成的小肠壁的细微突起都被完全破坏了。对于那些对面筋敏感的人而言，应该避免所有含有面筋的食物。米饭、玉米、奎奴亚藜和荞麦是没有问题的，因为它们都不含面筋。

肠道感染

进食大量的糖、消化不良和经常服用抗生素最容易造成肠道感染。肠道内

---

① 译者注：不同的食物成分会刺激不同的肠道细菌增殖。
② 译者注：所谓体内世界的界面，即小肠黏膜。

大约生活着300多种不同的细菌，其中大多数都是必需的。它们保护我们免受有害菌、病毒和其他危险生物的伤害。

抗生素会不分青红皂白地将体内所有的细菌都清除干净，所以除非万不得已，最好不要服用抗生素。如果肠道内有不良的细菌，或者可能有一种酵母样生物"白色念珠菌"过度繁殖，高糖的膳食，也包括水果，都会使问题恶化。摄入糖类后的中毒感、困倦感和胀气感都是潜在的肠道菌群平衡失调的征兆。酵母以同样的方式发酵糖类而生成酒精，所以可以先测试血液中的酒精含量，然后吃一些糖，之后再测一次血液中的酒精含量，用这种方法来检测酵母类生物的存在与否。

人们已经证实，不少强效的自然疗法都对对抗肠道感染有帮助。从椰子中提取的羊脂酸（辛酸）和橄榄叶提取物，都是有效的抗真菌成分。将葡萄柚种子提取物滴入水中服用，可以抗真菌、病毒和细菌，同时不会破坏必需的肠道菌群。即便如此，最好也不要在进餐时服用它。另一种疗法，即益生菌疗法，目标是增强肠道有益细菌的活力。通过短期服用益生菌补充剂，很容易就能达到这个效果。因为细菌很脆弱，所以最好选择含有嗜酸乳杆菌和双歧杆菌的优质产品。

肠胃胀气和便秘

消化不良是肠胃胀气的原因之一，食物中不能被消化的碳水化合物会引起消化不良。这些碳水化合物在豆类和蔬菜中含量特别高。α-半乳糖苷酶可以分解这些不能被消化的碳水化合物，并减轻肠胃胀气。好一点的消化酶补充剂中就含有这种酶。

便秘有许多原因，最常见的是排泄物太硬。天然食品在消化道内可以保持柔软性状，因为它们都含有丰富的纤维，可以吸收水分并膨胀。如果烹调适当的话，全谷类食物，例如燕麦和米就可以吸收水分并为消化道提供柔软潮湿的大体积粪便。肉类、奶酪、鸡蛋、精制谷类和小麦（因为含有面筋）都会导致便秘。虽然没有必要在饮食中添加膳食纤维，但燕麦纤维的独到好处不容忽视。人们已经证实它有助于使过多的胆固醇排泄，减缓碳水化合物的吸收速度，还能预防便秘。它在燕麦中存在，而燕麦最好的食用方法是浸泡冷食。

有些食物和营养素能发挥轻泻作用。这些食物包括可以磨碎撒在食物上的亚麻子仁、洋李干和几克剂量的维生素C。但是大多数的泻药，即便是天然的，也具有胃肠刺激性。虽然有效果，但也不能解决根本的问题。一种新型的泻药，呈粉末状的低聚果糖，是一种复杂碳水化合物。它可以保持肠道湿润，并促进有益健康的乳酸细菌增殖。虽然它的效果并不那么快，却是一种对付便秘长期有益的途径。同样，摄入大量的水果、蔬菜和全谷物，再加上喝大量的水，也很有必要。

对有些人而言，长期的便秘会产生物理性堵塞，导致肠的膨胀。改变膳食对此会有一些帮助，但是往往还不足以完全清理肠道。一些特殊的膳食纤维的混合物，如亚麻子壳、甜菜纤维、燕麦纤维和药草，可以帮助松动沉积的排泄物。通过服用1~3个月疗程的结肠清洁配方的粉剂或是胶囊，就可以获得这样的效果。另一个有用的治疗方法是洗肠：在高压下，由洗肠器把水灌入肠道，同时配合腹部按摩，有助于释放和排除沉积已久的排泄物。刺激腹部区域的运动有助于促进消化，放松腹部的呼吸锻炼也有这样的效果。当心情紧张的时候，人就会停止消化，这是机体的自然反应。

增强消化能力是身体健康的基础。能量水平上升了，皮肤就会变得更加柔软和光洁，体臭会减少，同时免疫系统功能也会增强。诀窍就在于这个由上至下的作用机制：首先保证好的消化，然后是好的吸收，最后是好的排泄。如果你有任何特殊的消化问题，最应该求助的人就是营养师。利用目前的测试手段和自然疗法的进步成果，大多数消化问题都可以轻轻松松地得到解决，无需过多花费，同时也不需要采取任何损伤身体的测试或治疗。

第23章 健康心脏的奥秘

你有50%的可能会死于心脏病或心血管疾病。这是一个非常糟糕的消息。好的消息是，在大多数情况下，心脏病是可以完全避免的。然而心脏病的流行范围是如此之广，以至于我们几乎将它当做是理所当然的了。我们没有能够让自己远离这个比艾滋病更严重威胁生命的疾病，尽管其大多数病因都已经明了，其治疗方法也早已得到证实。

死于心脏病并不是自然而然的事情。许多国家就没有如此高的中风或心肌梗塞的几率。比如说，在中年人中，日本人的心脏病发生率仅是英国人的1/9，尽管日本人的发病率现在也显现出上升趋势。对古埃及公元前3000年去世的木乃伊的解剖发现，动脉血管中仅有脂类沉积的迹象，但是并没有能够导致中风和心肌梗塞的实际的堵塞物。

尽管已经有明显的心肌梗塞的征兆记载（剧烈的胸痛、冷汗、恶心、血压降低和脉搏虚弱），但在19世纪30年代，这种症状还是很罕见的，往往需要专家才能做出这种诊断。根据美国的健康记录，1890年，每10万人中都没有1个人有心脏病发作，而到1970年已经上升到每10万人中340人。过去，虽然存在由于其他形式的心脏病导致的死亡，包括瓣膜钙化、风湿性心脏病和其他先天性心脏缺陷，但动脉的实际堵塞导致中风和心脏病发作的情况非常少见。

让人更加担心的事实是，心脏病的发生年龄越来越早。在越南的尸体解剖中发现，在执行任务中丧生的平均年龄为22岁的士兵中，两个人当中就有一个人已经存在动脉堵塞现象（动脉粥样硬化症）。可以预计，现在大多数的青少年也可能呈现动脉粥样硬化的征兆，这预示着心脏病的开始。显而易见，在过去的60年中，我们的生活方式、膳食和环境已经发生了剧烈的变化，这些

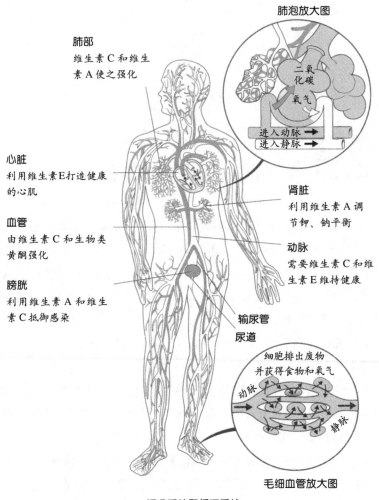

肺泡放大图

肺部
维生素C和维
素A使之强化

二氧化碳
氧气

进入动脉 →
进入静脉 →

心脏
利用维生素E打造健康
的心肌

肾脏
利用维生素A调
节钾、钠平衡

血管
由维生素C和生物类
黄酮强化

动脉
需要维生素C和维
生素E维持健康

膀胱
利用维生素A和维生
素C抵御感染

输尿管
尿道

细胞排出废物
并获得食物和氧气

动脉

静脉

毛细血管放大图

呼吸系统和循环系统

变化带来了这种现代流行病。

心脏病是什么

心血管系统由大量的血管组成，这些血管为身体的每一个细胞运输氧气、燃料（葡萄糖）、建筑材料（氨基酸）、维生素和矿物质。当微小的血管，即毛细血管，从肺吸收到氧气、释放二氧化碳时，血液就充满了氧气，而二氧化碳随后被呼出。这些血管把氧气送入心脏，心脏又将富含氧气的血液输送给全身细胞。血管在细胞中分支为微小的毛细血管并构成庞大的网络，它们将氧气和其他营养素释放出来，同时吸收代谢废物。身体的每一个细胞都需要氧气加上葡萄糖来制造能量；生成的废物就是二氧化碳和水。

给细胞提供营养素和氧气的血管叫做动脉，运走废物和二氧化碳的血管叫做静脉。动脉血比静脉血更加鲜红，因为动脉血中有一种复合物运载着氧气，这种复合物含有铁，称为血红蛋白。动脉中的压力也比静脉大。在经过细胞之后，所有的血液回到心脏，同时也流经肾脏。在肾脏，产生的废物被卸载，并且形成尿液，贮存在膀胱中。

动脉疾病

实际上"心脏病"这个名称是错误的。威胁生命的主要疾病是动脉的疾病。经年累月，动脉壁可能产生沉积物，这被称做动脉斑块或动脉粥样化（atheroma）。Atheroma来自希腊语"粥"，因为这些沉积物就像粥一样浓稠。动脉沉积物的存在被称为动脉粥样硬化症，这种动脉粥样硬化的问题只在身体的某些部分发生。

动脉发生了粥样硬化，再加上比正常状况黏稠的、含有凝血块的血液，两种因素的共同作用就会导致动脉血管中出现栓塞，阻止血液的流动。如果这种情况发生在供给心脏氧气的动脉血管中，由这些血管供给氧气的心脏就会因为缺氧而坏死，导致心肌梗塞或心脏病发作。在此之前，许多人都会被诊断为心绞痛，这是由于为心肌提供氧气和葡萄糖的冠状动脉发生了部分堵塞，导致供给心脏的氧气不足，从而引起胸痛的发生，在人们紧张或用力时，这种状况最容易发生。

如果堵塞发生在脑部，部分大脑组织就会死亡，这被称为中风。脑部的动脉血管特别脆弱，有时候中风并不是因为发生了血管堵塞，而是因为动脉血管破裂，也就是脑溢血。如果堵塞出现在腿部，就会发生腿部疼痛，这也是血栓症（血栓就是血液的凝块）的一种形式。外周动脉血管被堵塞时，就会发生外周循环不畅，比如发生在手部或是脚部的血液循环不畅。

治好高血压

由此可见，与所谓的"心脏病"相关的两个主要因素是：动脉粥样硬化（动脉中形成了沉积物）和血液凝块的存在（血液黏稠）。但是，还有第三个因素可能导致动脉硬化症，那就是动脉硬化（动脉变硬）。动脉血管是富有弹性的，不管是否发生动脉硬化，它们都有丧失弹性的趋势，会随着年龄的增长而变硬。导致这种状况发生的原因之一就是缺乏维生素C，维生素C是胶原蛋白所必需的物质，而胶原蛋白是使皮肤和动脉柔软的物质，是细胞间的"黏合剂"。动脉硬化、动脉粥样硬化和血液黏稠都会导致血压的升高，使你患血栓症、心绞痛、心肌梗塞或中风的风险增高。

正如水管中的压力会随着水龙头的开关上升和下降一样，当心脏跳动的时候，动脉血管中的压力就会增加，而在下一次跳动前的间隙，血管中的压力会减小。这两种压力就被相应地称为收缩压和舒张压，

收缩压和舒张压的正常值应该是120/80毫米汞柱，这个数值的大小与年龄无关。然而，如果动脉血管被堵塞了，或者血液太黏稠了，血压就会上升。大多数人的血压都会随着年龄增长而升高，传统医学认为，收缩压等于100加上你的年龄时（如：对50岁的人来说即是150毫米汞柱）就意味着你的健康状况正常。但是，就是这些正常的人也会意外地死于心脏病发作。由此也可以看出，传统医学的这个关于正常血压数值的说法并不令人信服。

降低血压的策略

降低血压有四种途径。

补充矿物质并限制食盐

动脉血管外周包围着一层肌肉，而钠元素过量，或者是钙、镁或钾中任何一种元素的缺乏，都会增加肌肉的压力。增加钙、镁、钾等矿物质的摄入，同时避免添加食盐（钠盐），会让你的血压仅在1个月的时间内就有明显的下降。在这些矿物质中，镁是最重要的。镁的缺乏和心脏病发作的危险之间，有着非常强的相关性。即使没有动脉硬化堵塞的存在，明显的镁缺乏也会导致冠状动脉痉挛而引起心脏病发作。因此，经常检测你体内的镁水平是至关重要的。

服用维生素E保护你的动脉血管

另一个改变血压的途径，就是降低血液黏稠度。传统上，人们使用阿司匹林来达到这个目的，它可以把心脏病发作的危险降低20%。然而，据莫里斯·布朗教授在哥伦比亚医学院进行的双盲对照研究，维生素E可以把心脏病发作的危险降低75%，其有效性是阿司匹林的4倍。

这个结论与许多显示维生素E可降低心脏病风险性的研究是一致的，尤其是在疾病发生之前开始补充维生素E。在一份刊登于《新英格兰医学杂志》的

研究报告中，让 87,200 名护士在两年多的时间当中，每天服用 67 毫克的维生素 E。结果显示，与没有服用维生素 E 补充剂的对照组相比，服用维生素 E 组的致死心脏病和非致死心脏病发作率降低了 40%。在另一项研究中，在同样长的时间给 39,000 名男性健康从业人员服用 67 毫克维生素 E，取得了心脏病发作率下降 39% 的效果。

这些研究结果证实了关于维生素 E 的保护作用的最初报道。在 19 世纪 50 年代，威尔弗雷德（Willfred）和伊万·舒特（Evan Shute）用维生素 E 对 30,000 名心脏病患者进行治疗，取得了 80% 的成功率。然而，并不是所有的相关实验都取得了正面的结果。在牛津大学的一项研究中，给已经经历过一次心脏病发作的患者每天服用 600 毫克的维生素 E，再加上 250 毫克的维生素 C 和 β-胡萝卜素，却并没有发现死亡率有所下降。我建议，如果一个已经有过心脏病发作史的人想要获得更好的结果，就应该改变膳食，并且更多地服用重要的营养素补充剂，包括 Omega-3 脂肪酸。

摄入鱼油

含有 EPA 和 DHA 的 Omega-3 鱼油，同样也可以降低心脏病的危险。吃鱼也一样有益。如果你已经患有心脏病，马上开始每周摄入 3 次富含 Omega-3 的鱼油，则会把心脏病继续发作的危险降低一半。其他一些给人们服用 Omega-3 鱼油胶囊的实验发现，鱼油确实对心脏病有保护作用。它们到底是如何发挥这种作用的，目前仍在研究当中。Omega-3 脂肪酸有抗炎症作用，而动脉血管损伤就包括炎症。它同样也能降低血液黏稠度，而且，把鱼油与维生素 E 配合使用，比服用阿司匹林更有效，同时也更为安全。

用营养方法解决动脉血管狭窄

然而，与高血压相联系的主要危险因素是由动脉粥样硬化导致的动脉血管狭窄。人们已经发现了许多可以停止、甚至逆转病情发展的营养策略。主要的方法是服用抗氧化补充剂、鱼油、维生素 C 和赖氨酸的复合物。维生素 C 同样有助于阻止动脉组织的硬化，而这正是高血压的另一个诱因。从长远来说，补充这些营养素的复合物，比服用降血压的药物更加有效——它们能够解决引起问题的诱因，而不是仅仅缓解症状。瑞典的一项调查结果显示，服用营养素补充剂的人心脏病发作的危险较小，妇女发生心脏病的危险降低了 34%，男人降低了 21%。

在最佳营养学会，我们对患有高血压的人群进行了3个月的实验，获得了收缩压和舒张压平均降低8毫米汞柱的结果，而且那些实验开始时血压最高的人，实验后血压降低得最多。迈克尔·科尔根博士发现，不论年龄如何，参加复合营养素补充剂项目的人的血压平均值都在逐渐下降，从最初略微超过140/90毫米汞柱，逐渐降低到120/80毫米汞柱以下。理想的血压范围是收缩压不高于125毫米汞柱，舒张压不高于85毫米汞柱，无论年龄大小。若血压超过140/90毫米汞柱，就肯定应该引起关注了。

科尔根博士同样发现，在5年多的时间中，服用营养素补充剂者的脉搏数从平均每分钟76次降到了65次——脉搏的数字是衡量心脏力量的指标，较健康的人脉搏数会较低，理想的脉搏应该是每分钟低于65次。

是什么引起了心脏病

为了理解补充营养素及调整膳食是怎样带来这些有益改变的，我们需要审视引起动脉疾病的潜在因素。回溯到1913年，俄国科学家安尼其可夫（Anitschkov）博士，认为他找到了这个问题的答案。他发现，给兔子喂食胆固醇（一种动物脂肪）会引起心脏病。但他没有意识到的是，兔子作为一种素食动物，根本就不能处理这些动物脂肪。因为人们发现在心脏病患者的动脉血管中的脂肪沉积物富含大量胆固醇，于是就认为这些沉积物是血液中过多的胆固醇导致的，而血液中胆固醇过多可能是由于膳食中过多的胆固醇引起的。这样简单的理论很有影响力，许多医生将低胆固醇膳食应用于治疗心脏病——即便一直没有什么确定的结果。

胆固醇的神话

1975年，来自美国加州大学的阿尔芬-斯拉特（Alfin-Slater）博士带领的研究小组决定对胆固醇学说进行验证。他们选择了50名血液胆固醇水平正常的健康人。每天给其中一半的受试者吃2个鸡蛋（除了他们正常膳食中一直在吃的高胆固醇食物之外），持续8周时间。另一半人每天吃1个鸡蛋，持续4周，然后在接下来的4周中每天吃2个鸡蛋。结果显示血液中的胆固醇含量并没有发生改变。后来斯拉特博士评论道："我们的发现从未让我们如此惊讶。"

许多其他的研究也发现，血液中的胆固醇水平并没有因为吃鸡蛋而升高。

实际上，早在1974年，英国政府就成立了一个顾问团来审核"从医学角度制定的与心血管疾病相关的膳食政策"，并发表了声明："西方社会的大多数膳食胆固醇来自鸡蛋，但是我们并未发现证实鸡蛋的摄入量与心脏病相关的证据。"

一篇于2000年发表在《美国营养学院杂志》上的综述回顾了所有的胆固醇、鸡蛋摄入与心脏病之间关系的研究，并总结出，没有发现每天摄入1个以上鸡蛋与心脏病的危险性有联系。摄入鸡蛋的安全底线是：一周吃的鸡蛋数目不超过7个。这样你患心血管疾病的危险性便不会有任何变化。

因为高水平的血液胆固醇含量与冠状动脉疾病相联系，所以人们猜想低胆固醇水平是个好消息。根据三个独立的研究小组的研究，事实并非如此。在日本的一个研究小组发现，虽然高血胆固醇水平与心血管疾病相关，但是在心脏病发生率较低的日本，低的血胆固醇水平却与中风相关。当6500名日本男子的血液胆固醇水平下降到190毫克/分升以下，中风的危险却增加了。同时，芬兰的研究者伊克里·潘丁能（Jykri Penttinen）发现，低的血胆固醇水平与更多的由沮丧、自杀和暴力引起的死亡相关。

这些发现得到了亚特兰大疾病控制中心的戴维·弗里德曼（David Freedman）的证实。他发现有反社会人格障碍的人具有更低的胆固醇水平。弗里德曼相信，低水平的胆固醇含量会导致敌对行为。

毫无疑问，高水平的血液胆固醇代表了动脉疾病的危险因素，但进食含有适量胆固醇的膳食，例如鸡蛋，并不会增加心脏病的危险。那么，最理想的血胆固醇水平是什么呢？医学研究人员科拉斯金（Cheraskin）进行了一项调查，对比了血胆固醇水平与全面健康的关系，根据他的调查结果，"健康的"血液胆固醇水平只有一个很狭窄的范围。这就是190~210毫克/分升，或可表示为

心血管健康的理想测试分值

	高风险	中等风险	健康
胆固醇（毫克/分升）	<120 或>330	>240	190~210
（毫摩/升）	<3.1 或>8.5	>6.2	4.9~5.4
胆固醇/高密度脂蛋白	>8：1	>5：1	<3.5：1
血压（毫米汞柱）	>140/90	>130/85	<125/80
脉搏（次/分）	>85	<85	<70

4.9～5.4毫摩/升。无论胆固醇含量向哪一方移动，都与疾病发生概率的增加相关。英国国际心脏论坛推荐，胆固醇水平应该低于5毫摩/升，而英国人的通常水平更接近于5.5毫摩/升。但是，他们都没有设定最低的胆固醇水平。这暗示着一个人的胆固醇越低越好；同时，也否认了一个事实：胆固醇是激素合成的必需前体，身体和大脑也都非常需要它。

好胆固醇

膳食胆固醇假说最终埋葬在爱斯基摩人手里。因为虽然他们的膳食是全世界胆固醇最高的膳食之一，但是他们的心血管疾病发病率是全世界最低的。我们现在已经知道，那是因为有好胆固醇和坏胆固醇之分。

胆汁的成分——胆固醇被重新吸收进体液的时候，它由LDL脂蛋白（脂肪与蛋白质的复合物），即低密度脂蛋白运输到动脉血管。如果一个人体内的胆固醇有很大部分是与LDL结合的，胆固醇就更容易在动脉血管壁沉积下来。另一种HDL脂蛋白，即高密度脂蛋白，却可以将胆固醇运输出动脉血管，带回到肝脏。理所当然地，它就被称做好胆固醇——一个人体内的HDL胆固醇与LDL胆固醇比值越高，心脏病的危险就越低。理想的比例是HDL胆固醇至少占总胆固醇的1/3。

我们再次发现，补充复合维生素和矿物质可以很有效地达到这个理想的胆固醇平衡的目标。迈克尔·科尔根博士已经证实，让受试者参加营养素补充计划6个月之后，再让他们停止服用补充剂3个月，在两年多的时间中反复如此切换，就可以持续地降低血液中胆固醇含量，并增加HDL与LDL的比值。维生素B₃（烟酸）同样也能非常有效地增加HDL的水平，尽管你需要每天补充500～1000毫克之多。因为烟酸有产生不合时宜的脸部潮红的作用，许多人转而服用烟酰胺，或称"不会脸红的烟酸"。

另一个有效增加HDL、降低LDL和总胆固醇的途径是摄入相当数量的Omega-3胶囊。在实际应用中，这意味着服用EPA鱼油胶囊补充剂，或是摄入大量多脂的鱼类。人们已经明白，这就是爱斯基摩人不易患心脏病的原因所在。

关于胆固醇的另外一个重要的问题是：和任何脂肪一样，它也会被氧化作用破坏。比如说，抽烟就会促进脂肪的氧化。一旦被氧化破坏，胆固醇就变得很难从动脉血管中清除出去。氧化作用也会伤害到动脉血管壁上的细胞，使血管壁发生堵塞。抗氧化的营养素具有保护作用，已经有研究反复证实，如果β-胡萝卜素、维生素A、维生素C和维生素E在膳食当中含量太低，或者在血液当中水平太低，都会增加心脏病的危险。通过增加抗氧化物质的摄入，并减少受自由基侵害的机会，你就可以降低患心脏病的危险。

正确的膳食，加上营养素补充剂，这两种途径的结合很可能比现今的主要医疗手段——他汀①类降脂药物起效更快，也更为有效。虽然在长期的治疗中，这些药物确实会降低心脏病发作和中风的风险（通常在第一年当中风险还没有减少），但是它们的作用机理是抑制一种合成胆固醇的酶的活性，而这种酶同时也参与制造一种重要的心脏营养素——辅酶Q10。所以阻滞这种酶，也就增加了心脏衰竭的潜在风险，因为辅酶Q10对心脏自身的正常功能至关重要。如果你正在服用他汀类药物，那么一定要确保你至少服用30毫克的辅酶Q10补充剂。

关于心脏病的新理论——脂蛋白A

根据莱纳斯·鲍林和玛西亚斯·拉丝的理论，以上这些因素或许只是动脉粥样硬化的潜在原因中很少的一部分。鲍林医生和拉丝医生思考着一个问题：我们的祖先生活在热带环境中时，丧失了制造维生素C的能力。鉴于这个事实，在漫长的冰河世纪当中，我们人类是怎样存活下来的？为什么人类没有丧生于坏血病，而正是这种疾病曾经造成出海航船上的船员大批死亡。坏血病的最初征兆就是血管出血，这是由于血管渗漏造成的，而体内再没有别的地方的膜像血管这样，能承受如此大的压力。

根据鲍林医生和拉丝医生的理论，为了在缺乏维生素C的时代增加存活的机会，人类或许已经形成了一种能力，就是沿着动脉血管壁沉积脂蛋白。通常有两组蛋白质会聚集在受伤部位，以实施修复工作，这就是纤维蛋白原和脱辅基蛋白。脱辅基蛋白与脂肪（脂类）有天然的亲和力，并可转变成脂蛋白A（LpA），修复损坏或破裂的血管。然而，脂蛋白A同样也会增加心脏病的危险性，因为它会在动脉血管壁上堆砌沉积物。事实上，在所有可以测量的因素中，一个人的脂蛋白A水平是表明他患心脏病风险的最好指标。

基因研究非常强烈地暗示，脂蛋白A的出现，很有可能是人类面对血管破裂的灭绝之灾的基因对策。但这会是大自然对付威胁生命的坏血病的办法吗？

---

① 译者注：statin，也做斯达丁、史达汀等，为著名的降血脂类药物，包括多个品种，商品名各不相同。

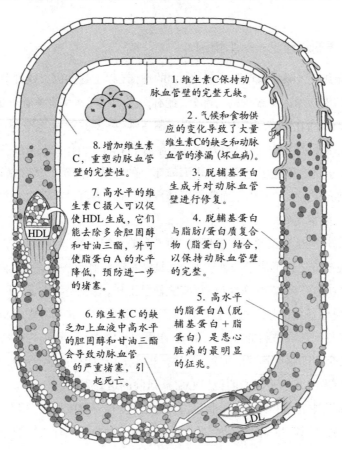

据估计，猴子出现脂蛋白A的时间与人们推测的灵长类丧失制造维生素C能力的时间呈相关性。

维生素C缺乏是心血管疾病的根本原因——这一理论到底是不是符合事实呢？维生素C的缺乏提高了胆固醇、甘油三酯（血液中的脂肪）、LDL、脱辅基蛋白和脂蛋白A的水平，同时降低了HDL的水平。相反，增加维生素C的摄入可以降低高胆固醇、甘油三酯、LDL的水平，提高HDL水平。

对我们的祖先而言，维生素C所有这些效果的重要性，或许在那个夏天已经显现出来了。当他们可以摄入足够的维生素C，HDL的生成量便会上升，随之它就会清除掉血液中多余的胆固醇。维生素C也会抑制过多的胆固醇产生，并且有助于将胆固醇转变为胆汁。这些效应都会达到一个结果：使不必要的动

1. 维生素C保持动脉血管壁的完整无缺。

2. 气候和食物供应的变化导致了大量维生素C的缺乏和动脉血管的渗漏（坏血病）。

3. 脱辅基蛋白生成并对动脉血管壁进行修复。

4. 脱辅基蛋白与脂肪/蛋白质复合物（脂蛋白）结合，以保持动脉血管壁的完整。

5. 高水平的脂蛋白A（脱辅基蛋白＋脂蛋白）是患心脏病的最明显的征兆。

6. 维生素C的缺乏加上血液中高水平的胆固醇和甘油三酯会导致动脉血管的严重堵塞，引起死亡。

7. 高水平的维生素C摄入可以促使HDL生成，它们能去除多余胆固醇和甘油三酯，并可使脂蛋白A的水平降低，预防进一步的堵塞。

8. 增加维生素C，重塑动脉血管壁的完整性。

HDL

LDL

脂蛋白A是怎样引起心脏病的

脉粥样硬化沉积物减少。一项研究显示，每天摄入500毫克维生素C，可以在2～6个月内使动脉粥样硬化沉积物减少。鲍林医生认为："这些观点同样能解释，与春季夏季相比，为什么心肌梗塞和中风在冬季发作更为频繁，原因就是春夏季节人们摄入抗坏血酸物质的数量比较多。"

如果维生素C缺乏确实被证实为人类心血管疾病的普遍原因，那么补充维生素C就注定要成为全世界人治疗这种疾病的方法了。鲍林医生和拉丝医生推荐每天补充3～10克维生素C，对于那些已经患有心血管疾病的人而言，每天还要补充大约3克赖氨酸。看来这两种营养素的结合可以逆转动脉粥样硬化。

同型半胱氨酸——心脏攻击者

缺乏维生素C会使动脉血管脆弱，那么到底是什么导致了损伤呢？答案之一是叫做同型半胱氨酸的危险物质。如果你已经患有心肌梗塞或中风，那么，你的血液中的同型半胱氨酸的水平很高的可能性超过50%。

同型半胱氨酸理论最初是在1969年，由美国罗得岛州VA医学中心的病理学者基尔默·麦克卢尔（Kilmer McCully）医生提出来的。直到20世纪90年代，同型半胱氨酸理论的证据才开始让人们充分信服。在1992年，一项对14,000名男性医生进行的研究发现，那些血液中同型半胱氨酸水平排在前5%的人，发生心肌梗塞的危险性是同型半胱氨酸水平排在后5%的人的3倍。1995年，美国马萨诸塞州的佛雷明汉心脏研究中心证实了血液中同型半胱氨酸增加带来的危险。研究发现，血液中的同型半胱氨酸高于11.4个单位时，心脏病的风险性就将上升。华盛顿大学的另一项研究发现，高的同型半胱氨酸水平会使年轻女性患心脏病的危险加倍。

真正一锤定音的证据是欧洲协同行动组的一项研究结果，这是一个由欧洲9个国家的19个医学中心的医生和研究者组成的联盟。他们研究了750名60岁以下的动脉粥样硬化患者的同型半胱氨酸水平，同时与800名没有心血管疾病的人相比较。他们发现，与吸烟、高水平的血胆固醇一样，血液中高水平的同型半胱氨酸水平是引发心血管疾病的重要危险因素。

更明白、更确切地说，如果你是一名男性，那么你的同型半胱氨酸总量每增加12%，就会令你发生心肌梗塞的危险增加3倍。如果你在同型半胱氨酸总量过高的同时还有心脏病的家族史，那么不论性别，你的心肌梗塞发作的危险

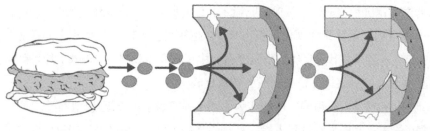

1.蛋白质丰富的食物会有一种氨基酸，可以转变为同型半胱氨酸。

2.过多的同型半胱氨酸损伤动脉血管内皮。

3.胆固醇在受损伤的动脉血管中堆积，可导致致命的堵塞。

同型半胱氨酸是怎样引起心脏病的

就会激增13～14倍！与低于9.2个单位的人相比，同型半胱氨酸水平超出14个单位的人，中风的危险性会增加82%。从1998年的这个研究结果发表以来，超过千项的研究结果都证实了同型半胱氨酸和心脏病之间令人难以置信的强大联系——比心脏病与胆固醇的联系更强、更重要，而胆固醇和心脏病的联系还几乎没有多少实际证据。

虽然对心脏病诊断的关注一直集中在胆固醇上，但事实是同型半胱氨酸水平对心肌梗塞的预测准确性，几乎是胆固醇水平的40倍。我多次遇到胆固醇水平并不高的心肌梗塞患者，他们从没有检查过同型半胱氨酸，且一直在服用降低胆固醇的药物，比如他汀类。虽然这些药物确实可以降低丧命于心肌梗塞的几率，但是它们对总死亡率并没有多大的影响，只能让期望寿命平均延长大约8个月而已。与之相比，降低你的同型半胱氨酸总量，却可以显著减少所有原因导致的死亡可能而并不仅限于心肌梗塞。

问题是：该如何降低你的同型半胱氨酸水平呢？答案是复合维生素B，而不是药物。说得具体一些就是叶酸、维生素B_{12}和维生素B_6。摄入多少量取决于你的同型半胱氨酸水平。但是，为了充分达到降低同型半胱氨酸的效果，可以说，每一个可能发生同类危险的人每天应该至少服用400微克的叶酸、12微克的维生素B_{12}和50毫克的维生素B_6。但要想降低已经处于很高的同型半胱氨酸水平，需要补充的数量就要比这个量大得多。因为同型半胱氨酸不但会损坏动脉血管，同时也会损坏胆固醇，使其沉积在动脉血管中。可以说，只要能降低你的同型半胱氨酸水平，也同样可以降低你的胆固醇水平。在第16章当中，对有关同型半胱氨酸的方方面面已做了详细的阐述，也说明了降低它的具体方法。

下面的准则适用于所有人，它可以减少我们患心脏病的危险，并使我们的寿命至少延长 10 年：

- 避免油炸食品，少吃肉类和富含饱和脂肪的食品。更好的选择是吃多脂鱼类，如鲭鱼、鲱鱼、三文鱼和金枪鱼。

- 吃大量的新鲜水果和蔬菜，它们富含钙、镁和钾；尤其要多吃绿叶蔬菜和豆类，因为它们富含叶酸。

- 经常吃富含维生素 E、必需脂肪酸和矿物质的种子类食物。

- 在烹调的时候不要加盐，也不要把盐加到你的饭菜里。控制加盐食物的摄入。如果你确实需要用盐，用所罗盐。所罗盐是含有多种矿物质的盐。

- 保持健康体态，避免肥胖。

- 不要抽烟。

- 避免长期处于紧张状态。

- 关注你的血压，每 5 年测试一次你的血脂水平。

- 服用抗氧化营养素补充剂，至少包括 400 毫克维生素 E，2 克维生素 C，加上 Omega-3 脂肪酸 EPA 和 DHA 以及含有维生素 B_6、维生素 B_{12} 和叶酸的复合维生素。

如果你患有心血管疾病或是高血压，以下准则同样适用：

- 咨询营养师，测试你的血脂水平和同型半胱氨酸水平。

- 如果你的 HDL 水平偏低，每天服用 1 克"不会脸红的烟酸"。

- 如果你的胆固醇或甘油三酯水平偏高，服用 EPA 鱼油补充剂，补充 1000 毫克的 EPA。

- 如果你的脂蛋白 A 水平偏高，服用至少含 5 克维生素 C 及 3 克赖氨酸的补充剂。

- 如果你的同型半胱氨酸水平偏高，那么要增加维生素 B_6、维生素 B_{12} 和叶酸的摄入（具体用量见第 16 章）。

- 如果你的血压偏高，要服用镁补充剂。

- 竭尽所能地改善你的膳食和生活方式。

第24章 增强免疫系统

路易·巴斯德在19世纪发现微生物是引发感染的原因。他在晚年意识到，与战胜入侵的微生物相比，让自己的身体强壮，是一个更加有效的防病策略。在过去的100年中，医学界一直把注意力集中在开发摧毁入侵者的药物——抗生素、抗病毒成分以及化学治疗的药物上面。因为药物本身的属性所限，这些药物对身体是有毒的。第一种抗HIV的处方药AZT，就对人体有潜在的危害，同时经证明，它的保护作用还不及维生素C。虽然一开始，抗生素能帮助人体与病菌感染对抗，但就长期作用而言，它们对身体的坏处比好处多，因为它们会促使菌种产生新的抗药性。化学疗法则会让免疫系统功能丧失，就算是在效果最好的情况下，也是一种"伤亡惨重的胜利"。

直到最近，在层出不穷的新感染原的打击下，人们才将注意力转移到加强我们自己的免疫系统上。免疫系统是人类身体中最卓越、最复杂的系统之一。当你意识到它能在1分钟之内制造百万个特殊"盔甲"（科学上称之为抗体），识别10亿种不同的侵略者（科学上称之为抗原），并让它们"缴械"的时候，我们就会认识到，激发免疫系统力量的策略是多么有意义。如果免疫系统具有对新的侵略者做出快速反应的能力，那么在病原菌感染时可以是完全不一样的结果——因流感而卧床1周或食物中毒，也许就变成仅仅持续1天的普通感冒或不太严重的胃痛，而乳癌或完全发作的艾滋病也许就只是良性肿块或无症状的HIV感染了。这些不同的结果，也是免疫系统功能不同所带来的差异。

免疫的力量

如何激发免疫系统的力量呢？运动、精神状态和膳食都会起到作用。有研究证实，中国的太极拳可以使 T 细胞（身体免疫细胞的一种）的数量增加 40%之多。但过于疲劳或激烈的运动实际上会抑制免疫系统。平缓而非紧张的运动形式，对提高免疫力最为有利。这或许是因为，在紧张状态下，肾上腺会做出反应，产生一种叫做皮质类固醇的产物，会抑制免疫系统。心理状态的低迷，如紧张、沮丧和悲痛，都会抑制免疫系统，也可能正是这个原因。学会如何应付紧张、处理心理问题和放松身心，是激发免疫系统的关键。比如，我们已经知道冥想可以增加T细胞数量，改善辅助T淋巴细胞和抑制T淋巴细胞之间的比例。

了解免疫系统

免疫系统的职能是识别身体的敌人并摧毁它们。这些敌人包括有缺陷的身体细胞，也包括外来因子，如细菌和病毒。外来侵犯者进入身体的主要"大门"是纳入食物的消化道和吸入空气的肺。在消化道内，有一个与肠道相关的免疫系统。正常情况下，它只允许完全消化后的食物分子，比如氨基酸、脂肪酸和单糖，不受阻碍地通过肠道壁进入体内。如果没有完全消化的分子进入，则会引发免疫反应和最终的过敏症，特别是当大的食物分子进入体液之后。鼻腔则会帮助阻止不受欢迎的物质进入肺部。在呼吸道和消化道中，健康、强壮的黏膜是防卫侵略者的第一道防线。

免疫军团

在体内，免疫系统拥有一个对付侵略者的特别的细胞军团，这些防卫者的功能和负责区域各不相同。有些细胞在血液中执行任务，时刻警惕着侵略者，并且随时准备召集其他可以摧毁特定侵略者的军队。血液中的免疫细胞统称为白细胞，它们分别是 B 细胞、T 细胞和巨噬细胞。

B 细胞，或称 B 淋巴细胞，是能够针对每一种特殊的侵略者或抗原而产生抗体的细胞。当一个 B 细胞与一种抗原接触的时候，它就会变大，同时分裂成几个细胞，这些分裂出来的细胞可以分泌出特定的抗体，紧紧锁住入侵者。抗体并不能摧毁细菌和病毒，但是会使这些侵略者寸步难行。它们阻止细菌生成毒素，也阻止病毒进入人体细胞。因为病毒只有在进入人体细胞内，并控制了细胞的指挥中心，对它进行重新编程，才能生成更多的病毒。对病毒来说，抗体可真是它的死对头。此外，抗体还能招来其他更为英勇善战的免疫军团成员，例如 T 细胞。

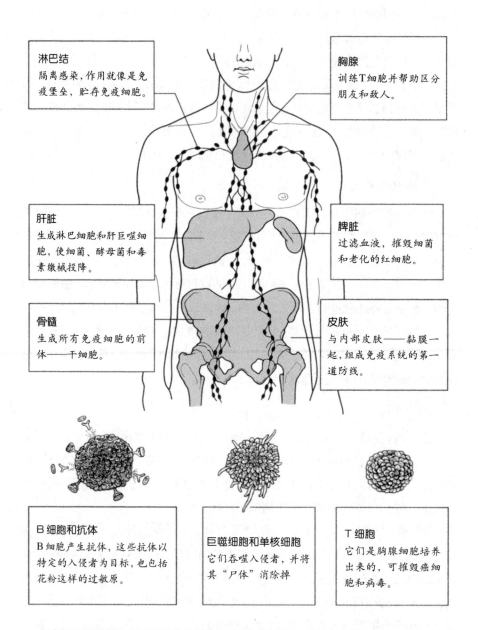

淋巴结
隔离感染，作用就像是免疫堡垒，贮存免疫细胞。

胸腺
训练T细胞并帮助区分朋友和敌人。

肝脏
生成淋巴细胞和肝巨噬细胞，使细菌、酵母菌和毒素缴械投降。

脾脏
过滤血液，摧毁细菌和老化的红细胞。

骨髓
生成所有免疫细胞的前体——干细胞。

皮肤
与内部皮肤——黏膜一起，组成免疫系统的第一道防线。

B细胞和抗体
B细胞产生抗体，这些抗体以特定的入侵者为目标，也包括花粉这样的过敏原。

巨噬细胞和单核细胞
它们吞噬入侵者，并将其"尸体"消除掉

T细胞
它们是胸腺细胞培养出来的，可摧毁癌细胞和病毒。

免疫军团及其战场。免疫系统充分训练了各种专业的细胞。例如骨髓干细胞生成B淋巴细胞或T淋巴细胞，它们在体内不断进行循环，尤其在淋巴当中活动更为活跃，使你免受侵略者的攻击。这些侵略者可能是一种病毒或是一种你过敏的食物，甚至会是一种作乱的癌细胞。

T细胞，也叫做T淋巴细胞，是由胸腔顶部的胸腺分泌的。T细胞共分为三个类别：辅助T淋巴细胞、抑制T淋巴细胞和NK细胞（自然杀伤细胞）。NK细胞可以产生毒素，这些毒素可以摧毁侵略者。辅助T淋巴细胞有助于活化B细胞，令其对抗原产生反应；而一旦战斗胜利之后，抑制T淋巴细胞就会"关掉"这个反应过程。通常，辅助T淋巴细胞的数量大约是抑制T淋巴细胞的两倍。患上艾滋病之后，HIV病毒有选择地破坏辅助T淋巴细胞，导致抑制T淋巴细胞过多，抑制了免疫系统的活性，使得病人非常容易受到其他病原菌的感染。

巨噬细胞能完整地吞噬并消化那些已经被B细胞和T细胞识别出来的侵略者，从而彻底结束战争。这种行动被称为吞噬作用。在血液中起作用的吞噬细胞称为单核细胞，而那些在其他组织中起作用的吞噬细胞被称为巨噬细胞。

免疫反应的战场

不论何时，人体内总有一小部分免疫细胞在巡逻。它们当中大多数的寿命都很短，如T细胞大约只能存活4天。识别出一个侵略者之后，新的军队就在骨髓和胸腺中生成，并运输到堡垒中，比如淋巴结、扁桃体、阑尾、脾脏和消化道中的派伊尔氏结（Peyer's patches），即肠道集合淋巴结，其中聚集了淋巴细胞，与消化道的免疫功能有关。淋巴管中的淋巴细胞进入这些堡垒中，也把需要摧毁的侵略者带进去。这就是为什么淋巴结在感染的时候会发炎的原因，比如颈部、腋窝和腹股沟，都是淋巴结聚集的地方。这意味着它们正在履行职责。因为淋巴系统没有运输动力，所以淋巴液随着肌肉的运动而流动，因此锻炼身体对淋巴循环相当重要。

激发免疫力的营养素

你的免疫能力完全取决于维生素和矿物质的摄入量是否适宜。缺乏维生素A、维生素B_1、维生素B_2、维生素B_6、维生素B_{12}、叶酸、维生素C和维生素E，都会抑制免疫功能；缺乏铁、锌、镁和钾也一样会妨碍免疫能力。与维生素B_6相比，维生素B_1、维生素B_2和维生素B_5的免疫激发作用比较温和。抗体的产生依赖于维生素B_6，而抗体对于任何感染反应都是至关重要的；T细胞的功能也一样受到维生素B_6的影响。维生素B_6的理想每日摄入量大约是$50\sim100$毫克。维生素B_{12}和叶酸也都是B细胞和T细胞发挥正常功能所必需的营养物质。要快速生成新的免疫细胞，以组建免疫大军，维生素B_6、锌和叶酸都是必不可少的。

因为没有哪一种营养素能够单独工作,服用好的加强型复合维生素和矿物质补充剂是个不错的主意。甚至在补充剂的摄入量不太大的情况下,这些营养素的组合也能非常有效地激发免疫系统。来自纽芬兰纪念大学的拉吉·钱德拉(Ranjit Chandra)博士和他的同事进行了一项研究,结果刊登于《柳叶刀》杂志上。他们以96名健康老年人作为研究对象,给其中一些人服用上述补充剂,其他人则服用安慰剂。与对照组相比,服用补充剂的人更少遭受感染的煎熬,通过测试血液中的免疫因子,发现他们比服用安慰剂的人具有更强的免疫能力,同时总体上也更加健康。

抗氧化物质

为了抵抗感染,我们需要大量补充的营养成分是抗氧化物质,特别是维生素C。大多数侵略者都会产生一种叫做自由基的危险的氧化物质,来击退身体免疫系统的军队。抗氧化营养素,如维生素A、维生素C、维生素E、锌和镁都可以消除这些自由基,从而削弱侵略者的力量。维生素A还有助于保持消化道、肺部和所有细胞膜的完整,从而阻止外来物进入体内以及病毒进入细胞。此外,维生素A和β-胡萝卜素都是有效的抗氧化物。许多外来入侵者都会产生有氧化性的自由基,作为它们自身防御系统的一部分,甚至我们自己的免疫细胞也会产生自由基来摧毁侵略者。因此摄入大量的抗氧化营养素有助于保护你的免疫细胞免受伤害。理想的β-胡萝卜素摄入量是每天3300~16,000微克视黄醇当量。

维生素E是另一种益处很多的重要营养素,可以促进B细胞和T细胞的功能。当与硒共同摄入的时候,它的免疫激发能力就会增强。理想的每日摄入量是100~600毫克。钾、铁、镁、铜和锌都与抗氧化反应有关,同时也都对免疫力显示出积极的影响。当然,硒和锌可能是最重要的。虽然锌对免疫细胞的生成和B细胞及T细胞正常功能的发挥至关重要,但是过量的锌会抑制摧毁细菌的巨噬细胞的能力。理想的日摄入量是15~25毫克。所以,锌在病毒感染期间可能是有益的补充剂,在细菌感染的时候补充锌却不是个好办法。补充铁也有这样的情况。虽然铁的缺乏会抑制免疫功能,但过多的铁也会干扰摧毁细菌的巨噬细胞。当发生感染的时候,身体就会启动一系列的防卫机制,以阻止侵略者对铁的吸收，所以，在细菌感染期间补充铁也是不适宜的。

需要多少维生素C

毫无疑问，维生素C是激发免疫力的主要营养素。如今人们已经发现了它的许多功能：有助于免疫细胞的成熟，能促进抗体和巨噬细胞的功能，并且它自身也有抗病毒和抗菌的作用。另外，维生素C还是一种天然的抗组胺剂，可以缓和炎症反应，并促使免疫系统产生干扰素，从而增强免疫力。皮质醇是一种强力的免疫抑制剂，大剂量的维生素C可以控制这种物质，使其含量不至于过高。但是，维生素C的服用量是至关紧要的。来自芬兰赫尔辛基大学健康系的哈里·赫米利亚（Harry Hemilia）教授曾经分析了所有维生素C或安慰剂对普通感冒效果的研究，同时对那些每天摄入1克或1克以上维生素C的研究进行统计，结果38项研究当中有37个得出结论，每天服用1克维生素C的剂量，在感冒时对人体有保护作用，而这个剂量是推荐每日摄入量的近20倍[①]，用少于此量所做的研究则没有得出同样的结论。

益生菌——天然的抗生素

我们的身边布满了感染原。你是否向它们屈服，并不仅仅取决于你是否与其接触，还取决于你体内的菌群平衡。原因是，益生菌会和致病菌争夺生长繁殖所需的营养素，并且能封锁一些受体位点，而有害菌必须附着在这些位点上，才能够引发感染。然而，益生菌之所以能起保护作用，是因为它们可以生成一些抗菌物质，如乳酸和过氧化氢，可以有效地阻止细菌生长。这些益生菌都是天然的抗生素。它们不仅可以阻止那些对身体不太有利的"定居者"，例如大肠杆菌和杆肠菌，同时也使许多病菌难以生存，如葡萄球菌（它是咽喉痛的常见原因）、沙门氏菌和变形杆菌等，正是这些病菌引起了大多数的食物中毒案例。在全世界，每年有超过100万的人死于食物中毒。仅在英国，每年报道的食物中毒就有大约6万例。

益生菌并不只是让致病菌生存艰难，它们还会积极地激活你的免疫系统。有6项研究都发现，不同菌种的有益菌能够促进免疫系统的战斗能力。这意味着益生菌对于治疗癌症和过敏症同样重要，此外对控制病毒、寄生虫和酵母

① 译者注：是我国目前推荐量的10倍。

菌，如引起鹅口疮的白色念珠菌，也同样重要。

1992年，《国际医学年鉴》（*Annals of International Medicine*）刊登了一项研究：给一组容易患鹅口疮的妇女服用含有乳酸杆菌的活性酸奶，另一组人则不给服用，6个月后，再将两组参与者互换。结果，6个月后，大多数没有服用酸奶的妇女退出了研究，而每天服用酸奶的妇女拒绝换组，她们体验到，酵母菌感染的数量和严重程度在服用酸奶后，都有大幅度的降低。利用栓剂直接将益生菌放入阴道甚至更为有效。

同样经证实的还有：益生菌对治疗不断复发的膀胱炎、鼻窦炎和扁桃腺炎也很有帮助。

增强免疫力的膳食

理想的激发免疫的膳食，与其他理想膳食没有本质上的差别。因为免疫细胞要在感染期间快速生成，充足的蛋白质是必不可少的。但是，太多的蛋白质又会抑制免疫力，这可能是因为大量蛋白质会耗尽可以利用的维生素B_6。富含饱和脂肪和氢化脂肪的膳食会抑制免疫力，并且阻塞淋巴管；但冷压种子油中含有的必需脂肪酸，可以激发免疫力。因此，蛋白质平衡、低脂肪、含有来自必需来源如种子和坚果的脂肪，加上充足的富含维生素和矿物质的新鲜水果蔬菜，是令免疫力最大化的最佳选择。

当病毒感染造成黏液生成增加时，最好避免食用肉类、乳制品和鸡蛋以及那些可能让你过敏的食物。此时最好的食物包括所有的蔬菜，特别是胡萝卜、甜菜的根或叶、甘薯、西红柿和豆芽。水果对人体特别有益，特别是西瓜和浆果。磨碎的种子类、小扁豆、豆类和糙米之类的粗粮以及鱼类，都是不错的选择。所有的食物都应该吃得越生鲜越好，不要油炸，以避免产生自由基。

可增强免疫力膳食中的食物

以下是可增强免疫力膳食中的一些典型食物：

西瓜汁 将西瓜瓤和西瓜子在搅拌机中搅碎。瓜子壳会沉到底部，而富含蛋白质、锌、钾、维生素E和必需脂肪的瓜子仁会留在汁里。早餐的时候喝600毫升左右（大约相当于两杯半），白天其他时候再喝600毫升。

胡萝卜汤 将3根有机胡萝卜、2个西红柿、1束豆瓣菜、1/3块豆腐、半杯米糊或豆奶、1茶匙蔬菜原汁（肉汤或Vecon酸酵母也可以），有时还可以选择一些磨碎的杏仁或种子打碎成浆。吃的时候可冷食或加热，还可以配着燕麦饼或是米糕吃。另一种吃法，是把胡萝卜、甘薯或灰胡桃泥一起煮，并且在汤里面加入素食者用的高汤块、姜和椰奶。

大份沙拉 选择一系列的种子类蔬菜，如蚕豆、西蓝花、切碎的胡萝卜、甜菜根、豆瓣菜、生菜、西红柿和鳄梨，加入种子或卤豆腐片——如果可能的话，用有机食品，然后再拌上加了蒜泥的冷压植物油作为调味酱。

浆果零食 草莓含有的维生素 C 比橘子还多。蓝莓在 ORAC 值（氧自由基的吸收能力）上，得分最高，树莓和草莓也都非常好。浆果含有许多能够激发免疫系统能力的植物营养素。因此，当你受到攻击的时候，以浆果为零食越多越好。

有用的补充剂

以下这些补充剂都有助于身体自发地抵抗感染：

＊高质量、加强型的复合维生素和矿物质补充剂。

＊高质量、加强型的抗氧化物复合配方，至少含有 2000 微克维生素 A、300 毫克维生素 E、100 毫克维生素 B_6、20 毫克锌和 100 微克硒。

＊维生素 C，每 4 个小时服用 3 克，包括临睡前和晨起时各 1 次（这或许会产生泻药的作用，如果产生这种效果，则可相应减少剂量）；选择含有浆果提取物的补充剂，尤其是接骨木果提取物。

＊猫爪草茶加姜，每日 4 次。

＊紫锥花提取物一次 10 滴，每日 3 次。

＊葡萄子提取物一次 10 滴，每日 3 次。

而为满足维持健康的量，每天应摄入 1～2 克维生素 C。有些维生素 C 补充剂还含有其他的抗氧化成分和有益免疫力的营养素，如浆果提取物、锌和猫爪草。

第25章 自然平衡激素

激素可以说是身体内最强有力的化学物质。这些化学物质产生于特殊的腺体。当它们存在于血液中的时候，就可以对身体细胞发号施令。比如说，胰岛素会指挥细胞从血液中吸收葡萄糖；甲状腺产生的甲状腺素会加速细胞的代谢、能量的产生和脂肪的燃烧；卵巢产生的雌激素和黄体酮，能够控制一系列的生理变化，以控制生育能力和月经周期；激素失衡会造成身体机能的紊乱。

有的激素类似于脂肪，这样的激素被称做类固醇激素；也有的类似于蛋白质，比如胰岛素。它们都是由食物当中的某些成分建造而成，因此膳食对保持激素水平的平衡起到至关重要的作用。大多数激素以反馈回路的形式发挥作用，而脑垂体就像是这个乐队的指挥。例如，脑垂体释放促甲状腺激素（TSH），这种激素会命令甲状腺释放甲状腺素，而甲状腺素可以加速体内细胞的新陈代谢。当血液中甲状腺素的水平达到某种程度的时候，垂体就不再产生促甲状腺激素了。

甲状腺和新陈代谢

甲状腺分泌的激素——甲状腺素是以一种氨基酸，即酪氨酸为原料合成的。促使这个合成过程的酶依赖于碘、锌和硒。不管是缺乏酪氨酸，还是缺乏碘、锌或硒，都会降低甲状腺素的水平。然而，甲状腺不活跃的状况是相当普遍的。这会导致一系列症状，如体重增加、心理或生理惰息、便秘和皮肤变厚。许多怀疑有甲状腺问题的人在检查的时候发现，他们的甲状腺水平处在临界值上，但是在服用小剂量的甲状腺素后，他们的健康水平都有了令人惊讶的改善。有些人发生了甲状腺功能低下问题，因为他们的身体在毁坏他们的甲状

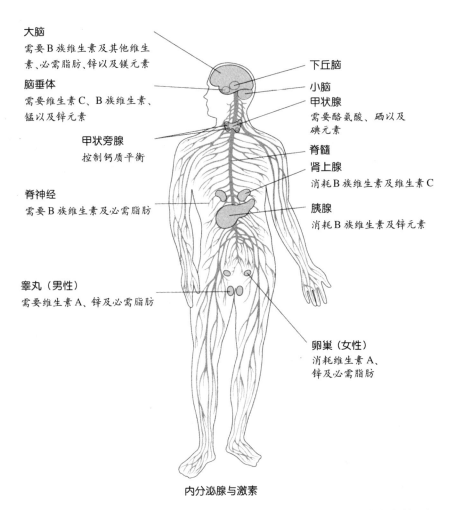

大脑
需要 B 族维生素及其他维生素、必需脂肪、锌以及镁元素

脑垂体
需要维生素 C、B 族维生素、锰以及锌元素

甲状旁腺
控制钙质平衡

脊神经
需要 B 族维生素及必需脂肪

睾丸（男性）
需要维生素 A、锌及必需脂肪

下丘脑

小脑

甲状腺
需要酪氨酸、硒以及碘元素

脊髓

肾上腺
消耗 B 族维生素及维生素 C

胰腺
消耗 B 族维生素及锌元素

卵巢（女性）
消耗维生素 A、锌及必需脂肪

内分泌腺与激素

腺。这些人经检查，抗甲状腺抗体呈阳性。这常常是因面筋蛋白过敏造成的。免疫系统变得对食物过于敏感，从而错误地攻击了甲状腺组织。因此，如果你的甲状腺功能低下，你应当检查一下自己是否存在过敏问题以及抗甲状腺抗体。

维持钙平衡

甲状腺同样也分泌一种帮助维持体内钙平衡的激素。来自甲状腺的降钙素和来自甲状旁腺（附着于甲状腺的四个小腺体）的甲状旁腺素（PTH）共同协调地发挥作用。甲状旁腺素帮助维生素 D 转换为一种活性的激素形式，这种活性维生素 D 有助于促进钙的吸收利用。虽然体内大部分的钙都存在于骨骼中，但也有少量钙存在于血液中和细胞中，因为神经和肌肉的每个反应都需要钙的参与。甲状旁腺激素促进骨骼释放钙元素，而降钙素则将钙元素送回骨骼中。

压力和肾上腺

肾上腺居于肾脏的顶部，它会分泌出激素和其他成分，帮助我们应对压力。这些激素，包括肾上腺素、皮质醇和脱氢表雄酮（DHEA），都可以通过引导身体的能量分配，促进氧气和葡萄糖对肌肉的供应，生成精神和身体的能量，让我们有足够的能量"战斗或逃跑"，有助于我们对突发事件及时做出反应。这正是帮助我们的远祖应对生死攸关的危急时刻的生理机制。

在应对压力时，血液会变浓稠，以帮助伤口愈合。比如，当你打开你的银行对账单发现自己已经透支的时候，当你在交通堵塞中寸步难行的时候，或是当你和合作者争吵的时候。茶、咖啡、巧克力和香烟也有同样的效果，它们含有咖啡因、可可碱、茶碱或尼古丁，这些都能刺激肾上腺素的分泌。但这种紧急调集的能量也有弊端。身体会减弱消化、修复和维护等日常功能，而将能量转移到应付压力的轨道上。因此，长期的压力与老化过程的加速密切相关，也与多种消化疾病和激素平衡疾病相关联。

靠咖啡、香烟、高糖膳食或压力本身这些刺激过日子，会增加扰乱甲状腺分泌平衡（这意味着你的新陈代谢会减慢，同时你的体重会增加）或钙平衡（导致关节炎）的危险，或患上与性激素失衡和过量皮质醇相关的疾病。这些都是持续压力所带来的长期的副作用，因为任何人的身体系统在受到过多的刺激之后，最终都会陷入功能低下的状态。

在压力造成的皮质醇水平升高仅两周后，大脑细胞向外伸展与其他脑细胞接触的"臂"（树突）开始凋萎，这是加利福尼亚斯坦福大学的神经科学教授罗伯特·萨波斯基（Robert Sapolsky）在研究中得出的结果。好在这种损伤不是永久性的。压力停止之后，树突又能恢复到原来的状态。减轻压力水平的一个途径是减少糖和刺激物的摄入。对刺激物越是依赖，血糖水平的波动就越大，低血糖水平的"回弹"就越严重，从而促使肾上腺激素释放。你的肾上腺认为你已经饿了，并进入"战斗或逃跑"模式，而实际上，身体在摄入更多的高糖食物作为补偿之后，将会又一次面临血糖波谷。

对压力激素有益的营养素

压力激素的生成依赖于某些营养素。为了生成肾上腺素，你需要足够的维生素 B₃（烟酸）、维生素 B₁₂ 和维生素 C。皮质醇也是一种天然的抗炎症成分，如果没有足够的维生素 B₅（泛酸），它就不能生成。你需要所有的这些营养素以及那些生成能量所需的营养素，如维生素 B 和维生素 C，来应付长期的压力。

补充 DHEA

DHEA 是一种至关重要的肾上腺激素，它的水平会因持续不断的压力而下降。少量补充这种激素，可以恢复你对压力的耐受能力。这种激素作为非处方药，在美国可以买到。

一种新型的检测可以告诉你，自己正处于压力循环的哪一点上。在一天中 5 个特定的时刻取唾液样本进行分析，以确定皮质醇和 DHEA 的水平。DHEA 可以被用来制造性激素，包括睾酮和雌激素，人们还认为它有"抗衰老"作用。然而，太多的 DHEA 也会过度刺激肾上腺，导致失眠症。所以最好只在必要的时候服用，比如肾上腺压力测试显示你缺乏这种激素的时候。

性激素

对女性而言，雌激素和黄体酮的平衡至关重要。如雌激素相对过量，则称雌激素优势，与患上乳癌、纤维瘤、卵巢囊肿、子宫内膜异位和经前综合征（PMS）的危险相关。雌激素优势的早期症状包括经前综合征、抑郁、性欲减弱、嗜好甜食、经量增多、体重增加、乳房肿胀和水分潴留。

雌激素优势的原因可能是过多摄入了雌激素，或者体内缺乏黄体酮，或者两者兼有。雌激素复合物存在于肉类当中，这是因为许多动物的饲料中都添加了雌激素；同时它还存在于乳制品、多种杀虫剂和软塑料中（用软塑料包装食品时激素可能会渗入食品中）。雌激素同样也存在于大多数避孕药和激素替代疗法中。

然而，如果女性体内的雌激素稍有不足，她们就不能排卵，这样，黄体酮也就不会产生。这是因为黄体酮就在含有卵子的囊中生成，卵子排出，黄体酮才能产生。所以如果不排卵，没有黄体酮的产生，就会出现雌激素相对优势的情况。

压力会升高肾上腺素激素皮质醇水平，这就会与黄体酮竞争，并降低黄体酮的前体 DHEA 的水平。DHEA 同样也是雄性激素的前体，众多证据表明，男性也会受到雌激素优势和雄性激素缺乏的困扰。虽然男性只产生很少量的雌激素，但他们会从膳食和环境中接触雌激素。有些物质，例如曾经用来喷洒生菜的农药 vincloxaline 和杀虫剂 PPT 的分解产物，都会干扰人体中雄性激素的正

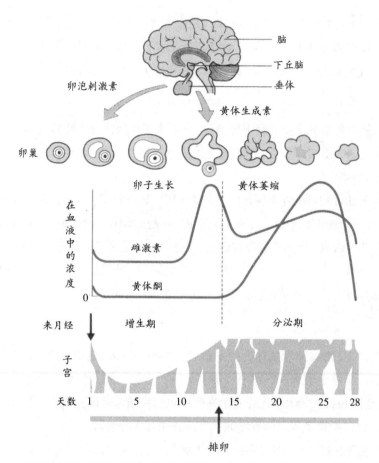

月经周期的激素变化。在前半个月经周期，女性的身体产生使子宫内膜增厚的雌激素，为孕育受精卵做好准备。如果卵子被释放了，装有卵子的囊（黄体）接下来就生成在后半个月经周期中升高的黄体酮，以保持子宫的健康。如果没有受精卵植入，黄体就会萎缩，黄体酮的水平则垂直下降。这就引发了月经。

常活动，并造成雄性激素缺乏症。这也许可以解释男婴生殖器缺陷、隐睾症增多以及不育症、前列腺癌症和睾丸癌症增加的原因。一些男性在晚年也会患上男性更年期疾病。据男性激素研究专家马尔科姆·凯若瑟斯医生介绍，这种疾病的症状包括疲劳、抑郁、性功能减退、体脂肪重新分布以及体重增加，其中也包括乳房组织增生。

由必需脂肪酸合成而来的前列腺素，可以使细胞对激素变得敏感。前列腺素和许多激素，尤其是性激素之间，有很密切的交互反应。在西方国家中十分常见的必需脂肪缺乏，或者将必需脂肪转换成前列腺素的营养素（如维生素 B₃、维生素 B₆ 和维生素 C、生物素、镁和锌）的缺乏，都会造成与激素失调相关的症状。

这些营养素，加上必需脂肪，对缓解经前综合征和更年期症状很有帮助。穗花牡荆、当归、黑升麻和圣约翰草也有同样的效果。维生素 E 对更年期症状也很有帮助。一个可能的解释是，维生素 E 可以保护必需脂肪和前列腺素不被氧化。

平衡你的激素

下面的原则可以帮助你保持激素的平衡。但是，如果你正在被典型的激素失调（如雌激素优势）所困扰，可能就有必要服用少量的天然黄体酮了。这种黄体酮和存在于某些避孕药和激素替代疗法中的化学合成的雌激素非常不同。与身体的天然产物相比，那些合成的雌激素的使用剂量通常要大得多。天然的黄体酮（对男性而言，就是雄性激素）只有通过医生的处方才能购买。

为了保持你的激素平衡，要做到：

● 保持动物脂肪含量很低的膳食。

● 只要有可能的话，不论何时，都要选择有机的蔬菜和肉类，以减少暴露在杀虫剂和激素中的危险。

● 不要进食用 PVC（聚氯乙烯）食品薄膜包装的含油脂食品。

● 尽量少摄入或不摄入刺激物，如咖啡、茶、巧克力、糖和香烟。如果你对其中的一种已经有瘾，要尽快戒掉。

● 不要让压力成为你生活的一种习惯。弄清压力的来源，积极地改变你的环境以及你在环境变化时的应对方式。

● 确保你从种子类食物及种子油中，或是月见草油和琉璃苣油（Omega-6 系列脂肪）以及亚麻油（Omega-3 系列脂肪）的补充剂中，获得足够的必需脂肪。

● 确保你的补充剂方案含有最佳水平的维生素 B₃ 和维生素 B₆、生物素、镁和锌。

● 如果你有经前综合征或更年期综合征，考虑补充有益激素平衡的补充剂，其中含有更高量的维生素 B₃、维生素 B₆ 和维生素 C、生物素、镁和锌，或者服用穗花牡荆、当归、黑升麻或圣约翰草等草药。

第26章 骨骼健康的秘密

没有多少人会考虑去滋养他们的骨骼。人们差不多都相信，骨骼一旦形成，就会永远不变，直到（人们发现）骨骼开始垮掉，就像关节炎或骨质疏松症中的情形一样。其实，同身体的其他部分一样，骨骼一直都在进行持续不断的新陈代谢。骨骼是由蛋白质和胶原蛋白（一种细胞间的胶质）构成的，胶原蛋白负责集中体内的钙、磷和镁。当我们的身体不能把重金属如铅彻底排出体外的时候，甚至还会把它们贮存在骨骼中。

骨细胞分为两种组织：一种是成骨细胞，它的功能是建造新的骨骼；另一种是破骨细胞，其功能是分解并清除老化骨细胞。骨骼末端由软骨构成，它比骨骼更柔软，以便关节毫无障碍地转动。骨骼要用钙、磷和镁作为建筑材料，而吸收钙并把钙送入骨骼的能力依赖于维生素D，同时还要有微量矿物质硼的协同作用。维生素C帮助制造胶原蛋白，锌也有助于生成新的骨细胞。"强健骨骼"的营养素补充剂中，通常含有这一系列相互配合的营养素。

骨质疏松症

骨质疏松症的流行，使许多妇女开始意识到骨骼健康的问题。这一顽疾好比一个悄无声息的盗贼，当你到50岁的时候，你的骨骼就已经被它悄悄地偷走了25%。绝经后的妇女中，骨质疏松的现象尤为普遍，这种状况增加了她们发生骨折的危险。到70岁时，女性发生骨折的比例占到1/3，男性则是1/12。

对这一现象通常的解释是：女性一旦绝经，其雌激素生成量就会变得很少，难以维持骨骼中的钙质不流失，因此往往推荐绝经后的女性采用激素替代疗法（HRT）。但是这种理论与事实真相相去甚远。首先，经对我们祖先的骨骼遗迹和不同民族的骨骼特点分析发现，绝经之后的女性并不一定按照"惯例"受到骨密度降低的侵害，这种情况只有在近代才成为常见的现象，尤其是在西方国家。其次，雌激素会刺激破骨细胞的生成，对建筑新的骨骼并没有帮助，它只能阻止陈旧骨骼组织的损失。反之，黄体酮却能刺激成骨细胞的生成，它确实对建造新的骨细胞有帮助。服用天然黄体酮对增加骨密度的有效性，比服用雌激素要高4倍。

在即将绝经前的一段时间以及绝经之后，女性就停止排卵了。即便此时身体会继续产生少量的雌激素，但如果没有卵子的释放，就不会有黄体酮产生。科学家这时才醒悟过来，是雌激素的相对过量——实际上是有效黄体酮的不足造成了骨质疏松症的发生，而不是雌激素的缺乏。

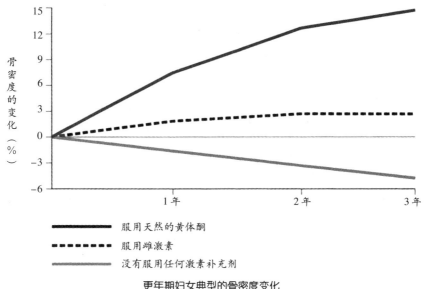

更年期妇女典型的骨密度变化

当然，这并不是骨质疏松的唯一原因。饮食方面的改变与患骨质疏松症危险的增加之间也有着极强的相关性。这或许能解释，为什么某些民族的人根本不会患上骨质疏松症。虽然对钙摄入量很低的人而言，多摄入一些钙会有很大的好处，但是骨质疏松症与食物中钙的总含量之间并没有很强的相关性。例如，美洲班图部落的绝经后的女性，每天平均摄入400毫克钙，远远低于绝经后妇女的推荐水平，却没人发生骨质疏松症。与之不同的是爱斯基摩人，他们摄入大量的钙，但他们的骨质疏松症发病率很高。这是为什么呢？那些骨质疏松症发病率高的国家和民族都有怎样的共同之处呢？答案当然不是缺乏钙，因为在骨质疏松症流行的美国和英国，牛奶的消费量是相当高的。所以，答案很可能是：高蛋白质的饮食。

富含蛋白质的食物是成酸性的。身体无法承受血液的酸度发生重大变化，于是会用两种最主要的成碱性物质——钠和钙，来中和成酸性物质。当体内存留的钠被耗尽的时候，人体就开始动用骨骼中的钙。因此，你摄入的蛋白质越多，身体需要的钙就越多。班图族人和爱斯基摩人的最大区别就在于：他们的蛋白质摄入量不同。

高蛋白膳食导致钙缺乏的观点并不是什么新理论。大量研究都证明，大量摄入蛋白质会增加尿液中钙的排出，膳食中蛋白质平均每升高1克，就会有1克钙从尿液中损失掉。这个效应的主要原因是，所有的动物来源蛋白质以及部分植物来源蛋白质，都含有含硫氨基酸，而含硫氨基酸会导致较高的酸负荷，并导致骨骼产生缓冲应答。也就是说，你的身体要利用钙来中和酸。然而，也有研究显示，如果你摄入了大量的蛋白质，再多的钙也不能调整由此造成的失衡。

发表在《美国临床营养学杂志》上的一篇文章中，研究者给予受试者以蛋白质适量的膳食（每天80克蛋白质），或高蛋白膳食（每天240克蛋白质）外加1400毫克的钙。在80克蛋白质膳食组中，钙的总损失量为每天37毫克，而在高蛋白质组中，钙损失为每天137毫克。研究者总结说："高钙膳食未必能预防可能由高蛋白膳食导致的骨损失。"另一项研究结果显示，每天摄入95克蛋白质的组（早餐中的培根①和鸡蛋便可提供55克蛋白质）可导致平均每天58毫克的钙损失，这相当于每年损失骨钙总量的2%，也就是每10年损失20%的骨钙。过多蛋白质的消极效果已经在骨质疏松症病人中得到了明确的验证。一些医学专家现在相信，长期进食高蛋白以及成酸性的膳食，是导致骨质疏松症的主要原因。

对关节炎说"不"

治疗关节炎的专家罗伯特·宾翰姆（Robert Bingham）医生说："没有哪个营养状况良好的人会患上风湿性关节炎或骨关节炎。"但是到了60岁的时候，10个人当中有9个都会患上关节炎。对某些人来说，这种病让人有如生活

---

① 译者注：培根即熏肉。

1. 健康的关节包括强健的骨骼，它主要由必需矿物质在胶原蛋白基质中形成。关节中有一个含有滑液的囊，它保护骨骼的末端不会受到相邻骨头和软骨的冲击，因为滑液可以有效地润滑关节。

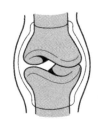

2. 关节过度疲劳和膳食不平衡会导致软骨的降解，滑液的润滑效果也会变差。损失的软骨成分同时存在于软骨和骨骼中，导致骨骼末端变得不平滑并形成骨刺（大的骨骼突起）。由此引起的发炎会限制关节的运动。

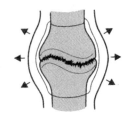

3. 钙平衡的失调会导致钙在软组织中堆积，引起肌肉疼痛。风湿性关节炎患者的骨骼末端会接合，融合在一起（如圆圈中所示）。

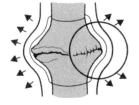

关节炎是怎样产生的

在地狱当中，甚至可以威胁到生命。对所有人而言，关节炎就意味着疼痛和身体僵硬，但关节炎并不是年龄增长带来的无法避免的病痛，倘若能够消除其潜在的病因的话，它是可以预防的。

关于关节炎的病因，人们考虑了许多方面的因素，包括膳食、运动、体态、气候、激素、感染、遗传、衰老和压力，已经证实，这些因素中的大部分都与某些关节炎相关。我认为，关节炎症状的出现，或者任何一种关节炎疾病，都是压力积累的结果，这种压力积累最终导致关节、骨骼和肌肉的退化。

为什么会产生关节炎

导致患上这种痛苦疾病的可能因素是：

关节间缺乏润滑　关节间含有叫做滑液的成分。良好的营养状态才能确保滑液保持液态，并具有很好的润滑能力。软骨和滑液都含有黏多糖，这些黏多糖可以由某些食物来提供。

激素失衡　激素控制着体内的钙平衡。如果钙平衡失调，骨骼和关节都会变得疏松多孔，并且容易遭受磨损和撕裂；同时，钙可能会沉积在错误的地方，导致关节"长刺"。问题的症结并不在于钙摄入过多，而在于体内的钙平衡被打破。缺乏运动，喝过多的茶、咖啡、酒精，或吃很多巧克力，接触铅等有毒重金属，压力过大，潜在的血糖失调或甲状腺失调，都会破坏人体对钙平衡的控制。虽然在绝经之后，由于雌激素的损失，钙平衡往往会变得更加糟糕，但过多的雌激素同样也会使关节炎的情况趋于恶化。一切都归于一个"平衡"问题。另一种激素——胰岛素，可以刺激制造软骨的黏多糖的合成。甲状腺功能低下的人尤其容易患上关节炎。

过敏症　几乎每一个患有风湿性关节炎的人以及许多患有骨关节炎的人，都有对食物和化学物质的过敏症或过度敏感问题，这往往会引起关节炎症状的突然发作。最常见的食物过敏症是对小麦和乳制品的过敏。化学和环境的敏感症可能包含对汽油和尾气的过敏。你应当在1个月的时间内严格避免与这些物质接触，然后你就可以知道，是不是它们引起了关节炎问题。

自由基　在所有发炎的关节中都进行着一场战争：身体正试图努力对付发炎造成的伤害。身体内对付病原菌的主要武器之一就是自由基。如果免疫系统不能正常地工作，就像在风湿性关节炎中的状况一样，它就会产生太多的自由基，而自由基会损伤关节周围的组织。抗氧化营养素摄入不足，会使关节炎变得更加严重。

感染　任何感染，不论是病毒性的还是细菌性的，都会削弱控制发炎的免疫系统。而有些病毒和细菌对关节的影响尤为巨大，它们会寄居在关节中，并在免疫防御力低下的时候卷土重来。通常免疫系统在力图击败感染的时候，也会伤害到周围的组织，这就像一支军队在努力攻击敌人的时候，也可能会伤及自己的友军。通过最佳的营养来建造你的免疫系统，是解决这个问题的自然方法。

高同型半胱氨酸含量　多项研究均发现，血液中同型半胱氨酸含量过高，和骨质疏松症和关节炎之间存在密切关系。你应当试着检查自己的同型半胱氨酸水平，并通过补充特定的营养素来降低它的含量。

骨骼压力和变形　通常，由不良姿态引起的任何损伤，或是压力，都会增加患关节炎的危险。最好的预防措施是，每年配合整骨医生或是脊椎指压治疗师进行检查，加上规律的有助于关节柔韧和强健的体育运动。关节炎形成之后，一些特殊的体育锻炼方式也有助于缓解疼痛和僵硬。

精神状态 南加利福尼亚大学医学院（USC）关节炎和风湿病基金会的研究已经证实了关节炎和情感压力之间的联系。该大学的奥斯丁（Austin）医生认为："关节炎的发病，往往伴随着隐藏的愤怒、恐惧或是担忧。"

不良的饮食 多数关节炎患者都有饮食不良的历史，而这种不良的膳食状况使以上列出的许多危险因素产生致病作用。过多的精制糖、刺激物、脂肪以及过多的蛋白质，都与关节炎有着极强的关联。如果缺乏为数众多的维生素、矿物质和必需脂肪酸当中的任何一种，则营养缺乏本身就会带来关节方面的疾病。

天然的止痛剂

不管由什么原因引起，一旦关节发病，就会出现炎症反应，并导致疼痛和红肿。以可的松为基础的抗炎症药物NSAIDs（非甾体类消炎药物）与任何其他种类的药物相比，会导致更多的副反应和死亡。好在我们还有效果更好的替代方法可以选择。

Omega-3鱼油 最受欢迎的镇痛营养食品之一就是鱼油，它可以在体内转化成叫做PG3s的抗炎症前列腺素。这种物质会与引起炎症反应的PG2s相对抗。研究结果表明，鱼油补充剂可以减轻关节炎的炎症反应。有效的剂量是每天服用相当于1000毫克EPA或DHA的鱼油，即2～3颗胶囊。Omega-3脂肪酸含量最丰富的鳕鱼肝油，已经显示出减轻疼痛和关节炎炎症的积极作用。

最近的一项研究证实了这一点。研究者给将要做膝盖替换手术的骨关节炎患者服用鳕鱼肝油，在31个患者当中，一半的人每日服用两粒含有1000毫克超高强度的富含Omega-3脂肪酸（DHA或EPA）的鳕鱼肝油胶囊，另一半人服用不含Omega-3脂肪酸的油脂胶囊安慰剂，试验持续10～12周。结果发现，86%的服用鳕鱼肝油胶囊者都有好的效果，他们体内导致软骨损伤的酶类的活性水平显著降低，甚至测不出其活性；与之相对，在服用安慰剂的那些人中，病情改善的比例仅为26%。结果同样显示，在那些服用鳕鱼肝油胶囊的人中，导致关节疼痛的炎症迹象也减少了。

天然止痛剂 姜黄、印度乳香、印度人参、蛇麻草提取物和姜都有助于减少会导致疼痛和炎症的白三烯类物质的过量生成。

辣姜黄的明黄色色素含有活性化合物姜黄素，这种色素具有一系列的抗炎症效果。在一项实验中，把姜黄素给关节炎病人服用，结果显示出与抗炎症药物相当的效用，且没有副作用。关节炎患者需要服用大约500毫克姜黄素，每日1~3次。

乳香或许是能够送给关节炎患者的最好礼物。它的植物学名字是Boswellia serrata，同时也被称做印度乳香。现已证实，它是一种功效强大的抗炎症因子，而且没有现用药物的副作用。在一项研究中，先给患者服用该植物的有效成分乳香酸，再服用安慰剂，结果是关节炎的症状明显减轻了。不过，当治疗组转换为安慰剂组的时候，病情又加重了。乳香酸显示出减轻关节肿胀、重塑并改进对发炎关节的血液供应、减轻疼痛、增加关节活动性、改善早晨僵硬的状况以及预防或减缓软骨组织分解的作用。乳香酸相关的配置品分片剂和霜剂——理想的剂量是200~400毫克，每日1~3次；在治疗局部炎症的时候，霜剂特别有效。

作为印度草医学的一部分，已经被使用数百年的印度人参①是一种前景很好的天然药物。这种功效强大的抗炎症药草的有效成分是睡茄素。在动物实验中，印度人参在对抗关节炎方面显示了很高的价值。在一项研究中，给患有关节炎的动物以印度人参、氢化可的松和安慰剂。氢化可的松使症状减轻了44%，印度人参却让89%的动物的症状得到缓解，从根本上比可的松有效得多。每天服用1000毫克人参，即可提供1.5%的睡茄素。

在天然止痛剂中最有效的是一种蛇麻草提取物，它同止痛药片的效果一样，却不会引起相关的肠道问题。可以以每天1500毫克的剂量摄取。

姜同样也是抗炎症的食品，还富含抗氧化物。在一项研究中，每天补充姜500~2000毫克可以减轻3/4关节炎患者的疼痛和肿胀的症状。可以每天进食1片1厘米见方新鲜的姜片。

消炎剂　抗氧化营养素有助于减轻炎症，因此应当长期摄入浆果和抗氧化复合补充剂。同时，有一些令人兴奋的植物提取物有非常强大的抗氧化和抗炎症的作用。其中之一就是来自橄榄的被称做水化对羟苯基乙醇（hydroxytyrosol）的提取物，它是被称做多酚的物质当中的一种。其他的含有多酚的植物性食物有绿茶、葡萄皮和洋葱，但是没有一种能像橄榄提取物这样有效。与维生素C的ORAC值（氧自由基的吸收能力）相比，它的ORAC值要高10倍以上。每

---

① 译者注：印度人参（ashwaganda），又名醉茄、睡茄，为茄科植物。其在印度医学中的应用正如人参在中国草药中的应用一样，可提高生命活力，有助于慢性疾病的康复。

天可以尝试摄入 400 毫克的量。

葡萄糖胺和MSM 葡萄糖胺是关节建筑的必需组成材料，也是使整个身体连接在一起的细胞间的"黏合剂"。关节软骨中所含的葡萄糖胺浓度最高。葡萄糖胺有阻止甚至逆转关节退化的效果，其作用机制可能在于，它可以给身体提供建造和修复软骨所需的材料。

科学家最初认为，葡萄糖胺仅仅有助于减轻关节炎的疼痛，但是最近比利时的一项调查证实，它实际上还可以帮助重建软骨，从而逆转关节损伤。所以，如果你确实因外伤造成任何关节问题或者关节炎，葡萄糖胺可以很好地帮助你修复损伤，并减轻疼痛。葡萄糖胺的常用使用剂量是 500 毫克，每日 3 次。葡萄糖胺盐酸盐比葡萄糖胺硫酸盐更加有效。葡萄糖胺是关节组织的主要成分，同时作为一种补充剂，也能促进关节功能及其修复。它对于抵抗风湿性关节炎最为有效，而风湿性关节炎是最普遍的一种关节炎。在过去的 20 年里，大量的研究都已经证明了这一点。例如，1982年的一项临床研究比较了在膝关节骨关节炎治疗当中，非甾体类消炎药布洛芬和葡萄糖胺硫酸盐的使用效果。在最初的 2 周之内，布洛芬减轻疼痛的效果最快，但是到了第 4 周，葡萄糖胺缓解疼痛的效果便遥遥领先了。总体的效果显示，在葡萄糖胺组中44%的人疼痛减轻了，而那些服用布洛芬的人中疼痛减轻的只有15%。这是因为葡萄糖胺并不是一种消炎的药物，它起作用之前所需要的时间更长，但是效果更好。有些研究者现在觉得葡萄糖胺盐酸盐或许是最好的选择，因为它的分子中葡萄糖胺的含量更高一些（葡萄糖胺盐酸盐中的葡萄糖胺含量为83%，葡萄糖胺硫酸盐中为80%），同时，它也更加稳定一些。

MSM ——甲基磺酰甲烷，是硫这种矿物元素的最主要的来源。硫参与了多项关键的机体活动，包括控制疼痛、缓解炎症、解毒和组织建造。在减轻疼痛和缓解关节炎症状方面，它杰出的效果开始陆续地被发现，这是以每天大概补充 3 克的MSM为基础的。很可能，硫缺乏问题其实比人们所意识到的要普遍得多。

有些疼痛是由细胞内的压力变化所引起的，会影响到感觉疼痛的神经。如果细胞因为液体生成过多，或是细胞周围的压力降低而膨胀，神经就会疼痛。MSM能促进细胞膜的流动性，促进细胞内外液体的交换，减少压力的形成。在加州大学洛杉矶分校医学院进行的一项研究发现，在每天补充2250 毫克 MSM

之后，有80%的关节炎病人在6周内疼痛有所改善，而在那些服用安慰剂的人当中，改善比例仅为20%。治疗的剂量以1500～3000毫克为宜。

我最喜欢的天然抗炎症方案是联合使用脂肪酸、印度乳香、蛇麻草提取物、来自橄榄的水化对羟苯基乙醇，加上葡萄糖胺和MSM。另外也不妨留意用这些营养素和药草提取物综合配制的补充剂。

如果你希望使骨骼和关节保持健康的话，就要做到：

● 保持身体健康、柔韧，同时每年去整骨医生或脊椎指压治疗师那里做一次检查。限制肉类摄入，以避免过量的蛋白质。

● 走出压力循环，并将刺激物的量降低到最少。

● 确保你的膳食富含种子类、坚果和根茎类蔬菜中的矿物质。

● 如果你患有关节炎，检查一下可能存在的食物过敏症。

● 如果你患有骨质疏松症，考虑补充天然的黄体酮（如天然黄体酮乳剂），而不是使用激素替代疗法。

● 如果你的关节已经发生炎症，每天补充1000毫克的EPA/DHA鱼油或鳕鱼肝油以及含有印度人参、姜黄、印度乳香、蛇麻草提取物、葡萄糖胺盐酸盐和MSM的天然抗炎症配方。

第27章 皮肤健康——吃出你的美丽

皮肤，如果没有它，哪里还会有我们？它不仅把我们所有的器官组织包裹起来，而且可以保护我们免受感染、辐射和脱水的伤害，帮助我们保持体温，并且赋予我们美丽的外表。我们最为注意的总是自己的"外部皮肤"，其实，肺部和消化道表面的"内部皮肤"占据的面积却要大得多，整个身体的皮肤每20天就会更新一次，这种更新影响着皮肤的状态。当然，影响皮肤状态的还有多种其他因素，如外部环境以及化妆品。

皮肤是身体最大的器官。一个成年人的皮肤大约重5千克，表面积为2平方米，大约是一个双人床的面积。人体再没有别的器官像皮肤那样，直接暴露在外界的损伤或是疾病中，如外伤、日光、香烟、环境污染物和微生物，所以它吃了不少苦。同时，皮肤反映了许多来自身体内部的症状和情绪状态，比如当它变红或出汗的时候。

某些皮肤的病症仅仅局限于皮肤范围内，如疣；而其他大多数的皮肤病变，实际都在告诉人们体内正在发生着什么。嘴唇疱疹和水痘表示免疫系统正在与某种体内感染搏斗，皮疹可能是身体对吃进去的某种食物过敏反应的结果，而皮肤泛黄可能暗示着肝脏问题。皮肤对许多的因素都很敏感，包括你的年龄、基因、卫生状况、循环系统、消化、解毒作用、免疫系统、环境及心理状态，当然还有你吃的食物。

从根本上来说，营养与皮肤形成的每一个环节都有关联。从皮肤的内层真皮层开始，当维生素C将一种氨基酸——脯氨酸转化为羟基脯氨酸的时候，就生成了胶原蛋白。没有维生素C，就没有胶原蛋白。胶原蛋白的弹性和弹性蛋白纤维会由于自由基导致的损伤而减少。抗氧化物能够阻止这种损伤，如维生

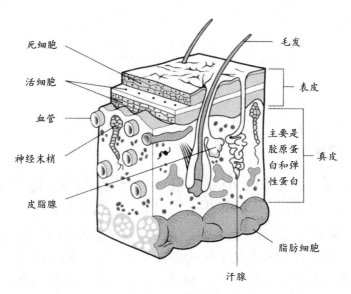

死细胞

活细胞

血管

神经末梢

皮脂腺

毛发

表皮

主要是胶原蛋白和弹性蛋白

真皮

脂肪细胞

汗腺

皮肤的剖面图

素A、维生素C和维生素E、硒和许多其他的物质。

　　维生素A有助于控制皮肤中角质的聚集速度。因此，这种维生素的缺乏会导致皮肤的干燥和粗糙。摄入富含维生素A的膳食，或服用维生素A补充剂，都有利于保持健康的皮肤，但是更有效的方法是使用富含维生素A的润肤霜。皮肤的细胞膜是由必需脂肪酸构成的，必需脂肪酸的缺乏会使这些细胞过快地变干，导致皮肤干燥，结果就需要使用额外的润肤膏（或霜、露）。皮肤细胞的健康还取决于足够的锌，锌是确保人体正确无误地生成新一代皮肤细胞所必需的营养物质。缺锌会导致伸张纹①产生和修复能力低下，并且与从痤疮到湿疹的一系列皮肤问题相关。皮肤细胞也能在阳光的作用下，生成一种保持体内钙平衡所必需的维生素D。因此，从许多方面来说，你今天吃的东西，就是你明天所"穿"的皮肤。

　　下面的膳食指南对有皮肤问题的人特别重要。限制摄入酒精、咖啡、茶、糖和饱和脂肪（肉类和乳制品中），同时多摄入新鲜水果、蔬菜、纯水、药草茶和稀释了的果汁。服用优质全面的复合维生素和矿物质补充剂，加上每天最少1000毫克的维生素C，是非常值得采纳的方法。

───────────

① 译者注：即妊娠纹、肥胖纹等因为皮肤急剧伸张造成的皮肤纹路。

你的皮肤是你身体是否健康的晴雨表,它的状态受到体内健康状况的极大影响。在频繁参加几次晚会之后,我们都会看上去有些暗淡无光。体内发生的所有情况,都会在皮肤上展现出来,比如在激烈的运动之后以及感觉热和流汗时会脸红,或者对我们吃的某种食物有反应时会产生皮疹。因此,让你所有的身体系统良好运行,对处理皮肤问题是至关重要的。

许多皮肤问题可以追溯到消化道的失衡。不仅营养素摄入的不足会影响到你的皮肤健康,消化和吸收功能的低下也一样会影响。有些人吃的食物很健康,但是因为这样或那样的原因,并不能很好地消化,因此得不到他们需要的营养素。其他与消化相关的因素也能导致皮肤问题,例如"好"细菌的不足,或者假丝酵母菌的过度生长。一旦太多的毒素和大分子开始通过消化道"破门而入",身体的解毒能力就开始减弱。这会导致肝脏功能的降低。到了这个阶段,哪怕体内稍微增加一点点毒素,也会引起一系列的不适症状,比如疲劳、头痛和发炎,皮肤状态也会很差。

皮肤干燥

随便涂上一层润肤霜或许对缓解或预防皮肤干燥有些用处,但是只在某种意义上有效。如果没有足够的水分供应,身体的每一个细胞都会脱水,失去它的饱满和原有构造,因此保持皮肤水分的第一步只需要做到每天至少喝1.5升水,让皮肤吸饱水。你可以通过摄入鱼、坚果和种子类食物获取必需脂肪酸,用这种方式,从内部使你的皮肤保持很好的"油润"状态。如果你的皮肤特别干燥,也可以服用鱼油、亚麻子油或月见草油,或者用土当归精华或复合维生素之类的特殊混合物。

另一个更加微妙的因素也会导致皮肤干燥,那就是体内矿物质钙的新陈代谢不良。如果你没有很好地处理体内的钙,它就很容易在某些组织中堆积起来,当然也包括皮肤。钙是一种干的矿物质——想想粉笔吧——所以皮肤中过量的钙会让皮肤变干(在营养师那里进行的头发矿物质分析,可以告诉你钙代谢的状况是否良好)。

皮肤的敌人

不同的外界因素以及我们身体内部的作用都会带来衰老的迹象。罪魁祸首就是由氧化剂(自由基)导致的氧化损伤。氧化剂来自污染、香烟烟雾、油炸和烧焦的食物、烹调过的食用油、日光、燃烧，甚至包括人体自身消耗氧气制造能量的过程。就像氧气可以损坏铁形成铁锈一样，氧化剂也可以损坏我们体内的分子。总之，氧化剂都是毁灭性的，它们会损坏脂肪、蛋白质、连接组织和核酸（DNA和RNA）。身体中尤其容易受到这些攻击的部位是细胞膜和细胞内的DNA。很显然，这会严重地影响皮肤的状态以及它产生新细胞的能力。

皮肤的好伙伴

膳食

新鲜的、未经处理的食品对整个身体的健康都至关重要，而不仅仅只是你的皮肤。健康的膳食会以各种方式减缓皮肤老化或衰退的速度，因此每天进食富含大量复合抗氧化物质的食物是膳食的关键。这些食品包括红色、橙色和黄色的蔬菜水果，例如甘薯、胡萝卜、杏和西瓜，紫色食物如浆果和葡萄，绿色食物如豆瓣菜、羽衣甘蓝、紫花苜蓿芽和西蓝花，种子类食物如豌豆和全谷类，新鲜坚果，种子和种子油以及洋葱和大蒜。

对皮肤有益的膳食的另一个重要成分是Omega-3和Omega-6必需脂肪酸。细胞膜就像是细胞的皮肤，它的一部分是由必需脂肪酸组成的，而你的皮肤又是由无数的细胞组成的。所以，细胞膜的脂肪酸含量是相当重要的，必需脂肪酸不仅能保持细胞膜平滑柔软，同时也有助于细胞膜更好地控制细胞对物质的吸收和排泄。如果细胞膜没有足够的脂肪酸，就不能保持水分，同时会丧失自身的饱满性。所以为了肌肤的柔软，应该在你的膳食中加入大量富含必需脂肪酸的食物，比如鱼、坚果、种子和种子油。在沙拉中加入种子类食物，可以作为零食吃，或者将它们磨碎后加入早餐谷物、酸奶或是汤里面。

既然保持消化道和肝脏良好运作对保持皮肤健康是如此重要，那么摄入未加工的、富含膳食纤维的食物（如全谷类、根茎类蔬菜、小扁豆和豆类）就很重要了。这些食物都要好好地咀嚼，且在你放松的时候享用。以上的建议都是在一个卫生健康、新鲜膳食的基础上提出的补充方案。

水——大自然的润肤霜

水是最重要的营养素之一。设想一下，一个充满了水的球——它摸起来会紧致而结实。放一些水出来，球就会萎缩，橡胶皮甚至也会开始起皱纹。如果夺去一个细胞的水分，它就会产生相似的结果——再加上结构的变化，它的功能会大大降低。除去水分，或者脱水的过程，会使我们体内的所有细胞干渴难耐，迫切地等待水分的补充。皮肤细胞暴露在外部世界的严峻条件中——日晒、寒冷、酷热、空调、污染，但等待补充水分的细胞不仅限于那些皮肤细胞。没有水分的适当供应，细胞就不能重建身体，堆积在细胞中和血液中的代谢废物就不能被清除。而细胞不能接受充足的氧气或营养素，就无法正常地工作，也不能有效地清除垃圾。在你皮肤的深处，水分是一个至关重要的组成部分，为你的皮肤看上去健康、柔软、紧致奠定基础。

有益皮肤的补充剂

遵循以上的建议，应当补充品质优良的标准复合维生素，并额外补充抗氧化剂以及必需脂肪酸（亚麻子、鱼油或是 GLA）。此外，依个人体质的不同，有时还需要进行特定的营养素补充。

另一个值得一提的营养素是硫。这种必需矿物质是构建胶蛋白和胶原蛋白的要素之一，而这两种蛋白质是皮肤、指甲和毛发的主要组成成分。所以，当人们以 MSM（甲基磺酰甲烷，也称二甲基砜，是一种天然有机硫化合物）形式补充硫的时候，皮肤的状况会得到改善。与其补充胶原蛋白，或者使用含有胶原蛋白的昂贵的护肤霜，还不如给你的身体补充制造胶原蛋白所需的原材料，例如 MSM（与维生素 C 一起服用）。硫是新细胞形成所必需的物质（要记住你的皮肤一直在进行自我更新），它能保持细胞间连接带的柔韧，同时它还是一种强力的解毒剂。经证实，MSM 不仅能够使皮肤、指甲和毛发更加美丽，同时有助于烧伤或创伤后的皮肤愈合，对痤疮、过敏、关节炎等问题也有帮助。可以每日服用 3 次，每次服用 1000 毫克。以上的建议都是建立在良好的膳食与复合维生素和矿物质补充剂基础之上的。

皮肤问题的全面营养疗法

痤疮

需要考虑的因素　过多的脂肪堵塞了皮肤的毛孔，高组胺类型的人会生成更多的皮脂——一种皮肤中的油质分泌物；缺乏维生素 A 会造成皮肤细胞的过度角质化，从而导致皮肤堵塞；缺乏维生素 A 和锌会导致抗击感染的能力降低，缺乏有益菌也会导致同样的问题（这种情况常常是因为滥用抗生素造成的）。

膳食建议　低脂、低糖、喝大量的水，吃新鲜水果、蔬菜（高水分食物）、有规律的排毒膳食并节食。

补充剂　维生素 A、锌、维生素 C、所有的抗氧化物质、烟酸以及促进伤口愈合的维生素。

皮肤治疗　使用含量大的、可以渗透上皮组织的维生素 A、维生素 C 和维生素 E（如棕榈酸维生素 A、抗坏血酸棕榈酸酯和维生素 E 醋酸酯）的护肤霜。

脂肪团

需要考虑的因素　饱和脂肪酸或脂溶性的毒素过多，使脂肪细胞不能移动。如果你严格避免饱和脂肪的膳食来源，并只进食必需脂肪的膳食，脂肪细胞就会减轻充血并变得柔软。身体会摄入许多毒素，例如杀虫剂残留物就是很难避免的。身体会把这些毒素全部存到脂肪细胞中，以防止它们进入重要的器官。通过血液循环，身体可以排除硬脂肪和脂溶性的毒素。增加体内水分可改善进出脂肪细胞的血液循环，按摩、运动、锻炼和干刷法（skin-brushing，方法是用天然鬃毛刷或丝瓜络轻刷身体，依从脚往心脏，从手指到腋下，从腰到肩膀，从腹部到前胸的方向刷）都可以促使淋巴排毒。

膳食建议　严格的无饱和脂肪膳食，不含肉类或乳制品。必需脂肪酸可以从种子类食物中得到。要饮用大量的水，进食大量高水分食物，如水果和蔬菜，而且需是有机产品。苹果尤其利于脂肪团的消除。苹果、胡萝卜等水果蔬菜中的果胶是一种重要的植物化学物，它可以加强身体的免疫和解毒系统的能力。可以考虑只吃苹果的三天禁食法，或者每周选择一天只吃有机苹果。

补充剂　卵磷脂颗粒、羟基柠檬酸、高剂量的维生素 C 和烟酸。

皮炎

需要考虑的因素　照字面意思，皮炎就是皮肤发炎，和湿疹相似。引起皮炎的最初原因是接触性过敏。其可能的感染途径包括首饰、手表等金属，香水或化妆品，还包括洗涤剂、香皂、香波或是洗衣粉中的清洁剂。一般来讲，只要有接触性过敏就会有食物过敏，而通常食物过敏的罪魁祸首是乳制品和小麦。有时候皮炎症状产生的前提，是同时存在进食引起过敏的食物和与外界过敏原接触两方面原因。另一个容易促使皮炎发生的因素是缺乏来自种子类食物和种子油的必需脂肪酸，它可以转化成体内具有抗炎作用的前列腺素。如果你摄入了太多的饱和脂肪或油炸食物，或者缺乏某种关键的维生素或矿物质，前列腺素的形成途径就会被封锁。皮肤也是身体用来排除毒素的一种通道，有一种叫做肢皮炎的炎症，主要是由缺锌引起的，补锌之后，病情的治疗效果格外好。

膳食建议 保持低水平的饱和脂肪，进食足量的必需脂肪和很少的肉类或乳制品——大致保持素食，不过吃鱼例外。如果怀疑自己食物过敏的话，检测一下乳类或小麦过敏症，避免食用这些食物两周，看看是否有改善。也可以考虑吃有排毒作用的膳食。

补充剂 植物油如亚麻子油、月见草油和琉璃苣油，维生素 B_6、生物素、锌和镁，加上抗氧化维生素 A、维生素 C 和维生素 E。

皮肤治疗 使用含量大、可以渗透上皮形式的维生素 A、维生素 C 和维生素 E（如棕榈酸维生素 A、抗坏血酸棕榈酸酯和维生素 E 醋酸酯）的护肤霜。

皮肤干燥

需要考虑的因素 可能扰乱水分平衡的因素包括缺乏必需脂肪酸、水摄入不足或缺乏维生素 A。

膳食建议 膳食中应该含有少量饱和脂肪、大量必需脂肪酸（来自种子类食物和种子油）。每天至少喝 1 升水，进食大量富含水分的水果和蔬菜。酒精、咖啡和茶之类的刺激物都应该有所限制。

补充剂 植物油，如亚麻、琉璃苣油和月见草油，维生素 A 和维生素 E。

皮肤治疗 使用含量大的、可以渗透上皮形式的维生素 A 和维生素 E（如棕榈酸维生素 A 和维生素 E 醋酸酯）的护肤霜。

湿疹

需要考虑的因素 与皮炎相同，大多数常见因素有食物过敏症（绝大多数是小麦或乳制品）和缺乏来自种子类食物和冷榨植物油的必需脂肪酸（有非常强大的抗炎症作用）。

膳食建议 应有足量的来自种子类食物和种子冷榨油的必需脂肪，少量的肉类和乳制品，减少饱和脂肪摄入量，基本保持素食。可以吃鱼，如果你怀疑自己食物过敏的话，测试一下自己对乳制品和小麦是否过敏，在预定的时期内避免这些食物。可以考虑吃有排毒作用的膳食。

补充剂 植物油，如亚麻油、琉璃苣油和月见草油，维生素 B₆、生物素、锌和镁，加上抗氧化物维生素 A、维生素 C 和维生素 E。

皮肤治疗 使用含量大的、可以渗透上皮形式的维生素 A、维生素 C 和维生素 E（如棕榈酸维生素 A、抗坏血酸棕榈酸酯和维生素 E 醋酸酯）的护肤霜。

油性皮肤

需要考虑的因素 膳食中脂肪过多、高组胺类型和由压力造成的肾上腺分泌旺盛，所有的这些都会增加皮脂的产生。

膳食建议 应选择低脂肪膳食，确保足量的来自种子类食物和冷榨植物油的必需脂肪，减少摄入胆固醇、糖和刺激物。

补充剂 维生素 C、泛酸（如果你压力很大的话）。

皮肤治疗 使用含量大、可以渗透上皮形式的维生素 A（如棕榈酸维生素 A）的护肤霜，有助于控制皮脂的过量生成。

牛皮癣

需要考虑的因素 牛皮癣是与皮炎或湿疹完全不同的一种皮肤病，通常对营养干预的反应不是非常好。当身体"有毒"的时候，它就会发生——可能是由于白色念珠菌的过度繁殖，也可能是因为消化问题导致中毒，或是肝脏解毒能力低下。如果这些都被排除，则应考虑与皮炎和湿疹相同的致病因素。

膳食建议 减少摄入饱和脂肪，但应有足量的必需脂肪、少量的肉类、乳制品以及大量的素食，吃鱼例外。如果你怀疑自己的话，可检测是否对乳制品和小麦过敏，在某段时间内避免这些食物。

补充剂 植物油，如亚麻油、琉璃苣油和月见草油，维生素 B₆、生物素（维生素 H）、锌和镁，加上抗氧化物维生素 A、维生素 C 和维生素 E。

皮肤治疗 使用含量大的、可以渗透上皮形式的维生素 A、维生素 C 和维生素 E（如棕榈酸维生素 A、抗坏血酸棕榈酸酯和维生素 E 醋酸酯）的护肤霜。

皮疹

需要考虑的因素 可能的因素包括缺乏必需脂肪酸、食物或接触的过敏、由肾上腺负荷过度引起的压力反应以及病毒、真菌或细菌的感染（例如带状疱疹)。

  膳食建议 采用低饱和脂肪但是含有足量必需脂肪酸的膳食,少量肉类和乳制品,大量的素食,吃鱼例外。如果你怀疑的话,可检测是否对乳制品和小麦过敏,在某段时间内避免这些食物。

  补充剂 植物油,如亚麻油、琉璃苣油和月见草油,维生素 B_6、生物素、锌和镁,再加上抗氧化物维生素 A、维生素 C 和维生素 E。

  皮肤治疗 使用含量大的、可以渗透上皮形式的维生素 A、维生素 C 和维生素 E(如棕榈酸维生素 A、抗坏血酸棕榈酸酯和维生素 E 醋酸酯)的护肤霜。

皮肤粗糙

  需要考虑的因素 缺乏维生素 A、脱水、缺乏必需脂肪酸。

  膳食建议 膳食中应该含有很多的水果和蔬菜,特别是黄色、橙色和红色的蔬果,它们都富含 β–胡萝卜素。还应该含有大量的水和来自种子类食物和种子类油的必需脂肪酸。

  补充剂 所有的抗氧化物质如维生素 A、维生素 C 和维生素 E,锌和钾。来自琉璃苣油或月见草油的 γ–亚麻酸(GLA)。

  皮肤治疗 使用含量大的、可以渗透上皮形式的维生素 A、维生素 C 和维生素 E(如棕榈酸维生素 A、抗坏血酸棕榈酸酯和维生素 E 醋酸酯)的护肤霜。

保护皮肤的途径

  许多常见的营养因素都与一系列的皮肤问题相关。为了预防这些问题,并保持你的皮肤健康,请遵照下面这些有关膳食和补充剂的指导原则。

膳食

 * 限制酒精、咖啡因、化学添加剂、盐、饱和脂肪、糖和香烟。

 * 摄入大量新鲜的水果蔬菜,有机产品更好。

 * 每天吃一些种子类食物、坚果或者由其制成的冷榨油。吃满满1茶匙磨碎的种子类食物,或1茶匙含有冷榨亚麻油、南瓜子油、芝麻油和向日葵子油的混合油。

 * 每天至少喝1升水(纯水、药草茶,或者稀释的果汁)。

补充剂

＊服用一种优质、全面的维生素和矿物质补充剂，加上额外的抗氧化营养素——维生素 A、维生素 C 和维生素 E。理想的每日摄入量是 2250 微克维生素 A、2000 毫克维生素 C 和 400 毫克维生素 E。

＊如果你很容易皮肤干燥或者皮肤发炎，补充琉璃苣油或月见草油，以摄入相当于 200 毫克的 γ-亚麻酸（GLA）。

护肤霜

＊使用含量大的、可以渗透上皮形式的维生素 A、维生素 C 和维生素 E（如棕榈酸维生素 A、抗坏血酸棕榈酸酯和维生素 E 醋酸酯）的护肤霜。

其他的一些建议

＊减少暴露在强烈日光下的机会，使用防晒霜。

＊用温和的油基清洁乳，而不是香皂，清洗皮肤。

第四部分

最佳营养的益处

营养
圣经

New Optimum Nutrition Bible

Optimum nutrition is very simply giving yourself the best possible intake of nutrients to allow your body and brain to be as healthy as possible-and to work as well as it can. By nutrients, I mean protein, carbohydrate, essential fats, vitamins, minerals and water-each of which we'll explore in more detail in the coming chapters. These are the substances from which your body is built. For example, your skin renews itself in 21 days, your bones can repair themselves in six weeks and your inner skin, your digestive tract, replaces itself every four days. In five years, you will be an almost completely new person. Your body is an incredible regenerating organism that is constantly self-regulating and rejuvenating. But without the right nutrients, this process becomes impaired. Then you don't re-place your body cells quite so accurately-that's called ageing. And with our modern nutrient-lacking diets and endless temptations, maintaining a healthy body is a challenge for everyone.

第 28 章　改善智力、记忆力和情绪

大多数人都认为智力是与生俱来的东西，我们无论如何也不能改变它。但是，尽管智力具有很明显的遗传特性，心理学家还是告诉我们，我们平时仅用到了不足1%的智力，每天我们思考的东西相当一部分都是在重复！试想一下，如果我们集中脑子的能量去干手头的工作，并发挥我们全部的潜能，将会发生什么？

大脑和神经系统作为我们智力的"硬件"，是由神经元网络组成的。神经元是一种特殊的细胞，每个神经元都可以和成千上万的其他神经元连接。我们日常的思考和感知活动都通过这个网络来实现。这些活动或信号涉及到大脑中的神经递质和化学信使。当我们思考或是经历某种感情的时候，神经递质的活动就会改变。大脑和大脑中的神经递质是通过营养素来获取能量的，所以我们平时食用的东西也会对它们产生影响。

神经递质含有与情绪相关的5-羟色胺（也称为血清素）、提供动力的肾上腺素和对记忆力起到重要作用的乙酰胆碱，它们都是由你摄入的蛋白质中的氨基酸转化而成的。这个转化进程要依赖维生素和矿物质。这些微量营养素帮助你把葡萄糖转化成能量，把氨基酸转化成神经递质，把简单必需脂肪酸转化成更多的复杂脂肪酸，比如GLA、DHA、前列腺素和胆碱，还能帮助你把丝氨酸转化成磷脂。这些营养素也帮助你构建和重建大脑和神经系统，维持系统的顺利运转，因此它们是大脑最好的朋友。

知道了这些，我们决定测试一下，给小学生服用最佳摄入量的维生素和矿物质，对他们的智力会有什么影响。来自于最佳营养学会的营养学家并任小学教师的格威林·罗伯特（Gwillym Robert）和来自于英国斯旺西大学的心理学

家戴维·本顿（David Benton）教授，给60名小学生中的一半服用了一种特殊的复合营养素和矿物质补充剂，并且确保所有重要营养素都是最佳摄入量。在没被告知的情况下，另一半孩子服用了安慰剂。

服用8个月后，在非语言IQ的测试中发现，那些服用了补充剂的孩子的IQ提高了10个百分点以上！服用安慰剂的则没有变化。这个研究于1988年在《柳叶刀》上发表，并被以后的研究多次验证。这些研究中用到的大部分是营养素的RDA（推荐每日摄入量），比我们在研究中的用量低很多，但是受试者的IQ仍然平均增加了4.5分。不要以为只有孩子摄入了最佳营养后反应才会比较灵敏，成年人和老年人也一样。

来自加拿大纽芬兰纪念大学的钱德拉博士决定测试一下健康的老年人补充适量的维生素和微量元素后记忆力和智力活动的改善程度。首先，他给90名符合上述要求的65岁的老年男女服用维生素和微量元素补充剂或安慰剂，并持续12个月。研究开始和结束时分别对参与者血液中营养素的含量、短时和长时记忆水平、概括思考能力、解决问题的能力和注意力进行测定。对86人追踪一年的结果显示，那些摄入了补充剂的人除了长时记忆以外，在所有的测试项目中都有明显的改善。研究还发现，血液中的营养素水平越低，智力表现就会越差。

为什么维生素和矿物质可以提高IQ呢？答案就是，摄入最佳水平的维生素和矿物质，可以思考得更快，精神集中的时间可以更长。

越早给大脑营养越好

你越早开始对大脑供给最佳营养就越好。当然，这是母亲在妊娠和哺乳时期的责任。一项由医疗研究委员会进行的长达16年的研究表明了早年最佳营养的极端重要性。他们给424名婴儿喂食标准婴儿配方奶粉，或强化了蛋白质、维生素和矿物质的婴儿配方奶粉。18个月后，那些喂食了标准奶粉的婴儿的智力表现不及喂食强化奶粉的婴儿，到8岁的时候，前者的IQ也比后者低了将近14分。

改善学习困难

更多可信的证据来自于最佳膳食策略对那些有学习困难的儿童产生的效果，其中包括患"唐氏综合征"的孩子。露丝·哈罗尔（Ruth Harrell）医生了解到在接受营养干预后，那些患"唐氏综合征"儿童的IQ从20分升至90分。于是她决定进一步探索，许多有智障的儿童对维生素和矿物质的需求量是否生来就比正常人要高。

在哈罗尔医生的第一项研究中，她选择了22名有智力障碍的儿童，并将其分成两组。让一组摄入维生素和矿物质的补充剂，另外一组摄入安慰剂。4个月以后，摄入补充剂的一组儿童的IQ增加了5~9.6分，摄入安慰剂的儿童没有任何变化。接下来的4个月，两组儿童都摄入补充剂，结果IQ平均增加了10.2分。其中6名儿童IQ增加了10~25分。虽然不是所有研究者都能得出这一结果，但目前已有多项研究证实，患"唐氏综合征"的儿童通过摄入补充剂，IQ能提高10~40分。

另外，对于有自闭症和学习困难的儿童，补充营养素后智力提高也很明显。在科尔根医生进行的一项对16名有学习和行为障碍的儿童的研究中，测试了每一个人对营养素的需求。他给其中的一半儿童摄入补充剂，让每个儿童参加一个为期1年的阅读治疗课程，用来增加他们的阅龄。在接下去的22个星期中，老师密切观测着孩子们的阅龄、IQ和行为的变化。结果显示，那些没有摄入补充剂的儿童IQ平均增加了8.4分，阅龄增加了1.1年；那些摄入补充剂的儿童IQ平均增加了17.9分，阅龄增加了1.8年。

将IQ提高5%就可以使大部分在智障学校上学的儿童返回到正常学校接受教育。用来给在校儿童免费提供维生素的花费仅为特殊教育支出的很小一部分，这样不仅节省支出，还可能会减少暴力行为和犯罪。

抑制暴力倾向

有社会学者认为，食物和犯罪以及行为不良有一定的联系。为此有人进行了一项双盲实验，实验对象是阿斯勃雷最高安全等级监狱中的年轻罪犯。实验中让罪犯摄入复合营养素，包括维生素、矿物质、必需脂肪酸以及安慰剂。结果他们表现出惊人的变化，在仅仅两个星期后，摄入复合营养素的一组暴力行为减少了35%，这一实验结果发表在《英国精神病学》(*The British Journal of Psychiatry*)杂志上。实验结束后就停止了补充剂的摄入，监狱的暴力行为又增加了40%。后来，这个监狱的膳食有所改善。由此可以看出，最佳营养对于减少犯罪行为和不正常行为有多重要。

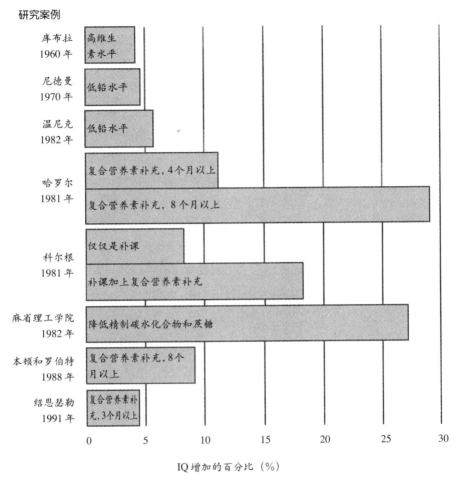

研究案例

研究者/年份	实验内容
库布拉 1960 年	高维生素水平
尼德曼 1970 年	低铅水平
温尼克 1982 年	低铅水平
哈罗尔 1981 年	复合营养素补充，4个月以上 / 复合营养素补充，8个月以上
科尔根 1981 年	仅仅是补课 / 补课加上复合营养素补充
麻省理工学院 1982 年	降低精制碳水化合物和蔗糖
本顿和罗伯特 1988 年	复合营养素补充，8个月以上
绍恩瑟勒 1991 年	复合营养素补充，3个月以上

IQ 增加的百分比（%）

最佳营养对于智力的作用效果

大脑脂肪

脂肪酸和建构脑细胞膜的磷脂对于大脑的发育具有至关重要的作用。必需脂肪酸含量低的话，智力水平也会较低。一般认为这就是母乳喂养的儿童在7岁时拥有更高 IQ 的原因。母乳中含有 DHA ——一种对大脑发育至关重要的 Omega-3 必需脂肪；也含有 EPA，是另外一种重要的 Omega-3 必需脂肪，它对于有阅读困难的儿童有很好的效果。

许多研究表明，摄入最佳的必需脂肪，特别是 Omega-3 脂肪，可以改善智力、减少暴力行为和改善情绪。美国的一项研究让患有严重抑郁症并已经服用抗抑郁药的病人摄入浓缩的EPA。到第三个星期，抑郁症患者情绪上开始表现出很大改善，而那些服用安慰剂的病人没有任何改善。同样的结果在英国也被报道。伦敦哈姆斯密医院的巴赛特·皮瑞（Basant Puri）医生在他的一个病人身上进行了EPA摄入实验。这个病人是一个曾经服用了各种抗抑郁药都不见成效的21岁的学生，他非常自卑，睡眠不好而且食欲不振，不能融入社会，曾经想过自杀。服用Omega-3脂肪补充剂1个月后，他不再有自杀的念头，9个月后，他的抑郁症也好了。

胎儿会使孕妇的大脑萎缩

鱼是EPA和DHA最丰富的来源，它还富含大脑所需的另外一种重要的营养素磷脂。胎儿在子宫中发育的时候，他的大脑和神经系统会消耗母体所提供营养素的一半以上，而在成年以后会用到自身所提供的营养素的1/4。大脑依赖体内的一半以上的可利用葡萄糖来提供能量，大脑的发育还需要必需脂肪和磷脂。伦敦皇家医药研究生院的研究发现，妇女在怀孕的时候大脑会萎缩，而且似乎是细胞的大小，而不是数量的改变。其中一个可能的解释就是如果没有足够的必需脂肪和磷脂，胎儿会从母亲身上摄取这些营养。如果这种说法得以确认，就可以说明摄取足够的大脑必需营养素的重要性了。

乙酰胆碱——记忆分子

磷脂酰胆碱可能是最重要的磷脂，它为大脑提供必需的营养素胆碱；而胆碱又被用来合成记忆必需的神经递质乙酰胆碱，乙酰胆碱同时也是感觉输入信号控制和肌肉控制过程中必需的神经递质。乙酰胆碱缺乏会导致记忆力减退、情绪低落、少梦和口干。这些都被认为是导致早老性痴呆症的最主要原因，而在高于75岁的老人中，每7个就有1个患有早老性痴呆症。美国杜克大学医学中心以大鼠为对象做过研究。研究者给怀孕大鼠喂食胆碱，结果产生了拥有"超级大脑"的仔鼠。其神经连接较多，学习能力和记忆能力更强，并且这种作用一直延续到老年。这项研究表明，摄入胆碱可以帮助构建智力表现更佳的大脑结构。

乙酰胆碱是在一种酶的作用下合成的，这种酶的作用依赖于维生素B_5（泛酸）和胆碱。现在已经证明，维生素B_5和胆碱的配合使用能够增强记忆力和改善精神行为。卵磷脂是胆碱的最好来源，同时还能提供磷脂。卵磷脂在一些食品中用来做乳化剂。你在所有的保健品商店都能买到卵磷脂，其一般以胶囊或是颗粒状存在，以便撒到食品中。但是，并不是所有的卵磷脂成分都一样，所以在购买的时候要先看好标签，确定产品中含有超过30%的磷脂酰胆碱。

但是摄入任何形式的胆碱补充剂都存在一个问题，就是它不能轻易被大脑细胞吸收。所以，我们每次都需要大量地摄入（大概1汤匙卵磷脂颗粒）才能产生效果。

在鱼类特别是凤尾鱼和沙丁鱼中，发现了另外一种营养素，被称为DMAE，即二甲基乙醇胺，它能很容易地进入大脑，转化成胆碱以合成乙酰胆碱。DMAE可以改善情绪和记忆力、提高智力、增强体力，还能延长实验动物的寿命。DMAE治疗的先行者卡尔·普非佛（Carl Pfeiffer）医生发现，它是一种很好的缓释刺激物，可以作为抗抑郁症的药物。现在美国将DMAE作为一种处方药，其药物名称为"地阿诺"或"迪那"，目前常被用来治疗儿童的学习困难、多动症、阅读和说话困难以及行为障碍。近期也在对DMAE能够延长寿命的效果进行研究。正如一个接受DMAE治疗的人所说："我比以前更精神了，睡觉也更沉了。我不仅记忆力提高了，而且可以更加容易地入睡，也能更加全神贯注地投入工作。"

另外一种很重要的磷脂补充剂——磷脂酰丝氨酸（PS）的积极作用也同样惊人。在一项研究中，补充PS使受试者的记忆力水平年轻了12年。来自马里兰州贝塞斯达的记忆评估诊所的托马斯·克鲁克（Thomas Crook）医生，每天给149名有与年龄相关的记忆损伤的人分别服用300毫克的PS补充剂或是安慰剂。在12个星期后的测试中，那些服用了PS补充剂的人将名字和面孔一一对应（一种对记忆和精神功能的认知测量）的能力有了很大的提高。

"益智药"

目前在强化大脑方面的一个流行词是"益智药"，它是一种由焦谷氨酸酯转换而来的物质，焦谷氨酸酯一般存在于水果和蔬菜中。在大脑和脑脊髓液中含有大量的焦谷氨酸酯，这一发现引发了关于焦谷氨酸酯是否是必需的脑营养素的研究。每年医生都会给成千上万的有记忆损伤问题的患者开这种益智药物，其中含有各种形式的焦谷氨酸酯。其最基本的效果就是提高学习能力、稳固记忆和恢复记忆，并且没有毒副作用。

关于益智药的另一个重要发现是它能促进信息在大脑左右半球间的流动。左脑与分析、逻辑思维相关联，右脑则与创造性、关系性思维相联系。这可能就是益智药对诵读困难有效的原因。1988年皮尔奇（Pilch）医生和他的同事公布的一项研究结果表明，益智药能够增加大脑中乙酰胆碱受体的数量，从而提高大脑的利用率。用一种焦谷氨酸酯衍生物吡乙酰胺喂养衰老的小鼠两个星期，结果发现，这些小鼠大脑中的乙酰胆碱受体的密度增加了30%～40%。这表明，焦谷氨酸酯分子不仅能够改善精神活动，而且对神经系统的再生有效。

协同摄入效果更好

微量元素补充剂如Omega-3脂肪、磷脂酰胆碱、PS、泛酸、DMAE和焦谷氨酸酯，协同摄入的效果比单独摄入要好得多。1981年进行的一项研究中，由雷蒙德·巴特斯（Raymond Barrus）领导的一组研究人员给用做实验的衰老的大鼠喂食胆碱和吡乙酰胺。他们发现，那些喂食了吡乙酰胺和胆碱的大鼠记忆保持分数比只喂食吡乙酰胺的大鼠高几倍。而且当吡乙酰胺和胆碱结合使用时，只需要单独服用时一半的剂量就可以达到同样的效果了。

每天给大脑补充复合营养配方，可以提供大脑所需的磷脂酰胆碱、PS、DMAE、焦谷氨酸酯、泛酸和Omega-3脂肪。另外，还可以吃鱼和有机鸡蛋，或是吃喂食富含Omega-3脂肪饲料的放养鸡下的蛋。可以在很多超市中买到这种富含Omega-3脂肪的鸡蛋。

降低智力的因素

好的化学物质和营养素可以改善智力功能，而不好的化学物质也能降低智力。酒精就是一个例子。一般认为咖啡能够增强注意力，但实际上它起的是相反的作用。大量研究表明，咖啡因可以破坏记忆词汇表的能力。研究人员埃瑞克森（Erikson）医生说："在对模糊和复杂的刺激进行快速处理的过程中，咖啡因会起到有害的作用。"咖啡因和酒精共同作用会延长身体做出反应的时间，并且一项研究结果表明，咖啡因和酒精同饮时，比只饮酒时醉得更厉害。咖啡因在咖啡、茶、巧克力、运动型饮料、可乐和花草药瓜拉纳中都存在。

含高糖和精制碳水化合物的膳食，是另一个降低智力的因素。曼彻斯特技术协会的研究者发现精制碳水化合物摄入越多，IQ 则越低。事实上，高糖消费者和低糖消费者之间 IQ 的差异达到 25 分左右！暴力行为、焦虑、多动症、注意力障碍、忧郁、进食紊乱、疲劳、学习困难和经前综合征等问题都与糖的摄入量过高有关。

重金属如铅、镉和铝均可在大脑中蓄积，目前已经证实，这些物质会降低智力、注意力、记忆力和控制力。所以，将污染降到最小，包括不吸烟等，是增强大脑活力的另一个必要条件。

一些改善记忆力和智力的小建议：

- 减少刺激物如咖啡、茶、巧克力、可乐、糖和精制食物的摄入。
- 尽量不要暴露于污染物和香烟烟雾当中。
- 确保食用优质的鱼油、种子油或是必需脂肪补充剂。
- 一个星期至少食用 4 个富含 Omega-3 脂肪的鸡蛋。
- 保证从膳食、高浓度复合维生素和矿物质补充剂中摄取最佳营养。
- 每天摄入微量元素补充剂：泛酸 100 毫克；胆碱 500～1000 毫克（或 1 满茶匙高磷脂酰胆碱卵磷脂颗粒）；磷脂酰丝氨酸（PS）30～100 毫克；DMAE 100～500 毫克；焦谷氨酸酯 250～750 毫克。

第29章 增强体能和抗压能力

作为一个营养学家,我从我的客户那里听到的最普遍的抱怨就是精力不够以及压力太大。它们最终导致的结果是疲劳、精力耗尽、无精打采、缺乏兴趣、注意力不集中、没有活力——不管用什么词来形容,感觉都是一样的。许多人因此求助于含糖食品、咖啡或是香烟,甚至变成肾上腺素依赖者,并通过高强度的工作或是尽情的娱乐以获得精力充沛的感觉。但是,这些试图解决问题的方案只可能产生更多的压力,而且不久他们就会感觉到在生命的摩天轮上逐渐失去控制,变得疲惫不堪。感到有压力是一种最普遍的健康问题,它与很多疾病有着直接的联系。英国每年因此损失达4000万个工作日。但是,究竟营养和压力有什么关系呢?

来自于最佳营养学会门诊的一个病人调查显示出一个惊人的结果,在没有咨询营养师之前,在有关应对压力的能力的一项问卷中,54%的病人应对压力的能力都很差,但是,最佳营养方案实施6个月后,只有28%的人还有较大的压力感。其他人,不管在这6个月中发生了什么事情,其应对压力的能力都有所提高。

压力的化学反应

压力产生时,身体里会发生化学反应。压力的感觉源自大脑。当我们感知到一些需要即刻关注的情况,如一个小孩闯到马路上、一辆小汽车冲向我们、来自同事的敌意、经济危机、一个在规定期限内不可能完成的任务等时,肾上腺受到快速产生的信号刺激,分泌肾上腺素。你的心脏在几秒钟内强烈跳动,你的呼吸也变得急促,储存的葡萄糖释放到血液中,肌肉紧张,瞳孔扩大,甚至血液变得浓稠。你做好对抗或逃避的准备——那些上班族在陷入交通堵塞时肾上腺素的激增，足够让他或她一口气跑上1千米！肾上腺素的水平代表体内有多少葡萄糖释放出来，而释放的葡萄糖主要来自肌肉和肝脏中糖原的降解。

为了给机体供应能量，胰腺会释放出两种激素：胰岛素和胰高血糖素。胰岛素在肝脏释放的另一种物质，也就是葡萄糖耐量因子的帮助下，把"燃料"带出血液；胰高血糖素能在血糖水平过低的时候增加血糖。这些都是在压力产生的时候发生的。你也许会问，这些额外的能量和增强的警觉性从何而来？答案就是能量的分流。也就是说，用于机体常规的修复和保养工作，如消化吸收、清除废物和更新再生等所需的能量被挪用了过来。所以处在压力之中的每一分钟都会加速身体的衰老。仅仅想到这一点，就够让人有压力感的！

长期持续有压力的结果比上述情况更可怕。你的垂体、肾上腺、胰腺和肝脏不停地释放出激素以控制你根本不需要的血糖。身体就像一辆汽车行驶过快，车体失去了平衡，一些部件也出现了磨损。不久，抗衰老的肾上腺激素的分泌量开始下降，皮质醇的数量也开始减少，你的身体再面对压力时几乎就失去了以往的应对能力。

刺激物带来的忧虑

随着能量水平的下降，你的注意力降低、思维混乱、大脑开始疲劳作战、不清醒、多汗、头疼……这些听起来是不是很熟悉？为了重新获得对身体的控制，大多数人转而求助于刺激物。合法的刺激物包括咖啡（含有可可碱、茶碱和咖啡因）、茶（含有咖啡因）、可乐饮品（含有咖啡因）、巧克力（含有咖啡因和可可碱）、香烟（含有尼古丁）以及心理刺激物如恐怖电影和蹦极等极限运动。非法的刺激物包括安非他明、苯丙胺、可卡因以及暴力和犯罪。实际上，一旦对刺激物产生依赖也很难使人放松，所以大多数人开始使用弛缓剂，如酒精、安眠药、镇静剂和大麻等。

沉溺于压力

当然，一个人不可能永远过这样的生活，所以很多人在身体支撑不住的时候选择去海滩疗养。但是当他们在机场候机的时候，有什么比阅读惊悚小说更好的放松方式呢？封面上写着"凶杀、神秘、贪婪、欲望、扣人心弦的悬案"，看起来不错。靠一杯咖啡或一杯葡萄酒的支持，再加上一趟紧张的旅途后，他

测一下你的压力——与肾上腺素失衡相关的症状

* 早上很难醒来
* 总觉得疲劳
* 渴望吃某种食物
* 易怒，有侵犯欲
* 情绪波动
* 总是不能平静
* 注意力差
* 睡眠不好
* 心跳加快或是加重
* 易患流感或一般的感冒
* 肌肉和关节疼痛
* 皮肤有斑点
* 敏感
* 脱发
* 酵母菌过度生长
* 很难消除腰部脂肪
* 总是有饥饿感

* 很难做出决定
* 记忆力差
* 在一天中精力暴减
* 经常有虚弱的感觉
* 对事物缺乏兴趣
* 抑郁
* 总是感觉寒冷
* 头疼
* 过度活跃
* 频繁的咽喉痛
* 伤口愈合困难
* 水分潴留（水肿）
* 经前综合征
* 眼睛流泪或发痒
* 多汗
* 腹胀感
* 衰弱

如果你具有三项或三项以上上述症状，说明你已经有肾上腺激素失衡的问题。如果你有五项或五项以上的症状，就一定要请营养师来做个检查了。

们到达海滩。随后在海滩上度过了花两个小时全神贯注阅读低俗小说的幸福时光后，就到了做一些刺激运动的时间，有冲浪、滑水等令人兴奋的运动。很多人沉溺于压力，因为没有压力他们会垮掉，这正暴露出他们肾上腺衰竭的真实情况。这就是为什么有些人在休假的时候会感到筋疲力尽或是生病的原因了。

能量消耗者

从某种特殊意义上说，所有的紧张性刺激和刺激物都在消耗着我们的能量。所谓的快感实际上就是能量正在远离我们的身体。就像是电波，在爆发的瞬间充满能量，而几秒钟之后波动就消失了，同样能量也被消耗殆尽了。

在一篇有关滥用药物的文章中，身为心理学家和哲学家的奥斯卡·伊卡佐（Oscar Ichazo）谈道："药物都可以被称为'能量的消耗者'，并且其消耗能量的速度远远超过人体正常消耗的速度。药物可以在短时间内消耗我们体内积累的能量，短暂的能量上升必然伴随着必需能量的耗竭，整个人消沉下来，这就是药物的抑制作用。任何东西都不能替代自然的、清洁的人体去制造必需能量。"他认为药物对人体必需的能量具有极大的破坏力，依照有害程度由重到轻依次为酒精、海洛因和鸦片剂、烟草、可卡因、巴比妥酸盐、抗抑郁药、安非他明、大麻和咖啡因。

那么，什么叫做"消耗能量"呢？就是机体细胞拼命地消耗葡萄糖和B族维生素等营养素促使酶系统工作，以释放能量。像神经递质这样的管理分子或是胰岛素这样的载体分子也在不断地被消耗。所以你在压力下度过的每一分钟都在消耗你的宝贵能量。想一想，你做过按摩之后，全身的肌肉紧张是否一下子就全部消失了？每一个紧张状态下的肌肉细胞，常常持续数十年，甚至在睡觉的时候都在消耗能量、B族维生素、维生素C、钙和镁。只提这么几种，就足以令人紧张了。如果放松身体的每一块肌肉，想想能够节省多少营养补充剂！据保守的估计，当处于压力状态的时候，你需要的维生素是平时的两倍。

提高能量的营养原则

如果你想让生命中的能量达到最高，并且希望储留的能量多于消耗的能量，摄入营养的原则其实很简单：

* 摄入缓释碳水化合物——它们能够缓慢释放能量
* 确保摄入最佳数量的必需营养素——维生素、矿物质等
* 避免使用刺激物和镇静剂

由此带来的足够的能量可以帮助你应付生活中的紧张感和压力。最佳营养不仅可以打破能量消耗的模式，避免能量的耗尽，而且可以成为能量再生的一个途径，从而打破以前那种思维定势——首先产生压力反应，然后才产生能量。下面就让我们来看看，对抗压力的最佳营养究竟指的是什么。

抗压饮食

快速释放能量的糖类让身体处于一种应激状态，刺激皮质醇的释放。所以要避免食用精白面包、甜食和早餐谷物以及其他添加糖的食物。另一方面，缓

慢释放的碳水化合物则能够平稳、持续地供应能量。科学家们已经对不同来源的碳水化合物对血糖、能量和情绪的确切影响进行了研究。一般而言，这些食物是指水果、豆类、坚果和种子食物（第10章列出了这些食物）。与传统食物结合的原则不同，最近的研究指出，在摄入碳水化合物的同时补充一些蛋白质，可以减少皮质醇的产生，从而加强肾上腺的功能。所以当你有压力的时候，可以吃一些水果加坚果，或是糙米加鱼肉。坚果、种子食物和豆类既含有蛋白质，也含有碳水化合物，是不错的抗压食品。

提升精力的营养素

可提高精力的营养素包括维生素 B_6 和锌，它们能够协助胰岛素工作；维生素 B_3 和铬是葡萄糖耐受因子的组成部分，目前市场上有这两种营养素的复合剂，称为聚烟酸铬；另外，葡萄糖在细胞中需要经过一系列营养素的作用才能转变为能量，这些营养素包括维生素 B_1、维生素 B_2、维生素 B_3、维生素 B_5、

应对压力每日需要补充的营养物质

维生素 B_1（硫胺素）	25～100 毫克
维生素 B_2（核黄素）	25～100 毫克
维生素 B_3（尼生素）	50～150 毫克
维生素 B_5（泛酸）	50～300 毫克
维生素 B_6（吡多醛）	50～150 毫克
维生素 B_{12}（氰钴维生素）	5～100 微克
叶酸	50～400 微克
胆碱	100～500 毫克
辅酶 Q10	10～50 毫克
维生素 C	1000～5000 毫克
钙	150～600 毫克
镁	250～450 毫克
铁	10～20 毫克
锌	10～25 毫克
铬	50～200 微克

辅酶Q10、维生素C、铁、铜和镁。维生素 B_{12} 用来制造肾上腺素，而维生素 B_5（泛酸）用来制造其他类型的肾上腺激素，如糖皮质激素。肌肉和神经传导是燃料转化为能量的最终产物，这个过程需要更多的维生素 B_5 和大量的半必需营养素胆碱以及钙和镁。胆碱也是产生压力激素所必需的。氨基酸是蛋白质的组成部分，也是压力激素和神经递质的组成部分。蛋氨酸是人体很容易缺乏的一种氨基酸，也是产生肾上腺激素必需的氨基酸。胰岛素是51种氨基酸和锌的结合物。肾上腺素是由苯丙氨酸和酪氨酸合成的。

要为同样有压力困扰的不同的人提供最为有效的帮助，以获得最充沛的精力，最理想的补充剂形式和补充数量也是因人而异的。然而，最佳的每日摄入量，很可能在第244页表列出的一个范围内。

刺激物及其替代物

食用咖啡、茶、糖或巧克力与患糖尿病的可能性有直接联系。短时间内这些东西可能让你精力充沛，但从长远来看，大量使用刺激物可能让你未老先衰。试试下面这个简单的实验。在1个月内放弃使用这些刺激物，注意会发生什么变化。刺激物对你的伤害越大，停止使用后的戒断症状，如头疼、注意力不集中、疲劳和恶心等就越严重。值得庆幸的是，摄入消化缓慢的碳水化合物和补充增强精力的营养素可以将戒断症状降到最弱，且这些不良反应不会超过4天。然后重新开始摄入这些刺激物，留意你喝第一杯茶或咖啡，吃第一匙糖或第一口巧克力时发生的变化。你将会体验到压力专家汉斯·西利博士所说的"初始反应"。换句话说，这是对这些强力化学物质的真实反应：头重、精神亢奋、心跳加快和失眠，随后出现极度困乏。继续使用刺激物，将产生适应性（药物反应的第2阶段）。保持长时间使用，最终会将精力耗尽（第3阶段）。每个人身上都会发生这种情况，只不过精力耗尽需要的时间长短不同。

停用刺激物后，人们不仅可以恢复正常状态，而且通常恢复得很快。尝试停用刺激物，同时摄入一些营养素，大多数人都可以在30天之内感觉到精力有所提升，并且能更好地应对压力。在饮食中最好避免咖啡、茶和巧克力，因为即使去掉咖啡因的咖啡和茶仍然含有刺激物。现在有很多咖啡的替代品，还有药草茶，市面上也出售一些无糖糖果。但是在购买之前要注意检查标签，看看其中是否隐藏有糖。

最好慢慢地减少饮食中的糖含量，渐渐适应少糖的饮食。例如，甜的早餐谷物加水果一起吃。将果汁用水按 1：1 的比例稀释。避免食用额外加糖的食物，限制水果干的摄入，在食用香蕉这类可快速释放糖的水果的时候，最好添加释放能量较慢的碳水化合物，如燕麦。

天然刺激物

如果你需要振奋起来，特别是在停用咖啡因的第一个星期，你可以借一种自然的方法达到振奋的效果。我们的身体可以产生肾上腺素以及它的"堂兄弟"——使身体感觉良好的神经递质多巴胺和去甲肾上腺素，它们都是由酪氨酸直接合成的。空腹补充 1000 毫克的酪氨酸，或是食用一些水果，如一片苹果，都可以提升这些激素的水平。在停用咖啡因的一个星期内，这是很值得采用的一个方法。

除了补充酪氨酸，还有大量能够提高适应性的药草，包括亚洲高丽参、西伯利亚高丽参、灵芝和红景天。其中红景天是在西伯利亚最受欢迎的一种植物，而灵芝在中医中则作为一种滋补品被人们推崇，这种推崇已经有 5000 年的历史了。这些药草之所以被认为能够提高适应性，是因为它们平衡或是维持另一种促进能量供应的肾上腺激素，也就是皮质醇的水平。这些药草都以补充剂的形式有售，而且还可以找到把它们和酪氨酸复合在一起的产品。

运动因素

运动在增加体能和抗压能力方面都起着至关重要的作用，但是需要以适当的方式进行。肌肉紧绷、不健康的身体和处于紧张状态的身体未必能使能量在身体中顺利传导。紧张会吞噬身体的能量——肌肉细胞的紧张需要大量的能量来维持。同样的，不健康和超重也会对身体产生压力，从而消耗必需的能量。

力量、柔韧性和持久力

在肌肉紧绷和松懈之间，身体可寻求一个平衡点，保持放松、强壮、柔软，用最好的姿态，有足够的体能来承受体力活动。所以要记住三个 S ——力量（strength）、柔韧性（suppleness）和持久力（stamina）。碳水化合物和呼吸时吸入的氧气发生反应，身体就开始制造能量。氧气是所有营养中最重要的一种，但是我们总是进行浅呼吸，只用到全部肺活量的1/3。深呼吸不仅会增加身体的能量，还能够使大脑清醒。掌握正确的深呼吸方式是进行一切形式的冥想、瑜伽和太极的第一步。大多数的运动都忽略了调整呼吸，使人上气不接下气，结果是发生缺氧，令有毒物质堆积于体内，使身体紧张。如果你在运动后感觉筋疲力尽或是身体僵硬，那肯定是你的运动方式出了问题。

如果一项运动每天只需花15分钟，并且随时随地都可以进行，还能够使你精力充沛、感觉良好、头脑清醒，能增强耐力、柔韧性、力量并且让你拥有优雅的体态，你会去做吗？这项运动是存在的。它叫做心理体操（psychocalisthenic），是非洲学会（一个学术组织）的奠基人奥斯卡·伊卡佐发明的。心理体操是指通过呼吸（psyche）来得到力量（sthenos）和美丽（kallos），它包括22种独特的动作，能够加强"三个S"，给身体提供氧气。这项运动对任何人都适用，而且只需要一天就可以学会。在英国和美国到处都有这项运动的培训班，也可以自己跟着 VCD 或 DVD 练习。

过量的运动会提高紧张激素皮质醇的水平，所以不要在过度紧张的时候运动太多。心理体操、瑜伽、太极、散步半个小时或是静坐，都有助于恢复紧张激素的平衡。

冥想对精神的好处亦如食物对身体的好处一样。食物建造身体，思考滋养心灵。为了获得充沛的精力，要食用纯净的食物，思考纯粹的事情。冥想的时候要保持静默，将注意力集中到一些简单的东西上（呼吸、祈祷等），放飞无止境的想象力，去开发身体中的能量之源，从中产生创造力、乐趣、幽默感和灵活性。

我喜欢以15分钟的冥想来开始每一天的生活，然后进行15分钟的心理体操，接下来吃"Get Up and Go"[①]，我的特殊早餐是由高能量加上高营养来构成的，这样整整一天都有源源不断的能量和持续的抗压能力。

高能量生活的行动计划

早餐前

* 冥想15分钟，然后花15分钟进行心理体操或瑜伽或太极。

---

① 译者注：一种保健早餐的牌子。

早餐（不能忽略）

＊起床后饮用混合好的浆果和豆奶，或燕麦片加水果和种子食物。

＊1片加强型复合维生素和矿物质补充剂、1片Omega-3加Omega-6必需脂肪补充剂、1000毫克维生素C。

上午的零食

＊新鲜的有机水果加杏仁或种子。

午餐

＊大量新鲜的或是经过轻微烹调的蔬菜、米、豆类、奎奴亚藜、豆腐、荞麦面条和鱼。

＊1片加强型复合维生素和矿物质补充剂、1片Omega-3加Omega-6必需脂肪补充剂、1000毫克维生素C。

下午的零食

＊新鲜的有机水果加杏仁或种子。

下班后（隔天进行）

＊30分钟的运动（走路、慢跑、游泳、骑自行车或进行有氧运动）。

晚餐（早吃，至少在睡前2个小时）

＊选择胡萝卜、西蓝花、白色菜花、嫩豌豆、蚕豆、荸荠或菱角、浸泡过的杏仁、有机蘑菇或香菇、竹笋、青椒、小黄瓜、豆腐以及豆腐香干，切成片，清洗，放入密封的锅中最多焖5分钟。加入以下4种调料中的一种。中式风味：酱油、水、柠檬汁、姜、鲜香菜和蒜。泰式风味：椰奶和泰国香料。墨西哥风味：浸湿的墨西哥香料沙司（可以在超市里买到，但是要检查化学添加剂）。地中海风味：带辣椒的番茄酱、蘑菇和香草。可以和糙米、奎奴亚藜或荞麦面条一起食用，或者选择其他新鲜蔬菜或经轻微烹调的蔬菜搭配米、豆类、奎奴亚藜、豆腐、荞麦面条或鱼。

第30章　达到体能巅峰

没有哪个顶级的运动员可以忽视最佳营养的补充。正确的饮食和补充剂能够提高速度、增强耐力和力量，而这三者是胜利者和失败者的区别的关键。

我第一次体会到最佳营养在运动中的作用，是在一个资深的自行车运动员米克·巴拉德（Mick Ballard）身上。他在改变了饮食并开始服用补充剂后，运动成绩有了惊人的提高。巴拉德说："我相信我的巨大进步和体力的恢复都归功于特殊的维生素补充方案。"之后，在教练的坚持下，我也给苏珊·迪瓦伊（Susan Devoy）提出了营养补充的建议，她是当时世界上排名前十的女壁球运动员之一。她最初认为补充维生素不会起什么作用，但事实证明确实有效。她在接下来的10年中，大多数时候都是英国和世界的第一名。采用最佳营养方案的运动员都一致表示，他们的耐力提高了，从疲劳中恢复的速度加快了。

迈克尔·科尔根医生曾经给许多美国奥运选手做过这方面的咨询，包括美国1英里跑的纪录保持者史蒂夫·斯科特（Steve Scott）、两次世界三项全能运动冠军朱丽·莫斯（Julie Moss）和美国自行车队成员霍华德·都弗凌（Howard Doerffling）。在对照实验中，科尔根医生发现，补充营养对长跑运动员提高成绩起了相当大的作用。

肌肉力量

最佳营养不仅能够增加耐力，而且能够增强肌肉力量，好莱坞演员西尔韦斯特·史泰龙就证实了这一点。他是最佳营养的热情追随者，每天摄入1份补充剂，并且很注意自己的饮食。

科尔根医生的另一项研究最好地阐释了最佳营养增强力量的作用。在研究中给两个重量级举重运动员实施一个特殊的营养补充计划,对另外两个则提供安慰剂。3个月后,服用补充剂的运动员的最大举起重量增加了50%,而摄入了安慰剂的运动员,举起的重量只增加了10%～20%。接下去的3个月中,补充剂组和安慰剂组互换,在最大举起重量方面,原来的安慰剂组又赶上了原来的补充剂组。

正确的燃料

是否具备最出色的体能表现取决于是否给身体提供了正确的燃料。在持续时间较长、不很剧烈的有氧运动(如慢跑、打乒乓球、游泳、走路)中,碳水化合物可以产生两倍于等量的脂肪释放的能量。而在短时间剧烈的无氧运动(如疾跑)中,我们的机体只能利用碳水化合物,这时候它产生的能量是等量脂肪产生能量的5倍。所以碳水化合物才是机体运动的第一燃料,而不是脂肪。碳水化合物还可以作为糖原储藏起来,脂肪则不能。糖原是能量的短期储藏形式,存在于肌肉和肝脏中,当身体需要的时候就会被释放出来。需要耐力的运动员在比赛前几个小时吃米饭、意大利面或是其他一些复杂的碳水化合物来增加他们的糖原储藏量,就是这个原因。

与普遍流行的说法正好相反,增加蛋白质的摄入并不能增强运动能力。为了增强肌肉所需要的能量,仅有约15%是由蛋白质提供的。考虑一下这个等式:一年获得4千克的肌肉需要不到1千克的蛋白质,因为肌肉含22%的蛋白质。按照365天分配,你每天需要2.4克的蛋白质,还不到1茶匙,相当于几个杏仁或1茶匙金枪鱼提供的量。肌肉很难增强,不是因为缺乏蛋白质,而是摄入构建肌肉所需维生素和矿物质如维生素B_6和锌等不足造成的,这些物质有助于消化和利用饮食中的蛋白质。

虽然脂肪不是身体最好的燃料,但必需脂肪酸对于运动员有很重要的作用。它们协助氧气转移,维持氧气的载体——红细胞的健康。它们对免疫系统也有至关重要的作用,运动量很大的人免疫系统往往负担很重。它们还是能量的后备来源,据脂肪研究专家伍多·伊拉姆斯(Udo Erasmus)博士说,实际上必需脂肪酸可以加快代谢速度。所以,坚果及其制成的油构成了高效能膳食的一个重要部分。

水——被遗忘的营养素

在运动员的饮食中最重要的一种大概就是水了。肌肉的75%是水,仅仅丢失 3% 的水，力量就会减少 10%，速度就会减慢 8%。在运动过程中，往往忽视了口渴的感觉，所以运动员很容易失水。这将会导致体温升高，肌肉中的能量转移出来用于降低体温。在需要耐力的运动中，最好通过喝水来使身体出汗和降低体温。更为重要的是，要提前给身体补充水分。根据比赛时间的长短，在比赛开始前 1~4 个小时里，每 15 分钟喝 1 杯水。食用足够的碳水化合物也有助于储藏水分，因为每 1 个单位以糖原形式储藏的碳水化合物，结合了 9 个单位的水。在糖原从肌肉中释放所需能量的同时，还释放了水分。

营养补充的益处

已经有很多研究支持营养素补充对运动有益的观点。但是那些摄入单一的营养素的做法往往作用很小或没有作用；摄入复合营养素，并且用最佳营养剂量，而不是推荐摄入量，一直都有提高运动成绩的作用。像维生素和矿物质一样，半必需营养素如辅酶 Q10 也是运动营养配方的一部分，它一天的最佳量是60~100 毫克。这个数字也因人而异，但大体和增加体能、减轻压力的推荐量保持一致。

但是，如果你经常进行耐力运动，如长跑和骑自行车，增加抗氧化营养素如维生素 A、维生素 C、维生素 E 就显得尤为重要。这些物质能够帮助身体利用氧气，并清除制造能量过程中产生的有毒副作用的产物，从而减轻耐力运动带来的压力。

许多参加竞技运动的人会补充肌酸[①]。肌酸在人体中由 3 种氨基酸——精氨酸、甲硫氨酸和甘氨酸生成。肉类富含天然肌酸。肌酸也是作为一种补充剂来出售的，因为它能够促进肌肉再生和加速运动后体能的恢复，并且还能在高强度的运动中保持体力，所以运动员是肌酸的最大消费群。

正常状态下肌细胞通过分解 ATP（三磷酸腺苷）生成 ADP（二磷酸腺苷）获得能量。当 ATP 耗尽的时候，如在快速跑中，肌酸可以很快提供磷酸，来给细胞"再充电"。因为有了肌酸，肌肉就可以更加努力地工作。多余的肌酸也会促使肌肉生长，同时增加肌纤维的直径，因为肌酸可以提高肌肉中水分的浓度。但是要注意，如果摄入了肌酸，则必须饮用大量的水，否则可能导致血压升高或腹泻。目前已有有力的证据证实肌酸可以凸显优势，特别适合那些以

[①] 译者注：在肌肉中主要以磷酸肌酸的形式存在，是一种能量物质。

秒来计时的项目的运动员。尽管一些营养学家建议比赛前5天每天"装载"20克，但一般情况下，每天仅需要摄入2～5克。

运动员的膳食指南：

● 摄入大量碳水化合物如全谷物、水果、蔬菜、豆类，并且在时间较长的比赛前大量"装载"。

● 在碳水化合物中添加一些含蛋白质的食物，如将坚果添加到水果中，大米和鱼一起食用。

● 避免摄入过量的蛋白质，但是要确保充足。

● 在比赛期间要大量饮水。

● 在日常营养补充的基础上制定更为个性化的补充计划，可能需要额外添加辅酶Q10。

● 参加竞技比赛的时候考虑服用肌酸。

第31章 让时光倒流

对延长寿命甚至是长生不老的追求已经不是什么新鲜事了。从有历史记载开始，就有很多关于长生不老的魔法药和人的传说。但是，许多科学家和研究老年医学（gerontology，是研究衰老的一门科学）的专家预测，人活到110岁，在不久的将来会变成很平常的事。

迄今为止，有记录的年龄最大的人是法国阿尔勒的珍妮·凯尔蒙特（Jeanne Calmant）女士，她于1997年去世，享年122岁，这打破了一个叫伊佐米（Izumi）的日本渔民创下的最高纪录。伊佐米在120岁时去世，并且直到113岁时还十分健康且有活力。就健康生活而言，凯尔蒙特女士不十分在意，并不是狂热追求健康的人。她在117岁的时候戒了烟，直到去世前的10年她都坚持每天喝两杯葡萄酒。由于她的大多数亲属都活到无疾而终的年龄，所以科学家们认为她遗传了强健的身体，且一直保持着良好心态，具有抵抗压力和抗抑郁的素质。但是，增加延长寿命机会的最重要因素还是饮食——吃哪种东西或是不吃哪种东西。

避免过早的死亡

大多数人死于可预防的疾病。美国卫生总署宣布，每年美国有22,000人死亡，其中有18,000人死于与饮食相关的疾病，死于癌症、心脏病、支气管炎、早老性痴呆症或是事故的占总死亡人数的3/4。没有这些疾病，你的健康寿命马上就可以延长10~25年。此处要强调的是"健康的寿命"——通过摄入最佳营养，避免这些疾病的发生，并且避免所有能够导致这些疾病发生的退行性变化，就可以有效地延缓衰老的进程。

然而，对于研究老年病的医学专家来说，最大的挑战并不是怎样避免造成过早死亡的疾病的发生，而是去发现决定最长寿命的因素。为什么大象可以活100年甚至更长，而蚂蚁只能活几天？当然，最主要的问题还是，我们人类如何活到尽可能的最长寿命。

延长最长寿命

人的最长寿命可能在110～120岁。你可能会非常吃惊，已经证实有一种方法能够延长寿命。至少，这种方法已经在动物身上得到验证——在限制能量的同时，摄入最佳营养时达到延长寿命的效果。

洛伊·瓦尔福德（Roy Walford）博士最先倡导的限制能量摄入已被证明可以促进健康，减少疾病的发生，将寿命延长10%～300%。用鱼进行研究获得的结果是，寿命显著延长了300%还多；而用大鼠做的研究证明，最多可延长60%的寿命。虽然在很多动物种属中，美国政府支持的研究都证明了这样的效果，但要进行人体实验还是为时过早。然而可以肯定的是，这种方法也会对人类产生类似效果。未知的因素是，应该限制多少能量，限制到什么样的摄入水平，才可以产生这样的效果？10%的延长意味着能将最长寿命延长到130岁——这个概念在20年前被认为是白日梦，但是现在已经被很多研究老年病的医学专家认可。

目前正在进行的研究的主要目标是，探讨为什么最佳营养加限制能量摄入会如此有效？一旦发现了这个问题的答案，衰老的过程就会清楚地显示出来。目前的理论集中在细胞中的能量工厂——线粒体上。线粒体负责代谢速度和能量产生。它们工作得越努力，就会产生越多的氧化自由基，这些自由基反过来使线粒体老化，并且对新细胞的模板——细胞DNA有潜在的破坏力。

英国国家健康协会的罗恩·哈特（Ron Hart）指出，生物物种的老化还和DNA的修复能力有关。来自内布拉斯加医科大学的教授丹汉姆·哈门（Denham Harman）说："有99%的可能，自由基是老化的根本原因。"越来越多的人认为，衰老的进程与自由基引起的修复能力降低有必然联系。

这也意味着，长寿的关键在于减少暴露于自由基的机会以及服用抗氧化剂来保护我们的身体免遭自由基的破坏。当给动物喂食高质量低能量膳食时，就能够准确地获得这种结果，因为它们获得了需要的燃料，所以不会造成过多"燃烧"时的浪费，而"燃烧"正是产生自由基的主要过程，自由基是能量代谢中的毒副产物。受试动物摄入最佳营养后，特别是摄入大量的抗氧化剂以后，不仅可以免受自由基的破坏，还可以在辅助营养素的作用下，确保能量代谢尽量高效进行。

抗氧化剂维生素A、维生素C、维生素E的作用已为人们所熟悉，另外还有很多不为人知的其他抗氧化剂。其中的两种就是硫辛酸和肉碱。研究显示，给老年大鼠喂食这些抗氧化剂可有惊人的逆转衰老的效果。美国加利福尼亚大学的分子生物学家布鲁斯·艾姆斯（Bruce Ames）教授是这个项目的带头人，他说那些补充了硫辛酸和乙酰-L-肉碱的动物，"脑子看起来比以前更好，并且精力更为充沛，从任何方面看，它们都像是年轻的动物，这相当于75~80岁的人表现得像个中年人。"

但是，我们能不能将这一研究结果直接应用于人类呢？很多研究都得到了相同结果，所以没有任何理由推断它在人类身上会有所不同。寿命，或是死亡的危险性，与血液状况或是膳食中摄入的维生素A、维生素C、维生素E及β-胡萝卜素有极大的相关性。

举例说明，发表在《美国临床营养学杂志》上的，一项有11,178名年龄为67~105岁的老年人参与、长达10年的研究中，服用了维生素A、维生素C补充剂的人的死亡危险减少了42%。这一发现更加肯定了早期的研究结果。然而还不确定延长的部分中，有多少是防止了因疾病而早逝带来的，又有多少是来自延长的寿命。

实事求是地说，在减少疾病造成的过早死亡之外，只有一种方法可以使我们的寿命延长：限制能量摄入，用最佳方式保证自己的营养，特别是要给自己提供最适量的抗氧化剂。

吃得少些，活得长些

非常肯定的一点是，体型越瘦，活得就越久。然而，所谓限制能量，并不是营养不良，而是严格按照身体的需要给予，一点儿也不多给。现代膳食中有很多空热量食物——糖和饱和脂肪酸，但是那些食物中不含处理这些成分所必需的微量营养素。如果想延长寿命就要避免食用这类食品。富含营养素的食物，如有机胡萝卜、苹果、坚果和种子食物，在提供能量的同时也能提供多种营养素，而新鲜水果和蔬菜更可以提供大量的必需营养素以及不含热量的水。

最简单的限制能量的方法就是减少食量，另外一个方法就是每周禁食1天，或是进行经过改良的不十分严格的禁食，比如说只吃水果。我是这样保持全面低热量饮食的：早饭和晚饭是重点，午饭吃的很少（有时候根本不吃午饭），把水果作为全天的零食。人寿保险公司对于体重和寿命的相关性非常警惕。他们的体重图表给出了相对于身高的最佳体重范围；一般来说，能延长寿命的最佳体重在这个范围的最低点。实际上，其中真正起作用的是减少体重当中脂肪的比重。

减少同型半胱氨酸的含量

衰老不仅仅取决于氧化对细胞的破坏，还取决于甲基化的状况。在第16章具体介绍了这个基本反应，它对于修复细胞中的DNA有着至关重要的作用，并且帮助身体在第一时间获得正确的信息。你的同型半胱氨酸水平，可以最好地反映出你身体的甲基化状况，而这也决定着你寿命的长短。

在第16章中，我介绍了发表于2001年，挪威的卑尔根大学进行的一项关于这个卓越发现的研究报告。研究者于1992年测量了4766名年龄在65～67岁老人身体中同型半胱氨酸的水平，然后在接下去的5年中记录下每一个死亡者的信息，在这期间有162名男性和97名女性死亡。之后研究者开始注意他们的同型半胱氨酸水平和死亡风险的关系。他们发现，同型半胱氨酸水平和所有因素引起的死亡都有很强的相关性。换句话说，不管是什么原因引起的死亡，同型半胱氨酸水平都是死亡的一个准确预兆。

研究者发现，在这些65～67岁的人当中，每增加5个单位的同型半胱氨酸，他们的死亡几率就增加50%！这就极明确地反映出，在21世纪，同型半胱氨酸和甲基化反应在造成人们过早死亡的普通疾病中起了重大的作用。依此类推，这几乎就暗示着如果把同型半胱氨酸从15个单位减至6个单位或是更少，然后保持在这个水平，那么你将能把自己的寿命延长10年。这将是有活力的10年，因为正如你会看到的那样，如果你将同型半胱氨酸的水平降至6个单位以下，并保持适当平衡的饮食，服用营养补充剂，将会缓解甲基化问题，延缓细胞衰老，活力倍增，感到比同年龄的人要年轻。如果说得具体些，就是要多吃绿叶菜和豆类食品，补充B族维生素。在第16章有降低同型半胱氨酸水平的全攻略。

运动使你保持年轻

波士顿老兵监管所的罗斯（Rose）医生和科恩（Cohen）医生预测，有规律的运动可以将寿命延长 7 年，但是要坚持运动直到生命结束的时刻，而且要做有氧运动，也就是说心跳速度要达到最大心率的 80%，每次坚持至少 20 分钟。骑自行车、游泳和跑步都是好的运动项目；举重和健美运动则对延长寿命没有多大作用。这是因为，有氧运动可以降低血胆固醇水平、脉搏速度和血压，促进心血管健康，并增强大脑功能。它还可以帮助维持正常的血糖值，所以对糖尿病人特别有好处。

保持冷静

延长动物寿命的一个常用方法就是降低动物的体温，但这一方法目前还未被证实在人类中是否可行或具有普遍性。一些药物虽然也可以做到这一点，但是会产生一些不良副作用。

然而，从避免压力的角度考虑，保持冷静是延长寿命的一个重要因素。持续的紧张感会引起肾上腺激素 DHEA 的衰竭。低水平的 DHEA 会增加很多种疾病的风险，其中包括早老性痴呆、癌症、心脏病以及整体的衰老。DHEA 还能帮助身体燃烧脂肪保持苗条。DHEA 水平如果很低，可以通过服用补充剂来恢复正常水平。营养师可以通过分析唾液样品来确定你的 DHEA 水平。虽然在美国 DHEA 可以自由使用，但是在英国，DHEA 不能作为非处方药自由购买，它被划归为处方药。

如果你想延长你的健康寿命，就要做到：

- 接受这本书中的所有建议，以防止致命疾病的发生。
- 确保通过膳食和补充剂来获得最佳营养。
- 远离可避免的自由基来源——油炸和褐变的食品以及汽车尾气、香烟、强烈阳光等。
- 食用大量富含抗氧化成分的水果、蔬菜和豆类食品。
- 摄入额外的抗氧化营养素——包括维生素 A、维生素 C、维生素 E、B 族维生素、硒和锌，外加硫辛酸和乙酰−L−肉碱。
- 补充 B 族维生素。
- 将热量摄入减少到正好保持身体健康的程度。
- 通过适量的有氧运动来保持健康，避免压力。
- 如果你已经年过 50，请检查身体的 DHEA 水平。

第32章　征服癌症

在西方社会，癌症是死亡的第二大杀手。在英国，1/3 的人在一生中会被诊断出患有癌症，并且有1/4的人死于癌症。癌症的发生是由于细胞发生变异、长大、增殖和扩散造成的。这就像是身体中的一场"暴乱"，一群细胞不再为整体的利益而工作，它们发生了"暴乱"。出现这些"暴乱分子"是很常见的，这时人体的免疫系统就会出来隔离和镇压这些"闹事者"。但是，当癌症已经形成的时候，"闹事者"控制了免疫系统，破坏就开始蔓延。

很大程度上，癌症是 20 世纪的发明，你听到这个说法可能会很吃惊。但是在20世纪之前，五大癌症——肺癌、乳腺癌、胃癌、结肠癌和前列腺癌，人们基本上都没有听说过。癌症发生率的增长几乎和工业社会、医药卫生齐头并进。社会越进步，癌症就越流行。人均收入越高，癌症发生率越高。

传统的疗法大多视癌症为异物，用手术刀切除，用放射线烧掉（放疗），或者用化学药物将它毒死（化疗）。这些治疗都会使身体机能变弱。进步一些的治疗方法也只是减少了对身体的损害，并没有任何突破性进展。尽管"五年存活率"有所提高，但这更多是归功于检测技术的进步，而不是治疗方法所带来的。

癌症由什么引起

人类对整体化学环境的改造，包括我们吃的食物、喝的水和呼吸的空气，都是引起癌症的主要原因。据一位英国顶尖的医学家理查德·多尔（Richard Doll）的研究，90% 的癌症是由于环境因素引起的。甚至大多数保守派的癌症专家也说，至少75% 的癌症与环境和生活方式有关。

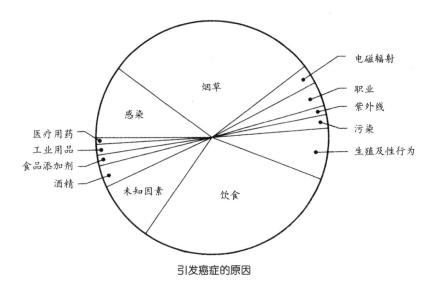

引发癌症的原因

在两代人的时间里，人类发明了1000万种新的化学物质，然后再毫不在意地把它们释放到环境中。更严重的是，我们的饮食和生活方式将我们完全暴露于这些化学物质中，从香烟中的氧化物质到牛奶中的促肿瘤物质IGF1（胰岛素样生长因子1），其中的许多物质是致癌物，即能够导致癌症的发生；另外一些是促进癌症的物质，不会引发癌症，却可以加速癌肿的生长。我们的食物、空气和水中都有这些物质存在。有些是可以很容易避免的，但有一些无法避免。

我们已经无意中在给自己挖掘坟墓。用化学物质来包装、通过精制的手段除掉营养素的现代饮食，成为了癌症的最大致病因素。相反，科学的饮食可以将癌症风险降低40%。这是世界癌症研究基金会（WCRF）在总结了5000份有关饮食和癌症关系的研究报告后得出的结论。欧洲委员会估计，以最初的12个成员国来统计，仅仅改变饮食就可以挽救25万条生命。《癌症研究运动》（*Cancer Research Campaign*）杂志报道："3/4的癌症是可以预防的，但是只有在年轻的时候开始贯彻这种理念，才能避免癌症的发生。"同时，美国69位备受尊敬和有卓越成绩的医学科学家一致认同，在过去10年里，5000万美国人死于癌症，而且有越来越多的证据表明，有相当比例的死亡都是可以避免的。

与此同时，在对多个类型癌症发生的内在原因以及风险因素的研究领域里，也已取得相当大的进展。至少有85%的癌症发生与生活方式，包括饮食、吸烟和饮酒有关系。这个数据是由两个途径得来的：一方面是通过观察癌症和其引发物质之间的联系；另一方面是通过观察同卵双胞胎，确定他们是否会患上同样的癌症。双胞胎研究结果显示，由遗传决定的癌症不超过15%，其中的一部分为基因遗传。这并不是说，有15%的癌症是由基因引起的。那些有癌症基因如BCRA1（乳腺癌基因）的人，如果没有环境因素使生理天平从健康细胞偏向异常细胞的一边，也不会发生癌症。其他的危险因素还包括，经常受到扰乱激素平衡的化学物质的作用，如激素替代疗法、放射线和紫外线辐射、污染、食品添加剂、药物以及传染病。

然而，在众多的危险因素中，饮食是最大的影响因素。这个事实受到采用营养疗法进行癌症治疗和预防的相关研究的支持。因为多种癌症引发因素几乎都可归入下列3种原因之一：

＊自由基对细胞DNA的破坏引发细胞行为的改变，或是接触扰乱激素平衡的化学物质，如吸烟和辐射等危险因素增强了自由基的活力，而从水果、蔬菜或抗氧化补充剂中获得的抗氧化营养素可以起到一定的保护作用。

＊过度接触食品和水中扰乱激素平衡的化学物质。另一个重要的预防方法就是摄入扰乱激素平衡化学物质含量低的食物，多食用植物雌激素含量高的食物，特别对于那些患激素相关癌症如乳腺癌的患者来说尤应如此。

＊甲基化水平低，导致同型半胱氨酸含量升高，增加了对DNA的破坏作用。解决的办法就是提高B族维生素的摄入量。

抗氧化剂的抗癌功能

动物实验显示，维生素A、β-胡萝卜素、维生素C、维生素E、硒等抗氧化剂对某些癌症具有防癌作用，这一点在10年前就已经得到证实。随着时间的推移，我们能从长期人体实验中得到更多的数据，这些数据支持营养疗法的推广。我们也已得知，不同的营养素是如何互相协作来清除诱发癌症的氧化剂，从而保护我们免患癌症的。

血液中高水平的维生素A（视黄醇）可以减少癌症发生的风险。近期的研究表明，视黄醇的两个代谢产物，13-顺式视黄酸和反式视黄酸，都是强抗癌剂。相关研究还发现，反式视黄酸可以完全治愈急性骨髓白血病。另一个由黄（Wann Ki Hong）博士和李普曼（Lippman）医生所做的研究发现，13-顺式视黄酸可以抑制颈部和头部的肿瘤。他们给予49个患者13-顺式视黄酸用以治疗，1年以后，只有4%的患者发生了另一个肿瘤，而安慰剂组的51名患者新增肿瘤率达24%。

β-胡萝卜素可以转化成维生素A，它也是一种抗癌剂。日本的一项对26.5万人的调查发现，低β-胡萝卜素摄入量和肺癌的发生有高度相关性。事实上，吸烟但抗氧化剂摄入较多的人，和不吸烟但抗氧化剂摄入量很低的人相比，发生肺癌的风险是相同的。

β-胡萝卜素——防癌还是致癌

几乎所有涉及β-胡萝卜素和癌症关系的研究都证明，膳食中摄入的β-胡萝卜素对癌症有防御作用。在应用β-胡萝卜素补充剂的绝大多数研究当中，补充剂或者起到了积极作用，或者虽没有产生效果，但是也没有害处。然而，有三项研究发现，补充β-胡萝卜素会增加癌症发生的风险。据美国国家癌症研究所（NCI）的一项研究结果，给吸烟者补充β-胡萝卜素之后，肺癌发生率增加了28%。这是不是很令人费解？对这个数据进行仔细调查后发现，这个增加的"趋势"看似明显，其实仅仅表现为"1000个人中有5个癌症病例"和"1000人中有6个癌症病例"的差异——这些人已经有多年吸烟史，而且可能在实验开始之前就有未被检出的癌症。隐藏在这些数据后面的，还有一个未被报道的发现：那些在实验过程中戒了烟、并且开始摄入β-胡萝卜素的人，肺癌的发生率减少了20%。这是否意味着β-胡萝卜素有一种"道德力量"，它使吸烟者患上癌症，而保护了那些戒掉香烟的人？但事实是：给吸烟者摄入单一种类的抗氧化剂，而忽略多种抗氧化剂协同作用的原理，可能使情况变得更糟，而不是更好。

另一个研究中，把男性吸烟者分为摄入维生素E组、摄入维生素E加上β-胡萝卜素组和只摄入β-胡萝卜素组。结果发现，前两组的癌症发生率没有显著变化，但只摄入β-胡萝卜素组的患癌风险有所增加。为什么呢？美国国家癌症研究所近期的一个实验或许能阐明这个问题。

在这个实验中，把有结肠肿瘤史的患者分为几组。有的组仅摄入25毫克的β-胡萝卜素，有的组摄入β-胡萝卜素与100毫克维生素C以及400毫克维生素E的不同组合，并用安慰剂作为对照。结果那些摄入β-胡萝卜素加维生素C、β-胡萝卜素加维生素E，或同时摄入β-胡萝卜素、维生素C和维生素

E的患者，结肠肿瘤的复发率有所减少；而那些只摄入β-胡萝卜素、同时每天吸烟和饮酒的患者中，癌症复发率有中等程度的增加。

直觉告诉我，这些研究都表明，香烟中的氧化剂可以将β-胡萝卜素氧化，在缺少其他协同维生素如维生素C和维生素E的情况下，它产生的坏处多过好处。我的建议是，如果你是个嗜烟或嗜酒者，就不要单独服用β-胡萝卜素，而要停止吸烟和饮酒！大量其他的研究中，服用β-胡萝卜素补充剂配合其他抗氧化剂，或是用富含β-胡萝卜素的食品来提供这种抗氧化物质（食物中含有其他的天然抗氧化剂），都会明显降低癌症的风险。吸烟者从膳食中摄入大量的β-胡萝卜素与癌症风险的增加也没有相关性。所以，继续吃胡萝卜吧！

摄入维生素 C 的癌症患者存活时间延长 4 倍

诺贝尔奖获得者莱纳斯·鲍林和癌症研究专家伊旺·喀麦隆（Ewan Cameron）在 20 世纪 60 年代首次论证了维生素 C 惊人的抗癌特性。他们给那些癌症晚期患者每天服用 10 克维生素 C，结果表明，这些病人比那些未服用维生素 C 的病人多活了 4 倍的时间。从那以后，又出现了大量的相关研究。

一篇关于维生素 C 研究的综述写道："强有力的证据表明，维生素 C 对于非激素癌症有防御作用。在计算了膳食维生素 C 指数的 46 项研究中，有 33 项研究发现维生素 C 有显著的防御作用。"这种直接联系在世界各地都得到了广泛的证明。加利福尼亚大学的格拉迪斯·布洛克（Gladys Block）博士对多达 90 项研究结果综述时得出这样的结论：维生素 C 对癌症的防御作用，在口腔癌、食道癌、胃癌、胰腺癌上表现得最为强大，对结肠癌、乳腺癌和肺癌等的防御作用也已被证实，但是对于前列腺癌的防御作用还是显得证据不足。

作为一种抗氧化剂并且能够消除自由基，维生素C可以消除一系列引发癌症的物质，如亚硝胺。当一种叫做亚硝酸盐的化学物质与胺结合的时候，会产生亚硝胺。施用亚硝酸盐为主的肥料种植出来的蔬菜中的亚硝酸盐含量比较高；水也是亚硝酸盐的来源，因为土壤中的亚硝酸盐会渗入水源中。在一些腌制肉制品中也含有亚硝酸盐，如火腿、腊肠和培根中。我们摄入的亚硝酸盐 70% 来自施用人造肥料的蔬菜，21% 来自水，6% 来自肉制品。维生素 C 对于抵抗消化道癌症的效果特别好，主要是因为它在已知增强免疫力的特性之外，还能消除这些致癌物质。

维生素 C、维生素 E 和硒的协同作用

一项于 1996 年完成、有 1.1 万人参加的长达 10 年的研究发现，那些补充了抗氧化剂维生素 C 和维生素 E 的人发生癌症和心脏病的风险降低了一半。维生素 C 是水溶性的，而维生素 E 是脂溶性的。它们在一起就可以保护身体的组织和组织液。当维生素 C 消除致癌物质之后，维生素 E 可以使维生素 C"充电再生"，反之亦然。所以当我们的饮食中和我们的身体里同时有这两种物质的时候，就可以起到一个协同作用。维生素 E 是一种强有力的抗癌物质，特别是和硒结合以后。血液中高浓度的维生素 E 含量与患癌症风险的降低有极显著的相关性。芬兰的尤卡·萨洛宁（Jukka Salonen）博士研究发现，在维生素 E 和硒的水平均低时，患癌症的风险将增加 10 倍。

长期以来人们就知道金属硒有抵抗癌症的作用。中国的贵州省东部地区是世界上肝癌发生率最高的地区之一，在这里所做的研究发现，硒的低摄入量与肝癌风险有很强的相关性，其他的肝癌风险因素还包括乙型肝炎病毒感染、接触膳食致癌物黄曲霉毒素以及易患病的遗传体质。此后，研究者进行了一项大规模的硒营养研究，让整个村庄的 2 万人服用了添加硒补充剂的食盐。在接下去的几年中，乙型肝炎和肝癌的发病率有了明显的降低。研究癌症和硒关系的专家杰哈德·施豪泽（Gerhard Schrauzer）教授建议，如果想要得到最佳的保护，每天应补充 200～300 微克硒。

正像我们期待的一样，补充这些抵抗癌症的营养素可以减少发生癌症的风险。法国科学技术协会营养和膳食方面的专家在巴黎发起了一项对 13000 名男女的调查，他们的年龄在 35～60 岁之间。主要是调查使用含大量抗氧化维生素和矿物质的药片的效果。

研究中给其中一半志愿者提供安慰剂，另一半则提供含有 β-胡萝卜素（6 毫克）、维生素 C（120 毫克）、维生素 E（30 毫克）、硒（100 微克）和锌（20 毫克）的药片，并对这些志愿者进行 7 年半的跟踪调查。在跟踪过程中，有 103 名男性和 71 名女性死亡、526 个人患上癌症。服用了补充剂后，男性的癌症风险降低了 31%，整体的死亡率总共降低了 37%。令人吃惊的是，女性的统计结果和对照组相比没有显著的差异。为什么只有男性体现出了补充剂的效果还不清楚，或许他们原来的膳食质量就比女性差。另外一个解释就是，女性发生的

对抗癌症的营养素

目前已经证明,以下几种抗氧化维生素和矿物质对下列类型的癌症具有有效的保护作用:

类型	维生素A	β-胡萝卜素	维生素C	维生素E	硒
膀胱癌		★			★
乳腺癌		★	★	★	★
子宫颈癌	★		★	★	★
结肠癌	★	★	★		★
头部和颈部癌症	★	★			
与HIV相关癌症			★		
肾癌			★		
白血病			★		★
肝癌					★
肺癌	★	★	★	★	
淋巴癌	★				
食道癌		★		★	
口腔癌	★	★	★		★
胰腺癌			★		
前列腺癌	★				★
皮肤癌	★		★		★
胃癌	★		★	★	★

癌症(主要指乳腺癌)对摄入的抗氧化剂没有反应。

与激素相关的癌症

虽然抗氧化营养素对抵抗很多癌症有作用,但是自由基的破坏并不是唯一的致癌因素。大量证据表明,女性乳腺癌和卵巢癌的高发,和男性的前列腺癌和睾丸癌一样,可能与身体中的激素紊乱有关。这些组织对激素和扰乱激素平衡的化学物质很敏感。雌激素可以刺激细胞生长,所以过量的雌激素在这些癌症中起到关键性作用。

研究发现，如果雌激素水平增加，乳房细胞增殖速度就会超过200%，达到正常速度的两倍多。另一方面，如果有黄体酮存在，并且在乳房组织中的浓度上升到正常水平，那么乳房中细胞增殖的速度可降低到15%。

这个研究是在健康的绝经期妇女中进行的，结果表明，雌激素会刺激乳腺癌的发生，而黄体酮又会起到防护作用。这可能解释了采用雌激素替代疗法（HRT）5年以上的女性发生乳腺癌的风险是正常人的2倍的原因，还解释了采用HRT的妇女患卵巢癌的风险增高72%的原因。这个结果是由爱默里大学公共健康学院1995年对24万名妇女进行的长达8年多的研究得来的。

基于这项研究和许多其他的研究成果，近10年来，我一直建议妇女们不要采取激素替代疗法，但是直到2002年发表在《英国医学杂志》（The British Medical Journal）上的研究报告确定HRT有使乳腺癌风险加倍的结果，这种疗法在治疗骨质疏松症时才被禁用。这项研究涉及到1084110名英国妇女，证实了采用HRT的人患乳腺癌的风险提高了66%，而死亡的风险提高了22%。目前在妇女当中发现的风险最大的疗法就是将黄体酮和雌激素结合使用的HRT。这些妇女发生乳腺癌的风险加倍了，而单用雌激素的妇女发生乳腺癌的风险则只提高了30%。单一雌激素疗法只对那些已经切除了子宫的妇女应用，因为单用雌激素本身可以增加子宫癌的发生率。据研究者估计，在英国，对55～60岁的妇女使用HRT的结果是：在刚过去的10年中，就增加了2万多个乳腺癌的病例！

与激素相关的癌症不能完全归罪于HRT，特别是对男性来说。前列腺癌是导致死亡的五大原因之一，且10个男人当中有1人患前列腺癌。激素学专家约翰·李博士认为："雌激素优势和黄体酮不足是导致这些癌症发生的原因，而引起雌激素优势和黄体酮不足的因素很多。例如，紧张会升高皮质醇水平，而皮质醇会与黄体酮竞争。环境雌激素能破坏组织，这可能导致人们晚年的癌症发生率增高。此外，还要考虑营养和基因的因素。"他推荐以素食为主的饮食，尽量排除雌激素的来源，如肉和奶，因为大量食用这些食物与癌症发生率的增加有密切关系，特别是直肠癌、乳腺癌和前列腺癌。

在那些乳制品和产乳动物肉消费较低或是没有消费的城市，乳腺癌和前列腺癌以及其他与激素相关的癌症的发病率都有明显的降低。中国每10万个妇女中有1个患乳腺癌，而美国是每10个妇女中有1个。另外，前列腺癌在英国的发病率是1/7，这在中国也是没有听说过的。这些数据都指向了饮食。西方国家和中国在饮食上的最大区别就是，中国人对乳制品和产乳动物的肉的消耗较少，而摄入更多的是水果和蔬菜以及豆类食品，特别是大豆[①]。

你可能会想，是不是亚洲人有先天的遗传优势？但是当他们移民到美国或英国后，患这些癌症的风险性就有所提高。在三代以内，他们患癌症的风险会越来越大，由此可以推测，他们的饮食也越来越糟。

其他可能引起癌症的原因是一些破坏激素的化学物质。人类发明的这类化学物有10万种，其中应用于食品、食品包装、家用品、化妆品和工业中的有3万种。其中有些物质破坏DNA，有些破坏激素信号，还有一些模拟雌激素存在。这些环境中的异雌激素来自于杀虫剂残留、工业残留和塑胶，它们污染水源，进入了食物链，甚至化妆品、护肤用品和沙发也可能存在残留问题！目前的研究发现，在乳腺肿瘤中存在对羟基苯甲酸酯类物质，而它们一般用于腋下除臭剂。目前也有证据表明，许多织物包着的家具都普遍用到一种阻燃品，叫做PBDEs（多溴二苯醚），这种物质是致癌物。研究发现，这些扰乱激素平衡的化学物质，以非常微少的数量联合作用时，就能够致癌，并能诱发乳腺细胞的增殖。

避免这种情况的首要措施是，尽量避开破坏激素的化学物质。这就意味着要食用有机食品，饮用纯净的水（矿泉水、过滤水或蒸馏水）。关于膳食，我的建议是避开油炸的、褐变的和烟熏的食品，这些都是自由基的来源；停止或是削减肉类的食用量，特别是牛肉和牛奶，这些都是天然雌激素和IGF1（胰岛素样生长因子1）的来源，IGF1是一种扰乱激素平衡的物质，它与乳腺癌和前列腺癌发生的相关性越来越强。

其他的措施就是避免激素替代疗法，包括服用雌激素和合成黄体酮。天然黄体酮可以帮助扭转雌激素的潜在破坏作用。在医生的指导下，黄体酮以霜剂的形式被皮肤吸收，可以帮助平衡激素和降低癌症风险。

同型半胱氨酸和癌症

如果氧化作用是DNA受损的一个主要原因的话，那么高含量的同型半胱氨酸以及与之关联的不正常的甲基化反应就是另一个原因。DNA常常被氧化

---

① 译者注：目前我国乳腺癌和前列腺癌发生率都在大幅上升，这与动物性食品，特别是脂肪和蛋白质的摄入过量不无关系，也提示国人应当更多地保持优良饮食传统，饮食习惯不能过分西化。

剂氧化而遭破坏，所以DNA需要不断的修复。DNA还需要复制，以对新的细胞编码，我们能够以每分钟复制成千上万次的速度来编码新的细胞。甲基化反应控制着DNA的合成和修复，使同型半胱氨酸以及那些降低同型半胱氨酸含量的关键营养素如维生素B_{12}、叶酸、维生素B_6、维生素B_2和TMG进入癌症发生的整个过程中。缺乏这些B族维生素的任何一种都会增加癌症的风险。

高同型半胱氨酸含量会增加你的癌症风险吗？这是一个关键问题，也是一个刚刚开始探索的问题。癌症也像心脏病一样，在诊断、治疗和预防方面都有准确的标志。这种标志不仅可以判断是否有癌症风险，是否需要建立预防机制，还可衡量癌症治疗的成效。

美国尤他州健康科学中心大学的吴莉莉（Lily Wu）医生和她的同事想知道同型半胱氨酸是否是肿瘤发生的标志，所以他们对正在治疗的已知肿瘤患者的同型半胱氨酸水平进行了追踪测量。

他们发现，当其他的肿瘤标志升高的时候，同型半胱氨酸水平也随之升高，反之亦然。他们同样观察到，同型半胱氨酸比其他传统指标更好。值得注意的是，同型半胱氨酸水平还可以更加准确地反映癌症治疗是否有效果。如果肿瘤还在长大，说明治疗没有效果，同时同型半胱氨酸也在增加；如果通过治疗肿瘤变小，同型半胱氨酸水平也会降低。在肿瘤标志中，只有同型半胱氨酸能够很好地揭示癌症治疗的效果。虽然这只是早期的研究，却能显示出同型半胱氨酸水平可能是癌症是否存在的有力标志，同时也能判断癌症治疗的成功与否。

迄今为止，与高含量同型半胱氨酸关系最密切的癌症是：皮肤癌、白血病、直肠癌，但它与乳腺癌的关系略远一些。众所周知，直肠癌发生的风险与饮食不良①有很强的相关性，而服用大量叶酸，也就是蔬菜中含量很高的一种营养素，则具有很好的防御作用。情况很可能是这样，当焦点都聚集在同型半胱氨酸作为甲基化问题标志以及甲基化反应被认为是很多癌症发生的根本原因的时候，我们开始注意到同型半胱氨酸和各种类型癌症的关系。

现在，我们仅仅能说，有合理的证据表明高同型半胱氨酸水平可以增加癌症发生的风险，特别是直肠癌、皮肤癌、白血病和子宫颈癌。最佳营养加上补

① 译者注：饮食不良意为：含有较多高温烹调食物甚至是烧焦的食物以及大量肉类、低膳食纤维、低蔬菜和水果的饮食。

充剂也许能够减少这些癌症（当然也包括其他癌症）的风险。

抗癌食品

食用某种食物与减少癌症风险有相关性。有证据显示，在你的饮食中增加下列食物有益无害：

* 水果和蔬菜是抗癌食品之首。它们是维生素 A 和维生素 C 的良好来源。在日本一项对 26.5 万人的调查中发现，β–胡萝卜素的低摄入量造成了肺癌发生的高风险。其他对直肠癌、胃癌、前列腺癌和子宫颈癌的研究也得出了同样的结果。β–胡萝卜素大量存在于胡萝卜、西蓝花、甘薯、香瓜和杏中。

* 大量食用大蒜也能避免癌症发生。1989年中国的一项调查表明，在那些烹调中大量使用大蒜的地区胃癌的发生率最低。大蒜含有的含硫化合物，能够帮助解毒和处理自由基。

* 大豆与乳腺癌的低发生率有相关性。在中国和日本，将豆制品（豆腐、大豆和豆奶）作为大部分蛋白质来源的妇女的乳腺癌发生率较低。这一结果已经在动物实验中被证实。第八部分列出了富含植物雌激素的食品。

* 酸奶可以抑制直肠癌的发生。活菌酸奶中有嗜酸乳酸菌，可以减慢直肠肿瘤的生长，因此常喝酸奶的人直肠癌的发生率低于不喝酸奶的人。经常喝酸奶还能增加钙的摄入量，当钙的摄入量每天增加 2000 毫克时，直肠中不正常的细胞分化速度也会减慢。当然，喝脱脂酸奶更好。

* 芝麻和葵花种子富含硒、维生素 E、钙和锌。每天吃 1 汤匙种子食品，可以让你的抗氧化大军保持在最好的状态下。

第 33 章　自然地抵抗感染

预防比治疗更好，正如法国生物学家路易·巴斯德在临终前所说："主人比入侵者更重要。"医学家们日渐发现，我们只有在衰弱的时候才会屈服于病菌，所以你最好的防卫方式就是保持免疫系统的足够强大，以便抵御外来入侵（见第24章）。入侵者的形态各异，大小不同，有细菌、病毒和真菌，还有寄生虫。由于对付每种入侵者的方法都有些许不同，所以了解引起感染的病原很重要。感冒、流感、疱疹和麻疹都是病毒引起的；大多数耳部感染、胃痛、胸部或鼻窦感染（一般是感冒引发的）是细菌引起的；鹅口疮和脚癣是真菌感染。

任何时候服用免疫增强营养素都是有益的，特别是当你体质虚弱，或者和感染人群已经发生接触的时候。感染发生时，入侵者和自身的免疫武器都会产生自由基，以求消灭对方。我们可以利用抗氧化营养素，像清除地雷一样来发掘并清除入侵者，这在任何时候对任何一个人都有好处。当入侵者来犯时，抗病毒、抗细菌或抗真菌的物质就会相应增加，以对付特定的病原菌[1]。从一项有关维生素C的研究结果来看，认为免疫功能正常的人不会发生感染的看法是错误的。他们也会有一些感冒的先兆症状，但在24小时内就会烟消云散；而健康状况不佳的人却要在病床上躺上1周的时间。所以我们的目的就是通过提供正确的食物，营造良好的环境，来增强免疫系统的能力，以便它能够快速地破解任何入侵者的企图。

---

① 译者注：抗病毒、抗细菌和抗真菌的免疫反应有所不同，所以身体会根据病原菌的不同，组织不同的力量来抗击它，而不是一概而论。

对抗入侵者的天然药物

营养物质	抗氧化剂	免疫增强剂	抗病毒	抗细菌
维生素 A	★	★	★	
β-胡萝卜素	★	★	★	
维生素 C	★	★	★	★
维生素 E	★	★		
硒	★	★		
锌	★	★	★	
铁	★	★		
镁	★			
铜	★			
B 族维生素	★	★		
L-半胱氨酸	★			
N-乙酰半胱氨酸	★			
谷胱甘肽	★			
赖氨酸	★			
库拉索芦荟		★	★	★
黄芪	★	★		
活力蘑菇		★	★	
紫锥花		★	★	
圣约翰草		★		★
大蒜	★	★	★	★
葡萄柚种子			★	★
银			★	★
茶树				★
艾蒿				★
蜂花粉				★
猫爪草	★		★	
白毛莨				★

维生素 C 主要的功用在于对抗病毒，而葡萄柚种子的提取物可以抵御细菌，作为一种"抗生素"。第 270 页表列出了对抗不同的入侵者的有效物质。

快速反应

最好的防守就是进攻，而且你推进得越快，在感染发作之前恢复健康的机会就越大。所有的入侵者都会产生毒素，作为它们在战争中的一部分武器。如果你早上起来感觉比平时累得多，或是眼睛充满血丝、有轻微的头疼、喉咙发痒、鼻子轻微堵塞，或是头脑不清醒（而你前一天晚上并没有饮酒），那么你可能正处于被病菌攻击的状态！正如你饮酒之后，你的身体也会产生这些症状。这是身体试图清除对健康不利的物质的信号。一旦体内的战争开始变得激烈，就会引起发烧。

免疫系统在温暖的环境中工作效果最佳，这就是身体用发烧来产热升温的原因。所以，要保持身体的温暖，获得充足的休息。好好放松一天，感觉就会完全不同，特别是当你借自然疗法来增强免疫力的时候。缺乏睡眠会耗竭你的热量储备。另外，还要减少其他所有造成习惯性消耗热量的行为：饮酒、接触烟雾、强烈日照、紧张、吃得过饱、参加争论、用力过度、性生活和使用抗生素。通过减少这些大量损失热量的行为，你可以将热量天平调整到对你有益的一边。

过去老人常说这样一句俗话，"发烧要饿，感冒要吃"。这话不无道理。在感染的时候，要倾听你自己身体的感觉。一天不吃东西没什么大碍，但是如果感染持续了很长一段时间，你的免疫系统就需要大量的营养素以及蛋白质，来为大军补充给养。最好是吃得清淡一点，每餐数量少一点，可以吃一些高热量的天然食物，生吃或轻微烹调。感染期间，身体为了清除废物而顽强战斗，所以要喝大量的水或药草茶，来帮助身体排除毒素，并减少黏液的产生。避免吃盐，不吃易形成黏液的食品以及高脂肪食品，如肉、蛋和乳制品。

怎样治愈感冒

关于维生素 C 治疗一般性感冒的效果，营养学家们存在着很多争议。目前几乎没有证据证明，每天服用 1 克以下的维生素 C，能明显减轻感冒的症状。但有些研究表明，每天服用 1 克维生素 C，感冒的发生频率会比较低；多数研究则表明，服用 1 克维生素 C 可以缩短感冒病程，或减轻感冒症状。我推荐的每日维生素C的最佳服用量是2克，特别是如果你已经年过40，生活压力很大，住在城市中，还要经常和很多人会面的话。

每天服用1～2克维生素C，可以帮助减轻感冒症状，减少感冒发生的机会。如果能让维生素C在组织中达到饱和浓度，效果则会更好一些。感冒病毒为了控制人体，它们必须先进入细胞，然后进行复制，来产生更多的感冒病毒，这些感冒病毒又会感染其他细胞。但是，如果身体组织中维生素C的含量很高，病毒就不能生存。每天服用10～15克维生素C，或每4个小时服用2克维生素C（这是英国每日推荐量的250倍）就能达到组织饱和的浓度。幸运的是，维生素C是对人类毒性最小的物质之一。每天2～3克维生素C，分几次摄入，对维持免疫系统的高效功能可能很有帮助。

病毒利用由红细胞凝集素组成的微小的刺来刺破细胞壁，进入细胞。根据病毒学家马德琳·蒙库格鲁（Madeleine Mumcuoglu）和干扰素的发现者吉恩·林德曼（Jean Linderman）一起进行的研究，接骨木的提取物可以与这些小刺结合，消除这种刺对细胞膜的穿刺作用。"这是最初的发现，"蒙库格鲁说，"之后我发现，接骨木对抗流感病毒还有其他的方式。病毒的刺外面裹着一层叫做神经氨酸苷酶的物质，这种酶可以帮助病毒降解细胞壁。而接骨木可以抑制这种酶的作用。我猜测，我们还会发现接骨木对抗病毒的其他方式。"

在一个双盲对照实验中，她还测试了接骨木提取物对任一类型流感病毒侵染者的作用。1995年发表的实验结果显示：20%的病人在24小时内，73%的病人在48小时内，一些症状如发热、咳嗽和肌肉疼痛等都得到了明显的改善。3天以后，90%的病人都恢复了健康。而相比之下，另一组服用安慰剂的病人，至少过了6天才得以恢复。这是关于接骨木提取物的第一个研究报告，我已经从我的客户那里听到很多成功的案例，他们通过服用接骨木提取物加快了感冒痊愈的速度。

增强免疫力的药草

目前发现越来越多的具有增强免疫效力的药草有抗感染的作用。在下面的"抵御感染天然药物全档案"中介绍的天然药物中就有4种药效较好的药草：猫爪草、紫锥花、大蒜和葡萄柚种子提取物。猫爪草加上黑加仑和苹果提取物制成的茶味道很好，而且每天1杯可以提高免疫能力。如果你喉咙痛或是胃不舒服，可再加4片姜根。紫锥花是一种原产于美国的蛇根草，后来被称为万灵油。葡萄柚种子提取物最大的好处就是，它类似于抗生素，但是不会像传统的抗生素一样破坏肠道中的有益菌。但是如果你正在服用益生菌制剂，特别是嗜酸乳杆菌，你也最好将它和葡萄柚种子提取物分开服用。

抵御感染天然药物全档案

下面各种天然药物大都列出了两种剂量标准：第一种是遭受病菌攻击时抵御感染的量，第二种是维持一般健康状态的量。一旦入侵停止，要在48小时之后，才能恢复到维持健康的剂量。一些只标明抵御感染剂量而没有标明维持健康剂量的天然药物，只有抗感染的时候才推荐服用。

维生素 A

维生素A是增强免疫力的一个关键营养素。它可以帮助强化身体内部和外部的皮肤，使皮肤成为第一道防线，保持肺、消化道和皮肤的完整性。它还能通过强化细胞壁抵御病毒进入。大剂量地摄入维生素A会产生毒性，所以3000微克以上的剂量只能用于短期的治疗。

抵御感染　3000～7500微克／天（仅1周）

维持健康　2250微克／天

库拉索芦荟汁

它具有增强免疫力、抗病毒和消毒抗菌的特性，是一种很好的全效滋补品，对于任何感染都有抵御作用。

剂量　按照药瓶上的说明服用。

抗氧化剂

它们是能够清除自由基的物质。包括维生素A、维生素C、维生素E和β-胡萝卜素、锌、硒和许多其他非必需的有益物质，包括水飞蓟素、松树皮提取物（pycnogenol）、硫辛酸、生物类黄酮和越橘提取物。在发生任何感染的时候，最好服用复合抗氧化补充剂。

艾蒿

这是一种天然抗真菌、抗寄生虫和抗细菌剂，常常和辛酸一起使用，来治疗念珠菌病或鹅口疮。

抵御感染　100～1000毫克/天

黄芪

这是一种草药，因可以增强免疫力而知名。其中对人体有益的黏多糖含量很高。

抵御感染　1～3克/天

维持健康　200毫克/天

β-胡萝卜素

它是维生素A的植物来源，自身具有抗氧化活性。红色、橙色和黄色的食品以及新鲜蔬菜都是β-胡萝卜素的最好来源。喝胡萝卜汁和西瓜汁是提高你身体中这种全面抗感染物质水平的最好方式。

抵御感染　3000～7500微克视黄醇当量/天

维持健康　2500微克视黄醇当量/天

维生素C

维生素C是一种令人难以置信的优良抗病毒剂。病毒在富含维生素C的环境下不能生存。为了达到抗病毒目的，一经感染，你需要立即服用3克维生素C，然后再坚持每4个小时服用2克。也可以将6～10克维生素C粉末加入果汁中，用水稀释，供全天饮用。维生素C无毒性，但是摄入过量会引起腹泻。如果腹泻程度让你无法接受，则可减少用量。

抵御感染　6～10克/天

维持健康　1～3克/天

蜂花粉

这是一种天然抗生素。把它作为一种常用的滋补品，可能比作为特殊治疗的物质更好。如果你对花粉过敏，则一定要慎用。

抵御感染　1～2甜点匙/天

维持健康　1茶匙（1茶匙＝5毫升）/天

辛酸

这是一种从椰子中提取的抗真菌剂，最早用于杀灭白色念珠菌以治疗鹅口疮。抗念珠菌的治疗方案最好在资深营养顾问指导下进行。

抵御感染　1～3克/天

猫爪草

具有高效的抗病毒、抗氧化和增强免疫力的功效。它来自秘鲁雨林植物绒毛钩藤，含有多种生物碱类的化学物质，异喋呤即为其中一种。经证明，异喋呤有增强免疫力的功能。猫爪草可以以药茶或补充剂的形式摄入。

抵御感染　2～6克/天

维持健康　2克/天

半胱氨酸

见"谷胱甘肽和半胱氨酸"条目中的介绍。

维生素 E

维生素E是最重要的脂溶性抗氧化剂。你可以从坚果、种子、小麦胚芽和它们的冷压榨油中得到维生素E，但是要确保这些食品都是新鲜的。在感染的时候，最好每天补充维生素E。

抵御感染　300～600毫克/天

紫锥花

具有全面抗病毒和抗细菌的特性。其中的活性成分是一种特殊的黏多糖。你可以从胶囊和浓缩液中获得这种物质。

抵御感染　2～3克/天　（或每次15滴浓缩液，每天3次）

维持健康　1克/天

接骨木提取物

能抵抗病毒攻入细胞，从而缩短感冒和流感持续的时间。

抵御感染　每次1甜点匙，每天3次

大蒜

含有蒜素，具有抗病毒、抗真菌和抗细菌的功效。富含含硫氨基酸，还表现出抗氧化的作用。毫无疑问，它是抵御感染的最好盟友，也是饮食的明智选择。常吃大蒜的人癌症发生率很低。

抵御感染　2～6瓣/天

维持健康　1瓣/天

姜

对咽喉疼痛和胃部不适有特别功效。将6片新鲜的姜根放入热水瓶中，加入1块肉桂，再将热水瓶灌满开水。5分钟后，就可以喝到美味、润喉的肉桂姜茶了。为了调整口味，还可以加入少量柠檬和蜂蜜。

谷胱甘肽和半胱氨酸

都是强力抗氧化的氨基酸，可以在所有的复合抗氧化补充剂中获取。在持续时间较长的病毒感染过程中，体内的这些抗氧化氨基酸会被耗尽，因此需要摄入相应的补充剂。最有效的形式是还原型的谷胱甘肽，或是N-乙酰半胱氨酸。

抵御感染　2～3克/天

维持健康　1克/天

白毛茛

是一种抗细菌剂，含有特殊的生物碱，对黏膜问题有特别的帮助。可以作为消毒剂，用来冲洗或漱口，也可以内服，用来保持消化系统的健康。

抵御感染　200～500毫克/天

葡萄柚种子提取物

是一种高效的天然抗生素、抗真菌和抗病毒剂。按滴摄入，依感染部位的不同，可以吞服，也可用来漱口或滴鼻、滴耳。

抵御感染　20～30滴/天

维持健康　5滴/天

赖氨酸

这是一种能够帮助抵抗疱疹病毒的氨基酸。在感染期间，最好限制富含精氨酸的食物（如豆类、扁豆、坚果和巧克力）的摄入量。

抵御感染　1～3克/天

维持健康　1克/天

蘑菇

香菇、灰树花、赤芝、灵芝等菌类在中国享有盛名，自古以来都被当做延年益寿的良药。所有资料都表明，这些菌类含有增强免疫能力的黏多糖。它们常被添加到免疫增强补充剂和滋补品中，在超市或保健品商店里也可以买到新鲜或者干制的香菇。

益生菌

它和抗生素不同，是促进健康的有益菌。最好在受到细菌感染和用抗生素治疗后再服用益生菌补充剂。最重要的两种益生菌是嗜酸乳杆菌和双歧杆菌，已有研究证明，腹泻时，使用益生菌可以将病愈时间减少到一半。

剂量　按照补充剂包装上的说明服用。

圣约翰草

也叫做贯叶连翘、金丝桃，对那些穿透皮肤的伤口或皮肤感染有效。对于免疫系统来说，也是很好的滋补品。

抵御感染　50～500毫克／天

硒

是一种具有增强免疫作用的矿物质，也表现出抗氧化活性。大量存在于海产品和种子中，芝麻中含量特别丰富。大多数抗氧化补充剂中也含有硒。

抵御感染　200～300微克／天

维持健康　100微克／天

茶树油

是澳大利亚的一种药物，具有抗菌特性。涂在胸口上、泡澡或蒸气吸入的方式都很有效。也可帮助驱蚊。市面上也有茶树油锭剂出售。

剂量　按照药瓶上的说明服用。

锌

是最重要的可增强免疫力的矿物质。有助于抵御感染。用于治疗咽喉疼痛，许多抗氧化补充剂中都含有这种物质。市面上有锌锭剂出售。

抵御感染　25～50毫克／天

维持健康　15毫克／天

下列措施可以帮助你抵抗感染：

● 吃少量清淡的饮食，但要保证摄入足够的蛋白质，它们是构建免疫细胞和保持身体温暖所必需的。如果你的感染与黏液有关，则要避免食用乳制品。

● 将你的维生素C摄入量增至每4个小时1次，每次3克。

● 饮猫爪草茶，选择性地加入姜根片和紫锥花；食用大蒜胶囊或蒜瓣。

● 如果你患了感冒，摄入接骨木提取液，每天4次，每次1匙。

● 如果你有细菌、真菌或寄生虫感染，服用葡萄柚种子提取物，每天2~3次，每次10滴。

● 找出导致你感染的病原菌，特别是当你5天后还没有好转的话，有必要去看医生。

● 考虑服用"抵御感染天然药物全档案"中的营养物质。

第34章 解决过敏问题

据估计，1/3的人有过敏现象。其中一些是由经空气传播的物质引起的，如花粉（花粉热）、尘螨、猫的皮毛、食品中的化学物质、家居用品或环境因素。但是，相当普遍的诱发过敏反应的物质还是我们吃的食物。在一项对3300名成年人的调查中发现，43%的人有过食物不良反应。

如果你具备3个或3个以上第280页图中所列的症状，你可能有过敏现象，并且很可能是对你吃的食物过敏。最普遍的诱发过敏的食物如下：

牛奶	含面筋谷物——小麦、黑麦、大麦、燕麦
酵母	坚果
鸡蛋	豆类
小麦	带鱼
含醇溶蛋白谷物——小麦、黑麦、大麦	贝类

如果你每天食用一种食物2~3次，而且发现不吃它们很难，那么就很值得检验一下，你是否对这些食物过敏。

什么是过敏

过敏的经典定义是"免疫系统明显参与的特异性反应"。免疫系统是身体的防御系统，能够为身体不喜欢的物质打上标记。典型的标记物是一种叫做IgE（E型免疫球蛋白）的抗体。IgE能够与体内的肥大细胞①相结合。当摄入

---

① 译者注：肥大细胞含有大量嗜碱性的颗粒，当身体组织受到损伤或发炎时，会释放出肝素、组胺等物质。

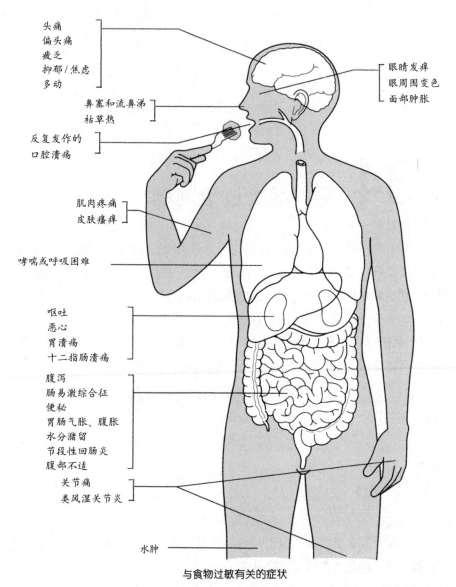

头痛
偏头痛
疲乏
抑郁/焦虑
多动

眼睛发痒
眼周围变色
面部肿胀

鼻塞和流鼻涕
枯草热

反复发作的
口腔溃疡

肌肉疼痛
皮肤瘙痒

哮喘或呼吸困难

呕吐
恶心
胃溃疡
十二指肠溃疡

腹泻
肠易激综合征
便秘
胃肠气胀、腹胀
水分潴留
节段性回肠炎
腹部不适

关节痛
类风湿关节炎

水肿

与食物过敏有关的症状

不受欢迎的食物，即被称为过敏原的物质时，该过敏原与其特定的抗体IgE结合，IgE分子随即促使肥大细胞释放一些含组胺和其他化学物质的颗粒，引起过敏反应。过敏反应的典型症状有皮疹、花粉热、鼻炎、鼻窦炎、哮喘和湿疹。严重的食物过敏，例如对贝类或坚果等食物的过敏反应，可能引起急性胃肠道紊乱或脸部和咽喉的肿胀，这些症状都是严重的急性炎症反应，被称为1型过敏反应。

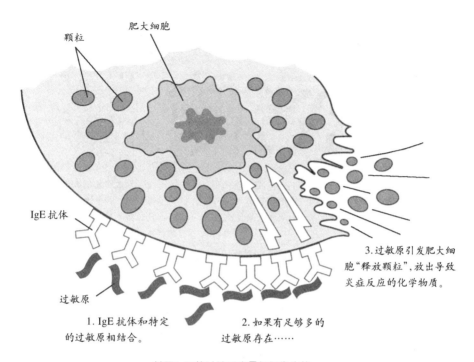

颗粒

肥大细胞

IgE 抗体

过敏原

3. 过敏原引发肥大细胞"释放颗粒"，放出导致炎症反应的化学物质。

1. IgE 抗体和特定的过敏原相结合。

2. 如果有足够多的过敏原存在……

基于 IgE 的过敏反应是如何发生的

隐性过敏反应

然而，大部分过敏症并不是以IgE的反应为基础的。目前已经有了一种新的思维以及新一代的过敏检测方法，用来检测并非基于IgE抗体的过敏反应。这很可能涉及到另外一种标记物，它就是IgG。过敏学专家詹姆斯·布莱利（James Braly）医生是目前相关尖端测试技术的先行者，该技术就是IgG的酶联免疫检测法测试过敏原。按照他的说法，"食物过敏并不少见，而且其效应不仅仅局限于呼吸道、皮肤和消化道。多数的食物过敏都是迟发性反应，在1小时后，甚至直到3天后，才表现出症状，所以很难检测出来。迟发性食物过敏似乎是因为消化道不能阻止大量的部分消化和未消化食物进入血液，而身体则会对这些未消化成分产生反应。"

IgG 抗体是 20 世纪 60 年代首次被发现的。IgG 抗体像一个标签，不会引发严重的急性反应。但是对应某种食物的IgG抗体的大量累积，会产生对这种食品慢性的、长期的敏感性，或对该食物的不耐受性。现在已经确定这种不耐

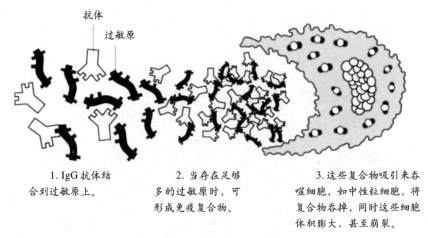

抗体
过敏原

1. IgG 抗体结合到过敏原上。

2. 当存在足够多的过敏原时，可形成免疫复合物。

3. 这些复合物吸引来吞噬细胞，如中性粒细胞，将复合物吞掉，同时这些细胞体积膨大，甚至崩裂。

基于 IgG 的过敏反应是如何发生的

受性不会产生急性症状，但是会产生延迟的累积效应。正因为如此，才使得这种过敏反应很难仅凭观察被发现。澳大利亚墨尔本皇家儿童医院的过敏检查部门的戴维·希尔（David Hill）医生研究发现，大多数对食物敏感的儿童在进食两三个小时后才出现反应。与此相对，IgE 的反应却是即刻产生的。这表明，在食物敏感性问题上，IgG 抗体的累积可能是主要因素。

米德尔塞克斯郡医学院的免疫学顾问乔纳森·布罗斯托夫（Jonathan Brostoff）博士提到，当人体摄入某些特定物质的时候，可以引起组胺的释放和典型的过敏症状，而这一过程不涉及 IgE。这些物质包括凝集素（存在于花生中）、贝类、番茄、猪肉、酒、巧克力、菠萝、木瓜、荞麦、葵花子、芒果和芥菜。他还认为，未消化的蛋白质可能间接影响肠道的肥大细胞（含组胺），从而引起典型的过敏反应。

过敏反应的一个常见原因是：对血液中的过敏原产生免疫应答，结果产生了相当数量的抗体（主要是 IgG），继而导致大的免疫复合物的形成。布罗斯托夫说"这完全是数量引起的问题"，"这些免疫复合物就像垃圾一样在血液中循环"。身体主要靠中性粒细胞将这些垃圾清理掉，它们起到了真空吸尘器的作用。

为什么会产生食物过敏

你吃的东西是否真正愿意被你吃掉？你想过吗，大多数情况下，它们似乎不大愿意。很多食物尽其所能来保护自己不被捕食者吃掉——通过刺、棘或是化学毒物。"食物都是美好的"这一说法与事实相去甚远。多数食物不仅含有有益的营养素，也含有大量毒素。对于人类这种杂食性动物，食物采用的是高风险高回报策略。我们尝试各种食物，只要我们不生病则认为食物没有问题，但是这种急功近利的测试法在很多时候都是失败的。甚至当下最普通的膳食，长期食用也有可能使人丧命。

有些食物生来就是被吃的。例如，很多水果依靠动物的采食来繁衍后代。换句话说，动物，例如我们人类，吃掉水果，然后将种子带到很远的地方，连同营养丰富的肥料"包衣"一起丢在土里。同样，水果也要保护自己，不让食腐生物如细菌或真菌来腐蚀种子。种子一般很难裂开，而且有毒，如杏仁就含有氰化物。出于自我保护的原因，野生的食物都有强大的和储备丰富的"武器库"来抵御特定的敌人。人类和食物从一开始就是在互相争斗中求得生存的。

那么为什么会发生对食物的不耐受性？它仅仅是对食物中所含毒物的一种反应吗？问题不可能这么简单。毕竟，人类已经有数百万年的进化历史，已学会了如何通过复杂的解毒途径来保护自己，抵御化学毒物。这些复杂的解毒反应主要发生在肝脏。关于这个问题已经有多种理论存在，其中一些理论并不乏证据。

肠漏综合征

解决过敏反应的最好场所是消化道。教科书告诉我们，大块的食物分子会降解成简单的氨基酸、脂肪酸和单糖。只有这些小分子能进入体内，任何大分子都会被认为是异物。那么，是不是未消化的食物，或是渗漏的肠壁，使免疫系统接触到食物碎片，从而引起了反应？这或许可以解释为什么经常吃的食物更容易引起反应。目前已有研究表明，那些食物过敏的人，肠壁渗漏问题的发生率较高。

饮酒、频繁使用阿司匹林、缺少必需脂肪酸、胃肠道感染或胃肠道受到病菌侵袭（如念珠菌感染），都有可能导致肠漏综合征。这种综合征需要治疗，以便降低人们的食物敏感性。缺乏某些关键营养素，如缺锌，也会造成肠壁不完整的问题。

消化酶

对那些体内不能产生足够消化酶的人来说，肠壁渗漏问题可能会特别严重，因为缺乏消化酶的结果就是大量未被消化的食物分子到达肠壁。一项对人造化合物敏感性的研究表明，在消化酶产生不足的人群当中，90%的人某一种消化酶的量不足，而在健康对照人群中，这种消化酶不足者仅占20%。未消化的食物可能会增加局部反应的几率，增加进入血液的大分子食物的数量，或是给肠道中的有害细菌提供食物，使其能够大量繁殖。服用复合消化酶补充剂，往往能够缓解食物过敏和食物不耐受的相关症状。由于在过敏人群中缺锌的现象极为常见，所以服用锌补充剂也有益处。锌不仅仅在蛋白质消化过程中发挥作用，而且也是胃酸产生所必需的元素。

交叉反应

引起食物敏感的另一个因素，是接触会引起免疫反应的可吸入物。大家都知道，当花粉含量较高的时候，城市里的被污染地区比农村有更多人患花粉热，尽管城市里的花粉含量低于农村地区。一般认为，是汽车尾气使过敏者对花粉更加敏感。究竟是污染削弱了免疫系统的能力，令它处理额外的花粉刺激的能力减弱，还是一些过敏原之间的"交叉反应"造成的，目前还不清楚。在美国，豚草属植物花粉过敏现象十分常见，有报道说它和香蕉之间有交叉反应。换句话说，一种过敏使你对另一种东西更加敏感。对于有花粉热的人来说，这种交叉反应常常发生在花粉、小麦和牛奶之间。

一种新的观点正在为越来越多的过敏学专家所接受，即食物敏感性是由多种因素引发的现象，可能涉及营养缺乏、污染、消化问题和过度接触某种食物。不接触这种食物可能会帮助免疫系统恢复功能，但同时也要处理其他的相关因素，以便持久地改善食物不耐受状况。

食物上瘾还是过敏

在食物过敏人群中，有一个有趣的发现：他们往往沉迷于某种会引起过敏的食物，狂热地食用这些对他们损伤最大的食物。许多人声称，这些食物能够给他们带来快感或者麻醉感。的确，在某些情况下，食物会引起轻微的快感，可以作为心情不佳时的一种心理逃避机制。为什么食物会引起类似于吸食毒品后的反应呢？当疼痛不再是生存机制的一部分的时候，一种叫做内啡肽的化学物质就会被释放出来。这种物质是天然的镇痛剂，能使你感觉良好。它们结合到特定的位点上，"关闭"疼痛的感觉，"打开"快乐的感觉。鸦片剂如吗啡具有与内啡肽相同的化学结构，也能结合到相同的位点，所以能够缓解疼痛。

不管是身体产生的还是作为药物服用的内啡肽，都是一种多肽。多肽是某些氨基酸结合而成的小单位——大小介于蛋白质和氨基酸之间。摄入的蛋白质首先变成肽，然后继续消化，就变成单个的氨基酸。在实验室里，内啡肽样多肽是利用人体的消化酶由小麦、牛奶、大麦和玉米制成。这些多肽可与内啡肽受体的位点相结合。初步的研究明确显示，某些食物（主要是小麦和牛奶），可能在短期内给人带来好的感觉，但长期下去，可能会导致一些健康问题。

通常，那些不适合你的食物往往又是你"简直离不开"的食物。这恰恰就是许多过敏症发生的原因。如果停止吃那些可疑的食物，在身体状况好转之前的几天，你可能感觉比以前更糟。有些食物自身就有成瘾性，如糖、酒、咖啡、巧克力和茶（特别是格雷伯爵牌红茶，其中含有佛手柑的独特香味）。你可能对这些食品并不过敏，但仍然会出现不良反应。小麦和牛奶也可以列入这个清单，因为它们都有与内啡肽类似的作用。

减少潜在的过敏风险

有几种可能的原因来解释人们为什么会过敏，包括缺乏消化酶、肠漏、频繁接触含有刺激物的食物、免疫缺陷导致免疫系统的超敏性以及肠道中微环境的不平衡导致肠漏综合征的发生等，当然可能还有很多其他原因。幸运的是，目前已有可用来检测消化酶的缺乏、肠漏综合征和肠道中细菌及酵母菌的平衡的方法，且能在家里进行。

在检测和避免引起过敏反应的食物的同时，为了让肠道和免疫系统安定下来，有很多办法可以降低过敏的风险：

＊服用复合消化酶制剂（脂肪酶、淀粉酶和蛋白酶），它能帮助消化脂肪、蛋白质和碳水化合物。因为胃酸和蛋白质消化酶发挥作用需要锌和维生素B_6，所以每天应摄入15毫克的锌和50毫克的维生素B_6，同时在每次用餐时摄入一些消化酶。

＊肠漏可以治愈。细胞膜由脂肪样物质组成。丁酸可以帮助治愈肠漏,其每天的最佳剂量是1200毫克。维生素A对维持黏膜及肠壁的健康极为重要。每天临睡前用水冲服5克的谷氨酰胺粉末,也能治愈肠漏综合征。

＊一些有益菌,如嗜酸乳酸菌和双歧杆菌,可以安抚发生免疫反应的消化道,从而降低过敏反应发生的潜在风险。

＊增强免疫系统(见第24章)同样有助于减少任何可能发生的过敏反应。

怎样检测过敏和不耐受性

有两种方法可以用来检测你对什么食物过敏。其中一种方法叫做"有根据的试错法"。这需要14天不食用可疑食物,并记录其间发生的一切。下面介绍这种方法。

脉搏测试

大多数人在不吃过敏食物的14天里症状消失。多数人在食用该食物后的48小时内再次发生过敏反应,而另一些人的反应可能会延迟到10天。这种延迟反应很难检测出来。对于其中的一些人,当不摄入过敏食物时,症状的改善会非常明显,而对另外一些人来说,可察觉的变化并不明显。

检测可疑食物的一种简单的方法就是脉搏测试。这要求在14天内避开所有可疑的食物,然后再开始一种一种地食用,每隔48小时测试一种食物。分别对进食之前坐着休息时的脉搏,进食后10分钟、30分钟和60分钟后的脉搏进行测定。如果你的脉搏没有明显地增加10次以上,也没有出现任何不舒服的症状,包括体重增加,那么禁食这种食物,等待24小时,再进行下一种食物测试。

虽然很难确定特定的症状和具体的引发原因,但是禁食可疑食物14天后,症状常常会减轻,重新食用又会明显加重。通过这种方法,就可以知道哪种食物或是饮料会对你不利。准确地观察这些症状非常重要,因为你可能已经对一些食物是否会引起过敏反应有了先入为主的观念,也可能是从其他人那里获取了相关信息,包括我在内,也可能因为你对那种上瘾食物的过敏反应而感到恐惧。

如果你曾经有过剧烈的或是危及生命的过敏反应,我建议你做这个避免/重

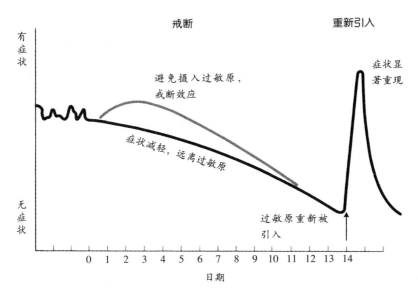

确定过敏的避免／重新引入测试。如果避免食用引起过敏反应的食物，你可能会在14天之内体会到症状的改善。如果重新摄入这种食品，症状可能会重现。

可疑食物	脉搏				症 状
	进食之前	之后10分钟	30分钟	60分钟	
举例					
小麦					
牛奶					
酵母菌					

新引入测试的时候要十分慎重，必须在资深营养师的监控指导之下才能进行。

IgG 过敏实验——黄金标准

在避免/重新引入测试中对许多食物的过敏反应出现了延迟，可能是以下两种原因造成的：

＊你并没有怀疑这些食物，而且没有回避这些食物。

＊你对某种可能会引起过敏的食物产生了怀疑，但是对另一种过敏食物则没有怀疑，所以你仍然处于过敏反应状态，并且当你把一种食物从膳食中去除以后，也没有观察到任何不同。

相比之下，用来检测哪种食物引起过敏的最好方法，是一种称为定量IgG抗体酶联免疫检测的方法。"定量"的意思是，这种检测方法不仅能够检测你是否过敏，而且可以检测出你的过敏反应有多大。较强的过敏反应可能会导致各种各样的问题，包括体重增加。酶联免疫检测方法是一种应用技术，目前被世界上研究过敏的最好的实验室所采用，它是最精确的检测体系。为了解释检测工作如何进行，为什么它会有这么好的效果，我需要先介绍一下有关免疫系统的知识。

你的免疫系统可以制作非常精密的武器，这些武器就像锁和钥匙可以密切结合一样，可针对性地将一些物质阻挡住，并且排出体外。它们就像保镖，如果你对小麦过敏，它们就会挡住小麦。这些保镖称为免疫球蛋白，或简称Ig，有不同的类型。虽然大部分过敏都与IgG反应有关，但是真正有分量的是IgE。IgE反应通常更为迅疾和剧烈。大多数能引起你体重增加的"隐藏"的过敏反应都是由IgG引起的。最好是两项过敏反应都检查，但是我一般会从检查对食物的IgG敏感性开始。

好消息是现在每个人都可以用一个"家用试剂盒"来进行检查。试剂盒里有一种巧妙的设备，可以无痛扎破手指；把血液收集到一个小管里，然后送到实验室。然后你就可以准确获悉你对什么过敏。你的身体不会撒谎。或许你有做了标记的小麦IgG保镖，或许没有。你的经稀释的血液会被引入一个盛有液态食物的"检测器"中，如果你有这种食物的IgG，就会发生过敏反应。

引起过敏的主要食物

以下是一些引起人们过敏的常见食物：

牛奶

牛奶过敏是最常见的一种过敏。大多数奶酪、奶油、酸奶和黄油都含有牛奶成分，而且这种成分还可能隐藏在各种食物中。这种特殊的成分有时候被称为"酪蛋白"，实际上就是牛奶蛋白质。从逻辑上说这不足为奇，因为牛奶是一种极特殊的食物，是为小牛出生后几个月的生长而设计的，其中含有各种激素。但是，引起过敏反应的并不是牛奶中的糖分——乳糖，而是其中的蛋白质。如果你对牛奶过敏，未必意味着你对羊奶也过敏（然而，很多人对两种奶都过敏）。所以最好在3周内避免所有的乳制品，然后开始尝试羊奶、奶酪或酸奶。

酵母

这类物质存在于面包、葡萄酒中，尽管用量较少一些，但啤酒和窖藏啤酒（lager，是酿造后再贮藏成熟的啤酒）是加入啤酒酵母生产出来的。如果你喝了啤酒或葡萄酒后，比喝了烈酒感觉更糟的话（烈酒中最纯净的就是伏特加了），那么你就可能是酵母过敏。这是否意味着你不能饮酒呢？并不是这样的。喝烈酒和香槟就可以。香槟是通过二次发酵生产的，这意味着它用于发酵的酵母要少得多。有些人认为自己对小麦过敏，因为他们吃过面包后感觉不舒服。如果你吃了面包后会行动迟缓、疲劳或大脑迟钝，但是吃过意大利面后感觉很好，那么你可能不是对小麦过敏，而是对面包中的酵母过敏。

小麦

比起其他谷物，更多的人对这种粮食过敏。小麦含有面筋，那是一种黏性蛋白，在黑麦、大麦和燕麦中也存在。美国马里兰大学的一项研究发现，大约100个人当中就有1个人对面筋过敏，但是医院诊断出来的面筋过敏者1000人中还不到1人。所以，有90%的人可能检查不出来这种过敏。面筋中有一种物质叫做麦醇溶蛋白，就是引起所谓的面筋过敏人群过敏的物质。其实大米、荞麦、黍和玉米都不含面筋，但仍有人对玉米过敏。在这种情况下，唯一的办法就是做食物不耐受实验。

酒精

酒精会引起一些人的过敏反应，而且对每个人都有刺激消化道的作用。这种刺激作用使得消化道不能消化食物蛋白质，增加了过敏反应的风险。这就是人们在吃过敏食物的时候喝酒感觉更糟的原因。例如，你可能仅仅对小麦和牛奶有轻微的过敏，吃完其中一种后感觉仍然良好，但是如果同时食用这两种食物，再加上酒精，感觉就会很糟。

好在对于IgG引起的过敏，如果在6个月内严格避免食用引起过敏的食物，以后就不会发生过敏反应了。这是因为免疫系统不再产生这种食物的IgG抗体，并且身体已经忘记了对这种食物的过敏记忆。而因IgE引起的过敏则不会这样，身体似乎永远不会忘记这种过敏。

总之，如果你怀疑自己有过敏反应：

● 坚持14天不食用可疑食品，然后再逐一地尝试，观察你的症状，或是进行过敏测试。

● 在改善饮食的同时，坚持3个月不吃敏感性食物，以使消化系统彻底恢复并脱敏。

● 即使你对乳制品不过敏，也要减少牛奶制品的摄入量，用羊奶酪和大豆产品来替代，尽量少喝奶。

● 即使你对面筋不过敏，也要减少小麦的摄入量，用其他谷物如燕麦、黑麦和大米来代替。

● 在3个月之后，逐一重新食用引起过敏的食物，将食用它们的频率减至4天1次，这样就会将你对这种食物过敏的几率降至最低。

第 **35** 章　给你的身体解毒

几个世纪以来，健康专家们一直宣扬着身体大扫除的价值。正如你需要一个假期来休息，你的身体在工作之余也需要休息。净化身体的传统方法就是禁食①。许多人报告说，禁食后感觉自己更为生机勃勃。这种说法揭示了一个事实：精力的产生，不仅是食用正确食物的结果，也是增强身体解毒能力的结果。

但是，并不是每个人在禁食之后都会感觉更好，而且这种好的感觉并不一定是立竿见影的。一旦身体开始释放和消除有毒物质，而肝脏不能胜任解毒工作，那么就可能出现中毒反应。所以现代的解毒方案趋向于采用改良的禁食方法，给人们食用低毒素的膳食，加上大量能够提高机体解毒能力的重要营养素。一年做一次这样的禁食，持续1周，你的身体热量水平将会大不相同。

预防终究比治疗要好，所以如果你本来是健康的，而且又想促进和维持肝脏最佳功能，最好的建议是切断有毒物质的摄入来源，食用最佳膳食，采取平衡营养补充剂方案。

身体如何解毒

如果说摄入正确的食物是硬币的一面，那么解毒就是硬币的另外一面。从化学的角度来说，身体中进行的大多数反应，包括一些物质的降解、一些物质的合成以及一些物质转化为另一些物质的过程。其中80%涉及到消除有害物质

---

① 译者注：禁食即俗称的"辟谷"，不吃富含蛋白质、脂肪和淀粉的食物。

检查你的解毒能力

做完这份问卷，以判断你是否需要增强解毒能力：

☐ 你是否常常出现头痛或偏头痛？

☐ 你是否有眼睛潮湿、发痒或眼睑肿胀、发红或发黏的情况发生？

☐ 你是否有黑眼圈？

☐ 你是否有耳朵发痒、疼痛、发炎、耳朵中有分泌物流出，或是耳鸣的情况发生？

☐ 你是否常常有黏液过量、鼻子堵塞或是鼻窦炎的问题？

☐ 你是否有痤疮、皮疹或麻疹？

☐ 你是否出汗很多且体味很大？

☐ 你是否有关节或肌肉疼痛的情况发生？

☐ 你是否代谢迟缓且减肥困难，或是体重不足且很难增加体重？

☐ 你是否常常有尿频或尿急现象？

☐ 你是否有恶心和呕吐的情况？

☐ 你是否常常口中有苦味或有舌苔？

☐ 你是否对酒精有很强的反应？

☐ 你是否有浮肿？

☐ 你是否长期饮用咖啡？

如果你回答的"是"有7个或更多，说明你需要增强解毒能力。

如果你回答的"是"有4～7个，说明你开始表现出解毒差的信号，也需要增强解毒能力。

如果你回答的"是"少于4个，说明你不太可能有解毒方面的问题。

的能力。大部分的解毒工作是靠肝脏来完成的，肝脏就像一个垃圾处理车间，能识别成千上万的有害的化学物质，然后将它们转化成无害的物质，或是将它们消除。它是身体中化学物质的"大脑"，通过循环利用、重建再生和解毒来维持身体的健康。

从环境中摄取的外来毒物，只是肝脏处理的一小部分有害物质，多数毒素是在体内产生的，由一些本来无害的分子转化而来。每次呼吸和每个动作都会产生毒素，这些都是内部制造的毒素，或称内生毒素，同样也需要用处理外来毒素的方式除掉。一种物质是否对身体有害，不仅取决于它固有的毒性，同样

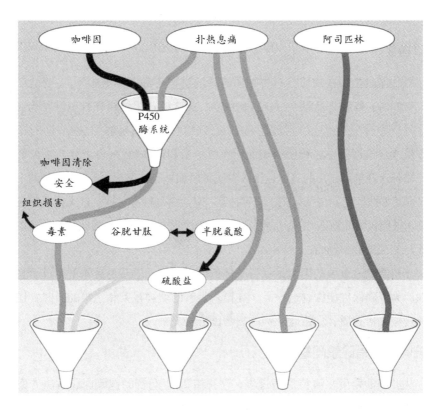

与谷胱甘肽结合

解除的毒物：扑热息痛、有毒金属、抗生素、石油化学制品、酒精

需要的支持：锌、铜、镁、硒、维生素B2、维生素B3、维生素B6、维生素B12、叶酸

增加摄入十字花科蔬菜——西蓝花、白色菜花、羽衣甘蓝、卷心菜、球芽甘蓝

硫酸化作用

解除的毒物：扑热息痛、雌激素、睾酮、酒精

需要的支持：锌、硒、铜、镁、维生素B2、维生素B6、维生素B12、叶酸

增加摄入含有含硫氨基酸的食品，如洋葱、大蒜和鸡蛋

葡萄糖苷化（与葡萄糖醛酸结合）

解除的毒物：扑热息痛、阿司匹林、镇静剂、雌激素

需要的支持：L-谷氨酰胺、焦谷氨酸酯、维生素B3、维生素B6、铁、镁

增加摄入十字花科蔬菜——西蓝花、白色菜花、羽衣甘蓝、卷心菜、结球甘蓝

与甘氨酸结合

解除的毒物：阿司匹林、尼古丁、苯甲酸

需要的支持：半胱氨酸、维生素B5、镁

增加成碱性食物的摄入

　　身体是如何解毒的？身体是通过肝脏经由不同的化学途径来处理毒素的。图中列出了肝脏分别对咖啡因、扑热息痛、阿司匹林的解毒过程。与谷胱甘肽结合、硫酸化作用等的顺利运行，需要不同的营养素提供支持。

也取决于你身体的解毒能力。

卸载毒素

肝脏通过把一些物质与有毒物质结合的过程将毒素排出体外。主要的结合方式有四种：谷胱甘肽结合、硫酸化结合、葡萄糖苷化结合和甘氨酸结合。为了让每一种特定的反应达到最佳效率，必须给它们提供足够的营养，同时还要确保摄入促进这四个过程所必需的所有维生素和矿物质（来自于复合补充剂）。

增强这些解毒作用的关键是摄入谷胱甘肽和含硫补充剂，还要吃大量的十字花科蔬菜如西蓝花、白色菜花、羽衣甘蓝、卷心菜和球芽甘蓝。这类蔬菜都富含一类叫做硫代葡萄糖苷①的有益成分，这类物质可以支持毒素与谷胱甘肽结合以及毒素与葡萄糖醛酸结合。

支持解毒最重要的因素是保持身体的酸碱平衡，也就是身体不能过于趋向酸性。为了确保你能做到这一点，在摄入足够的新鲜蔬菜和水果的同时，还要摄入含碱性矿物质，如重碳酸钾的复合配方补充剂。

肝脏问题还是健康问题

从肝脏的角度来看待疾病过程，往往给21世纪初的健康问题解决方案开启新的思路。仅仅因为过敏、感染或是代谢紊乱而可能导致的肝脏功能不良问题，就包括湿疹、哮喘、慢性疲劳症、慢性传染病、炎症性肠功能紊乱、多发性硬化症、风湿性关节炎和激素失衡等。

干扰肝脏正常功能的物质有咖啡因、酒精、治疗性药物以及口服避孕药和HRT（激素替代疗法）、二噁英（dioxins）、香烟、机动车尾气、高蛋白膳食、有机磷酸酯化肥、涂料废气、饱和脂肪酸、类固醇激素和炭火烤肉。你需要尽可能避免接触上述物质，或是将接触程度减到最小。

幸运的是，有了良好的饮食、健康的生活方式、规律的解毒过程以及补充剂的正确摄入，你就可以恢复或保持最佳的肝脏功能。

利用抗氧化剂保护自己

我们不仅受到外界的毒素危害，也受到来自体内毒素的威胁。例如，氧是

---

① 译者注：glucosinolates，也称为硫苷、硫糖苷、硫配糖体、芥子油苷等。

所有植物和动物生命的基础，是人体最重要的营养素，细胞每时每刻都离不开氧。但氧的化学性质活跃，具有很大的危险性。在正常的生命活动反应中，氧也可能会变得不稳定，从而氧化相邻的分子。这就导致了细胞损伤，引发癌症、炎症、动脉损伤和衰老。

人们把可能造成这种危害的物质称为氧化剂，它的危害等同于核废料，必须使其"缴械"，以去除其危害。氧化剂是由各种形式的燃烧产生的，包括香烟、排放废气、放射性物质、油炸和烟熏食品，正常的体内代谢过程也会产生氧化剂。抗氧化剂可以去除这些有害的氧化剂（见第15章。）

抗氧化剂的摄入量与氧化剂的接触程度间的平衡，可能切实地决定着你的生存和死亡。但你可以通过改变你的饮食和抗氧化剂的摄入量，来调整这个平衡，使其有利于你的健康，关键是要记住：这些营养素在体内都不是孤立存在的。

水溶性的维生素C和脂溶性的维生素E是互相增效的：它们一起发挥作用，可以保护身体的组织和体液。另外，当维生素E将一种氧化剂"缴械"之后，维生素C可以给维生素E"充电"，使其恢复生物活性，而维生素C则在谷胱甘肽的帮助下循环再生，之后谷胱甘肽又借助于花青素循环再生，所以它们同时存在时有相互增效的作用。

解毒补充剂

保证你每天服用的膳食补充剂当中含有相当数量的抗氧化剂，是一个明智的做法。如果你已经进入老年，且生活在一个已遭污染的城市，或接触其他一些不可避免的氧化剂，这一点就尤为重要。

全面摄入抗氧化补充剂，再加上复合维生素及矿物质，是一个最简单的方法。大多数著名的补充剂公司都生产包括下列营养素的多种组合配方。总的补充剂摄入量应当达到第127页表格中的水平（可能部分从复合维生素和额外补充的维生素C中获得）。

还有其他几种能够增强你的解毒功能的补充剂。越来越受欢迎的一种是MSM（甲基磺酰甲烷，也称二甲基砜）。它是一种含硫化合物，在肝脏的硫酸化过程中起显著的辅助作用。

库拉索芦荟汁也是一种普遍应用的滋补品，它可以增强消化道的清洁作用。与一些香草混合，库拉索芦荟汁在任何一个清洁方案中都有基础性的作用。

七天解毒方案

周末开始你的解毒计划，或者从你不太忙的时候开始。

* 每天步行至少15分钟。

* 每天至少喝2升水，可以是纯净水、蒸馏水、过滤水或瓶装水以及蒲公英咖啡（咖啡的代用品）或是药草茶。

* 每天喝300毫升左右的果汁或蔬菜汁，可以是胡萝卜汁或苹果汁（你可以分别买回这些材料，然后加1/3的水混合打成果汁）、加姜末或是带果肉的新鲜的西瓜汁。西瓜子富含维生素E和抗氧化矿物质锌和硒。你可以将西瓜和西瓜子混合制作成一种抗氧化鸡尾酒。

* 应当充分摄入的食物：

水果——最有益的有高解毒作用的水果，包括杏肉、所有浆果、哈密瓜、柑橘类、猕猴桃、木瓜、桃子、芒果、瓜类和红葡萄。

蔬菜——特别有利于解毒的蔬菜，有洋蓟（洋姜）、辣椒、甜菜根、球芽甘蓝、西蓝花、紫甘蓝、胡萝卜、白色菜花、黄瓜、羽衣甘蓝、南瓜、菠菜、甘薯、番茄、豆瓣菜、豆类和豆芽。

* 应当适当控制的食物：

谷物——糙米、玉米、粟米、奎奴亚藜，每天不超过2次。

鱼——三文鱼、鲭鱼、沙丁鱼和金枪鱼，每天不超过1次。

油——烹调时使用特级初榨橄榄油来取代黄油，用冷榨种子油作为沙拉调料。

坚果和种子食物——每天一把生的、没有加盐的坚果或种子。在杏仁、巴西坚果、榛子、美洲山核桃、南瓜子、葵花子、芝麻子和亚麻子中选择。

* 补充两粒复合维生素/矿物质制剂，每天2克维生素C、2种抗氧化复合物和2克MSM。还要再喝1杯芦荟汁。

* 避免所有的小麦产品、肉、奶制品、鸡蛋、盐以及任何以其制作的食物。还要远离氢化植物油、人工甜味剂、食品添加剂和防腐剂、油炸食品、香料以及果干。

﹡限制土豆和香蕉的量，每隔一天吃 1 次，每次吃 1 份①。

在你感觉良好之前，你会有两天的时间感觉更糟。不要惊讶，如果你不再吃那些过敏食物，或是你一向依赖的食物，则特别容易发生这种现象。

---

① 译者注："1 份"大约相当于 1 根中等香蕉或 1 个土豆的量。

第36章　击溃脂肪屏障

在英国，每天有1000个肥胖者加入目前已占总人口20%的肥胖人群。超重人口的比例已经超过肥胖人群比例的1/2。当一个人发生肥胖时，他患糖尿病的危险就升高了77倍；如果他患有糖尿病，那么他患心脏病的危险就上升了8倍。肥胖症是一个严重的健康问题，在英国，每年造成超过3万人过早死亡以及每年2000万个工作日的损失，国家健康服务机构每年要为肥胖问题花费将近1亿英镑。令人震惊的事实是，这个问题相对来说不难解决，只要切实应对其病因，恢复血糖控制能力即可。

大多数人相信，摄入过量的热量会导致体重增加。但是在过去的15年中，英国人的平均热量摄入水平已经持续降低，肥胖的发生率却升高了。另外，在一些很少发生肥胖的国家，如中国，实际上比世界肥胖之国——美国摄入的热量更多（每人每天2630千卡）[1]。在英国，人均摄入的能量为2000千卡。运动量的差异可以部分地解释这个问题，但是不能代表全部，关键还是在于我们摄入食物的质量。与流行的说法正好相反，罪魁祸首并不是脂肪。正如我们摄入的能量不断降低一样，膳食中脂肪（在能量供应当中所占）的比例也在持续下降。事实是因为我们吃了太多的糖和精制碳水化合物。

你的体重是一个紧迫问题

能量等式中缺失代谢部分，即身体是怎样将食物转化成脂肪的，而保持平缓的血糖水平是代谢的关键。加利福尼亚州斯坦福大学的杰拉尔德·瑞文

---

[1] 译者注：我国也同样面临肥胖问题的严峻挑战。2004年发布的第四次全国营养与健康调查证实，我国肥胖率上升速度惊人，在大城市中，超重和肥胖者已经占到将近1/3。

(Gerald Reaven）教授称，目前西方有 1/4 的人存在胰岛素抵抗问题。也就是说，他们没有保持血糖水平平稳的能力。在肥胖者中，这个比例上升到 9/10。简单地说，如果你不能保持血糖水平平稳，血糖就会像悠悠球一样上下波动。一旦血糖变得过高，身体就会将多余的血糖转化为脂肪，而一旦血糖过低，你就会有嗜睡的感觉。胰岛素不耐受的最终结果就是罹患糖尿病。

当血糖升高的时候，身体便会产生胰岛素，帮助糖类从血液转移到细胞中去，并把多余的糖转化成脂肪。血糖升高的次数越频繁，胰岛素产生得越多。随着胰岛素产生量的增多，越来越多的糖转化为脂肪。长此以往，身体的细胞对胰岛素的反应渐渐变弱或者说产生了抗性，结果是身体制造出更多的胰岛素来达到降低血糖的效果。最后，细胞对胰岛素失去了反应，导致了糖尿病的发生。对有这种情况的人来说，放纵自己稍微多吃一点东西，就意味着额外的体重增加。

这可能正是阿特金斯（Atkins）提出的高蛋白膳食对一些人起作用的原因。阿特金斯医生提出，将脂肪和蛋白质转化为能量是一件很困难的事情，甚至需要消耗能量才能达到，因此造成了体重下降。这个说法现在被证明是不正确的。他还提出，以脂肪和蛋白质为主食带来的副产品——酮，可能是消耗能量的另一个途径，因为酮具有生热价值，可以从尿液中排出。同样，这也被证明是不正确的。因为酮的排泄带来的能量损失，可以说是微乎其微。但是，正确的一点是：吃高蛋白、低碳水化合物膳食可以降低食欲。理由很简单，一顿饭中蛋白质很多而碳水化合物很少，那么你的血糖就不会暴涨，你的身体也不需要在血液中制造更多的胰岛素，来把大量的糖带出血液，而这些糖会以脂肪形式堆积起来。血糖是影响食欲和控制体重的关键因素。值得庆幸的是，现在有了更容易坚持、限制更少和更健康的途径来降低胰岛素分泌和控制血糖。

吃低血糖负荷的食物

低碳水化合物饮食建议只是限制你摄入碳水化合物的量，却几乎没有告诉你，碳水化合物对于你的血糖有什么样的作用。我建议吃低血糖负荷的碳水化合物，而不是远离所有的碳水化合物。

如第 10 章中介绍的那样，食物的血糖负荷（GL）是从了解两个方面的信息得来的：一方面是食物中碳水化合物的数量，另一方面是食物中碳水化合物的质量，而质量由其释放葡萄糖的速度决定（通过测定食物的血糖指数可以得到这个数据）。如果你想减肥，并且希望自己感觉良好，每天吃的碳水化合物的 GL 值不能超过 40 个单位，而且最好和蛋白质一起吃。这就意味着早餐 10 个单位，午餐 10 个单位，晚餐 10 个单位，两餐之间再分别加餐 5 个单位。如果你选择了优质的低 GL 食物，你就可以多吃一些食物；如果选择了不好的高 GL 的食物，你就必须少吃。第 481 页的表会告诉你哪些食物是好的。

　　控制膳食的 GL 到底有多大的力量，可从下面的动物实验得知。给两组大鼠同样数量的能量，蛋白质、脂肪和碳水化合物之间的比例也完全相同，唯一的差异是碳水化合物的类型不同，一组是高 GL 碳水化合物，另一组是低 GL 碳水化合物。在高 GL 碳水化合物组中，实验动物的体重增加了；而在低 GL 碳水化合物组中，动物摄入了同样多的能量，体重却有所减轻。对人类的研究也得到了同样的结果。平衡碳水化合物膳食比纯低碳水化合物膳食减肥效果好的一个原因是，它们促进了 5-羟色胺（也称为血清素）的产生。

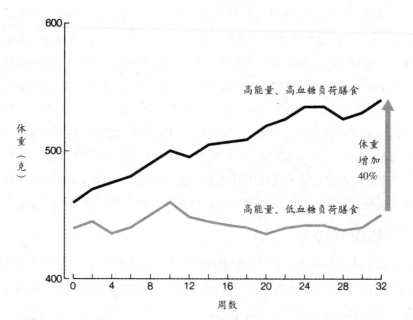

什么样的膳食效果最好？这个图告诉你高血糖负荷膳食和低血糖负荷膳食带来的体重变化，而两组膳食的总能量、脂肪／蛋白质／碳水化合物能量比都是一样的。

5-羟色胺控制着你的食欲

在第 28 章中，我倡导服用一种特殊氨基酸，5-HTP（5-羟色氨酸）。它是色氨酸的"女儿"，也是 5-羟色胺的"母亲"，而 5-羟色胺是大脑的"快乐"神经递质。在许多人体内，5-羟色胺的含量很少，导致情绪低落。在那些吃减肥餐的人们身上，这一点体现得尤为显著，因为减肥膳食当中，色氨酸的含量低得可怜。5-羟色胺控制着人的食欲。它在体内含量越多，则食欲越小。摇头丸会引起危险的 5-羟色氨酸的大量释放，所以那些服用摇头丸的人常常会告诉你，他们根本不想吃东西。而在情绪抑郁的时候（此时 5-羟色胺含量低），大多数人的食量都比平时大。这也许可以解释为什么人们在冬天吃得较多——你得到的光线照射越少，体内所产生的 5-羟色胺就越少。

如果体内的 5-羟色胺水平很低，恢复正常水平和正常情绪的最快途径就是补充 5-HTP。两项分别在非胰岛素依赖型糖尿病患者和非糖尿病肥胖人群中进行的研究都清楚地表明，补充 5-HTP 可以引起食欲的迅速减退，同时想吃糖和碳水化合物的渴望也减少了（动物实验已经得出了同样的结果）。

为什么会减少对碳水化合物的渴望？有两种早餐选择摆在你面前：一种有培根和鸡蛋，是高蛋白质的阿特金斯型膳食，另一种是加了碎香蕉的脆玉米片和一片松饼。哪一种会让你的 5-羟色胺水平大幅度提高，同时让你感觉到最满足呢？如果按正常逻辑考虑，你会说，当然是蛋白质丰富、色氨酸丰富的那份早餐了。但是你错了，正是脆玉米片、香蕉和松饼的早餐使你减少了对碳水化合物的渴求。为什么呢？尽管培根和鸡蛋含有色氨酸，但把它们从血液运输到大脑也相当困难——在这样的高蛋白食物中，它们不能很好地与其他氨基酸竞争。但是，它的确会进入血液当中。那么，是什么才能促使它进入大脑呢？答案是胰岛素。高碳水化合物早餐释放出胰岛素，胰岛素将色氨酸运进大脑，让你的情绪得到振奋。也就是说，当你感觉疲劳、饥饿或有点抑郁的时候，你想吃的是甜的食物，而不是香肠。这话是不是听起来很熟悉？

一个能够成功减肥的大秘密就是：确保你有足够的 5-羟色胺，以避免你吃得太多；同时保持你的血糖和胰岛素平稳释放，以避免出现由于血糖降低引起的食欲增加。记住，太多的胰岛素会将血糖转化为脂肪，但是太少的话又不能制造出足量的 5-羟色胺，以控制你的食欲。

脂肪燃烧的现代观点

减肥的诀窍是吃能够保持血糖平衡的膳食，不要吃得过饱，同时还要增加运动量。除此之外，相关的研究成果还提供了一个更加有效的减肥和控制体重反弹的方法。具体来说，这个办法可以浓缩为5个关键点：

1. 吃种类正确的碳水化合物，以获得更好的血糖平衡。意思是要选择升高血糖效应较小的食物，如新鲜蔬菜、豆类、扁豆、粗粮和鱼。还要避免摄入精制食物、果汁、其他糖类和甜食。衡量食物对血糖及体重的影响的最好指标是食物的GL值。

2. 只吃低GL碳水化合物，而且只和富含蛋白质的食物一起吃。这就减少了饥饿感，并减少了积累脂肪的趋势。意思是说，鱼和米饭一起吃，豆腐和蔬菜一起吃，或豆类和意大利面一起吃。

3. 增加必需脂肪酸的摄入量，但是要降低饱和脂肪酸的摄入量。正确的脂肪酸摄入可以帮助你燃烧脂肪。关于传统体重控制的一个最著名的说法是"1千卡就是1千卡"。这是不正确的。1千卡饱和脂肪酸和1千卡用于大脑、免疫系统、皮肤、激素系统和心血管系统的必需脂肪酸作用是不同的。此外，Omega–3必需脂肪酸主要来自于鱼和亚麻子，实际上可以抵消胰岛素抵抗的一些负面影响。所以那些加入相当数量Omega–3脂肪酸的饮食策略能够促进减肥。具体到实践中，这意味着每个星期吃3次110克左右的鱼，每天吃1茶匙亚麻种子，或是每天补充Omega–3脂肪酸。你还要减少冰激凌、高脂奶酪和红肉的摄入量。

4. 减少刺激物如茶、咖啡、巧克力、香烟和酒精的摄入量。糖和精制碳水化合物不是扰乱血糖平衡的全部物质，刺激物也同样影响着能量和体重控制。这就意味着要减少酒精和咖啡因的摄入量。

5. 按时吃三餐，特别注意在上午吃些水果。在很多从减少能量摄入着手来限制人们饮食模式的减肥膳食当中，加餐可是一大禁忌。然而，稳定血糖、控制体重和控制食欲的最有效方法之一，就是吃正确种类的食物，而且要少食多餐。保持血糖平稳的最简单途径就是按时吃三餐，不要错过早餐，而且要在上午和下午吃一些水果和杏仁。但是，并不是任何水果都可以吃。苹果、梨和浆果比其他水果的血糖指数低得多，而且哪怕跟12个杏仁一起吃，你的血糖也不会达到峰值。

如果你不需要加餐，就不要吃。但是不要欺骗自己，如果你饿了，不如吃一些水果（但不要吃香蕉、葡萄、葡萄干或椰枣），因为这总比饿极了暴食要好。因为那时你的血糖会处于一个很低的状态，你对食物的渴望可能超出你的理性控制能力。

我照以上原则实践以后，在不到两个月的时间内减掉了 6.4 千克的重量。从那以后的 20 年里，我的体重变化在 1.4 千克内上下浮动。当你发现了最适合你的脂肪燃烧膳食，你就可以吃得足够多，感觉很满足。此时，如果你需要减肥的话，可以减少体重；如果不想减肥，也可以保持体重。

帮助脂肪燃烧的维生素和矿物质

将食物有效地转化成能量而不是脂肪，是由成千上万的酶来决定的，而这些酶又依赖于维生素和矿物质。要将你的代谢定位到燃烧脂肪上，必须要摄入适当数量的相关营养素。例如，你的身体需要锌和维生素 B_6 来制造胰岛素，而胰岛素控制血糖的能力又需要铬的协助。铬是一种必需矿物元素，它能帮助稳定血糖水平和控制体重。最后，为了将糖转化为能量而不是脂肪，需要 B 族维生素、维生素 C 和镁元素的参与。

不幸的是，大多数人从膳食中不能摄取足够的燃烧脂肪的营养素。除了服用这些营养素的补充剂以外，你还应该努力增加富含这些元素的食物的摄入量。例如，大多数种子食物含有大量的锌和镁，大多数水果和蔬菜富含 B 族维生素和维生素 C。铬存在于全麦粉、面包和意大利面中，还有蘑菇、豆类、坚果和种子食物。

羟基柠檬酸

虽然羟基柠檬酸（HCA）不是维生素，但是它可以帮助你减肥。HCA 最初是被制药学巨擘霍夫曼·罗须（Hoffmann LaRoche）发现的，现已证明，它能减少脂肪的产生和降低食欲。HCA 没有明显的毒性或安全问题。它是从干燥的藤黄果果实（garcinia camnogia）外壳中提取出来的。数百年来，在东方，藤黄果一直被用做香料和防腐剂，而且被认为是 HCA 最丰富的来源。HCA 通过抑制 ATP 柠檬酸裂解酶（一种将糖转化为脂肪的酶）的活性来发挥作用。

在一项研究中，给一半的参加者服用 750 毫克 HCA，其他人服用安慰剂。服用 HCA 的结果显示，平均每个人的体重减少了约 5 千克，服用安慰剂的组平均每人体重减少了1.8千克。对于富含慢释放碳水化合物、低饱和脂肪酸的低能量膳食来说，补充HCA很可能成为一种有效的补充手段。它作为补充剂普遍有售，常常与铬元素复合配方。如果你有兴趣使用HCA，我推荐每天摄入750毫克。

燃烧脂肪的运动

关于运动的一个好消息是，你实在不用成为一个健身狂热者才能减肥。原因在于，减肥不是能量的问题，而是代谢的问题。根据能量平衡理论，运动对减肥没有多少促进作用。跑1英里（约1.6千米）路只能消耗300千卡热量——仅仅相当于两片吐司面包或1片苹果派的热量。但是这个论点忽略了很多关键的因素。

首先，运动的效果是可以累积的。跑1英里仅仅燃烧300千卡的热量，但是如果你每周跑3天，一年下来就是46,800千卡，体重可以减少约5千克（每1千克脂肪约等于8000千卡的热量）！此外，你燃烧的热量还取决于你原来的肥胖程度和健康水平。脂肪含量越多，健康水平越差，你从少量运动中的获益就越多。

其次，与流行的观念相反，适度的运动还能减少你的食欲。这是因为食欲控制机制要想达到适度运作，机体需要达到某种活跃程度。那些不运动的人食欲会格外强，所以他们的体重就会不断地上升。

第三，运动成为体重减少的关键，最重要的原因是它影响了代谢的速度。纽约市城市大学的运动心理学家威廉姆·麦卡德（William D.McArdle）教授说："大多数人在进行可持续的骑自行车、慢跑或游泳运动时，代谢速度比安静时高8~10倍。观察发现，除了运动中的代谢速度上升之外，高强度的运动之后，代谢速度升高的状态可以一直持续15个小时。"调查中还发现，瘦人往往运动较多。

燃脂膳食的好处

相对于传统的低脂膳食（强调低能量摄入和尽可能少的脂肪），燃脂膳食强调的膳食要求是：从快速释放的碳水化合物，如糖和白面包，向慢速释放碳水化合物，如燕麦和全黑麦面包转变；减少饱和脂肪酸，增加种子食物和鱼类来源的必需脂肪酸。

根据最近发表在顶尖水平的医药杂志上的实验结果，我们做了两项比较。

为了比较结果尽可能准确，我们要求所有参与实验的人在摄入实验膳食的时候尽最大可能遵守实验要求。

让我们首先看一下高蛋白膳食与传统低热量、低脂肪膳食的对比。宾夕法尼亚医药中心大学进行了两项实验，结果显示，6个月后，那些吃高蛋白膳食的人体重减少了10磅（4.55千克）~12.7磅（5.78千克），而吃传统低热量和低脂肪膳食的人减少了4磅（1.82千克）~4.5磅（2.05千克）。但是，12个月后，两个膳食组减少的体重没有显著差异。

为什么阿特金斯型膳食会导致短期的体重减少？一篇对所有低碳水化合物膳食的研究的综述总结道，"体重减少主要与能量摄入的减少有关"。所以即使这些研究发现高蛋白质膳食有作用，结果也并不是那么引人注目，而且很可能只是因为吃的东西少了。

一项在爱尔兰做的研究，将我的燃脂膳食和传统低热量、低脂肪外加心理支持的膳食进行了对比。燃脂膳食组3个月后的平均体重减少了13.7磅（6.23千克），而传统低热量膳食组，尽管还有额外的心理支持，平均体重仅仅下降了2磅（0.91千克）。

吃燃脂膳食者不仅用吃高蛋白膳食者一半的时间减少了更多的体重，而且他们自我感觉良好，并且不会出现骨骼和肾脏的问题及与高蛋白饮食有关的癌症，同时也不会出现与低脂肪膳食相关的皮肤干燥和必需脂肪酸缺乏问题。

总之，如果你想没有痛苦地减肥：

● 遵循低热量或中等热量膳食（1000~1500千卡）、高膳食纤维、低脂肪，并且使脂肪、蛋白质和碳水化合物平衡。

● 每天摄入GL值不超过40个单位的碳水化合物，最好是和蛋白质一起摄入。

● 避免糖、甜食、咖啡、茶、香烟和酒精的摄入，至少要尽可能减少摄入量。

● 每周至少进行两次有氧运动——跑步、游泳、轻松散步、低强度的有氧运动和舞蹈等。

● 补充维生素和矿物质。最重要的营养素包括B族维生素、维生素C、矿物质锌和铬。还要考虑每天服用750毫克的HCA，通常和铬一起补充，如果你嗜好甜食，那么每天补充100毫克的5-HTP。

第37章 解开进食紊乱症的谜团

进食紊乱症是一种复杂的心理健康问题,其特点是进食习惯的明显混乱或体重控制行为。

依进食紊乱症协会的数据估计,在英国,进食紊乱症可能影响到150万人。造成妇女残疾的前20个原因中,进食紊乱排在第15位。这种病的平均治愈时间为5~6年。

神经性厌食症和神经性贪食症是进食紊乱症最具代表性的两种疾病。两种疾病同时都限制食物的摄入,厌食症被描述为极度的体重减少,而贪食症则被描述为为了控制体重,疯狂进食之后,再将食物清除出体外。除此之外,还有另一个种类,即其他不明进食紊乱(EDNOS)。这差不多是个大包大揽的术语,概括了存在进食紊乱的人的很多特点,但是其程度不够严重,或者时间不够长,不足以确诊为厌食症或贪食症。许多有进食问题的人差不多都被归入这一类中。

厌食症常常被媒体突出报道,而且常被描述成苗条病、发育期青年人的跟风、抗拒长大的企图、被食物和体重所困扰等。1984年,威廉姆·古尔(William Gull)医生首次将神经性厌食症描述为一种独立的疾病。从饥饿效应和自杀现象来说,厌食症是所有精神疾病当中死亡率最高的一种疾病。神经性贪食症则是在1979年,由杰拉德·罗素(Gerald Russel)医生首次确定为一种特定的病症。贪食症也许是发病最为普遍的进食紊乱症,但也是最难被确诊的一种。

厌食症仅仅是因为缺锌吗

在20世纪70年代,一大批研究者注意到,厌食症的症状和锌缺乏的一些症状十分相似，这就引发了这样的假设：补充锌可能对治疗厌食症有帮助，而且还可能对贪食症也有好处。从 20 世纪 80 年代到 20 世纪 90 年代，一些小规模实验给患有厌食症的病人服用锌补充剂，结果是患者开始进食，而且体重增加，情绪、精神状态和月经机能都有所改善。研究者由此得到结论，那些有厌食症和贪食症的病人可能缺锌。但是，治疗进食紊乱症的复杂过程清楚地表明，锌的缺乏可能只是原因之一，却不可能是所有的原因，也不是根本原因。

生化失调和生理失衡

患有进食紊乱症的人常常吃缺乏营养的食物，或少吃一顿，或是饮食不规律。这样必将导致大量潜在的生化和生理失调，以至于引发很多相关的症状。下面是一些需要考虑的重要方面：

血糖失衡和胰岛素抵抗 节食、少吃一顿或疯狂吃含糖和精制碳水化合物的食物，都会扰乱血糖平衡，导致对食物的渴求感和细胞对胰岛素的"脱敏感作用"。铬是一种对血糖控制很重要的金属元素，当膳食中含糖高的时候，铬会被排出体外。依赖咖啡因来增加能量会阻碍 5-羟色胺和褪黑色素的产生，还可能造成疲劳、易怒、焦虑和沮丧感。

神经递质失衡 当神经递质的数量充足的时候，精神和情绪就会稳定。当它们被耗尽的时候，或是失去平衡的时候，人们就会吃得过量（特别是甜食和淀粉类食物）或者饿得半死，且只是为了要调整自己的情绪。

进食紊乱症可能与 5-羟色胺代谢的紊乱有特别的联系。5-羟色胺是一种在控制碳水化合物摄入中起作用的神经递质，它能促进睡眠，并控制强迫—妄想行为。5-羟色胺是由色氨酸产生的，而色氨酸存在于牛奶、乡村奶酪（cottage cheese，盐分含量低，略酸）、火鸡、鸡肉、鸡蛋、红肉、大豆、豆腐和杏仁等食物中。维生素 B_6、锌和胰岛素也是生成 5-羟色胺所必需的。

节食会很快耗尽体内的色氨酸，特别是对妇女来说。在一项研究中，贪食症患者得不到任何色氨酸，结果他们的 5-羟色胺水平下降了，他们每天额外暴食 900 千卡的能量。这就导致 5-羟色胺的大量生成以及在大脑当中的释放，从而暂时性地缓解紧张和抑郁。但是，5-羟色胺水平"修复"之后，随之而来的是对暴食行为的内疚感和自卑感，引起了想把食物清出体外的强烈需求。呕吐也能降低 5-羟色胺的水平，因为身体损失了用来制造 5-羟色胺的必需营养素。

5-羟色胺水平过低,还可能引起常见于贪食症的一些人格特征——抑郁、冲动、易怒和情绪易起伏。一项深入的研究表明,即使经过多年的恢复,在几个小时的色氨酸耗尽状态下,贪食症患者还是会回到渴求食物和情绪波动的老问题里面。

激素失衡　性激素中的雌激素、黄体酮和雄性激素,与神经递质相互作用,刺激了很多大脑中的情绪位点。低雌激素水平与低5-羟色胺水平以及渴求感的升高相联系。低黄体酮可以导致不育、焦虑和经前综合征,而过多的黄体酮又会导致倦怠、食欲增加、体重增加和抑郁——这正是有进食问题的人的常见症状。

进食紊乱给身体和肾上腺造成巨大的压力,而肾上腺又负责制造大部分的压力激素。肾上腺的应激反应很容易扰乱其他的激素,特别是甲状腺激素和卵巢激素。膳食中高品质蛋白质过少时,比如对于吃素食和严格素食的膳食的人,肾上腺耗竭的风险会更大一些,他们体内用来合成激素的氨基酸供应不足。有进食紊乱症(特别是神经性厌食症)的人当中,这种情况在素食主义者中比在一般人群中更常见。

食物过敏和不耐受　某些食物会使一些人产生情绪变化。例如,精制碳水化合物和糖影响到5-羟色胺和内啡肽的合成,并增加血糖和肾上腺的压力。小麦、黑麦、燕麦和大麦含有面筋,而面筋会干扰营养素的吸收,影响神经递质的产生和甲状腺的功能。对面筋不耐受的人5-羟色胺水平也可能很低,而且可能出现抑郁症。酪蛋白(存在于乳制品中的牛奶蛋白)以及乳糖(一种牛奶当中的糖)也都可能引起类似的问题。大豆可以抑制甲状腺功能,因为它含有的植酸会阻碍碘的摄入和甲状腺激素的产生。暴食的人如果甲状腺功能低下,则会引起体重的增加或肥胖。

缺乏必需脂肪酸　进食紊乱的人常常会对脂肪有一种病态的恐惧。低脂肪膳食与抑郁症和易怒症有关系,部分原因是,必需脂肪酸对于大脑功能是至关重要的,对性激素和压力激素的产生也同样至关重要。在缺乏脂肪的时候,血糖水平也会降得很快。

胃肠功能紊乱　含糖和精制碳水化合物较多的膳食可能造成酵母菌在肠道中的过度繁殖。这可能引起便秘、腹胀、胃排空缓慢和吸收不良,还能引起精神和情绪上的症状，控制饥饿和饱腹的代谢机制和激素也会受到干扰。

营养方法和心理治疗相结合

营养方法和心理治疗是否是进食紊乱成功治疗的关键，各界看法一直都不相同。尽管需要更多的研究来证明营养疗法的功效，但现在似乎有越来越多的人已经认可了这一事实：进食紊乱症与营养问题之间的确有关联，结合营养和心理治疗的方案或许能为治愈进食紊乱症提供最大的可能。

然而，必须要记住的是，进食紊乱症是有潜在严重后果的复杂的精神病症。其护理应该包括心理治疗、定期的医学监测和可能的药物治疗。营养指导不应该作为唯一的治疗方法，但是可以作为多学科治疗当中的一部分。如果门诊治疗没有效果、体重不稳定或过低、病人有严重的并发症，或有自杀的倾向，则应考虑住院治疗。

第38章　心理健康——与营养的联系

21世纪的生活是充满压力的。一些人正在成为挑战中的弄潮儿，但是大部分人都在拼命努力，试图不被时代所抛弃，结果出现劳累、焦虑、紧张、抑郁和睡眠问题。一些人正处于心理健康问题的边缘——从注意力缺陷障碍到早老性痴呆症和精神分裂症。事实上，就全世界来说，心理健康问题呈大规模增长的趋势，特别是在青年人当中。据世界健康组织的调查，现在，孤独症、自杀、暴力和抑郁症的发生都有所增长。其中提到，心理健康问题将很快变成健康的首要话题，每10个人当中，就有1个人正在为心理问题所苦，而每4个人当中就有1个人在一生当中的某个时候曾为心理问题所困扰。

如果你的身体出现一些异常的症状，你的医生可能会对你进行一项基本的血液生化筛查测试，来检查是否有任何指标异常。但是对于那些有心理健康问题的人来说，这些检查很少进行，因为人们一向认为，生化的不平衡不能作为心理症状的指标。但事实与此正好相反，大脑对生化失调和营养缺乏的敏感性，远远超过身体的任何一个器官。

大多数心理疾病的治疗都用到化学药物，这就恰好证明，人类的生化状况与心理状况有直接的联系。我们还知道，营养素缺乏和反营养因子，如铅或化学添加剂的过量使用，都可以引起心理健康问题。

然而，这些还是不够的。在治疗数千个有心理健康问题的患者的过程中，我确信大多数人有一种或多种常见的生化失调情况，如果不治疗的话就会导致心理疾病。

所以，如果你存在心理健康问题，最好检查一下这些失调情况。每一种失调都会有一系列明晰的症状，如果你有一些症状存在，做个客观的生化检查，就可以确定你是否存在营养失调。然后，就可以通过执行一套策略来帮助你解决这些营养失调问题。

诊断心理健康问题的新方法

对于心理问题的诊断，应该以观察症状为基础，采用问卷的形式做出客观的评价，并采取一些身体和生化检查来确定论断结果，分析心理问题是否归因于某种生化失调，或某种失调对心理问题有促进作用。下面是一些较普遍的能引起心理疾病的生化失调种类。

血糖失调

血糖水平波动是众多心理健康问题中最普遍的生化失调情况，也称为血糖代谢失调。如果你有这个问题，则会对甜食或是刺激性食物如茶、咖啡和香烟等所有能够影响你血糖水平的食物有渴求感。下面是最常见的症状：

* 注意力难以集中
* 心悸
* 头昏眼花或发抖
* 多汗或盗汗
* 总是口渴
* 慢性疲劳
* 频繁的情绪波动
* 健忘或易把事情混淆
* 有抑郁倾向
* 焦虑和易怒
* 感觉虚弱
* 频繁发生侵略性行为或哭骂行为
* 嗜甜食或刺激性食物
* 饭后昏昏欲睡

如果你出现5个以上上述症状，说明你很有可能有血糖代谢障碍。确定是否是血糖代谢障碍的最好途径是进行血液检查——检查糖化血红蛋白。随着越来越多的人出现血糖代谢障碍，相关的一些疾病，如肥胖症、衰老性的记忆力减退、早老性痴呆症、心脏病和糖尿病的发病率都有所增加。

下面是一些简单的做法，可帮助你平衡血糖：

*避免摄入糖和含糖食物。

*在改善饮食的同时，通过坚持1个月不喝咖啡、茶和其他含咖啡因的饮料来打破你对咖啡因的依赖。当你不再依赖咖啡因的时候，偶尔喝一杯淡茶或咖啡也没有什么大碍。

*打破对巧克力的依赖性。

*早餐要吃一些有饱腹感的食物，如未精制的以燕麦为主的谷物，加入了香蕉的无糖活菌酸奶、芝麻和小麦胚芽，或一个鸡蛋。

*食用富含高膳食纤维的新鲜水果和蔬菜。纤维可以保持你的血糖平缓。

*一些维生素和矿物质可以帮助调整你的血糖水平，还可以将刺激物的作用减到最小。这包括维生素C、复合B族维生素，特别是维生素B_6、矿物质镁和铬。

刺激物依赖性

虽然很多人知道饮用或服用刺激物对健康没有好处，但是他们没想到这些物质可以让他们疯狂。事实还远非如此。摄入过量的刺激物（茶、咖啡、酒精、糖、可乐、咖啡因片、香烟）可以导致心理疾病。这些症状和血糖代谢障碍的症状相似，并且会对一些刺激物产生依赖。另外，如果你过量摄入这些物质，还会出现极度焦虑、妄想症和抑郁症。所有刺激物的详细介绍见第11章，我们要采取必要措施以减少刺激物的摄入。

食物和化学物质过敏以及不耐受

如果你每天都出现情绪波动，或是没来由的情绪时好时坏，可能是你对所吃的食物有反应。与心理健康问题有联系的最常见食物是小麦，它是面筋的主要来源。其他可能产生过敏的食物有乳制品、橘子、鸡蛋，除小麦以外的谷物、发酵食物、贝类、坚果、牛肉、猪肉和洋葱。食用色素如柠檬黄和其他化学添加剂也会产生问题。一些人会对茶和咖啡产生不耐受。酒精刺激肠壁，使它具有更大的透过性，会增加对食物的敏感性。对照下列症状给自己做检查：

*幼时有疝气、湿疹、哮喘、皮疹或耳炎的患病史

*经常出现情绪波动

*没有特殊原因的重度抑郁

* 频繁、速发的感冒或鼻塞

* 眼皮浮肿、黑眼圈或眼周围颜色异常

* 多动症

* 诵读困难或学习困难

* 频繁发生侵略性行为或哭骂行为

如果以上症状你出现5个以上，或是你在不吃上述食物后感觉良好，那么这些食物或是过敏/不耐受的化学物质可能就是产生问题的原因。最好是去咨询临床营养医师，他可以告诉你怎样针对可疑食物做两个星期的避免/重新引入测试。还可以用简单的家用测试器来做定量的IgG酶联免疫吸附过敏测试。

不够活跃或过于活跃的甲状腺

如果你总表现得思维和行动迟缓，可能是甲状腺不够活跃，即甲状腺功能低下。如果你的甲状腺出现临床上的功能低下，医生会给你开甲状腺激素的处方。但是，血液检查常常不能检测出亚临床的甲状腺功能减退，所以最好是通过症状来判断。你可以用布罗达·巴耐斯（Broda Barnes）温度实验来检查自己的甲状腺功能。如果你每天早上起床前的体温持续低于36.5℃，就说明你的甲状腺可能处于不够活跃的状态。下面是甲状腺功能减退的典型症状：

* 身心疲惫或没有生气

* 抑郁或易怒

* 皮肤和（或）毛发干燥

* 对寒冷不耐受，或手脚冰凉

* 便秘、胀气或是不消化

* 体重增加

* 痛经

* 肌肉疼痛

* 记忆力差

* 喉咙疼痛或鼻塞

如果以上症状你出现5个以上，可能是由于甲状腺不够活跃造成的。到医生那里做个检查，然后求助于临床营养医师，他可以告诉你支持甲状腺功能的能吃和不能吃的食物。长期的应激状态可以使甲状腺功能耗竭，因为压力激素皮质醇可以抑制甲状腺功能。甲状腺的健康还依赖于膳食中的特殊营养素，其中最重要的是碘，碘在海洋食物和海草中大量存在，还有锌、硒和在所有蛋白质含量丰富的食品中广泛存在的氨基酸——酪氨酸。

甲状腺过于活跃可能导致狂躁、过分好动和代谢过快。所以有这种情况的人普遍不会超重。如果你有这些症状，去询问你的医生，并且检查甲状腺功能。

烟酸（维生素 B_3）、维生素 B_6、叶酸或维生素 B_{12} 缺乏

这四种B族维生素是大脑最好的朋友。它们是大脑神经递质的润滑剂，特别是对于多巴胺、肾上腺素、去甲肾上腺素和5-羟色胺的效果尤为显著。这些神经递质是大脑中用来交流、将信息从一个脑细胞传递到其他细胞的化学物质。如果没有足够的这些必需的B族维生素，大脑会产生让你狂躁的化学物质。这是因为，这些维生素帮助控制着甲基化反应，而这种反应将一种神经递质转化为另一种神经递质的化学过程，贯穿大脑和全身。某些人比其他人需要更多的 B 族维生素，所以最好是根据症状而不是通过血液检查来服用。下面是 B 族维生素缺乏的较为普遍的症状：

* 虚幻感

* 听到自己的想法

* 焦虑和内心紧张

* 不能冷静地思考

* 多疑

* 对疼痛的忍耐力很强

* 听觉和视觉异常

* 出现幻觉

* 心理健康问题发作的时候伴有腹泻和皮肤问题

* 很难达到性高潮

* 有体重增加的趋势

* 频繁的情绪波动

如果你有5个以上上述症状，则应当提高这些营养素的摄入量，服用两个月的补充剂。建议每日摄入维生素 B_3 100毫克、维生素 B_6 100毫克、叶酸1000微克和维生素 B_{12} 100微克。

必需脂肪酸——缺乏和不平衡

如果除去水分，人的大脑有60%是脂肪。这个脂肪组织需要补充，但是最重要的是要知道哪些脂肪对你的大脑有益。正如前文所讲到的，必需脂肪酸Omega-3和Omega-6脂肪与大脑机能关系密切，而大脑脂肪的缺乏或不平衡与诵读困难、多动症、精神分裂症和躁狂抑郁症有关系。

许多权威人士一致认为，我们总的脂肪摄入中，饱和脂肪酸（硬脂酸）不应超过1/3，至少有1/3应该是多不饱和脂肪酸，以提供两类必需的脂肪酸，即Omega-3和Omega-6脂肪（酸）。这两类必需脂肪酸也需要大体上保持平衡，也就是保持1:1的比例①，这是前工业革命时期我们的祖先曾经保持的比例。而现在的平均比例更接近1:20，Omega-6脂肪酸占极大优势。所以心理健康和其他健康问题的产生，不仅仅是因为多不饱和脂肪酸的缺乏，还因为两种必需脂肪酸的不平衡。

为什么现代饮食中可能缺乏 Omega-3 和 Omega-6 脂肪酸？这是因为Omega-3脂肪酸家族的"祖母"亚麻酸和"子孙"EPA和DHA都是不饱和脂肪酸，很容易在烹调、加热和食物加工过程中受到破坏。事实上，现在人们吃的 Omega-3 脂肪酸仅为 19 世纪 50 年代的 1/6。这种减少，部分是由于食物的选择上存在差异造成的，但是主要还是食物加工的原因。

简单地说，如果你有心理问题，最重要的是评价你对必需脂肪酸的需求。必需脂肪酸缺乏或不平衡的一般症状如下：

* 过度口渴

* 慢性疲劳

* 皮肤干燥粗糙

* 毛发干燥、脱发或有头皮屑

* 经前综合征（PMS）或乳房疼痛

* 湿疹、哮喘或关节疼痛

* 诵读困难或学习困难

* 多动症

---

① 译者注：我国目前的推荐比例是Omega-6:Omega-3脂肪酸为4~6:1，达到1:1需要摄入大量的水产品。

* 抑郁症或躁狂抑郁症

* 精神分裂症

如果你具有5个以上的上述症状，则最好是做一个血液检查来确定你的必需脂肪酸状况。对于大脑脂肪来说最好的食物是：

Omega-3脂肪酸：亚麻子、大麻子、南瓜子、胡桃、三文鱼、鲭鱼、青鱼、沙丁鱼、凤尾鱼、金枪鱼和鸡蛋

Omega-6脂肪酸：葵花子、芝麻、南瓜子、玉米、大豆和小麦胚芽

也可以通过服用补充剂来补充，补充Omega-3脂肪酸可以通过摄入鱼油（至少200毫克EPA和200毫克DHA），或是1~2大汤匙的亚麻油。补充Omega-6脂肪酸则需每天摄入琉璃苣油500~1000毫克，或是每天晚上摄入月见草油1000毫克。

重金属毒性

重金属在现代生活环境中普遍存在，人体内的平均含量比我们的祖先体内高700倍。虽然自从无铅汽油出现之后，人体内铅含量过高的现象不是很常见了，但是有些人体内的铜含量仍然很高，这主要是来自于软水地区的铜质自来水管。铜虽然对人体来说是必需元素，但是当含量上升到某种程度的时候也会变成毒物。而在吸烟者体内常常发现镉的含量很高，因为烟草中含大量这种元素。补牙材料中含有的汞可以导致记忆力丧失，而烹调用具中的铝与早老性痴呆症有关。如果对自己有怀疑，可根据下列症状来检查：

* 焦虑、极度担心或妄想症

* 恐惧症

* 注意力差或思维混乱

* 记忆力差

* 愤怒或情绪不佳

* 多动症

* 情绪不稳定

* 头痛或偏头痛

* 关节疼痛

* 神经过敏

如果你具有5个以上的上述症状，则建议进行头发金属元素的分析，检查体内是否有过量的有毒金属。这项费用低且非侵入性的检查还能测出一些重要营养素（如锌、镁和锰等）的缺乏。临床营养医生可以安排你做这项检查。

Pyroluria① 和卟啉症 （porphyria）②

有些人比健康人产生更多的蛋白质样的化学物质——隐吡咯和卟啉。这些物质的过量与心理疾病有关。例如乔治三世的精神问题，大部分是由于卟啉症导致的。卟啉症和pyroluria都是有遗传趋势的，此类患者对锌的需要量比较高，而压力能很快将锌耗尽，所以如果你的心理健康问题与压力有很大关系，而且下列症状已经发生在你身上，那么你可能就患有pyroluria，或者卟啉症，虽然后者并不常见。

* 恶心或便秘

* 手指甲上有白斑

* 皮肤苍白且容易有灼热感

* 频繁感冒和发生感染

* 有伸张纹

* 月经不调

* 阳痿

* 上齿门牙过度拥挤

* 对酒精或药物的耐受力很差

* 想不起自己的梦境

如果你具有5个以上的上述症状，则可能患有pyroluria。你可以做一项尿检来检测隐吡咯。如果你的隐吡咯含量高，则需要补充锌和维生素 B_6。可以每天尝试服用 25 毫克锌和 100 毫克维生素 B_6。

组胺不平衡

组胺是一种常常被忽略的神经递质。某些人有先天性的代谢问题，会制造出过多的组胺，这种情况叫做高组胺症，可以使人产生强迫症和妄想症。高组胺类型的人代谢很快，而且利用营养素的速度也非常快。如果没有良好的营

---

① 译者注：一种与化学不平衡遗传有关的血红蛋白合成异常。
② 译者注：一种遗传性卟啉代谢的病态紊乱。

养，他们很容易出现营养素缺乏症，这将使他们陷入深度抑郁的境地。与高组胺症相关的症状如下：

* 头痛或偏头痛

* 日光下容易打喷嚏

* 容易流泪、唾液分泌过度或容易感觉恶心

* 很容易出现性高潮

* 异常恐惧、强迫性冲动或偏执

* 睡眠过浅

* 代谢过快

* 抑郁或有自杀想法

* 身体发热

* 体毛少，身体消瘦

* 耳朵大，或手指、脚趾长

* 对酒精有很好的耐受性

* 内心紧张或是有被人驱使的感觉

* 害羞，或像小孩子一样过度敏感

* 季节性过敏（如花粉热）

* 有妄想或强迫倾向

如果你具有5个以上上述症状，则可能属于高组胺型人群。你可以通过一项测试组胺含量的血液检查来确定。如果血液中的组胺含量很高，那么摄入维生素C补充剂对你会有好处。因为组胺是通过甲基化反应来解毒的，所以治疗时还要检查你的同型半胱氨酸水平。

组胺含量低与维生素B₃、维生素B₁₂和叶酸缺乏相关，补充这些维生素会有很好的效果。另外，组胺水平测定也可以作为所有神经递质筛查的一部分来进行。

5-羟色胺不平衡

有心理健康问题的人群中，5-羟色胺的缺乏最为普遍。它与睡眠问题、精神错乱、好斗性及强迫行为的发生有关。如对自己有怀疑，可对照下列症状做检查：

* 抑郁，特别是绝经以后

* 焦虑

* 有挑衅或自杀想法

* 有暴力或冲动行为

* 情绪波动，包括经前综合征

* 有强迫症倾向

* 滥用酒精和药物

* 对疼痛敏感

* 嗜甜食

* 睡眠问题

如果你具有 5 项以上上述症状，则说明你的 5-羟色胺水平偏低。5-羟色胺水平还可以通过神经递质扫描来确定。

百忧解（Prozac）等抗抑郁药物可阻止 5-羟色胺在体内降解，来保持在大脑中有更多的 5-羟色胺可以被循环利用。但问题是，这些药物会产生副作用。如果你的 5-羟色胺水平较低，可服用 5-羟色胺酸（5-HTP）。它是 5-羟色胺的前体，可以帮助重建正常的 5-羟色胺水平。

肾上腺不平衡

肾上腺和大脑共同制造了三种动力性的神经递质，分别是多巴胺、肾上腺素和去甲肾上腺素。肾上腺还制造皮质醇。过量的肾上腺素会造成压力和焦虑，而缺乏它则会产生相反的结果——没有精神、没有动力以及注意力差。有证据表明，某些人可能会将过量的此类物质在体内异常转化为有毒物质，引起知觉消失，甚至产生幻觉。

如对自己有怀疑，可对照下列症状做检查：

* 易怒

* 紧张或焦虑

* 极度恐惧

* 血压升高

* 心跳加快或心律不齐

* 失眠

* 手脚冰凉

* 多汗

* 磨牙

* 头痛或偏头痛

* 肌肉紧张

* 烦躁不安

* 幻听或幻视

如果你的相关症状达5项以上，则可能有过高的肾上腺素或皮质醇水平。另一方面，如果你的症状和下列症状相似，则可能是肾上腺素缺乏：

* 抑郁

* 注意力难以集中

* 注意力维持时间短

* 缺少动力或目标

* 很难做挑战性的工作

* 经常感觉疲劳

* 不能应付压力

* 不合群

肾上腺素过量或缺乏都可以通过测定肾上腺负荷指数、利用唾液样品来确定，或是作为神经递质筛查的一部分来检查。对于高肾上腺素水平的人，应禁食刺激物和糖，提高B族维生素和维生素C的摄入量。如果是低肾上腺素水平，服用色氨酸补充剂可以得到好的效果。另外，"抗压力"草药，如亚洲人参、西伯利亚人参或红景天也会有所帮助。

乙酰胆碱不平衡

乙酰胆碱是大脑中用来学习的神经递质。乙酰胆碱含量低可以造成记忆力丧失和早老性痴呆症的发生。随着年龄的增长，乙酰胆碱的含量会减少，但是如果你很健康，则不一定会发生这种情况。如对自己有怀疑，可对照下列症状做检查：

* 梦境回忆困难

* 频繁做梦

* 形象思维困难

* 口干

* 记忆力差、健忘

* 疲惫

* 注意力差

* 学习新事物困难

如果你具有5项以上上述症状，则可能处在乙酰胆碱缺乏状态。这可以通过神经递质扫描来确定。另外，可以补充使大脑健康的营养素，如磷脂酰胆碱、丝氨酸、DMAE（二甲基乙醇胺）、焦谷氨酸盐和泛酸等的复合补充剂。

高同型半胱氨酸

高含量的同型半胱氨酸与抑郁症、精神分裂症、记忆力减退和早老性痴呆症有强相关性。例如，同型半胱氨酸高可以使早老性痴呆症的发生率加倍，而52%的抑郁症患者具有高同型半胱氨酸水平。过量的同型半胱氨酸会使你丧失维持大脑化学物质平衡的能力，于是你开始感觉自己的思维支离破碎。这会导致抑郁症和精神混乱。如对自己有怀疑，可对照下列症状给自己做检查：

* 抑郁症

* 注意力和记忆力差

* 慢性疲劳

* 头痛或偏头痛

* 睡眠问题

* 关节或肌肉疼痛或关节炎

* 视力减退

* 有心脏病家族史

* 有精神分裂症或早老性痴呆症家族史

* 频繁饮酒、喝咖啡和吸烟

如果你符合上述情况的5项以上，则可能处于高的同型半胱氨酸水平。你可以用简单的家用测试器来检查你的同型半胱氨酸水平。解决此问题的方法是提高维生素 B_6、维生素 B_{12} 和叶酸的摄入量，再加上 Omega-3 脂肪酸。

第五部分
不同年龄的营养

营养圣经

New Optimum Nutrition Bible

Optimum nutrition is very simply giving yourself the best possible intake of nutrients to allow your body and brain to be as healthy as possible-and to work as well as it can. By nutrients, I mean protein, carbohydrate, essential fats, vitamins, minerals and water-each of which we'll explore in more detail in the coming chapters. These are the substances from which your body is built. For example, your skin renews itself in 21 days, your bones can repair themselves in six weeks and your inner skin, your digestive tract, replaces itself every four days. In five years, you will be an almost completely new person. Your body is an incredible regenerating organism that is constantly self-regulating and rejuvenating. But without the right nutrients, this process becomes impaired. Then you don't re- place your body cells quite so accurately-that's called ageing. And with our modern nutrient-lacking diets and endless temptations, maintaining a healthy body is a challenge for everyone.

第39章 有关生育的对与错

事实上，所有人都比自己想象的年龄要大。从健康的角度来看，母体受孕前几个月以及胎儿在母体子宫中的9个月，是决定一个人一生健康与否的最为关键的时期。科学家们日渐发现，母体在怀孕前及妊娠期的健康营养水平对婴儿的健康有很大的影响，人成年后患什么病取决于其在婴儿时期的营养状况。平衡的营养可以增强生育能力、保障孕妇的健康、提高生育抗病能力强的健康孩子的几率。

最大限度地提高生育能力

每4对夫妻中就会有1对出现不孕症①。其实有生育能力的夫妻想要怀孕，也不是想象中那么简单的事情。一般受孕的时间平均是6个月，但18个月的情况也不罕见。不过即便在18个月内不能受孕，也并不一定就证明你已经完全丧失了怀孕能力，除非是经过生育化验确定了的。

女性的生育能力是随着年龄的增长而降低的，但是否男性的情况也是如此？一对夫妻在6个月内受孕的几率，在男性年龄超过24岁的时候就以每年2%的速度下降，而这与其配偶的年龄无关。如果女性的年龄在三十几岁，那她受孕所需的时间会比其在二十几岁时所花的时间多上一倍。然而，尽管有这样的统计结果，仍有研究证实，如果父母双方的身体健康状况良好，并能够得到充足的营养，那么年龄对受孕几率与成功妊娠的影响就会减少。

生育以及受孕的速度取决于许多因素，有些是生理方面的，有些是体质方

---

① 译者注：在西方如此，中国则没有这样高的比例。

面的，还有一些是营养方面的。节假日期间，受孕的几率就非常高。可见，压力是导致不孕的主要因素之一，缓解压力可以提高受孕几率。了解如何测定正确的排卵期也会大大增加怀孕的几率。此外，人们的营养状况，特别是维生素水平，也起着至关重要的作用。

生育所需的营养素

在不孕症案例中，男性应承担1/3的责任（应该强调的是，不育症与性能力毫无关系，性能力通常是不受此影响的）。对于男性不育患者的常规化验包括精子数量的检测——精子数量越多，受孕的几率越大。一项研究表明，增加维生素C的含量可以增加精子数量与精子活力，同时还发现，维生素E和必需脂肪的缺乏会造成生殖细胞的损坏，从而导致两性不孕症的发生。然而不幸的是，如果你已经患有这种不孕症，单靠补充维生素E不会使情况有所改善。

糖尿病患者的高度不孕症案例给我们提供了一条线索。糖尿病患者维生素A的水平普遍较低，而维生素A是生成雄性激素所必需的物质。维生素A的含量取决于肝脏释放的锌的含量。在目前已知的所有影响男性生育能力的营养素中，锌可能是被研究得最为透彻的。锌缺乏的症状表现为性成熟较晚、性器官较小以及丧失生育能力。补充充足的锌，这些问题就会得到改善。

美国普林斯顿生理中心的负责人卡尔·普非佛（Carl Pfeiffer）医生，是首批发现锌的重要性的研究小组中的一员，他还发现缺锌的男性患者有很大程度的阳痿与不孕现象。他还在报告中写道，"摄入足量的维生素B6和锌，男性的性能力会在一到两个月时间内恢复。"考虑到锌的日平均摄入量仅达推荐每日摄入量（RDA）一半的实际情况，锌对生育的影响可算得上是相当重要且广泛的。锌在男子性腺和精子中的浓度非常高，对于精子的外层和尾部的形成起重要作用。

孕前准备

当夫妻双方为妊娠事先做好准备的时候，就是生育健康后代的最佳时机。精子的成熟需要3个月的时间，而卵子的成熟只需要1个月时间。如果在孕前的几个月，每对夫妻都获得最佳营养，尽量少摄入酒精等反营养物质，保持身体健康，那么健康受孕的几率就会很高。如果在每个月的非受孕期放弃过性生活，那么健康受孕的几率会更高。

有 1/3 的受孕者会在妊娠的头 3 个月自然流产，但当夫妻双方都能获得充足平衡的营养且身体健康的时候，这种危险的发生几率就会减少。导致流产最常见的原因是缺乏黄体酮，黄体酮用以维持妊娠早期的稳定性。黄体酮缺乏可能是雌激素过剩的结果（见第 25 章）。

同型半胱氨酸是一种新型的健康状况指标，由于其与包括不孕症和妊娠期合并症在内的 100 余种健康问题有很大关系，因此受到了广泛关注。一项研究发现，近 6000 名妇女中同型半胱氨酸含量较高的人，更有可能遇到妊娠期问题，或生育有先天性缺陷的孩子。现在检测同型半胱氨酸的含量很容易，如果检测出它的含量很高，那么通过 3 个月的适当营养补充，可以使之降低并维持在健康水平。妊娠前，应该检测一下你的同型半胱氨酸水平，如果其含量超过 6 个单位，则需降低其含量，可以通过补充叶酸、维生素 B_{12}、维生素 B_6 以及 TMG（三甲基甘氨酸）来实现（见第 16 章）。

任何考虑要接受试管婴儿（IVF，母体的卵子与父体的精子在体外受精，之后令其在子宫中发育）的人都应该首先确保获得最佳营养。试管婴儿的平均成功率是 21.8%。与之相比，孕前关注组织对 1076 对接受 IVF 的妊娠夫妇进行跟踪指导，结果其中的 779 对夫妻成功分娩。在整个妊娠过程中，夫妻双方都接受了最佳营养的指导，使得各种潜在的健康问题都得到了解决，结果成功率超过了 72%。

健康妊娠需要更多营养素

均衡的营养可以大大增加健康妊娠的几率。妊娠期，哪怕是最轻微的营养缺乏症状都可能对健康生育产生多种影响。妊娠期的营养不均衡会引发胎儿生理缺陷的观点正被人们快速、广泛地接受。迄今为止，维生素 B_1、维生素 B_2、维生素 B_6、叶酸、锌、铁、钙及镁的轻度缺乏都被证明与婴儿畸形有关。毒性物质，特别是铅、镉、铜的过量也与之相关。

任何一种营养素的严重缺乏，都将会导致胎儿畸形。这是因为，任何一种营养素都是维持身体正常发育所必需的。健康怀孕的女性理所当然会比平时需要更多的营养素，这样才能适应胎儿发育以及准妈妈自身额外的营养素需求。

脊柱裂

多达 5% 的新生胎儿有一定程度的先天性生理缺陷，其中有很多是影响到中枢神经系统的，脊柱裂就属于这种情况。脊椎裂是指胎儿的脊柱没有发育完全。目前已经能够确定，脊柱裂与母亲饮食中叶酸的缺乏有关。此外，也可能还与其他营养素的缺乏有关。一项以2.3万妇女为对象的调查结果显示，那些在怀孕头6个月的膳食中服用营养补充剂的妇女，与那些同样情况却未服用营养补充剂的妇女相比，所生胎儿中患有中枢神经管疾病的几率下降了75%。如果在母亲怀孕的头3个月里营养不良，孩子患有这种疾病的可能性则会更高。另一项研究结果显示，单营养咨询一项，就可降低自身营养缺乏的母亲所生孩子发生脊柱裂的几率。如果能补充叶酸或含有叶酸的复合维生素，则会更大地降低孩子发生脊柱裂的几率。鉴于叶酸的最佳每日摄入量（ODA）为800微克，而质量较好的膳食每天也只能提供400微克，因此，建议打算怀孕的妇女们每天至少要补充400微克的叶酸。

"晨呕"

胎儿身体的所有器官都是在母亲怀孕的头3个月中形成的，因此，在此期间为母体提供充足的营养是极为重要的。然而，许多妇女会发生持续性呕吐现象，无法做到健康饮食。这种症状发生在妊娠的头3个月，可能由于HCG（人绒毛膜促性腺激素）的增加所引起，是一种正常的妊娠反应，但这种反应被误称为"晨呕"。营养状况不良的妇女更容易产生这种妊娠反应。

妊娠期，人体会增加维生素 B_6、维生素 B_{12}、叶酸、铁及锌的需求。补充这些营养素通常会抑制妊娠反应，哪怕是最严重的呕吐反应也不例外。经常食用少量水果或是复合碳水化合物，如坚果、植物种子或粗粮，通常也会对改善此症状有所帮助。然而，防止妊娠反应的最佳方法是怀孕前保证最佳的营养状态。在最佳营养学会，我们曾跟踪调查过4名妊娠前、妊娠期都采用最佳营养方案的妇女——最佳营养状况下，她们发生恶心或呕吐的平均天数仅为2天。然而，那些没有采用此种方案的妇女，在整个妊娠期都有恶心等妊娠反应。

妊娠中毒症

另外一种常见的妊娠合并症是妊娠中毒症，这种病症的特征是血压升高、水肿及尿液中的蛋白质过量。关于此疾病的发生有很多相关理论，最佳营养被再一次证明是至关重要的因素。我的一位病人曾在第一次怀孕时患有妊娠中毒症，后来通过改善饮食，增加营养补充剂，最终使得她的第二次妊娠非常成功。

对锌的渴望

想拥有完美的妊娠而不出现任何差错，不是单靠运气的。这与女性的营养状况有关。想要拥有光滑、富有弹性的皮肤，可以通过食用坚果、鱼、豌豆和蛋黄来增加锌的含量，同时每日应额外补充15毫克的锌，此外还要保证每日获得充足的维生素C和维生素E。

妊娠期对食物的渴望通常是矿物质元素缺乏的标志。例如，孕妇补充锌后，对相关食物的渴望往往就会消失；而当孕妇体内铁的含量足够时，则能去除对奇异食物、有时甚至是有害物质如粉笔或煤炭的渴望。

维生素与矿物质补充剂

对母亲来讲，孕前及妊娠期的充足营养，能确保拥有一个较健康的、伴随较少妊娠合并症的妊娠期，从而生育一个健康结实的宝宝。日常补充剂中应该包括400微克的叶酸、20微克的维生素 B_{12}、50毫克的维生素 B_6、15毫克的锌以及300毫克的钙、200毫克的镁与12毫克的铁。摄入维生素A的量不要超过3000微克，并可以通过头发矿物质分析实验来检测铜、铅或镉是否过量。

必需脂肪

对妊娠期起关键作用的还有必需脂肪，特别是Omega-3脂肪酸DHA与胆碱。

研究显示，妊娠期补充足够的胆碱有助于构建婴儿处于发育中的大脑，从而提高孩子的脑力表现（也可增进成年人的记忆力）。要增加胆碱的含量，可以食用大量散养鸡蛋[①]，也可在每日谷物早餐中加上卵磷脂颗粒，补充Omega-3和Omega-6脂肪DHA、EPA与GLA以及吃鱼。然而，体积较大的鱼如旗鱼、马林鱼和金枪鱼中有较高的汞含量，而三文鱼和沙丁鱼与之相比含汞量较低，且能提供很多Omega-3脂肪。

产后的营养强化

分娩后给予母亲充足营养，较孕前更加重要，因为此期间母亲要继续供给

[①] 译者注：散养鸡蛋即日常所说的土鸡蛋、柴鸡蛋或草鸡蛋。在多数大超市中可以买到，是很好的胆碱食物来源。

自身及婴儿以充足的养分。初为人母与夜间睡眠不足的压力，加之额外的营养需求，常会使分娩后头几个月的营养保障难以实现。母乳喂养不仅对婴儿来讲是最好的方式，对母亲也是极为有利的。哺乳每天需要消耗 500 千卡的热量。消耗的热量多，可帮助恢复体型，促使子宫收缩到生育前的大小，减少日后患乳癌的风险，还可以节省哺乳头一年购买奶粉和奶瓶的钱。

在此期间补充的任何营养素都可以直接传送给婴儿，并保证母亲的精力充沛，因此应该按照妊娠期推荐量继续补充营养素，同时还要确保拥有足够的支持和充足的方便型营养食品，尤其是在分娩后的头几周。

产后抑郁症

女性产后不久出现抑郁消沉的现象并不奇怪，这无疑与心理因素有关：此刻已经有了孩子，这是一项重大责任。然而，许多研究者证实，产后抑郁症是由激素变化与化学成分改变引起的，而良好的营养可以阻止这些情况发生。

其中一种可能的原因是铜元素过量。妊娠期铜含量趋于升高，而多数女性母乳中的锌含量会随着婴儿对母体储存量的消耗快速下降。世界健康组织估计哺乳期女性锌需要量为每日 25 毫克，而平均每日摄入量却只有 7.5 毫克，并且医生们没有提出增加摄入富含锌的食物或是服用锌补充剂的相关建议，所以产后女性锌缺乏现象很常见。

抑郁是典型的锌缺乏症状，这种病症可随着锌与维生素 B_6 的摄入而改善。卡尔·普非佛医生曾参与锌元素对大脑功能重要性的鉴定，他说："我们从没有见过产后抑郁症或精神错乱症发生于用锌元素与维生素 B_6 治疗过的患者身上。"

发生产后抑郁症的另一种原因是 Omega-3 脂肪酸的缺乏。食用含必需脂肪的鱼，补充鱼油、锌及复合 B 族维生素，可以保障分娩后的母亲远离产后抑郁症的困扰。

母乳喂养的重要性

母乳的营养最为丰富，尤其是在母亲达到最佳营养状态的时候；即便在母乳喂养不能保证婴儿获得充足营养的时候也不用质疑这一点。营养状态良好的母亲所分泌的母乳，其营养平衡程度要比配方奶粉高得多。更为关键的一点是，母乳中智力发育必不可少的必需脂肪酸的含量较高。实际上，母乳喂养比奶粉喂养对婴儿的后期智力表现要好，这个发现使人们开始重视给婴儿提供高含量必需脂肪酸的必要性。

而奶粉喂养的另一个大的缺陷源于奶粉本身。我们不推荐婴儿在6个月大以前饮用牛奶，这是因为孩子的消化和免疫系统发育还不成熟，不能消化这些复杂的大分子蛋白质——在此期间饮用奶粉的结果往往是发生过敏症。目前有研究结果表明，免疫系统会对牛奶与牛肉中的蛋白质发生过敏现象，之后又与胰腺中同一种蛋白质发生交叉反应，最后导致胰腺组织破坏而引发儿童糖尿病[①]。这一结果使得许多儿科医生不仅要提醒6个月以内的婴儿不要饮用牛奶，还要建议母亲在整个哺乳期间也要远离牛奶与牛肉。假如这一结果被证明是正确的，那么一点小小的牺牲就可以消除儿童糖尿病（第8章中有详细的讨论）。

断奶的重要性及注意事项

一旦孩子夜间不喂奶就不入睡，或是正在长牙，就是应该开始为孩子添加固体食物，为断奶做准备的时候了。发生这些情况通常是在孩子6个月大的时候。婴儿适当咀嚼黄瓜和胡萝卜，有助于促进其他牙齿萌出。两餐间隔时间最长的是晚饭到第二天早餐，因此晚饭时给孩子吃一些固体食物有助于孩子夜晚睡得踏实。

健康的孩子跟健康的成年人一样，需要新鲜的、未经过加工的食物，不含添加剂、糖（包括蔗糖、葡萄糖、糊精、麦芽糖和果糖）、食盐的低脂肪食物。换句话说，要给孩子们提供尽可能天然的食物。因为孩子最终会吃成年人所吃的食物，所以必须从一开始就习惯这种喂养方式。下面是一些关于要让孩子食用健康食物而不要大量食用婴儿食品的建议。

客观上讲，婴儿食品一直都在改进当中，它们不再含有人工添加剂，有些是无糖产品。然而，孩子需要膳食纤维，而且不该在烤牛肉泥中放糖的理念还没有渗透到所有婴儿食品制造商。像对待成年人食品的情况一样，如果你要偶尔给孩子食用婴儿食品，那么你要阅读它的标签。如果其中含有谷物，则应该是未经精制的全谷产品。另外，婴儿食品还应该不含任何糖类、变性淀粉、氢化油、水解植物蛋白或任何你不了解的成分。

---

① 译者注：即 I 型糖尿病。

宝宝需要膳食纤维

有些妈妈不愿意给孩子提供富含膳食纤维的食品,理由是纤维只在孩子体内"直来直去",这样她们一天内就要更换3次脏尿布,而她们并不愿意为频繁更换尿布所困。但坦白地讲,我宁愿在一两年内每天去给孩子更换3次尿布,也不愿意等宝宝长成一个因患了结肠癌而惊恐的老人时再去照顾他。与大人的情况一样,健康的宝宝一般会一天排便2~3次。由于宝宝们不能正常地咀嚼,很多食物,像没有完全消化的小扁豆或葡萄皮,就会随着粪便排出。

预防过敏

如果有过敏反应家族史,或是有像湿疹、哮喘这样与过敏相关的症状,那么,只要在妊娠早期通过服用益生菌补充剂,其经由母体传给宝宝的几率可能会减少50%。"生物"意味着有生命,益生菌补充剂可以促使有益菌在消化道内旺盛繁殖。现代生活使得许多人的消化道菌群受到多种因素的威胁,如生活压力大、饮食中精制碳水化合物含量高、抗生素、避孕药等类固醇药物成分,而这些因素正是导致消化道问题、过敏反应、湿疹与哮喘产生的原因。

在断奶初期,要给宝宝吃些易于消化且不会引起过敏反应的食物。熟制的蔬菜泥与水果泥就是很好的选择。能生食的水果和蔬菜就尽量生食,如香蕉、鳄梨、熟透了的威廉梨(William pears)与木瓜。越晚给宝宝吃成人吃的食物,他们就越不容易产生过敏反应。因此,如果你怀疑宝宝可能患有过敏症(例如有过敏反应家族史),或者你只是想绝对确认你的宝宝没有任何过敏症状的话,就尽可能晚一些让孩子接触可能携带过敏原的东西。下面列出了一些食物,并按照能引起过敏反应的能力由弱到强进行排列。请先从第一种食物开始,尝试会不会引起宝宝过敏。如果没有,则选择下一种食物。依此类推。

* 蔬菜
* 水果（橙子除外）
* 坚果以及植物种子
* 豌豆或其他豆类
* 大米
* 肉类

* 燕麦、大麦及黑麦

* 橙子

* 小麦

* 乳制品

* 蛋类

每天选择1~2上述食物，并记录下食物名称以及宝宝可能产生的任何反应。而这些反应可以是程度不同的湿疹、过度嗜睡、流鼻涕、腹痛，或是耳部感染、过度口渴、好动乃至哮喘。如果你注意到有上述的某种反应，则应放弃引起这种反应的食物，并在反应症状消失后另行选择其他食物进行尝试。此外，应在本次实验的几个月后，再次给宝宝食用曾经引起过敏反应的食物，因为先前引起的过敏反应可能随着宝宝消化系统的成熟而消失。表中最后4种食物应在孩子9~10个月的时候再给他们食用；而那些对父母双方中至少一方造成过敏的食物也应等到孩子9~10个月的时候再提供。

婴儿食物泥

如果没有彻底给孩子断奶，那么孩子仍然可以从母乳中获得许多营养物质，母亲也会发现母乳喂养的次数仍和以前一样多。这是很合情合理的，事实上，母亲应该完全用母乳喂养直到孩子1周岁的时候。假设你的孩子能够从母乳中获得他（她）需要的大部分蛋白质、脂肪与碳水化合物，那么你还应尽量给他（她）提供富含维生素与矿物质的蔬菜和水果。将蔬菜和水果混合搭配，简单烹调（无需加糖），做成泥状。这里有一些很好的混合搭配：

* 胡萝卜

* 花椰菜与芜菁甘蓝

* 胡萝卜、菠菜与花椰菜

* 蚕豆与花椰菜或是胡萝卜，外加少量芹菜

* 洋蓟与胡萝卜

* 去皮小黄瓜（瓜皮比较苦）与茴香

* 韭菜与土豆

* 蕉青甘蓝、芜菁甘蓝与土豆

这些食物在给宝宝食用之前应做过敏反应实验。先不用管宝宝拒绝食用你

精心制备的蔬菜水果泥时可能给你带来的沮丧感，只从节省时间和精力的角度出发，你可以将制作的这些混合物冷冻起来。先用分成小格的方形冰块盒进行冷冻（你也可以挤出乳汁，并放在消过毒的冰盒内冷冻，其与蔬菜水果泥混合后，尝起来更接近于孩子习惯的口味），然后逐步换成小罐儿或带盖儿的酸奶罐。

也可以逐渐往蔬菜水果泥中加入其他食物成分。可以试试熟裂的红色小扁豆、熟豆芽、烂熟的糙米、豇豆和豌豆以及牛奶、干酪、酸奶或豆奶。早餐中也可以加入更多的蔬菜水果泥——宝宝的早餐不是非得要口味较甜的谷物或水果，那样只会养成他们喜爱甜食的口味。随着往饮食中添加更多的谷物，你可以烹制你所喜欢的添加糙米粉、粗小麦粉与水果泥的美味早餐。还有一种更简便的方法，那就是取3汤匙的精制燕麦片，加些开水冲泡，然后放置几分钟，还可以在其中加入水果泥、香蕉泥、酸奶、乳汁、牛奶或米糊。也可尝试粟米片，其做法与燕麦片的一样。等宝宝长大一些后，就可以用燕麦粥代替燕麦糊，用香蕉片代替捣碎的香蕉泥了。

第40章　超级宝宝——滋养下一代

喂给宝宝吃的食物会在很大程度上决定他们的健康和饮食习惯。作为父母，花时间去学习正确的婴儿营养知识，是为孩子成长所做的最伟大的贡献。在现今流行的零食文化中，父母和孩子都受到了广告大肆宣传的垃圾食品的攻击，因此，你不得不花更多精力帮助孩子培养良好的饮食习惯，但这是值得的。

培养良好的饮食习惯

我们摄入的食物越甜，就越偏好甜食。但是如果能逐渐减少饮食的甜度，喜爱甜食的习惯是可以戒掉的。这就需要往果汁里加水，按照 1∶1 的比例进行稀释，然后用这种稀释的果汁来代替加糖的饮料。在果汁当中，苹果汁所含糖分释放能量的速度最慢，而葡萄汁所含糖分释放能量的速度最快，因此，苹果汁是最完美的选择。只有少数孩子能摄入足量的水，所以你要鼓励孩子多喝水。你可以在就餐时放些水在餐桌上，也可以在他们感到口渴时先给杯清水喝，之后再给他们喝稀释了的果汁。

不要将糖果、加糖食物、可乐或其他加糖饮料作为给孩子的奖励。否则，孩子会将这些甜饮料与好东西联系到一起，并在以后的生活中不断选择这些甜食奖励自己。可以用新鲜的橙子或经苏打水稀释的菠萝汁来代替这些甜食作为奖励。可乐饮料尤其不好，因为其中多数含有咖啡因这种容易使人上瘾的药物成分。必须到成年之后才允许吸烟喝酒，而以尚不识字的孩子为消费群的饮料中居然能随意添加咖啡因，真是件让人吃惊的事情。

很少有不含糖的谷物早餐。食品制造商促使孩子们很小就养成喜好甜食的习惯：多数谷物加工食品本身含有能快速释放能量的糖分，外加糖分也很多。

不要给你的孩子吃这些经过加工的谷物食品，而应该让他们选择燕麦、无糖玉米片或是其他类似的无糖全谷类食品。还应该鼓励孩子用水果来增加谷物的甜味，比如香蕉片、苹果、梨或是一些浆果和少许葡萄干。

最好的零食是水果(特别是浆果类的水果)，因此要确保你能让孩子经常性地吃一些新鲜诱人的水果。孩子上学时可以给他们携带些水果，而不要给零花钱让他们去买甜食。否则，等孩子长大一些有了更多的零用钱后就会去购买更多的甜食，或是在晚会上抓住吃甜食的机会。但如果糖果、甜饮料与甜食不是他们每天饮食中必需的一部分，他们就不会渴望这些甜食，也不会对它们上瘾。

另外一种好习惯是要让孩子多吃蔬菜，比如在每餐提供可以生食的蔬菜。养成这种习惯的诀窍是掌握蔬菜的烹调方式，这样菜吃起来才会美味。大多的蔬菜都被烹调过度，吃起来觉得乏味。而生的有机胡萝卜、豌豆、欧洲防风根片（用稀释过的酱油蒸炸）、土豆泥以及带皮烘烤的土豆，本身就很甜，很受孩子们的喜爱。每顿饭都提供一些可以生食的蔬菜，哪怕是豆瓣菜、切碎的紫甘蓝、西红柿或者胡萝卜，都可以改善沙拉菜肴的口味。

尽管有很多制作健康甜点的方法，但是如果孩子总是以食用甜点的方式来结束正餐，就很容易使之成为他们一生的习惯。所以，应该限制餐后提供健康甜点，而保证提供尽量多的主菜来满足孩子的需要。如果孩子餐后还是感到饥饿的话，那就让他们自己吃点水果。

过敏从小开始

孩子们就像被用于检测矿井中是否含毒气的金丝雀一般，对环境非常敏感并会迅速产生反应。这是对刺激产生反应的第一个阶段。如果稍加注意的话，你就能发现不适合孩子的东西。许多孩子会对食品添加剂、糖果、乳制品、花生、小麦、清洁剂、房中灰尘或排泄的废气产生不良反应。也有一些孩子对鸡蛋、橙子及其他一些与燕麦类似的麸质谷物有过敏反应。按照以下列出的症状来观测孩子的反应：

脸部：出现眼袋、黑眼圈、脸部浮肿现象，不断地流鼻涕、经常发冷、大量分泌黏液、耳朵频繁疼痛、扁桃体发炎

皮肤：瘙痒、皮疹、湿疹、浮肿或水肿

消化系统：腹痛、恶心、腹泻、胃痛、胀气

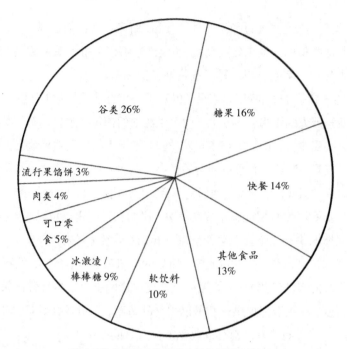

谷类 26%

糖果 16%

流行果馅饼 3%

肉类 4%

快餐 14%

可口零食 5%

冰激凌/棒棒糖 9%

软饮料 10%

其他食品 13%

通过各种食物摄入的糖量占糖的总摄入量的百分比

神经系统：高度兴奋、注意力分散、过度情绪化、失眠、尿床

呼吸系统：咳嗽、经常性嗓子疼痛、舌头或喉咙肿胀、哮喘、呼吸道感染

所有这些症状都是产生过敏反应的基本信号。不过，值得庆幸的是，一旦不再接触过敏原物质，孩子产生的过敏反应就会马上消失。试着将可疑食物或是环境中的过敏原拿走 10 天，观察孩子的状况是否有所改善。如果过敏反应很严重的话，最好在健康专家的指导下，进行避免/重新引入实验。与此同时，还要确保孩子的饮食不被限制得太严格。

如果引起过敏反应的物质已经清除，那么，在保证合理营养的同时，精心选择一些营养补充剂，可以大大降低产生过敏反应的可能性。通常，经过几个月后，孩子就可以适应以前曾经过敏的食物，每隔 4 天吃 1 次这种食物，孩子的身体可能会"记住"并熟悉其产生的过敏反应，从而起到预防过敏再次发生的作用。要获知更多关于过敏的知识，请参考第 34 章。

童年关键期

拥有童年应该是件幸福的事情——这是个学习、玩耍并充满乐趣的时期。

然而，这些年来，一些相当危险的情况正发生在许多孩子的身上。学习吃力、注意力缺乏/多动症（ADHD）、自闭、情绪沮丧乃至自杀等情况都在快速增加。越来越多的孩子正面临着越来越多的学习问题、行为不恰当问题以及不适应社会问题。

根据伦敦城市大学的调查结果，有1/4的孩子经常性地感到有压力。美国现有800万的孩子已经习惯于依赖利他林（安非他明类药物，其许多性质与可卡因类似）。这个数量相当于全世界所有6～14岁男孩子总数的10%！酒精滥饮现象也呈上升趋势，年龄为11岁的女孩中有1/6每周都在饮酒。而多动现象在美国与英国的影响范围也正在快速扩大。

而自闭症的就诊者比1987～1999年之间的患者多出3倍。英国关于此症状的案例在过去10年的时间就从原来的3倍增长到了10倍。而自闭症通常在"刚出生时"就见端倪，或者最晚也在出生后头6个月内表现出征兆来，由此经过10多年，这种情况会有极大增长，发展成后期发作的自闭症。自闭症通常在孩子出生后的第二年就能被诊断出来。由此可以得出结论，存在着的某些新事物在不断刺激着这种流行病的发生，而罪魁祸首可能是人们的饮食、接种的疫苗以及消化系统的失调（包括节段性回肠炎和腹部疾病，而这两种疾病也比过去更加频繁地发生在孩子身上）。

为了更好地了解这些情况，建议观察孩子从学习困难，包括诵读障碍和运动障碍，到注意力涣散、多动症，再到自闭症的一系列症状。其中，注意力涣散、多动症不像糖尿病或抑郁症那样作为一种确定的疾病而存在，而更像是包罗了孩子身上出现的很多问题，而对这些问题，最常见的诊断处方就是利他林。

不合群、注意力难以集中、情绪不稳定、不适当的情绪反应、疲乏无力、沮丧、消化道问题、读写困难、手眼协调不佳以及其他可以被察觉的不同程度的问题等诸多症状，都是很多孩子共有的特点。所有这些症状的交叉点就在于大脑。

大脑的需要

大脑是人体最容易受到攻击的器官。胎儿时期合理的营养搭配对人的大脑发育、学习与行为能力的培养，有着重要的影响。然而，大脑发育所需的多数营养素，诸如必需脂肪和脂溶性维生素以及锌，却是21世纪垃圾食品中常常缺失的。这些营养素也是消化道健康所必需的，而富含这些营养素的食物，却被高糖食品、过度加工的脂肪、精制小麦和乳制品所取代了。

必需脂肪酸与ADHD

许多患有ADHD的孩子已经被证实有必需脂肪酸缺乏引起的症状，如过度口渴、皮肤干燥、湿疹和哮喘。另外一个让人感兴趣的发现是，男性对必需脂肪酸的需求比女性要高，更容易患有ADHD——约有4/5的ADHD患者是男孩。研究者们认为，患有ADHD的孩子可能缺乏必需脂肪酸，但必需脂肪酸的缺乏不仅仅是因为孩子从膳食中摄入的量不足（尽管这是常见的原因），更是因为他们自身的需求增强了——孩子们对必需脂肪酸的吸收不好，或者摄入的必需脂肪酸不能很好地转化为前列腺素（前列腺素可帮助大脑进行信息交流）。

牛津大学的研究已经证实了这些必需脂肪酸的作用,这项研究采用了双盲实验，对象为患有ADHD、个别存在学习困难的41个孩子，这些孩子年龄为8～12岁。在实验的12周内，补充了额外必需脂肪酸的孩子，无论在行为能力，还是在学习能力上都要比其他孩子强。

维生素、矿物质与ADHD

值得注意的是,必需脂肪酸转化为前列腺素的过程,会被多数能引起孩子患ADHD的食物（如小麦和乳制品）所抑制。这个过程也会因缺乏促进酶反应的多种维生素和矿物质（包括维生素B_3、维生素B_6、维生素C、生物素、锌和镁）被抑制。锌缺乏症常见于那些学习能力差的孩子当中。

自闭症：由维生素A缺乏引起的病症

来自美国弗吉尼亚州里士满布的儿科医生玛丽·麦格森（Mary Megson）医生认为，很多表现出自闭症症状的孩子都缺乏维生素A。维生素A也被称做视黄醇，它是维护视力所必需的，也是构筑内脏和大脑中健康细胞所需要的。没有人真正想过，那些患有自闭症的孩子的消化道出了什么问题。麦格森医生却在思考，这种现象是不是和维生素A的缺乏有关？

维生素A的最好来源是乳汁、内脏、乳脂及鳕鱼鱼肝油，而这些食物都是现代膳食中并不流行的东西，我们用配方乳、强化食品及复合维生素来取而代之。这些替代物中多数都含有化学形式经过改变的视黄醇衍生物，如视黄醇棕榈酸酯（其作用效果不及那些来自鱼或动物体的视黄醇）。而令麦格森医生感兴趣的是，如果孩子们不能获得充足的天然维生素A，会产生什么后果呢？结果不仅会影响消化功能的完整性（可能导致敏感症的发生），也可能会影响孩子大脑的发育，造成视力损伤。患有自闭症的孩子已被诊断出伴有大脑发育和视力受损现象。麦格森医生推断，视觉损伤是一条重要线索，因为缺乏维生素A就意味着有较弱的明暗分辨能力，而在患有自闭症的儿童当中，这是一种常见症状。

如果你看东西时分不清明暗，那就意味着你看不到物体的影子。看不到影子的话，就失去了观察物体的三维感，也就不能很好地判断人的表情。这可以解释为何患有自闭症的孩子常常不会正视别人，而是看人的侧面，这一直被认为是社会交往不良的一个表现。而实际上，这可能是他们能够看到人们表情的最佳方式。这是因为，物像的边缘比中间有着更强的明暗对比。

当然，以上结论是有证据的，而证据是由给孩子提供含有天然、未经掺假的维生素A的鳕鱼鱼肝油这个很简单的实验得来的。麦格森医生已证实，从服用这种鱼肝油开始，受试者通常在1周之内，自闭症的症状就得到了显著改善。

有毒食品

糖

富含精制碳水化合物的饮食对任何人都没有好处。很多家长认为给孩子吃糖果易使他们极度活跃或产生攻击性行为，这一点已得到研究的证实。另外，研究还发现，多动的孩子对糖的摄入要比其他孩子多；减少膳食中糖的含量，会使犯罪率降低一半。

一项对265个多动儿童的研究表明，其中超过3/4的孩子葡萄糖耐受性不正常。葡萄糖是大脑和机体的主要燃料，由于精制碳水化合物、刺激物、糖果、可乐、苏打饮料和果汁的存在以及膳食中可降低葡萄糖吸收的膳食纤维的缺乏，血糖值像过山车一样处于大幅度起伏状态；此时人的活跃性、注意力、兴趣点以及行为也会随之大幅度波动，正如患有ADHD的孩子所表现出来的那样。孩子吃完糖以后表现出的平静效应，可能只是身体内部的血糖由原来的低血糖状态（此时大脑与认知功能控制的行为处于缺乏燃料状态）趋于正常化的结果。

小麦与牛奶

乳汁是摄取必需脂肪酸和维生素A的最佳来源，坚持母乳喂养至少6个月，对减少孩子患牛奶过敏症的几率是必要的。

除了这些可能的影响因素外，对自闭症影响最明显的因素是不适当的食品以及因消化吸收不良而产生并随血液进入大脑的化学物质。最常见的不受欢迎的食品是富含面筋的小麦以及含酪蛋白的乳制品。这些蛋白质难以被人体消化，如果太早食用这些蛋白质，可能会引起孩子的过敏反应。这些蛋白质的片段也被称为肽，可以模拟人大脑中的名为内啡肽的化学物质，因此也常被称为类阿片肽。这些类阿片肽会像鸦片类物质一样，对人的大脑产生损伤，从而导致孩子出现行为上的多种问题。森德兰大学自闭症研究所的研究结果表明，患有自闭症孩子的血液与尿液中这种肽的含量较高。

为了了解这些常见的食物如何对敏感性人群产生危害作用，我们需要研究这些物质是如何通过消化道进入人体的。类阿片肽来自没有完全消化的蛋白质，特别是来自那些含有面筋与酪蛋白的食物。在80%的自闭症患者中，能够检测出类似的肽（IAG）（来自小麦面筋）。因此，首先要解决蛋白质的消化不良问题，这主要是由锌的缺乏引起的。但即便如此，这些部分消化的蛋白质片断还是不应当进入人的血液。那么它们究竟是如何进入的呢？维生素A与必需脂肪酸的缺乏肯定是其中的原因，但也许还有其他更多的原因。

改善孩子的行为与精神状态

为了对有关影响因素进行研究，我设计了一个为期1周的实验。与电视台的《今晨》(This Morning) 节目组合作，我们在伦敦一所小学挑选了一个班级，该班级有30个年龄为6~7岁的孩子，已经确定其中有12个孩子是调皮捣蛋的，他们在学习上也倍感吃力。

实验的1周内，我们要求孩子与其家长不摄入加糖或甜味剂的食品，孩子要多吃鱼，在早餐谷物片中加入植物种子。种子和鱼都是必需脂肪的良好来源。此外，孩子们还可以选择添加了维生素的果汁饮料。

结果显示，上述的12个孩子中有4个在行为、注意力、阅读、写作方面都取得了很大进步。雷斯就是其中一个，实验周刚刚开始的时候，他还存在注意力不集中、坐姿不正、阅读以及写作方面的问题；而在实验周结束时，他已经有了很大的转变。以下是他在实验周开始与结束时，关于写作能力测试的案例：以前只能写四行字，而实验结束已可以写一页半了；他的笔迹也有了很大的改善。雷斯的母亲对实验曾有过怀疑，但在实验周结束之时，说道："我曾认为任何情况都不可能让这个孩子平静下来，我们已经带他看过心理医生，但不起任何作用。他的性格非常急躁，很难入睡，多动，不停地折腾，有时还会暴怒。但现在他好像变了个人，比以前安静多了，更愿意学习了。实验结束后的两周，他的阅读能力已经提高了一个级别。他不再过度兴奋，也比以前更好相处了。以后我们会继续坚持这种饮食习惯。"

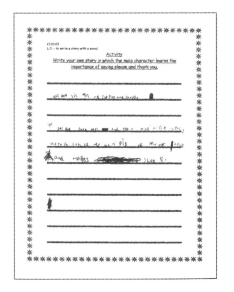 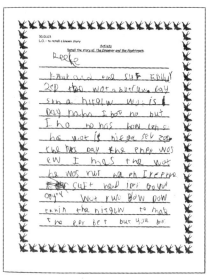

实验前的笔迹   实验后的笔迹

当然，不是什么事情都能归因于饮食和营养缺乏。在生活中，成年人也会给孩子们造成一定的压力。许多孩子被迫去适应这个到处要求"成功与成就"的大环境，许多孩子在家长的不满足中生活，放学之后，还要去学习钢琴，去参加课外训练，简直没有时间放松，也没有时间去玩。这些心理压力再加上营养很差的饮食，把太多的孩子逼到心理健康问题的边缘，甚至是更严重的地步。儿童专线每年都会接到 1500 个有自杀倾向儿童的电话。与以前相比，孩

合理的每日营养补充计划

营养素	单位	年龄（岁）						
		<1	1	2	3~4	5~6	7~8	9~11
维生素								
A（视黄醇）	微克	500	600	700	800	1000	1500	2000
D	微克	1	1.25	1.5	1.75	2.25	2.5	2.5
E	毫克	13	13	17	20	23	30	40
C	毫克	100	100	200	300	400	500	600
B_1（硫胺素）	毫克	5	5	5	8	12	16	20
B_2（核黄素）	毫克	5	5	6	8	12	16	20
B_3（烟酸）	毫克	7	10	14	16	18	20	22
B_5（泛酸）	毫克	10	10	15	20	25	30	35
B_6（吡哆醇）	毫克	5	5	7	10	12	16	20
B_{12}	微克	5	6	7	8	9	10	10
叶酸	微克	100	100	120	140	160	180	200
生物素	微克	30	40	50	60	70	80	90
矿物质								
钙	毫克	150	160	170	180	190	200	210
镁	毫克	50	60	70	80	90	100	110
铁	毫克	4	5	6	7	8	9	10
锌	毫克	4	5	6	7	8	9	10
锰	微克	300	300	350	400	500	700	1000
碘	微克	50	75	100	125	150	175	200
铬	微克	15	17	20	23	25	27	30
硒	微克	10	15	20	25	28	30	35
必需脂肪酸								
GLA	毫克	50	65	80	95	110	135	150
EPA	毫克	100	150	200	250	300	350	400
DHA	毫克	100	125	150	175	200	225	250

子需要更多的爱、支持和适宜的营养。

给孩子的补充剂

开始给孩子添加补充剂的最佳时机，是在孩子刚断奶的时候（在哺乳期，孩子的母亲需要营养补充剂）。我建议，当孩子不再以母乳而是更多地以固体食物作为营养的主要来源时，你可以开始给孩子提供补充剂。此时，孩子大约6~9个月大。第342页表是从孩子断奶开始到11岁的一份合理的每日营养补充计划。

关于补充剂的注意事项

许多公司配制出独特的复合维生素与矿物质补充剂，这些补充剂混合了所有的必需营养素，特别是适合孩子的营养素。你可以根据个人喜好（或是你的孩子的喜好）选择能咀嚼的片剂（婴幼儿能够咬碎的）或液体补充剂。

在孩子吃早餐时提供补充剂是最理想的，但一定不能在孩子晚上临睡前提供，这是因为B族维生素会产生轻微的刺激作用。孩子对维生素毒性的敏感度要比成年人强，第342页表中给出的剂量都是在毒性阈值范围内，即便对于最敏感的孩子也是安全的。除非有营养临床医学专家的指导与监督，否则不要尝试给孩子吃比推荐摄入量更多的补充剂。

提高智商（IQ）的必需脂肪

只要你的孩子能在一周吃3次含丰富油脂的鱼，每天再吃一些植物种子，他就能获得足量的必需脂肪，而这些必需脂肪有助于孩子大脑的发育和智力的提高。但如果孩子不能每天吃到鱼和种子，那么我建议给孩子的饮食中添加必需脂肪酸（EFA）补充剂。选择一种既包含 γ-亚麻酸（Omega-6），又包含 EPA 和 DHA（它们是对发育起最重要作用的 Omega-3 脂肪）的补充剂。第342页表提供了必需脂肪的大致需要量，其相当于给孩子吃鱼和种子时摄入的量。

第41章 青春期、经前期和更年期

从孩童到成人的生理转变并不比心理转变容易。青春期身体会经历各种快速变化，主要体现在性征发育方面，此时身体需要合理的营养，否则会产生"副作用"。这些"副作用"包括痤疮、肥胖症以及饮食、精神和行为问题。这些都是没有很好地适应青春期生理变化的常见反应。

青春期的男孩女孩都需要比以往更多的维生素A、维生素D、维生素B₆、生物素、锌、钙、镁和必需脂肪酸。据对营养素的需求进行的评估，孩子们在14～16岁这个年龄段对营养素需求有所增加。一旦孩子进入14岁，他们的营养素需求就和成年人没什么差别了，在此期间除了对上述营养素有更大的需求外，还需要补充足够的蛋白质，因为青少年仍然处在长身体的时期。

人体对上述营养素的缺乏中，缺锌和缺镁是最常发生的。锌是两性性征成熟所必需的营养素，但男孩需求量比女孩更大。青春期男孩生长速度相对女孩较慢，部分原因可能是锌的摄入量低于正常需要量，致使所摄入的锌首先供给性征成熟的发育，而不是身体的发育。发育问题、"生长疼痛"以及痤疮都是锌缺乏的可能标志。

孩子十几岁的时候，也需要对食物进行自由选择，这对于这个年龄段的孩子学会满足自身营养需求是非常重要的。如果在这个时期，学校乃至家长都没有给孩子进行营养知识教育，那么他们只会选择那些口感好的食物，而不是选择对身体健康有益的食物。食物的选择与皮肤、体力以及精神间的联系是需要关注的。下面是推荐给大家的良好饮食习惯：

＊食用植物种子，或者来1大汤匙磨碎了的谷物种子，因为其中锌、镁以及必需脂肪酸的含量非常丰富。

* 零食首选水果，而不是糖果、脂肪和甜点。

* 吃饭时要经常食用蔬菜；大多学校不知道如何把菜做得可口诱人，因此孩子在上学期间经常对吃菜感到厌恶。

* 要坐下来好好进餐，而不是边活动边吃饭。

通过饮食消除经前综合征

月经前出现的一系列问题，被称为PMS（经前综合征），是妇女常见的生理现象。然而，包括抑郁、紧张、头疼、乳房敏感、水肿、胀痛、体力不支以及易怒等，在多数情况下是可以避免的。尽管有少数女性在排卵期也会产生上述症状，但一般来讲，症状多发生在经前一周。由于经前综合征是激素水平改变的结果，因此采用激素疗法可以改善这种状况。但是使用激素类药物治疗必须谨慎，因为此类药物会破坏身体的化学平衡，增加患癌症的风险。

一些研究已经证实，维生素 B_6 对70%的经前综合征患者有作用。但不久研究者又发现锌和维生素 B_6 协同作用时对于改善经前综合征更加有效（锌可帮助将维生素 B_6 的结构转变为活性形式）。加利福尼亚的研究者盖伊·艾布拉姆（Guy Abrahams）博士在后期研究中发现，镁对于减轻乳房敏感或胀痛症状特别有效。

最近集中对 γ–亚麻酸（GLA）的功效进行了研究。这是一种存在于月见草和琉璃苣油里的必需脂肪酸，对改善经前综合征有60%的成功率，这主要是因为其有助于产生前列腺素。

现在我们已经了解维生素 B_6、锌和镁也是产生前列腺素所必需的，基于这个原因，它们很可能对改善经前综合征也有所帮助。最佳营养学会的一项实验结果表明，单凭这些营养素就能很容易地消除症状。在这项实验里，患有经前综合征的患者和负责给他们治疗的医生都评估了这些营养素对经前健康问题的疗效，结果显示有55%～85%的改善作用。服用上述营养素补充剂的女性，经前综合征有望在3个月内平均达到66%的改善程度。

对于某些经前综合征患者来说，激素的变化会使得血糖控制机能紊乱，从而引起血糖和刺激物含量的变化，同时伴随着厌倦和易怒的症状。严格用无糖、无刺激物的饮食代替多糖或水果，每次少量并坚持下去，就会有意想不到的效果。饮食调整，再加上补充剂的作用，通常可以减轻经前综合征的症状。

但对于一小部分女性而言，经前综合征带来的激素失衡问题更为严重，单凭饮食和补充剂是不能改善这种情况的。这种激素不平衡症状通常是由雌激素优势和黄体酮相对缺乏引起的，而此种情况可因长期服用避孕药引发。需要在资深营养顾问或医生的帮助下进行化验，改善病症。

避孕的利与弊

最为有效的避孕途径——服用避孕药，会给身体带来太多的健康问题。我个人认为夫妻进行避孕的最佳方式是通过观察体温和阴道黏液的变化来确定排卵日期。女性一旦进入排卵期，通常都会有所察觉，而此时就可以购买检测用品进行检验。一旦排卵日期确定，那么从排卵日后的第3天（不包括排卵日）到下次排卵日前的7天内，都没有机会受孕，而这是排卵周期本身对避孕的贡献。安全期外的其他时间里，可以采用非侵入性隔离法，如使用避孕套或子宫帽，或者干脆不进行性生活。

利用推算排卵期进行避孕的唯一限制在于：营养不良通常会导致经期不规律。此外，如果体内的激素失调，如雌激素优势，也可能造成经期不准，需要花些时间才能调理到健康有规律的状态。在这种情况下，避免使用合成激素显得尤为重要，因为它通常是造成激素失调的首要原因。

治疗更年期综合征——哪些因素在起作用

很多女性并不担心那些更年期最常见的病症——骨质疏松症、乳腺癌或心脏疾病，却担心眼前那些使人衰弱的病症，最常见的有潮热、疲倦乏力、头疼、暴躁、失眠和抑郁，这些病症在影响着她们的日常生活。

医生通常使用的诊治措施是激素替代疗法（HRT），但是目前研究讨论的热点正是这种疗法是否会增加患乳腺癌的风险。那么，究竟怎么诊治才不会有风险？

锻炼

根据瑞典隆德大学对瑞典女性的研究，参加体育锻炼越多，精力越充沛，发生潮热反应的可能性越小。

控制血糖

近期，在美国德克萨斯州奥斯汀进行的研究已经证实了营养学家们的预言：如果你有血糖问题，就意味着你的血糖水平会像悠悠球一样不停地上升、下降。与血糖稳定情况相比，你更有可能感到困倦、暴躁、抑郁和潮热。控制血糖最好的办法就是：食用富含蛋白质的具有低血糖负荷的碳水化合物。

维生素 C 和维生素 E

维生素C有助于体内激素发挥功效，因此，当其含量低，每天需要补充1~2克的维生素C才能使其稳定在正常水平时，可以挑选一种含有浆果提取物的补充剂，这种补充剂富含的生物类黄酮已证实对激素发挥功效也有所帮助。维生素E是另一种促进激素发挥功效的综合性营养素，每天摄入600毫克有助于保持阴道干爽，但至少要连续服用1个月后才会起作用。

必需脂肪

研究表明，必需脂肪对于治疗更年期综合征没有多大效果，但对于调控激素与稳定情绪是必要的。我建议每天食用植物种子（如亚麻子、芝麻、葵花子或南瓜子），并适当补充一些EPA（300毫克）、DHA（200毫克）和GLA（100毫克）。

大豆、异黄酮和红三叶草

目前有4项实验结果都表明，异黄酮（在大豆、红三叶草中的含量丰富）对更年期潮热症状的严重程度有近50%的减缓作用。但两项安慰剂对照研究没有得出同样的结果，至少改善得没有那么显著。又有研究发现，患者排泄物中异黄酮的含量越高，潮热症状的影响力就越低。这表明，通过饮食或补充剂摄入高含量的异黄酮对治疗更年期潮热症是有效果的。与雌激素替代疗法不同的是，大豆、豆腐和异黄酮还有预防癌症的作用。我个人的建议是，有规律地吃些豆腐，至少每隔一天要吃1次，每次可能需要食用50克才会有效果。要再次提醒大家的是，不要期望会有立竿见影的效果。含有异黄酮提取物的补充剂可能也有作用，但是没有确实的研究数据。所以，如果其他方法都不起作用，那么这种补充剂值得一试。

黑升麻

最有希望治疗更年期综合征的药草是黑升麻。黑升麻有助于消除妇女更年期时的潮热、多汗、失眠和焦虑症状。新的研究结果显示，使用黑升麻不会增加患癌风险，也不会抵抗雌性特征，这同样是黑升麻药效中值得称赞的。尽管当用量高达500毫克时，对治疗更年期综合征会更为有效，但是我们通常建议其日用量为50毫克。黑升麻也能帮助增加血液中的5-羟色胺含量，并减轻抑郁症的症状。

圣约翰草

黑升麻与圣约翰草的复合物（每天300毫克）对于患有抑郁症、易怒、易疲乏的妇女特别有效。圣约翰草，因能有效治疗抑郁症而闻名，同时也被证实可以消除其他的更年期症状，包括头疼、心悸、注意力涣散和性欲降低。德国一项药物实验结果表明，80%的女性在服用圣约翰草提取物12周后症状消失或得到充分改善。

当归

另一种用于治疗更年期潮热症状的药草就是当归。一项用安慰剂做对照的实验中，给55位绝经后患有潮热症状并拒绝接受激素替代治疗的女性服用加有甘菊的当归提取物。结果发现，其中80%的潮热症状得到了改善，1个月后改善变得更加明显。所以，建议每天摄入当归提取物600毫克。

黄体酮霜

更年期综合征产生的原因仅仅是因为雌激素和黄体酮水平的下降。女性一旦停止排卵，黄体酮的量就会急剧下降。激素替代疗法的药物都是人工合成的，与黄体酮化学性质类似，被称为孕激素。但是这类物质会产生令人不适的副作用，包括增加患癌风险。而与人体产生的黄体酮一样的物质，通常被称为天然黄体酮，能够降低患癌风险，对更年期综合征有很好的疗效。

发表在《产科学与妇科学杂志》（*The Journal of Obstetrics and Gynaecology*）上的一项近期美国实验结果中，与实验中服用安慰剂的女性相比，黄体酮霜能显著消除或减少83%使用它的女性的更年期症状。

综合疗法

将上述药草、营养素与饮食和生活方式的改善结合起来考虑，会产生最佳的治疗效果。在近期的一项研究中，早上提供人参、黑升麻、大豆以及绿茶提取物的混合物，晚上提供黑升麻、大豆、卡瓦、蛇麻草以及缬草提取物的混合物。实验第二周结束的时候，患有潮热症状的患者数量降低了47%。顺便指出，针灸和瑜伽也对改善更年期综合征有帮助。

合成激素替代疗法还是天然激素替代疗法

传统观念认为，更年期综合征是由缺乏雌激素引起的，月经停止也是由雌激素水平（需要其引发排卵）降低引起的。这些观点也很少会被质疑。基于这个原因，雌激素替代疗法应运而生。然而，一旦女性进入无排卵现象的经期（这种情况通常发生在绝经前的好多年），黄体酮就不再产生（这是因为黄体酮产生于释放卵子的囊中）。雌激素的水平下降（但不会停止），而黄体酮的水平却降至零。雌激素的相对持续过量（与黄体酮相比），加上黄体酮的缺乏，可能是引起更年期综合征的主要原因。

雌激素替代疗法以及天然黄体酮的使用（假定每天涂两次少量的外用黄体酮霜）都可以抑制更年期综合征。然而，传统的激素替代疗法只适合少数女性，70%的女性在采用这种疗法一年内便停止了使用，原因通常是这种疗法会产生令人不适的症状或是缺乏疗效。现在发现雌激素与合成的黄体酮都会增加患乳腺癌的风险，因此不再推荐给女性用于治疗雌激素停止的病症。而天然黄体酮是抗癌物质，在治疗骨质疏松症的时候，其效果是合成黄体酮的4倍。为了改善激素失调的状况，最好能得到专家的建议（包括测试）。总之，综合考虑饮食、补充剂以及适时使用少量的天然黄体酮，可改善女性更年期综合征。

男性更年期

男性在生命后期同样会经历更年期症状。男性的更年期症状与女性更年期症状非常相似，包括困倦、抑郁、易怒、快速衰老、周身疼痛、多汗、潮热和性能力降低。

马尔科姆·凯若瑟斯医生是专门研究雄性激素的世界级权威人士，已成功治愈了成千上万的男性患者，他确信男性也存在更年期，并与男性的性激素——雄性激素的释放量降低有关。

雄性激素释放量降低的确切原因至今还是个谜，但是可以肯定的是，也与压力、过度饮酒和睾丸的过度兴奋有关，更加危险的是不断增加的环境雌激素的作用。环境雌激素是存在于我们环境中的化学物质，其作用与女性的雌激素相似。近期研究发现，环境雌激素会阻碍男性特征的发挥，妨碍雄性激素的活动。

环境雌激素无处不在，从杀虫剂一直到塑料。凯若瑟斯说："也许未来的考古学家会发现由塑料袋形成的厚厚地层，这正揭示了'人类塑料质体'或'塑料袋人类'（人类消费社会副产物导致的无性别人类）的灭亡。"根据近期的研究结果，杀虫剂DDT的分解物DDE基本不具有雌激素活性，却比DDT的抗雄激素活性作用高出15倍。这些化学物质虽然已被禁用很久，但目前仍被发现残留于食物链中。但摄入多少杀虫剂的残留物才能引起雄性激素的降低，目前尚不清楚。

雄性激素来自人体中的胆固醇。含胆固醇较低的膳食会降低雄性激素的量，而具有抗氧化作用的营养素（如维生素E）有助于保护胆固醇，避免其遭到破坏。雄性激素也可由DHEA（脱氢表雄酮，一种由肾上腺分泌的天然激素）生成。对于那些怀疑自己患有更年期综合征的男性来说，我建议他们按照本书中的最佳营养原则，先判断自己是否患有雄性激素缺乏症，如果答案是肯定的话，再进行睾丸激素注射或涂抹睾丸激素霜来进行治疗。

第42章 防衰老问题

老年人保持健康的最佳方式是在疾病来临前提前预防。毕竟还有许多动物能终生保持健康。在西方国家，死于衰老是不受法律保护的：多数死亡证书的颁发需要一个病因。我坚信，人们能够拥有一种有活力的健康生活，不为很差的健康状态或不必要的病痛所折磨。三位最佳营养学的祖鼻——莱纳斯·鲍林、罗杰·威廉姆斯和卡尔·普菲佛，都健康地活到了耄耋之年。

健康长寿的秘诀，当然是按照第23章与第32章的建议去预防心脏病和癌症的发生。鲍林与普菲佛都深信，通过获得最佳营养，可以延长至少10年的健康寿命。威廉姆斯说："良好的营养，包括大量维生素 C 和维生素 E，可以极大地延长那些已经步入中年的人的寿命。延长寿命的最大秘诀在于：从出生以前到老年的营养要保证持续高质量供给。"普菲佛在他生命的后期，每天坚持服用 10 克维生素 C，而鲍林每天服用 16 克。所以，以下做法对身体健康是很有益处的：每隔 10 年，维生素 C 的日摄入量增加 1 克，而维生素 E 的日摄入量应增加 75 毫克。按此算法，一位 80 岁的老人，为了保证健康，每天需要摄入 8 克的维生素 C 和 600 毫克的维生素 E。

改善消化与吸收

胃酸与消化酶的产生通常会随着年龄的增加而减少。胃酸的产生依赖于锌元素，因此，确保锌的充足摄入是非常重要的。缺锌也会减弱人的味觉和嗅觉，导致偏爱食盐、调味料以及奶酪、肉类等口味较重的食物。缺锌的人往往水果和蔬菜吃的较少。通过补锌，可以改善人们的健康状况，包括减少便秘现象。不要将蔬菜烹调过度，也不要加入过量用于强化口味的调味料。

缺乏胃酸与消化酶也会导致食物中营养素在人体中的不良吸收。如果你有消化方面的问题，或是已经年过60，那么为了帮助营养素吸收，尝试服用含有少量盐酸甜菜碱（胃酸）的消化酶补充剂是非常有必要的。甜菜碱是三甲基甘氨酸（TMG）的另一种叫法，它能够降低同型半胱氨酸的含量（见第16章），也会改善对维生素与矿物质的吸收情况。

关于老年人的研究已经清楚表明，老年人对关键营养素如维生素 B_{12} 和叶酸的吸收情况都比较差。例如，维生素 B_{12} 的推荐每日摄入量为1微克，而膳食中维生素 B_{12} 的平均摄入量接近6微克。但最近的研究发现，对于那些血液中维生素 B_{12} 含量过低或处于边界水平的患者来说，10微克的维生素 B_{12} 都不足以使维生素 B_{12} 恢复到正常水平，而老年人的普遍特点就是血液中维生素 B_{12} 含量过低。对老年人来说，每天摄入50微克的量，不管是对于恢复维生素 B_{12} 的水平，还是对于降低同型半胱氨酸的含量，都是很有效的。再加一点点额外费用，额外补充一些最易于吸收的复合矿物质配方产品，同样是非常值得的（详见第48章）。

战胜关节炎和疼痛

老年人遭受的最大痛苦之一就是关节疼痛和关节炎。人们常常认为，这种病痛除了服用止痛药物外，再无计可施。而止痛药只会使病情恶化，不能根治病痛，因此以上观点是不科学的。事实上有很多不使用止痛药就能减缓疼痛与炎症的方法，甚至是在病情严重恶化的情况下（详细内容见第26章）。

佛瑞德就是一个典型的案例。他拜访过很多专家，也尝试过所有的传统疗法。之后，他试着采用最佳营养素进行治疗。"我已习惯了膝盖与关节处的持续疼痛。我不能打高尔夫球，持续步行时间也不能超过10分钟。但是按照帕特里克的建议做了后，我的不适感减轻了95%～100%。当你可以再次长时间行走，每天也可自由地玩高尔夫球的时候，真是步入了一种完全不同的生活。我曾经不相信我的关节疼痛能有如此大的改善，也不相信无论我进行哪种活动，1天或1周内也不会出现病情反复。"减缓疼痛与炎症的要点如下：

* 识别并避免接触过敏原
* 补充烟酸（每天最多500毫克）和泛酸（每天500毫克）
* 补充抗氧化剂

* 补充抵抗炎症的营养素和药草，如 Omega－3 脂肪和乳香

* 补充强骨营养素，包括矿物质和葡萄糖胺

* 良好全面的最佳营养搭配

有时疼痛的部位是肌肉而不是关节。这种情况不属于关节炎，原因可能是下面两种情况中的一种：一种情况是纤维肌痛，它表现为一些肌肉部位上的突起。现在认为这是由肌肉细胞能量代谢出现问题引起的，不属于炎症。因此，抗炎症的药物并不会真正起作用，而止痛药只能够压制疼痛的症状。镁的一种特殊形式——苹果酸镁（由饮食与补充剂共同提供），对于消除纤维肌痛非常有效。压力会加速镁的消耗，使疼痛症状更加严重。另一种情况是多肌痛，其症状表现为清晨身体僵硬，且多发于肩膀和臀部。这种病症在身体解毒系统超负荷工作时更容易发生。这意味着肝脏、肾脏、大脑以及所有的细胞（包括肌肉细胞），不能很好地处理人体在消化和每日运转中所产生的垃圾。身体内多个系统都会受到影响。

有些人长期感到疲乏，有的人身体遭受疼痛（就像患有多肌痛那样），还有人发现，他们的神经系统也受到了影响，导致未老先衰或多发性硬化症，或者免疫系统出现紊乱，引发感染、过敏、炎症或自身免疫性疾病如风湿性关节炎。多肌痛属于炎症引起的症状，通常抗氧化补充剂与肝脏解毒对其有作用。传统治疗通常使用的是脱氢皮质醇（prednisolone）这种药物。

避免陷入依赖药物的恶性循环

在这种情况下，多数人最终会陷入依赖药物的恶性循环中。开始时可能是止痛药或类固醇，受到感染之后可能就是抗生素。实际上，药物只能治标不能治本，它们通常会刺激内脏，使肠壁渗漏更加严重，就像非甾体类消炎药和抗生素一样。这意味着更多的垃圾进入人的身体，进一步加重身体的解毒负荷。许多药物如扑热息痛本身就是一种毒素，会加大肝脏的负荷。后果是身体系统超负荷情况加重，导致更严重的疾病与感染的发生。

另外，许多传统医用药物，如止痛药或消炎药，都会抑制身体的正常反应。它们的作用同体内毒素一样，会威胁到身体健康。对此，你还需要其他药物来应对！这样会导致恶性循环。

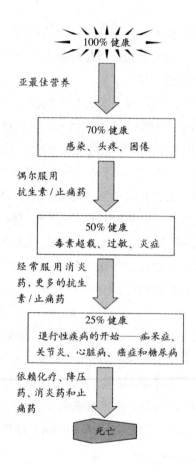

预防痴呆症与早老性痴呆症

    与年龄相关的记忆力下降和早老性痴呆症很有可能是炎症与身体解毒能力不堪重负联合引发的结果。这是一个好消息。因为这意味着早老性痴呆症可以被预防，甚至在发生的早期有逆转的可能。

    早老性痴呆症与痴呆症有相似的病因，都有引发其他常见退行性疾病（包括心血管疾病和糖尿病）的危险。通过最佳营养方式，二者都可被很好地预防。脑细胞衰退的主要机制是发炎与氧化。因此，要增加抗氧化剂维生素E和维生素C以及Omega-3脂肪EPA和DHA的摄入，以降低患病危险。降低皮质醇与同型半胱氨酸的量，增加叶酸与维生素B_{12}和B_6的摄入量，也会降低患病风险。减少铝、汞以及铜的过量摄入（这些元素会加剧氧化），同样会降低患病风险。

　　一旦脑细胞开始衰老，大脑中负责记忆的乙酰胆碱分子数量也随之下降。此外，不断有研究证实，磷脂酰胆碱、磷脂酰丝氨酸以及二甲基乙醇胺（DMAE）这几种乙酰胆碱的前体物质能改善大脑的认知功能，原因可能是能促进脑细胞产生或促进生成更多的乙酰胆碱。

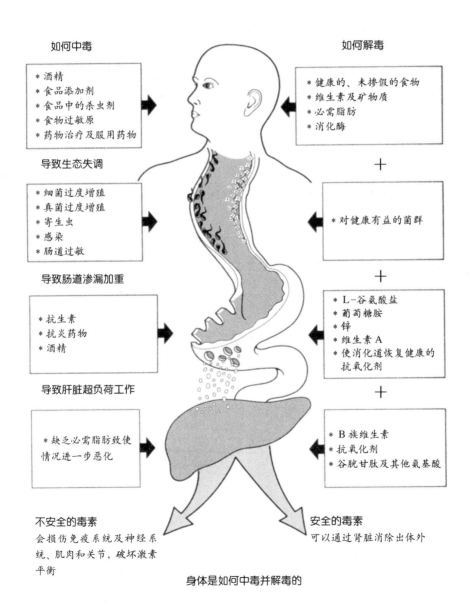

身体是如何中毒并解毒的

综合考虑饮食与生活方式的情况，再加上营养素补充剂的作用，可以制定出与老年认知功能衰退有关的预防及早期扭转病症的有效方案。

抓住病因，不要停留于症状本身

预防与改善这些病症的方法就是抓住病因，不要停留于症状本身。与此同时，还要确保大脑获得最佳营养，包括我们在第28章讨论的有助于提高智力的营养素，这样才能帮助记忆力达到最佳状态。

较差的饮食质量、饮酒、服用药物、易感染常常会给我们的老年生活带来很多健康问题。值得庆幸的是，依靠生化技术取得的进步，现在通过简单的尿检就能知道体内敏感的有益菌是否处在失衡状态，肠壁渗漏情况到了什么程度（这是体内毒素超负荷的主要潜在原因），究竟是肝脏的哪条代谢路径（每条路径都依赖于一系列的酶，而这些酶本身又依赖于很多的营养素）在超负荷工作。营养顾问可以设计一套特别的饮食与补充计划（利用特殊的维生素、矿物质、氨基酸和脂肪酸），用以降低体内毒素负荷以及修复身体的解毒能力。通常，这种做法的效果极佳。

营养状况较差、经常接触氧化物质与其他反营养物质，会使得肝脏解毒能力降低并恶化，从而导致体内系统紊乱。因此保持对这种情况的关注是非常重要的。

我坚信要想获得完全健康的人生，应该有充足的营养储备，这样一直到生命的终结时刻，都不会有思维能力和健康水平的衰退，最终体验到相当迅速而没有痛苦的死亡。

第六部分

你的个人营养方案

营养圣经

New Optimum Nutrition Bible

Optimum nutrition is very simply giving yourself the best possible intake of nutrients to allow your body and brain to be as healthy as possible-and to work as well as it can. By nutrients, I mean protein, carbohydrate, essential fats, vitamins, minerals and water-each of which we'll explore in more detail in the coming chapters. These are the substances from which your body is built. For example, your skin renews itself in 21 days, your bones can repair themselves in six weeks and your inner skin, your digestive tract, replaces itself every four days. In five years, you will be an almost completely new person. Your body is an incredible regenerating organism that is constantly self-regulating and rejuvenating. But without the right nutrients, this process becomes impaired. Then you don't re- place your body cells quite so accurately-that's called ageing. And with our modern nutrient-lacking diets and endless temptations, maintaining a healthy body is a challenge for everyone.

第43章 确定你的最佳营养

你想要达到什么样的健康程度？如果你想了解自己精神和身体的全部潜在能力，确定你的最佳营养需求是非常必要的。但是如果你的营养需求很特别，那么你该如何发现这一点呢？从1980年开始，我制定并完善了一套分析人体营养需求的体系，此体系建立在评估影响个人营养需求的主要因素的基础上。此体系已经在10万人当中进行了测试并得到了验证，现在已被世界各国的临床营养学家所应用。

无数人已经从中获益，因此，我知道从这个体系中可以得到什么样的结果。这些结果包括：

* 更敏锐的思维
* 更好的记忆力
* 更强的体力
* 更好的体重控制效果
* 降低胆固醇含量
* 使得病情好转

如果你想听到参与者本人亲口告诉你，他们是如何应用这个体系制订计划，并按照他们自己的个人健康方案去实施，结果获得健康状况的改善，可以访问我的网站 www.patrickholford.com。

尽管多数被诊断为有病的人已经受益于个人健康计划，但这个健康计划是以预防为主要目标，而不是以治病为主的。如果你正在进行医药治疗，请确认这个营养补充方案与你接受的治疗措施是否能够很好地相容。

影响你营养需求的因素

至少有8项因素会影响你的营养需求量。年龄、性别以及运动量都是很常见的影响因素，但污染、压力、基因遗传、你过去的健康状况，当然还有膳食所能提供的营养素以及反营养物质，却不是能够轻易了解的。但是所有的这些细节以及更多的因素，都必须纳入考虑当中。通过4种分析方法——膳食分析、生化分析、症状分析、生活方式分析，可以了解这些细节。

膳食分析

这种方式似乎是从容易着手的地方开始：搞清楚人们摄入的食物是什么，就能发现缺乏的营养素是什么。但不幸的是，如果对一周内所吃的食物进行详细分析，并不能综合考虑到食物营养素含量的变异性、个人的营养素需求，或者营养素是否能被吸收、吸收后的营养素又是否能被有效地利用等情况。我见过许多人的饮食质量很高，却依然有维生素缺乏的症状。对其中绝大部分人来说，问题在于营养素吸收不良。这些可变因素，使得某些通过计算机进行的膳食分析不如设想的准确。

膳食分析对于评估那些能影响到人们营养素需求的食物很有用处，比如糖、盐、咖啡、茶、酒精、食品添加剂和防腐剂。另一些因素，如脂肪、碳水化合物、蛋白质和热量的摄入量，也可由膳食分析进行评估。

生化分析

诸如头发矿物质分析与维生素血液分析这样的实验，可以提供关于体内生物化学状态的确切信息，也能让营养顾问了解你身体的确切营养状况。但并不是所有这些实验都能对规划你的营养方案提供有用的信息。为了让这些信息尽可能精确，任何关于维生素或矿物质的检测都必须反映出营养素在体内发挥作用的能力。例如，铁是构成血红细胞的必需元素，有助于体内氧的运输。通过测定细胞中铁的营养状况，可能会对你的铁需求有一个很好的估测。

从另一方面来讲，维生素 B_6 在血液中没有像铁那样的直接作用。它主要作用于大脑当中的化学物质5-羟色胺，或在甲基化反应中起作用，降低同型半胱氨酸含量。所以，仅仅测定血液中的维生素 B_6，并不能真实地反映你是否获得了充足的营养素供给以及体内的维生素 B_6 是否运转正常。相比之下，检测同型半胱氨酸浓度等项目意义更大。如果你已经获得了充足的维生素B₆、维生素B₁₂和叶酸，那么你的同型半胱氨酸浓度就很低，但假如同型半胱氨酸浓度很高，则表明你需要更多的其中一种或多种营养素。我们称这种测试方式为功能测试，因为这个测试能够精确地测定你体内生化反应的某项特殊功能是否运转正常。

因为每种营养素在体内有其不同的功效，所以我们不能说血液检验就比尿检好，或是说通过头发测定矿物质浓度的分析就比血液浓度的分析更能提供确切的信息。对于每一种营养素，都有不同的检测方式，具体用哪一个，要看我们想了解哪些信息。例如，对于锌的缺乏，就有好多种检测方法，其中包括对血液、尿液、头发、汗液，甚至是味觉的检测。

进行全方位的检测，费用是很昂贵的。我认为有3项效益比较高的检测方法，分别是同型半胱氨酸检测、食物不耐性检测和头发矿物质分析。头发矿物质分析是反映人体矿物质水平的检测，仅需要少量的头发样品，就可以检测出人体内钙、镁、锌、铬、硒和锰的状况，但检测结果需要慎重地进行解释。头发矿物质分析还会提供关于铅、镉、砷、铝和铜（如果过量，所有这些矿物质都有毒性）的有用信息，有时也能查明吸收方面存在的问题，或是产生高血压或频繁感染的原因。

同型半胱氨酸检测也能帮助评定体内B族维生素的情况。如果你的同型半胱氨酸浓度很高，就应当采纳我的关于补充B族维生素的建议，并遵循第16章的有关降低同型半胱氨酸水平的膳食指导。正常情况下，花费8周的时间，就能使你的同型半胱氨酸浓度恢复到正常水平。73岁高龄的维尔达就是一个典型的例子，她有30年的高血压史，还伴有关节炎。她的同型半胱氨酸浓度高达42.9个单位，人体最理想的浓度在6个单位以下。她接受了我的建议，结果同型半胱氨酸值在8周之内降低了88%，达到了5.1个单位，并且血压值也回到正常水平，为130/80毫米汞柱。她的关节炎也有所改善，自我感觉好了很多。

测定人体抗氧化状态也有一些好的方法。其中的一种就是谷胱甘肽过氧化物酶法。我先给两名健康状况一般的志愿者实施这种价格低廉的血液测定，然后给其中一名志愿者珍妮特，提供以每日推荐摄入量为基础的复合维生素；而给另一名志愿者莱昂提供2片含有复合维生素与矿物质的片剂、2克维生素C和1份必需脂肪补充剂（也是我每天所服用的）。珍妮特体内的谷胱甘肽过氧化物酶初始值为59个单位，而此值正常范围是65～90个单位且此值越接近90个单位越好。1个月后，其初始值上升了10个单位，达到69个单位。检测值虽已超过正常值范围的最低限，却不是最理想的状态。她说，感觉自己的健康状况和以前相比没有任何区别。而莱昂的谷胱甘肽过氧化物酶初始值为64个单位，经过1个月的补充计划，但她的检测值上升了22个单位，达到86个单位，恰恰达到了理想状态。她说："我不再像往常一样感到困倦了，办公室其他人得流感的时候，我却很健康。我的皮肤看起来也很光洁。"

以上这些就是营养临床医学专家想要进行的测试，通过这些测定，就能制定出你的最佳膳食和营养补充计划。

症状分析

症状分析是最被低估的确定营养素需求的方法，它建立在200个以上的征兆和症状（发生于一系列维生素或矿物质轻度缺乏案例中）的基础上。例如，口腔溃疡与维生素A的缺乏有关，肌肉抽筋与镁的缺乏有关。其中多数症状的致病机理已经明确。就拿镁来说，镁是肌肉放松所需要的。肌肉抽筋可能是镁缺乏的早期预警信号，表明身体已不能很好地工作了。维生素C、维生素B_3或维生素B_5的缺乏都会导致身体能量的降低，这是因为它们都与能量的产生有关。但是，身体处于低能量状态的时候并不意味着必然缺乏这些营养素，也许仅仅是由于你工作得太辛苦或是休息不好的缘故。然而，如果你有一堆的毛病，而且都与维生素B_3的缺乏有关，那么你很可能需要更多的维生素B_3来达到最理想的健康状况。

症状分析的优点在于可以直接确定身体的健康状况。这种方法与膳食分析不同，其测定结果与你是否食用了维生素C含量高的橙子，或者维生素C是否很好地被吸收和利用无关。有人批评这种方法，他们认为此方法依赖于被调查者提供的主观信息。然而，大量的医学诊断都是在患者主观信息的基础上进行的。如果你想了解一个人感觉如何，难道不要询问他的情况吗？我总是问我的病人为什么会感到不适，多数情况下，他们的判断都是对的。

生活方式分析

上述3种关于营养素需求的分析方法，如果应用得当，应该可以准确判定出，你目前需要哪些营养素才能达到最佳营养状况。但是，最好也能核实一下，你个人特殊的生活方式对营养素需求的影响是否也得到了充分考虑。例如，如果你经常吸烟、喝酒，那么你的营养需求就比不吸烟喝酒者要高；如果你怀孕了，居住在城市里，从事着高压力职业，并为过敏所苦，那么你理想的营养素需求也会受到影响。

生活方式分析是拼板游戏中的第四片板，它可以帮助营养专家了解你需要什么。下面的两章将为你讲述如何分析你的膳食、你的营养素缺乏症状以及你的生活方式，以便你制定出自己的个人健康方案。

第**44**章　你的最佳膳食

在食物为我们带来活力之前，必然有许多化学反应发生，其中需要28种维生素和矿物质的参与。这些微量营养素是释放食物能量的真正关键所在。

人的活力依赖于至少50种营养素之间的精密平衡。这些营养素包括能量的来源——碳水化合物、脂肪和蛋白质，并以千卡来衡量。也包括13种已知的维生素、15种矿物质、24种氨基酸（当蛋白质被消化时，我们就能获得氨基酸）以及两种必需脂肪酸。尽管人体对某些矿物质（如硒）的需求量不足对蛋白质需求量的$1/10^6$，但它们对人体同样重要。事实上，人体内1/3的化学反应都依赖于这些数量微小的矿物质，它们对人体的重要性甚至胜于维生素。如果没有这些营养素中的任何一种，要获得生命活力、能量和理想体重，都是不可能的。

幸运的是发生蛋白质、脂肪或碳水化合物的缺乏是非常罕见的，但不幸的是，维生素、矿物质和必需脂肪酸的缺乏是常见现象，这与人们想象中的大不相同。多数营养学专家认为，只有1/10的人，能够从饮食中获得达到理想健康状态所需的充足维生素、矿物质和必需脂肪酸。

平均摄入热量中有超出2/3的比例，来自于脂肪、糖和精制面粉。来自糖的热量被称为空热量，这是因为它不能提供任何营养物质，还经常隐藏在加工食品与甜点中。如果你的膳食重量的1/4，热量来源的2/3，都是由这类"被肢解"的食物①组成，那么，你就几乎没有机会去获得你身体需要的所有必需营养素。

---

① 译者注：精制糖是从天然食物中被分离出来，并高度纯化的食物，其中绝大多数营养物质都被除去，只剩下含热量的糖分，故而认为它不是一种完整的食物，而是"被肢解"的食物。

小麦在精制成面粉的过程中会损失25种营养素,而仅仅有4种营养素(铁、维生素 B_1、维生素 B_2、维生素 B_3) 得到了弥补。平均来说,必需矿物质如锌、铬、镁等损失率达87%。经过加工的肉类,如汉堡包和香肠,对人体健康的影响也好不到哪里去:它们使用的是高脂肪低营养素的劣质肉。蛋类、鱼肉和鸡肉是蛋白质的良好来源,因此,在非贫困地区,蛋白质缺乏一般比较少见。

蔬菜、水果、坚果、种子、豆类和谷类,属于"完全食物"[①],而且大多属于种子类食物,所以其中含有植物生长所需要的所有营养素,当然也包括锌。菜花、胡萝卜、豌豆和甘薯中富含抗氧化物质,辣椒、西蓝花和水果中富

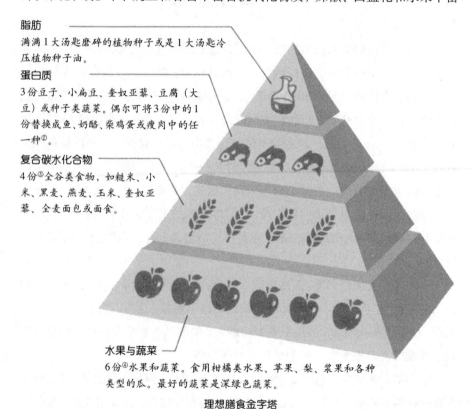

脂肪
满满1大汤匙磨碎的植物种子或是1大汤匙冷压植物种子油。

蛋白质
3份豆子、小扁豆、奎奴亚藜、豆腐(大豆) 或种子类蔬菜。偶尔可将3份中的1份替换成鱼、奶酪、柴鸡蛋或瘦肉中的任一种[②]。

复合碳水化合物
4份[③]全谷类食物,如糙米、小米、黑麦、燕麦、玉米、奎奴亚藜、全麦面包或面食。

水果与蔬菜
6份[④]水果和蔬菜。食用柑橘类水果、苹果、梨、浆果和各种类型的瓜。最好的蔬菜是深绿色蔬菜。

理想膳食金字塔

---

① 译者注:这个词的含义是丰富的。既指明这类食物外形是完整的,很少经加工处理,也意味着这些食物的营养素是完全的,同时还有健康无害的意思。

② 译者注:1份豆类食物大约相当于半杯煮熟的豆子,1份奶酪约为40克,1份鱼或肉大约相当于70克煮熟的肉,1份蛋相当于1个鸡蛋。

③ 译者注:1份谷类食物大约相当于1片面包,或小半个馒头,或小半碗米饭。

④ 译者注:1份蔬菜大约相当于1杯生的绿叶蔬菜汁,或1/2杯切碎的菜;1份水果大约相当于1块切开的甜瓜,1/2个苹果,1个橙子,或者3/4杯纯果汁。

含维生素C与其他植物营养素，种子和坚果中富含必需脂肪，豆类与谷物能够提供蛋白质和碳水化合物。你的饮食中即使不能包括上述所有的"完全食物"，至少也应该包括其中的一半。

第364页的"理想膳食金字塔"图为你提供了膳食中各类食物平衡的目标。

检查你的饮食

很多人认为，只要服用了维生素补充剂，就能继续食用那些他们所喜爱但对身体无益的食物。但实际上，你不能单靠饮食、补充剂或是锻炼当中的某一个方面来保持身体健康，这3个方面都是非常重要的。

饮食检查问卷

回答"是"得1分，最高分值为20分。

☐ 你几乎每天都往食物或饮料中加糖吗？

☐ 你几乎每天都食用加糖的食物吗？

☐ 你在你的食物中加盐吗？

☐ 在大多数日子你都要饮用1杯以上的咖啡吗？

☐ 在大多数日子你都要饮用3杯以上的茶水吗？

☐ 你每天吸烟的数量是否超过5支？

☐ 你是否吸食大麻等毒品？

☐ 你每天摄入超过28克的酒精（1杯葡萄酒、600毫升啤酒，或是1份烈酒）吗？

☐ 你每周食用煎炸食品的次数是否超过2次？

☐ 你每周食用快餐的次数是否超过2次？

☐ 你每周食用红肉的次数是否超过2次？

☐ 你是否经常食用加入添加剂和防腐剂的食品？

☐ 你每周食用巧克力或糖果的次数是否超过2次？

☐ 你的饮食中，新鲜水果和蔬菜所占的比例是否还不到1/3？

☐ 你每天饮用的白开水是否还不到300毫升？

☐ 你是否经常食用白米、面粉或面包，而不常食用全谷类食物？

☐ 你每周饮用的牛奶量是否超过1.7升？

☐ 你平均每天食用面包的数量是否超过3片？

☐ 你是否对某些食物感到"上瘾"？

☐ 你是否每周食用含丰富油脂的鱼类的次数不足2次，且（或）没有每天食用植物种子？

0~4分　你显然是一个健康意识较强的人，某些不当之处不会影响到你的健康状况。但如果能在你的饮食中补充一定的维生素和矿物质，那你就有望拥有一个长寿而健康的人生。

5~9分　你的饮食方向虽然正确，但还要对自己要求更高一些。暂且不管你已养成的那些坏习惯，先来做一个比较容易的实验。比如，1个月内不要食用2~3种你认为对身体没有益处的食物或饮料，看看这样做后你的感觉如何。有些东西你可能还偶尔吃一点，但你会发现有些坏习惯已经改掉了。这1个月要对自己严格要求，因为你对这些食物的渴望只是一种短期的戒断反应而已。争取在3个月后将分值降低到5分以下。

10~14分　你的饮食对身体没有好处，你需要做一些改变才能达到理想健康状态。但是需循序渐进，争取在6个月内将分值降低到5分。从遵循本章中的建议开始行动，并以本书第二部分当中的建议为支持。你会发现，随着你找到一些味道不错且比较健康的食品来替代不健康的食品，你的一些不良饮食习惯会渐渐改变。其余的坏习惯也应该逐一地解决掉。要记得糖、盐、咖啡和巧克力都是使人上瘾的食物，如果1个月不接触这些东西，那么你对这些东西的渴望将会大幅度降低，或者彻底消失。

15~20分　如果你继续这样的饮食状态，想要拥有健康的身体是绝对不可能的。你食用了太多的脂肪、精制食物和人造刺激性食物。认真地按照第二部分当中的建议去做，逐步并最终改变你的生活方式。例如，选择两个你的答案为"是"的上述问题，就此做些改变，争取1个月后你的答案为"否"（例如，你可以在头1个月停止食用糖果，停止饮用咖啡）。坚持下去，直到你的分值降为5分，或者更低。在头两周内，你可能会感觉很不舒服，但是在1个月后，你就会开始感觉到健康饮食所带来的好的效果。

增强活力的饮食

要想获得更长寿、更健康的生活，秘诀就是食用维生素和矿物质类活性物质含量高的食物，但是这并不是判断一种食物是否对身体有益的唯一标准。好的食物还应该少含脂肪、盐和快速释放的糖类，富含膳食纤维，并呈碱性。非动物性来源的蛋白质也是可取的，这样的饮食所含热量也会很低，但你没必要担心这一点，因为你的身体的工作效率会变得更高，而且不会渴求过多的食物。当你摄入足够热量，却还对食物有渴望的时候，通常意味着你的身体渴望得到更多的营养素，因此，你应该严格杜绝食用那些只能提供空热量的食物。

10 项最佳饮食法宝

下面是帮助你将饮食向更健康方向转变的 10 项最佳饮食法宝：

1. 每天食用满满 1 大汤匙磨碎的植物种子，或者 1 大汤匙冷榨种子油。

2. 每天食用 2 份豆子、小扁豆、奎奴亚藜、豆腐（大豆）或者种子类蔬菜。

3. 每天食用 3 片新鲜的水果，如苹果、梨、香蕉、浆果、甜瓜或柑橘类水果。

4. 每天食用 4 份全谷类食物，如大米、小米、黑麦、燕麦、全小麦、玉米、奎奴亚藜，形式上可以是谷物早餐片、面包或意大利面。

5. 每天食用 5 份深绿色叶菜或根茎类蔬菜，如豆瓣菜、胡萝卜、甘薯、西蓝花、菠菜、绿豆、豌豆和胡椒。

6. 每天饮用水、稀释果汁、药草茶或水果茶中的任一种，并且至少达到 6 杯。

7. 尽可能经常食用完整的、有机的生鲜食品。

8. 每天补充加强型的复合维生素和矿物质，并且额外摄入 1000 毫克的维生素 C 与 Omega-3、Omega-6 必需脂肪。

9. 避免食用煎炸、烧烤或褐变的食品，避免摄入氢化脂肪和过多的动物性脂肪。

10. 避免食用任何形式的糖果以及添加了化学添加剂的精白、精制食品或加工食品，将酒精、咖啡和茶水的摄入量减到最低限度。将饮酒量限制为每天 1 杯①含酒精饮料。

---

① 译者注：所谓"1 杯"的量为：白酒不超过 43 克，葡萄酒不超过 170 毫升，啤酒不超过 340 毫升。

第45章 你的最佳营养补充量

你的个人营养需求可通过观察你的个人生活方式以及与不同缺乏症状有关的迹象和症状来综合得出。请尽可能回答下面提出的问题，然后对应每种营养素，计算出你的分值。本章的后面会告诉你如何根据这些得分来确定你的最佳营养补充量。

最佳营养问卷

症状分析

如果是你经常遇到的症状，每1种可得1分。很多症状在问卷中出现的频率都超过1次，因为这种症状可以由多种营养素的缺乏所引起。如果你出现了以黑体标明的任何一种症状，则得2分。各种营养素的最高分值为10分。最后将每种营养素的得分写进方框内。

维生素状况

维生素 A
——**口腔溃疡**
——夜视能力欠佳
——痤疮
——**频繁感冒或感染**
——皮肤薄、干燥
——头皮屑
——鹅口疮或膀胱炎
——腹泻
□得分

维生素 D
——关节炎和骨质疏松症
——背部疼痛
——龋齿
——脱发
——**肌肉抽搐、痉挛**
——**关节疼痛或僵硬**
——骨质脆弱
□得分

维生素E

—— 性欲低下

—— **轻微锻炼便筋疲力尽**

—— **容易发生皮下出血**

—— 伤口愈合缓慢

—— 静脉曲张

—— 皮肤缺乏弹性

—— 肌肉缺乏韧性

—— 不孕症

□得分

维生素C

—— **经常感冒**

—— 缺乏精力

—— **经常被感染**

—— 牙龈出血或过敏

—— 容易发生皮下出血

—— 流鼻血

—— 伤口愈合缓慢

—— 皮肤出现红疹

□得分

维生素B₁

—— 肌肉松弛

—— 眼睛疼痛

—— 易怒

—— 注意力不集中

—— 腿部刺痛

—— 记忆力差

—— 胃痛

—— 便秘

—— 手部刺痛

—— 心跳快速

□得分

维生素B₂

—— **眼睛充血、灼痛或沙眼**

—— **对亮光敏感**

—— 舌头疼痛

—— 白内障

—— 头发过干或过油

—— 湿疹或皮炎

—— 指甲开裂

—— 嘴唇破裂

□得分

维生素B₃（烟酸）

—— 缺乏精力

—— 腹泻

—— 失眠

—— 头痛或偏头痛

—— 记忆力差

—— 焦虑或紧张

—— 抑郁

—— 易怒

□得分

维生素B₅

—— 肌肉震颤、抽搐或痉挛

—— 冷漠

—— 注意力不集中

—— **足部灼痛或足跟松软**

—— 恶心或呕吐

—— 缺乏精力

—— 轻微锻炼便筋疲力尽

—— 焦虑或紧张

—— 磨牙

□得分

维生素B₁₂
——头发状况不良
——湿疹或皮炎
——口腔对热或冷过度敏感
——易怒
——焦虑或紧张
缺乏精力
——便秘
——肌肉松弛或疼痛
——肤色苍白
□得分

叶酸
——湿疹
——嘴唇破裂
——少白头
——焦虑或紧张
——记忆力差
缺乏精力
——抑郁
——食欲不振
——胃痛
□得分

维生素B₆
——常常回忆不起梦境
——水肿
——手部刺痛
——抑郁或神经过敏
——易怒
——肌肉震颤、抽搐或痉挛
——**缺乏精力**
□得分

生物素
——皮炎或皮肤干燥
——头发状况不良
——少白头
——肌肉松弛或疼痛
——食欲不振或恶心

□得分

(矿物质状况)

钙
——肌肉震颤、抽搐
——失眠或神经过敏
——关节疼痛或关节炎
——龋齿
——高血压
□得分

铁
——肤色苍白
——舌头疼痛
——疲劳或情绪低落
——食欲不振或恶心
——经血过多或失血
□得分

镁

——肌肉震颤、抽搐

——肌肉无力

——失眠、神经过敏或极度活跃

——高血压

——心率不齐或心跳过快

——便秘

——痉挛或惊厥

——乳房敏感或肿胀

——抑郁或思维混乱

□得分

锰

——肌肉抽搐

——儿童生长疼痛

——头昏眼花或平衡感较差

——痉挛或惊厥

——膝盖肿痛

□得分

锌

——味觉或嗅觉减退

——两个以上的手指甲有白斑

——经常被感染

——伸张纹

——痤疮或油性皮肤

□得分

硒

——有癌症家族史

——提前衰老的迹象

——白内障

——高血压

□得分

铬

——出汗过度或冒冷汗

——6个小时没有吃东西时感到
　头昏眼花或容易发怒

——需要频繁进食

——两手冰冷

——需要长时间睡眠，否则白天
　昏昏欲睡

□得分

> **必需脂肪酸状况**

Omega-3/Omega-6脂肪酸

—— **皮肤干燥或有湿疹**

—— 头发干燥或有头皮屑

—— 有炎症，如关节炎

—— 过度口渴或出汗

—— 经前综合征或乳房疼痛

—— 水分潴留

—— 经常感染

—— 记忆力或学习能力较差

—— 高血压或高血脂

☐ 得分

现在将你各项的得分填入第378页表中的第2竖栏（以"症状得分"为标题的那一栏）的对应空白处。

生活方式分析

下面的检查能让你根据生活方式来调整你的营养需求。请再次尽你所能回答问题，并算出相应得分。除了另有说明的之外，在多数检查项目中，最高得分为10，每回答一次"是"就得1分。如果在某一项检查中，你的得分在5分以上，则在第378页表中相应竖栏的所有数字上画圈。例如，假设你在精力检查一项中的分值超过5分，那你就应该在该表"精力"竖栏中的所有数字上画圈。女性健康检查、年龄检查项目给出了"是"和"不是"两种备选答案，如果你回答了"是"，就在第378页表相应竖栏中的所有数字上画圈。

> **精力检查**

—— 你晚上需要超过8小时的睡眠吗？

—— 你是否很少能够马上起床，或者在起床后20分钟内不想马上活动？

—— 你在早上是否需要一些提神的东西，譬如茶水、咖啡或香烟？

——你是否隔一段时间就想喝点茶水、咖啡、加糖的食物或饮料，或者抽烟？

——你是否经常会在白天或饭后有昏昏欲睡或困乏的感觉？

——你是否6个小时不吃东西就会感到晕眩或者变得容易发脾气？

——你是否因为没有精力而避免参加锻炼？

——你是否在极度口渴的情况下容易大量出汗？

——你是否有时注意力不集中，或者感到思维一片空白？

——你现在的精力是否不如过去？

☐得分

（压力检查）

——当你让自己闲下来的时候，是否会有罪恶感？

——你是否一直都需要被别人赏识或追求功绩？

——你是否对自己的人生目标并不明确？

——你的竞争意识特别强吗？

——你工作得比大多数人都努力吗？

——你很容易生气吗？

——你经常同时承担2～3项任务吗？

——你被别人或其他事情绊住的时候，是否会感到不耐烦？

——你是否感到难以入睡，或睡得不安稳，或是在睡醒后难以保持头脑清醒？

☐得分

（锻炼检查）

每回答一次"是"得2分

——你是否参加能使心跳显著加快的锻炼，且保证每次至少锻炼20分钟，每周达到3次以上？

——你的工作涉及耗费体力的活动，如步行、搬举物品吗？

——你会定期做运动（足球、壁球等）吗？

——你有能使身体感觉劳累的业余爱好（如园艺、木工等）吗？

——你接受过某种运动项目的正规训练吗？

——你觉得自己的体能不错吗？

□得分

（免疫检查）

——你每年感冒的次数是否超过3次？

——你是否觉得身体感染（感冒或其他）后恢复起来比较困难？

——你是否容易患鹅口疮或膀胱炎？

——你一般每年服用抗生素两次以上吗？

——你去年是否出现过很严重的健康问题？

——你的家族是否有患癌症的病史？

——你是否切除过增生或肿块或做过活组织检查？

——你是否患有炎症，如湿疹、哮喘或关节炎？

——你是否患过花粉热疾病？

——你是否患过过敏性疾病？

□得分

（污染检查）

——你是否居住在市区或繁华路段附近？

——你是否每周花费在拥挤的交通中超过两小时的时间？

——你是否在拥挤的街道上进行活动（如工作、骑自行车或做运动）？

——你吸烟的数量是否每天超过5支？

——你是否生活或工作在充满烟尘的环境中？

——你是否购买在繁华街道露天出售的食品？

——你是否经常食用非有机食品？

——你是否每天摄入1份酒精性饮料（如1杯葡萄酒、600毫升的啤酒或1份烈酒）？

——你是否在电视或电脑屏幕前花费很长时间?

——你是否经常饮用未经过蒸馏的自来水?

☐得分

心血管检查

——你的血压是否在 140/90 毫米汞柱以上?

——静息 15 分钟后,你的脉搏速率是否在 75 次 / 分以上?

——你的体重是否比理想重量超出 7 千克?

——你每天吸烟的数量是否超过 5 支?

——你每周参加剧烈运动的时间是否少于两个小时(如果年龄超过 50 岁则为 1 个小时)?

——你每天食用糖的数量是否超过 1 汤匙?

——你每周吃肉的次数是否超过 5 次?

——你是否经常在你的食物中加盐?

——你是否每天要喝 2 杯或 2 个单位以上的酒精性饮料?

——你的家族是否有患心脏疾病或糖尿病的病史?

☐得分

女性健康检查

——你是否经常出现经前综合征?   是 / 不是

——你是否已经怀孕或打算怀孕?   是 / 不是

——你是否正对孩子进行母乳喂养?   是 / 不是

——你是否有更年期症状或者已经绝经?   是 / 不是

☐得分

年龄检查

——你的年纪在 14~16 岁?   是 / 不是

——你的年纪超过了50岁？ 是/不是

□得分

如何计算你的最佳营养补充量

通过"最佳营养问卷"的症状分析部分，你已经获得了每种营养素的最基本的得分，下一步就需要把你在生活方式分析部分所得的分数加在你的症状得分上①。每一行都按照这个方法去做，并将每项总分填入第379页表中标题为"你的总分值"的第一列竖栏中。一种营养素所得的分值越高，就说明你对那种营养素的需求越大。

你一旦计算出每种营养素的得分，就可以通过查看第379页表中与你的分数对应的一栏，计算出自己需要补充的剂量。例如，如果你的维生素C分数为6，那么你对此种维生素的理想补充摄入量就为每天1600毫克。以此类推，你就可以计算出你所需的各种营养素的补充量。

切记：此量是你需要补充的剂量，并不包括你从膳食中获得的那部分营养素的量。我假设你已经调整了饮食或者即将这么做，这样的话，膳食就已经保证了你对这些营养物质的基本摄入量。如果你仅仅在质量较差的饮食基础上服用补充剂，那么你就不会得到同样好的效果。

例如，钙的最佳每日摄入量为800～1200毫克（孕妇和老年人的需要量更高），平均每日摄入量为900毫克。如果你的饮食中不包括乳品，但包括植物种子，那么你的钙摄入量仍然至少可达到800毫克。因此，如果你没有需要增加营养物质的症状，也没有需要增加对这种营养素需求的不良生活方式，那么你就不需要进行额外的补充。另一方面，如果你是孕妇，那你的补充需要量为1200毫克－800毫克＝400毫克。这就是为何第379页表中所给出的补充剂量范围为0～400毫克的原因。

有些矿物质没有列在这个表中，因为它们在多数人的饮食中通常是足够的，所以可以通过调整膳食的方法来增加摄入量。钾在人体内与钠（食盐）相平衡，它的最佳供应方式是食用充足的生鲜水果和蔬菜；磷的缺乏是极其

---

① 译者注：比如说，你的维生素B₁的症状分为1，而这个营养素所对应的一列当中，画圈的数字为1、2、1，总和为4，那么你的维生素B₁总分就是5。

罕见的，而几乎所有补充剂中都含有这种矿物质，且以磷酸钙的形式存在；碘的缺乏也是极其罕见的；铜在我们的饮食中常常是过量的，它可以产生毒性，且以完整食物为主的膳食几乎总是含有足量的铜。

儿童评分法

对于14岁以下的儿童，有一个很简单的方法调整营养素需求的数字（以成人需要量为基础）：将儿童体重（千克）除以50，再将由此得出的数值，乘以成人的补充剂量，便得出儿童所需的实际补充剂量。例如，经测试，孩子在维生素C这一项的得分为6，需要补充的剂量为1600毫克；而他的体重为25千克，那么用25除以50，得0.5。0.5乘以1600，为800毫克，这就是这个孩子大致的最佳维生素C补充量。

同样，可以遵循前文对有关11岁以下儿童最佳补充剂量的指导。从14岁开始，就可以为其提供成年人的剂量了。

制定你的理想补充计划

不用担心，你不需要每天服用30种不同的补充剂！你可以将其压缩成4~5种补充剂，每一种都复合了多种营养素。最常见的营养素组合制剂是复合型维生素（其中含有维生素A、维生素B、维生素C、维生素D和维生素E）和复合矿物质，可提供所有的矿物质。维生素C通常单独服用，这是因为其最适需要量为1000毫克，不添加其他营养素，就能制成一个很大的药片。

选择合适的补充剂本身就是一门艺术。本书第46章会帮你解读字里行间的奥妙，帮你走出营养迷宫；第47章则介绍了如何设计一个简单的日常营养素补充方案。同时，你也可以走进当地的健康食品店，给产品顾问出示你算出的个人需求量，并向其咨询适合你个人需要的补充计划。

营养物质	症状得分	精力	压力	锻炼	免疫	污染	心血管疾病	妊娠/哺乳	经前综合征	更年期	年龄14~16岁	年龄50岁以上
维生素 A（β-胡萝卜素）					2	1					1	
维生素 D										1	1	1
维生素 E					1	1	1	1			1	
维生素 C			1	2	1	1	2	1				
维生素 B₁			1	2	1							
维生素 B₂			1	2	1							
维生素 B₃			2	2	1			1				
维生素 B₅			1	2	1							
维生素 B₆			1	2	1	1		1	2		1	
维生素 B₁₂								2				
叶酸								2				
生物素								1			1	
Omega-3/Omega-6 脂肪酸									2	2	1	1
钙			1		1	1	2			2	1	1
镁			1	1	1	1				2		1
铁												
锌			1		1		2	2	2	2	1	1
锰												
硒							1	1	1			1
铬			2	1								1

你的总分值	营养物质	得分与相应的补充量				单位
		0~4	5~6	7~8	9 或更多	
	维生素 A	1000	2000	2500	3000	微克
	维生素 D	3	4	5	5	微克
	维生素 E	150	200	300	400	毫克
	维生素 C	800	1600	2000	2800	毫克
	维生素 B$_1$	15	25	35	45	毫克
	维生素 B$_2$	15	25	35	45	毫克
	维生素 B$_3$	25	30	40	50	毫克
	维生素 B$_5$	30	50	100	130	毫克
	维生素 B$_6$	45	60	75	95	毫克
	叶酸	200	350	500	600	微克
	维生素 B$_{12}$	10	20	30	40	微克
	生物素	30	60	120	180	微克
	Omega-6 脂肪酸 (GLA)	110	150	200	260	毫克
	Omega-3 脂肪酸 (EPA/DHA)	250	500	700	1050	毫克
	钙	0	200	300	400	毫克
	铁	5	7	9	15	毫克
	镁	50	100	200	250	毫克
	锌	5	10	15	20	毫克
	硒	25	75	100	150	微克
	铬	25	50	100	200	微克
	锰	1	3	6	9	毫克

第46章 营养补充剂的必知内情

并不是所有补充剂都是一样的。对大量各种复合维生素制剂进行分析，可以推算出要达到最佳维生素需要量所需的费用，从每天30便士（相当于人民币4.5元）到5英镑（相当于人民币75元）以上！可以买到的补充剂是如此之多，所有产品都许诺让你得到完美的健康效果，不禁使人感到眼花缭乱。例如，如果你想寻找一种简单的复合维生素配方来满足最佳需求量，至少有20种产品可供你选择。本章告诉你，要选择一种好的营养补充剂，应当注意些什么。

读懂标签

每个国家的标签法规都不一样，但是仍有很多共同之处。然而，由于法规一直都在变，很多制造商和大众一样感到困惑。第381页图是一个典型的标签图，带有如何看懂标签文字的说明。

在标签上，剂量很容易看懂，上面标出了不同维生素的化学名称，也列出了补充剂的成分（如碳酸钙）、服用时间和注意事项。这些都是你购买补充剂时需要注意的事项——不要被外表好看的标签，或是低廉的价格所误导，但也无需为此支付太多的钱！

然而，不幸的是，并不是所有补充剂上的标签信息都是真实的，因此购买价格最便宜的产品未必总是最佳选择。知名的维生素生产企业都应该提供列出所有成分的标签。

最佳营养

复合维生素和矿物质

配方

含柠檬酸盐矿物质

便于吸收

30 片

素食者可用

保存于阴凉干燥处。保质期：见底部

这种矿物质化合物可被人体很好地吸收

大多数的营养物质含量都超过了RDA

这是 3 粒补充剂所含的剂量

维生素A总含量中 3/4 是视黄醇形式，1/4 是 β-胡萝卜素形式

理想的维生素C摄入量是1000~2000毫克，受片剂大小的限制，每片含量不超过300毫克

这些是基本矿物质含量，你所看到的就是你能得到的剂量

成分表 含量信息 每③粒平均可提供数量		占RDA的%
维生素		
维生素A (10,000 国际单位)	3002 微克	375
(来自视黄醇)	2252	—
(来自β-胡萝卜素)	750	—
维生素D	7.5 微克	150
维生素E	100.6 毫克	1006
维生素C	300 毫克	1678
硫胺素 (维生素B1)	37.5 毫克	2678
核黄素 (维生素B2)	37.5 毫克	2344
烟酸	75 毫克	417
维生素B6	75 毫克	3750
叶酸	150 微克	75
维生素B12	15 微克	1500
生物素	75 微克	50
泛酸	75 毫克	1250
矿物质		
钙	500 毫克	63
铁	15 毫克	107
镁	225 毫克	75
锌	15 毫克	100
碘	45 微克	30
铜	75 微克	
锰	4.5 微克	
铬	30 微克	
硒	45 微克	
其他营养素		
胆碱	30 毫克	
肌醇	30 毫克	
RDA= 欧洲委员会推荐每日摄入量		

最佳营养补充剂30粒

每日服用3粒，用餐时服用
5~11岁儿童：每日1粒。11~14岁儿童：每日2粒。
本产品含有维生素A。如果怀孕或可能怀孕，则不要服用，除非得到你的医生或孕前门诊的服用建议。

配料表：碳酸钙，三碱磷酸钙氧化镁，维生素C制剂，玉米淀粉，柠檬酸镁，柠檬酸钙，维生素E(琥珀酸α-生育酚酯形式)，泛酸(维生素D泛酸酯形式)，维生素B6(吡哆醇盐酸盐)，尼生素(尼克酰胺)，硬脂酸，柠檬酸铁，柠檬酸锌，β-胡萝卜素制剂，硫胺素(硫胺素盐酸盐)，核黄素，维生素A(视黄醇乙酯制剂，抗氧化剂：d-α生育酚)，二氢柠檬酸胆碱，肌醇，上光剂：虫胶，柠檬酸镁，硬脂酸镁，甲硫氨酸硒制剂，维生素D(胆钙化醇制剂形式，抗氧化剂：d-α生育酚)，柠檬酸铜，甲代吡啶铬，叶酸，生物素，碘化钾，维生素B12 (氰钴胺素形式)。

所有的矿物质含量数值都以元素含量形式标出。不含糖、盐、大豆、酵母、小麦、乳制品、防腐剂、香精及色素。
存放于儿童不易碰到的地方。

钙部分由柠檬酸钙提供，部分由碳酸钙提供

这是天然的维生素E

这些营养物质的形态极利于吸收

该配方不易引起过敏症

读懂补充剂标签

维生素的名称与含量

对于多数补充剂来说，其配料必须按其含量的多少依次列出。但这样做还是会出现问题，因为制作片剂所必需的非营养素添加剂也会被列入其中。通常，营养素要标出化学名称，而不是常见的维生素代号（如维生素D要写为麦角钙化醇）。

维生素	化学名称
维生素A	视黄醇、棕榈酸视黄醇酯或β-胡萝卜素
维生素B_1	硫胺素、盐酸硫胺素、硝酸硫胺素
维生素B_2	核黄素
维生素B_3	烟酸、烟酰胺
维生素B_5	泛酸、泛酸钙
维生素B_6	吡哆醇、吡哆醛-5-磷酸盐、盐酸吡哆醇
维生素B_{12}	氰钴胺素、甲基钴胺素
维生素C	抗坏血酸、抗坏血酸钙、抗坏血酸镁、抗坏血酸钠
维生素D	麦角钙化醇、胆钙化醇
维生素E	d(l)-α生育酚、生育酚醋酸酯、生育酚琥珀酸酯
生物素	生物素
叶酸	叶酸盐

当你明白了营养素所对应的化学名称后，就要注意其每日每次提供的剂量。有些补充剂的说明是以两片为单位进行剂量说明的（如"每两片中含有……"），要求每天服用两片，给出的剂量均以毫克(mg)或微克（mcg或μg）为单位。现在大多数国家已经将"μg"作为微克的单位符号，表示毫克的1/1000。

维生素A的含量表示方法稍微有点复杂，这是由于β-胡萝卜素不是真正的维生素A，但它在人体内可转化为维生素A。因此，为了将一定量的β-胡萝卜素含量换算成同等的维生素A（视黄醇），视黄醇当量（μgRE）被用做换算单位。此单位代表了"视黄醇等效物的微克量"，也就是说，一定剂量的β-胡萝卜素与同量的以微克为单位的视黄醇具有同等效果。因为6微克的β-胡萝卜素等效于1微克的视黄醇，因此，要将6微克的β-胡萝卜素表示为1微克视黄醇当量的β-胡萝卜素。如果一种补充剂中既含有维生素A又含有β-胡萝卜素，那么就将两个以视黄醇当量为单位的值加在一起，就是该补充剂所能提供的总的维生素A剂量。

矿物质中的元素

复合维生素和各种矿物质补充剂经常会忽略复合物中"元素"含量值，只说明了该矿物质化合物的量。例如，100毫克的氨基酸锌螯合物，仅仅能提供10毫克的锌，另外90毫克是与锌发生螯合（结合）的氨基酸。锌的实际含量，在这个例子中，就是10毫克，这个值叫做"元素量"。多数知名的制造商通常会标明"50毫克氨基酸锌螯合物（可提供5毫克锌）"或"锌（以氨基酸螯合物的形式存在）5毫克"，两种说明都指出，你会从该产品中获得5毫克的元素锌，或实际的锌含量，这就使得事情变得非常简单。否则，你就不得不联系制造商，以获得更详细的信息。多数厂家会将这个信息写在标签上，或附带的产品说明中。

补充剂的标签也要求写明该产品占推荐每日摄入量（RDA）的百分比。但是以获得最佳营养为目的时，这个说明就不起作用了，因为达到最佳营养所需的剂量，往往要比推荐的每日摄入量高出很多倍。

填料、黏合剂、润滑剂与包衣

由于制造的需要，补充剂中通常还包括了其他成分。胶囊实际并不需要添加任何物质，而片剂通常会添加其他物质，使得各成分黏合在一起，形成片剂。片剂的初始形态是粉末，为了转成一定的体积形态，使用了填料。将黏合剂加入混合物中使其具有一定的联结性，还需要使用润滑剂。只有这样，混合物才会变成小块、不均匀的颗粒，之后在一定压力的作用下挤压制成片剂。粒化过程使得混合物紧紧连在一起，并形成坚硬的大块物质。之后片剂可用"蛋白包衣"进行包装，防止其变质，也使其易于服用。

不幸的是，多数片剂中添加的是人工合成的着色剂和调味剂，使用的是糖做成的包衣。例如，很多维生素C片剂的颜色被染成黄色，口感很甜，这是因为我们常将维生素C与橙子联系在一起！维生素C本身接近白色，吃起来也不甜——你的补充剂也应该如此。为了安全起见，我们要购买那些说明了填料和黏合剂（有时也称"赋形剂"）成分的补充剂。有诚信的公司通常非常乐意详细标明此类信息。下面是一些完全可接受的填料、黏合剂、润滑剂和包衣，其中一些配料甚至具有一定的营养性：

磷酸二钙 可提供钙和磷的天然填料

纤维素 成分为植物纤维的天然黏合剂

褐藻酸／藻酸钠 来自海藻的天然黏合剂

阿拉伯树胶 一种天然植物胶

硬脂酸钙或硬脂酸镁 一种天然的滑润剂（通常从动物中提取）

二氧化硅 天然滑润剂

玉米蛋白 可用作片剂包衣的玉米蛋白质

巴西棕榈蜡 产自棕榈树的天然包衣

硬脂酸盐，是饱和脂肪的化学名称，可以作为片剂的润滑剂。最便宜的硬脂酸盐来自动物，尽管非动物性硬脂酸盐也有销售。如果你是严格的素食主义者或素食者，你可能会想要向生产厂家查证相关信息，如果产品上标有"适合素食者服用"字样，那么其中含有任何来自动物的成分都是不合法的。

多数大的片剂都经过包衣处理。这样可使片剂看起来有光泽，也易于服用。小的片剂就没必要非得这样做。如果片剂是白色粉质的，表面很粗糙，那它一定没有包衣。根据使用材料的不同，包衣还能够保护其中的成分，延长保质期。不要选择用糖做包衣、经过人工染色的补充剂。但用天然的色素，如浆果提取物着色就没有问题。

制造商偶尔会将某产品的包衣做得过厚，特别是对于那些胃酸不足的患者来说，太厚的包衣会妨碍片剂在胃肠道中的分解。大多数有诚信的厂家都会对每批产品的分解时间进行验收，杜绝此类现象的发生。因此，这个问题并不常见。

无糖产品、无面筋产品以及无动物性成分产品

很多优质的补充剂声明，产品中不含糖和面筋。如果你对牛奶和酵母敏感，也要确定补充剂中是否不含有乳糖（牛奶中所含的糖）和酵母。B族维生素可由酵母产生，因此你要格外谨慎。如果你不能确定，那么不妨联系厂家，并向其咨询补充剂所含的成分。好的生产厂家通常都会提供此类信息。

有时，厂家用葡萄糖、果糖或右旋葡萄糖来增加补充剂的甜味，但包装上

仍会称其"不含糖"，最好不要选择此类产品。假如你在劝导孩子服用维生素的时候有困难，那么可以使用含有少量果糖的产品，相比之下它的不利作用是最小的。不要服用任何含有防腐剂或调味剂的补充剂，除非这些成分是天然的。例如，菠萝香精就是一种天然的添加剂。

如果你是严格的素食主义者或素食者，那么请挑选那些标有"适合于素食者"说明的补充剂。视黄醇（维生素 A）可由动物性食物中获得，也可提取自植物，如视黄醇棕榈酸酯。维生素 D 可以来自羊毛，也可以来自植物性原料。制造商没有必要详述营养成分的来源，只需说明化学成分即可。

劝告性声明

法律上要求某些补充剂要有"劝告性注意事项"。我个人认为，这些警告在多数情况下是多虑了。比如说，补充剂中维生素 B_6 的含量超过 10 毫克时必须说明"长期服用将会导致轻微麻刺感和麻痹"。但据我所知，实际上在 10 毫克的用量下根本没有此类病症的发生，尽管在服用高剂量（500 毫克以上）后，这种不良反应的确可能发生。假如你特别关注标签上的此类警告，那么请阅读第 49 章，它将会给你一个切合实际的营养素摄入量的上限，这个限量是以最新研究结果为基础制定的。

第47章 建立你自己的补充方案

现在你已经学会如何读懂标签，并知道一种特定的补充剂是否含有你所需要的营养物质。这里再教你如何根据你的营养素需求来制定补充计划。

理论上讲，你可以采取一个极端的做法——服用万能复合维生素和矿物质补充剂。它含有你可能需要的所有营养物质，但问题在于，这样做出来的补充剂片剂体积太大，几乎不可能吞咽。毫无疑问，对于某些营养物质来说，补充剂中的剂量比你所需要的量要多出很多。另外一个极端的做法是，精确满足你的营养需求，对你所缺乏的每一种营养物质均进行单独补充。但问题是，你不得不服用一大把药片。

与这两种做法不同，营养专家使用的办法是制定营养"配方"——将维生素与矿物质组合。只要配比得当，大致可以满足你的需求。在一个典型的补充方案中，你可能只需服用4种补充剂。这就像是砌砖块一样，砖块一旦砌好，完整的建筑也就形成了。

添加高效复合维生素和矿物质

任何补充计划都以使用高效复合维生素和矿物质作为开始，你的每日补充剂则需提供以下营养物质：

复合维生素

一种好的复合维生素方案应该至少含有1500微克的维生素A，5微克的维生素D，100毫克的维生素E，250毫克的维生素C，维生素B_1、维生素B_2、维生素B_3、维生素B_5和维生素B_6各25毫克，10微克的维生素B_{12}以及50微克的叶酸和生物素。

复合矿物质

复合矿物质方案应该提供至少150毫克的钙、75毫克的镁、10毫克的铁、10毫克的锌、2.5毫克的锰、20微克的铬和25微克的硒，如果再含一些钼、钒和硼，则更为理想。

复合维生素和矿物质

若实在没办法将上述所有维生素和矿物质都填入一个片剂中，但还要满足相当水平的营养素需要的话，我们推荐每天服用两片或两片以上质量好的、组合了多种维生素和矿物质的补充剂配方。需要量最大的营养素是维生素C、钙和镁。通常，在复合维生素和矿物质的配方当中，这几种营养素得不到充足的补充——维生素C最好以其他方式单独进行补充。这是因为，通过一片复合补充剂不可能获得1000毫克（最佳每日摄入量）的维生素C。

额外添加维生素 C 和其他能增强免疫力的营养素

维生素C需进行额外补充，原因是人体的实际需要不能通过复合补充剂得到满足。补充剂应该提供大约1000毫克的维生素C，有些维生素C配方当中还能提供增强免疫力的其他关键营养物质，如生物类黄酮或花青素、锌和猫爪草提取物。

额外添加抗氧化营养素

最近的研究结果确认，摄入适当剂量的抗氧化营养物质可以延缓老化过程，预防多种疾病的发生。基于这个原因，额外补充抗氧化营养物质是非常必要的——在服用优质的复合维生素补充剂的基础上添加——确保起到延缓衰老的最佳效果。如果你是老年人，或是居住在污染较重的城市，或经常暴晒于烈日下，那么这一点就尤为重要。抗氧化补充剂中所含的营养物质有维生素A、维生素C、维生素E和β-胡萝卜素、锌和硒，可能还有铁、铜、锰以及氨基酸谷胱甘肽或半胱氨酸，还有诸如越橘提取物、松树皮提取物和葡萄子提取物这样的植物性营养物质。这些植物化学物中富含生物类黄酮和花青素，也常用于配方更全面的维生素C补充剂中。

补充充足的脂肪

这里有两种方法可以满足你的必需脂肪需求：一种是从饮食着手，每天食用1汤匙磨碎的植物种子，1汤匙经过特殊冷榨制成的种子油和（或）每周吃3次鱼。另一种方法是补充浓缩油。亚麻子油胶囊和浓度更高的鱼油胶囊，均可以提供 EPA 和 DHA；月见草油和琉璃苣油可以提供 GLA。如果是含有 EPA、DHA、GLA 的混合物则更好。

这些就是制定一个好的补充方案所需的基本步骤。我每天都按此法进行补充。此外，还有一些备选的补充剂对人体也是很好的，包括对大脑、情绪有益，能使精力旺盛的营养物质、天然放松剂或激素平衡剂。

骨骼矿物质复合配方

如果服用了以上配方后，你仍然缺乏钙和镁，或者你正处在妊娠期、哺乳期、更年期或老年期，那么你还需要增加矿物质复合配方（含有钙、镁、维生素D、硼及少量锌、维生素C和二氧化硅）来满足你的需要。这样做有助于塑造健康的骨骼。

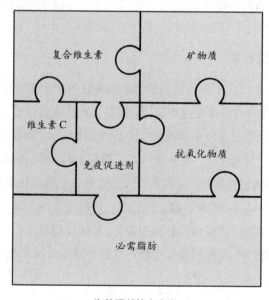

你的理想补充方案

益脑食物配方

我也在补充对大脑有益的营养物质复合配方，包括磷脂酰胆碱、磷脂酰丝氨酸、二甲基乙醇胺（DMAE）、焦谷氨酸盐、银杏提取物，另外还有 B 族维生素。这些营养物质与 Omega-3 脂肪酸一起，共同为我的大脑提供最佳的营养素。

个别营养成分

有时即便是采用了上述所有配方，可能还是缺乏一些特殊的营养物质。维生素 B$_3$（烟酸）、维生素 B$_5$（泛酸）、维生素 B$_6$（吡哆醇）、锌以及铬是常见的容易缺乏的营养物质。如果你需要维生素 B$_3$ 和铬，请服用聚烟碱铬，这是二者的合成物。如果你还需要额外的维生素 B$_3$，切记一般的烟酸会使你的脸色潮红，因此要使用烟酰胺或称"不产生潮红反应的烟酸"。如果你需要维生素 B$_6$ 和锌，可以找到两者的合成片剂。

将你的营养素需求转化为简单的营养素补充方案

从第 379 页表所得的分数中，你可以计算出你的最佳每日营养补充量。如果每种维生素和矿物质的得分均低于 5，你的营养素补充量可通过以下方案很容易地得出：

补充剂	每日剂量（片数）
复合维生素和矿物质	2
1000 毫克维生素 C	1
Omega-3、Omega-6 必需脂肪酸	1

如果你在维生素 A、维生素 D、维生素 E 各项的得分都在 5 分以上，那你可能需要两倍的复合维生素补充剂。如果维生素 E 的得分在 7 分以上，那就要单独补充维生素 E，或者服用含有维生素 E 的抗氧化复合物。如果你的 B 族维生素得分中至少有两种的分值在 7 分以上，那你除了每天服用复合维生素外，最好还要服用 B 族维生素复合片剂。然而，如果你的得分中只是维生素 B$_6$ 的分值很高，那你可以按照需要的强度增加维生素 B$_6$ 补充剂，这样做更有实际效果。维生素 C 的情况也是一样。如果你的最佳需要量是 2000 毫克，那你每

天需要服用 2 片 1000 毫克的维生素 C 片剂。

如果你至少有两种矿物质的得分在 5 以上,那你需要服用双份的复合矿物质补充剂来满足你的需要。如果仅仅是缺乏钙和镁,可通过"骨骼配方"同时得到补充;如果你的体内特别需要铬,那你同时也需要补充维生素 B_3;因此有些制造商将它们合并在一个产品当中。锌和维生素 B_6 的情况也是如此,因此请留心这类合并型营养物质补充剂,因为它们既可以为你节省开支,也可以减少你需要服用的片剂数量。如果你的免疫系统很弱,或者生活在被污染的环境里,那你需要补充维生素 A、维生素 C、维生素 E 以及锌和硒。这些都是保护免疫系统,帮助抵御污染的抗氧化物质。它们通常都被合并在一种补充剂中。

3 个月后,请重新评估你的营养需求。你会发现你的需求降低,可以进行最基本的补充方案,如服用复合维生素、维生素 C 以及 Omega-3 和 Omega-6 必需脂肪酸的补充剂。对每个人而言,这个方案都是很好的基本补充方案。

补充剂的服用时间

已经明确要补充些什么营养物质后,还应该了解补充剂的服用时间。补充的时间不仅仅取决于补充的营养物质种类,也要取决于你的生活方式。每天服用补充剂两次,就意味着你大有可能会忘记第二次,因此最好是将其一次性全部服用!毕竟,在就餐时一次性将其服用是最自然的方式。下面是服用补充剂要注意的"十大要点":

1.饭前或饭后 15 分钟或就餐时,服用维生素和矿物质的补充剂。

2.在每天第一餐时服用大部分补充剂。

3.如果你的睡眠不好,不要在晚上服用 B 族维生素。

4.晚间服用额外的矿物质,特别是钙和镁,有助于睡眠。

5.如果你要服用两片或以上的 B 族复合维生素或维生素 C 片剂,那么每顿饭只吃 1 片。

6.请勿单独服用一种 B 族维生素,除非你同时在服用普通的 B 族维生素复合物(可能以多种维生素补充剂的形式出现)。

7.请勿单独服用一种矿物质补充剂,除非你同时在服用普通的复合矿物质补充剂。

8.如果你患有贫血（铁缺乏症），请将铁连同维生素C一起补充。

9.锌的补充量至少要达到铜的10倍。如果你得知自己缺铜，补充铜的同时也要补充10倍的锌，如补充0.5毫克的铜，就要补充5毫克的锌。

10.空腹服用氨基酸补充剂，或者随着含碳水化合物的食物一起服用，或同时吃一片水果。

需要特别提醒的是，要持续服用补充剂的话，无规律地进行补充是不起作用的。我发现有两个适合于大多数人的补充剂服用策略：早上服用大部分的补充剂，留一小部分在晚上，这样就不需要将其带到工作场所服用；或者，如果你的补充计划包括3份复合维生素、3份维生素C以及3份抗氧化剂，那么请将3个1份的量装入一个小袋中，每顿饭服用1袋，一日3袋。有些补充剂生产公司会提供这样的小型塑料袋。你也可以购买一些已经装好了需要补充的营养物质的现成补充剂包。

有副作用吗

最佳营养补充所带来的"副作用"是精力更加充沛，头脑更加机敏，有更强的抵御疾病能力。一项对服用补充剂人群的调查表明，79%的人发现精力有了明显改善，66%的人感到情绪更加稳定，60%的人记忆力增强、头脑更加机敏，而有55%的人皮肤状况也有所改善。事实上，有61%的人感到他们变得更加健康。只要你能坚持本书中所给出的剂量，并且不超过产生毒性的剂量（详见第49章的解释），那么唯一的"副作用"就是变得更加健康。

然而，有少数人在补充方案刚开始的时候会出现轻微的不适症。这可能是由于他们进食少而服用的补充剂较多造成的，或者因为补充剂中含有对其不适合的成分，如酵母。这些症状通常会随着补充剂的停用而消除。针对这种情况，建议在补充计划的头4天只服用1种补充剂，在之后的4天里增加1种，依此类推，直到能够服用所有的补充剂。这种做法往往能揭示究竟是哪种营养素引起了不适。通常，不适症状会自然消失。

有时，在感觉好转之前，会有些不舒适的感觉。想象一下，你的身体一直在应付污染、不良饮食、毒素和刺激物所带来的冲击，然后突然得到了健康的饮食和所需的全部营养物质，这会引起身体解毒过程（身体自我清洁过程）的发生。这并不是件坏事，不适感通常会在1个月内消失。然而，如果你有无法解释的症状，就需要去咨询营养学临床医师。

对健康的改善程度做何期待

维生素和矿物质并不是药物，因此你不能期望它们一夜之间改善你的健康状况。多数人在服用补充剂3个月（这是你进行补充剂方案所需的最短时间）后健康状况有了明显改善。最早出现的显著变化是精力变得充沛、头脑变得机敏、情感变得稳定、皮肤状况得到改善。多数人在头30天内就会感受到明显的变化。只要你按照正确的方案进行补充，你的健康状况将会得到持续改善。如果你在头3个月内没有任何进展，那最好去咨询营养学临床医师。

何时重新评估你的营养需求

在营养补充方案开始实施时，你的营养需求肯定就会发生变化。每3个月进行一次评估是明智之举。你的营养需求会随着身体健康状况的改善而有所降低。切记，在你面对压力的时候，最需要得到最佳营养。因此，当遇到紧急状况或工作极其辛苦的时候，要加倍注意你的饮食，并能每天坚持服用补充剂。

第48章 选择最好的补充剂

一项完整营养补充计划的黄金法则是，计算出你对补充剂的需求量，并能坚持按时服用；除此之外，挑选补充剂时还有很多其他事项要注意。比如，天然的补充剂是不是优于人工合成的补充剂？胶囊是否比片剂更好？特定形态的矿物质是不是更有利于吸收？复合物有没有好坏之分？正接受药物治疗的你应该选择哪种补充剂——当你停止服用补充剂的时候会有什么情况发生？

胶囊与片剂的比较

胶囊通常由胶质制成。胶质是动物性产品，因此不适合于严格的素食主义者。然而，由于技术上的进步，现在有了由植物纤维素制成的胶囊。片剂的优点是经过了浓缩，可容纳更多的营养物质，而缺点在于需要填料和黏合剂。有人认为胶囊更利于营养物质的吸收；然而，假如片剂制作精良，二者也不会有很大区别（即使你的消化能力不强）。多数维生素，包括脂溶性维生素，可以制成片剂。例如，天然的维生素 E 有两种形式：d-α 生育酚醋酸酯（油状）和 d-α 生育酚琥珀酸酯（粉末状的），二者具有同样的效果。

天然补充剂与合成补充剂的比较

关于天然维生素的好处，已经有了大量的无稽之谈。很多产品声称是"天然"的，但实际并不是。法律规定：一种产品在其标签上注明"天然"时，其中确实要有一定比例的产品必须是天然产品，而这个比例因国家而异。通过语言上的巧妙修饰，那些实际上并不是天然物质的产品听起来好像真是天然的一样。例如，"含有野玫瑰果的维生素 C"（指那些添加了野玫瑰果提取物的人工合成的维生素C），往往会和从野玫瑰果中提取的天然维生素C产生混淆。那么，究竟哪个更好呢？

根据定义，人工合成的维生素必须具备天然维生素的所有特性。如果不是这样，那些化学家肯定是没有尽好他们的职责。维生素E就是其中一个例子，天然的d-α生育酚琥珀酸酯，与人工合成的、称为dl-α生育酚（这里的"l"源于化学成分上的差异）的维生素E相比，前者的效力要高出36%。因此，天然的维生素E效果更好，通常可以从麦芽或大豆油中提取。

尽管先进的技术已经表明，合成的和天然的维生素之间存在差异。然而，根据莱纳斯·鲍林医生的观点，人工合成的维生素C（抗坏血酸）与天然成分的维生素C具有同样的生物效能。目前，还没人能够证实天然的维生素C效能更高或是服用后更有益处。确实，大多数维生素C是从所谓的天然"糖"（如葡萄糖）合成而来的；只需要两步反应，你就能够得到抗坏血酸。这和动物体内将糖分转化成维生素C的化学反应略有不同。从针叶樱桃[①]中提取的维生素C相当多，也更加昂贵。针叶樱桃含有20%的维生素C，因此含维生素C 1000毫克的片剂将会有一般片剂的5倍大，价钱也比一般片剂高出10倍！

从天然来源中提取的维生素确实可能会含有能增加生物效力、但人们尚未知晓的成分。维生素E或d-α生育酚，与β、γ和δ生育酚一起存在，这些形式的生育酚与一定量的d-α生育酚共同存在，对身体可能起着有益的作用。天然的维生素C和生物类黄酮一起存在，生物类黄酮是一类能增强维生素C效用的活性营养物质，它对强化毛细血管壁尤为有效。生物类黄酮的良好来源是浆果和柑橘类水果，因此，在维生素补充片剂中添加柑橘生物类黄酮或浆果提取物，是使其接近天然的一种方法。

酵母和米糠是B族维生素的极佳来源，其中也可能含有不为人知的有益成分，因此，这类维生素最好能由酵母和米糠来提供。补充啤酒酵母片剂或粉末与补充添加了一点酵母的B族合成维生素相比，补充B族维生素的效果要差许多。因为，如果靠吃酵母片的方式补充B族维生素，那么一个人必需服用成磅的酵母片才能获得最佳的补充量。然而，有人对酵母过敏，所以如果某种补充剂使你产生了不良反应，可能就是因为酵母的缘故。基于这个原因，很多补充

---

① 译者注：针叶樱桃（acerola cherry），又称西印度樱桃或阿西罗拉樱桃，原产于西印度群岛、加勒比海地区，是一种热带水果，也是目前世界上已知的维生素C含量最高的食品。

剂中都不含有酵母。

还有很多与复合补充剂中的营养物质共存的其他物质对身体有益。这包括被称为"辅酶"的物质,辅酶有助于把营养物质转化为活性形式。维生素 B_6 需要由吡哆醇转化为 5-磷酸吡哆醛才能在体内产生活性,而此过程需要锌和镁的帮助,二者已被加入维生素 B_6 补充剂中。你也可以买到 5-磷酸吡哆醛的补充剂,从理论上讲,这种补充剂更有效果。不过只有时间会证明这种创新的益处究竟有多大。总之,关键的问题是要保证获得充足的各种必需营养素。

维生素与矿物质的吸收

维生素和矿物质有很多不同的形态,这会影响到它们的吸收及吸收的有效性。除了营养物质的形态外,服用时间、饮食和生活方式也会促进或阻碍它们在体内作用的发挥。

水溶性维生素

维生素	服用的最佳形态	最佳服用时间	帮助吸收的物质	抑制吸收的因素
B_1	硫胺素	单独服用或进餐时服用	维生素 B 复合物和锰	酒精、压力、抗生素
B_2	核黄素	单独服用或进餐时服用	维生素 B 复合物	酒精、烟草、压力、抗生素
B_3	烟酸和烟酰胺	单独服用或进餐时服用	维生素 B 复合物	酒精、压力、抗生素
B_5	泛酸钙	单独服用或进餐时服用	生物素、叶酸、维生素 B 复合物	抗生素、压力
B_6	盐酸吡哆醇、磷酸吡哆醇	单独服用或进餐时服用	锌、镁、维生素 B 复合物	酒精、抗生素、压力
B_{12}	氰钴胺素	单独服用或进餐时服用	钙和维生素 B 复合物	酒精、肠道寄生虫、压力、抗生素
C	抗坏血酸、抗坏血酸钙	进餐时勿用	胃中盐酸	难消化的膳食

水溶性维生素

叶酸		单独服用或进餐时服用	维生素B复合物、维生素C复合物	酒精、压力、抗生素
生物素		单独服用或进餐时服用	维生素B复合物	抗生物素蛋白（生蛋清中含有）、压力、抗生素

脂溶性维生素

维生素	服用的最佳形态	最佳服用时间	帮助吸收的物质	抑制吸收的因素
A	视黄醇、β−胡萝卜素	与含脂肪或油脂的食物一起服用	锌、维生素E、维生素C	胆汁不足
D	d−α生育酚	与含脂肪或油脂的食物一起服用	硒、维生素C	胆汁不足、三价铁、氧化脂肪
E化醇	钙化醇、胆钙化醇油脂的食物	与含脂肪或维生素E一起服用	钙、磷、维生素C	胆汁不足

矿物质

矿物质	最佳服用时间	帮助吸收的物质	抑制吸收的因素
钙	与蛋白质食物一起服用	镁、维生素D、胃酸钙、维生素B_6、维生素D、胃酸	茶、咖啡、香烟
镁	与蛋白质食物一起服用	维生素C、胃酸	酒精、茶、咖啡、香烟
铁	与食物一起服用	维生素B_6、维生素C	草酸、茶、咖啡、香烟

矿物质

锌	下午空腹服用	胃酸	植酸(肌醇六磷酸脂)、铅、铜、钙、茶、咖啡
锰	与蛋白质食物一起服用	维生素 C、胃酸	高剂量的锌、茶、咖啡、香烟
硒	空腹服用	维生素 E、胃酸	咖啡、汞、茶、香烟
铬	与蛋白质食物一起服用	维生素 B₃、胃酸	茶、咖啡、香烟

矿物质的生物利用率

　　健康所需的矿物质大都是以化合物与大的(食物)分子结合的形式由食物提供给身体的。这种结合作用称为螯合作用(螯来自希腊文"chele")。某些形式的螯合作用非常重要，因为多数必需矿物质在初始状态都带有少量的正电荷，而肠壁带有少量的负电荷。所以，一旦消化过程将食物分解后，这些游离矿物质就会松散地附在肠壁上。这些矿物质很容易与不利物质(如麦麸中的植酸、茶叶中的单宁酸、草酸等，这些酸会将矿物质从体内带走)结合，使人体无法吸收。

　　矿物质的生物利用率，就是指其可以被利用的比例。这个比例受很多因素的影响，包括"促进剂"和"抑制剂"(如植酸、其他矿物质和维生素)的数量、消化环境的酸度等。多数矿物质在小肠上段的十二指肠被吸收，吸收过程需要胃酸的帮助。

　　矿物质与其他的化合物螯合，有助于它的吸收。螯合了氨基酸的矿物质是与氨基酸结合在一起的，例如，吡啶甲酸铬、半胱氨酸硒和氨基酸螯合锌。这些物质和其他"有机"化合物(如柠檬酸盐、葡萄糖酸盐和天冬氨酸盐)一样，能被身体很好地吸收，而那些无机化合物(如碳酸盐、硫酸盐和氧化物)被吸收的效果则较差。

　　对于某些矿物质来说，与氨基酸螯合的额外代价要比所能带来的好处更大。例如，镁与氨基酸的螯合物，吸收率仅是碳酸镁（镁的廉价来源）的两倍；而铁与氨基酸的螯合物，吸收能力提高了4倍，因此很合算。一般来讲，以下各种形态是最容易被身体利用的形态，并根据它们的生物利用率以由高至低的顺序排列。

钙　氨基酸螯合物、抗坏血酸盐、柠檬酸盐、葡萄糖酸盐、碳酸盐

镁　氨基酸螯合物、抗坏血酸盐、柠檬酸盐、葡萄糖酸盐、碳酸盐

铁　氨基酸螯合物、抗坏血酸盐、柠檬酸盐、葡萄糖酸盐、硫酸盐、氧化物

锌　吡啶甲酸盐、氨基酸螯合物、抗坏血酸盐、柠檬酸盐、葡萄糖酸盐、硫酸盐

锰　氨基酸螯合物、抗坏血酸盐、柠檬酸盐、葡萄糖酸盐

硒　半胱氨酸硒、蛋氨酸硒、亚硒酸钠

铬　吡啶甲酸盐、聚烟酸盐、抗坏血酸盐、葡萄糖酸盐

缓释产品好不好

有些维生素号称"长效"、"持续"或"延时释放"，这就意味着其中所含成分不是一下子全被身体吸收掉的。这种性质在服用大量的水溶性维生素时很有帮助（如B族维生素复合物和维生素C）。然而，维生素的吸收状况会因个人情况和服用剂量而异。有些人服用1份剂量的维生素C补充剂，可以吸收并利用的量为1000毫克；这样的话，缓释特性就没有多大用处了。然而，如果你一天服用3片1000毫克的维生素C补充剂，产品的缓释特性则允许你将其一口气吃完。因为具有持续释放特性的维生素价格比普通的更贵，所以你不得不去权衡得失。同样，你也没有必要服用延时释放型的脂溶性维生素（如维生素A、维生素D和维生素E），因为它们是可以在体内储存的。

最好的缓释产品为含有微小"珠粒"的胶囊，每粒胶囊中都含有身体所需要的营养物质。胶囊以各自不同的速率进行溶解，并随着时间的推移逐渐释放其中的营养物质。但由于在人体内需要用很长的时间，因此其中所含营养物质的浓度通常不会很高，所以选择具有这种效用的产品不是很有必要。

食物形式的营养物质好不好

回答这个问题的关键在于弄清楚"食物所含的维生素和矿物质是否比补充

剂中的更有效果"。有些公司出售"食物形式"的维生素和矿物质，并声称其更易被人体吸收。这种"食物形式"的补充剂通过让酵母菌对营养物质进行发酵，然后掺入食物基质当中，再通过加热以及来自菠萝与木瓜的酶的共同作用，将酵母菌杀死并分解。这样就能保证食物中没有酵母细胞的存在，从而不会给那些对酵母敏感的人带来负面作用。

近期研究已经证实，此类补充剂有促进身体健康的能力。为了能够找出"食物形式"营养物质具有更好生物利用率的确切原理，并证明它们有促进健康的作用，仍然需要做很多努力。答案肯定与天然物质本身一样复杂。

在自然界当中，营养物质是以复杂的方式与肽类、蛋白质及糖蛋白等成分结合在一起的。我们进食后，高含量的胃酸加上酶的作用，会破坏这些结合，从而释放出营养物质。之后，营养物质会重新结合成能在体内运转并被利用的形式。食物形式的营养物质就是模拟上述过程，从而使营养物质更容易被释放、运转和利用。

人类有上百万年的利用食物中营养物质的历史，我们是在其中进化而来的，所以以尽可能接近自然形态的方式来获取营养素，必然是一个明智的选择。虽说如此，食物形式的营养物质不一定总是比补充剂中存在的营养物质对身体更为有益。例如，服用叶酸补充剂所获得的增加血液中叶酸含量、降低同型半胱氨酸含量的效果，是服用等量食物形式叶酸的两倍。

好的搭配与不好的搭配

服用补充剂的一般原则是与食物一起服用。这主要是由于胃酸的存在会促进多种矿物质的吸收，而脂溶性维生素会被大多数食物中存在的脂肪或油脂带入体内。然而，营养物质之间在吸收方面会存在相互竞争。例如，如果你想吸收大量的特定氨基酸，如赖氨酸（对维护动脉健康和预防疱疹有益），那么当你空腹或与非蛋白食物（如水果）一起服用的时候，吸收效果会更好。同样，对于微量矿物质如硒，单独服用要比服用复合矿物质吸收更好。

然而，没有人想将各种营养物质补充剂分开服用。因此，除非你有特殊需要、存在营养物质缺乏症或是想通过单独服用来获得最大吸收效果，否则，请在一天内将营养物质分几次服用，并在进餐时一起服用，正如自然进食的情况一样。

然而，凡事都有例外。如果你要服用相当大剂量（每天3克或以上）的成碱性抗坏血酸盐形式的维生素C，请勿进餐时服用，以免和胃酸发生中和作用。如果你在服用抗坏血酸（一种弱酸）形式的维生素C后，有烧心的感觉，那么你可能有肠胃道易激现象，甚至已经患上溃疡。你可以去检查一下有没有这种可能性。尽管维生素C有助于伤口的愈合，但其酸性会加重已有的胃肠道溃疡等病情。

药物与营养素的交互作用——难点与危险

药物和营养物质之间，产生危险的交互作用的情况很少。然而，有很多药物会干扰营养物质的作用，并增加身体对营养素的需要。

*阿斯匹林会增加对维生素C的需要。

*避孕药和HRT（激素替代疗法）会增加对维生素 B_6、维生素 B_{12}、叶酸及锌的需求。

*抗生素会增加对B族维生素和有益菌的需要。

*扑热息痛会增加对抗氧化剂的需要。

下面详述了一些具有潜在危害的营养素–药物组合：

*华法林（一种血液稀释药物）、阿斯匹林、维生素E以及EPA/DHA含量高的鱼油都能够令血液黏度下降，它们的联合效应会很大。最好能够减少药物用量，增加营养物质的摄入量，但首先应该向医生咨询。

*服用单胺氧化酶类抗抑郁剂（如苯乙肼或反苯环丙胺）的时候，必须避免服用酵母（包括补充剂）、酒精和某些特殊的食物。

*某些抗惊厥剂具有抗叶酸性，从而使得对叶酸的需求增加。然而，叶酸补充剂可以削弱药物的作用。应该听取医生和营养顾问的专业建议。癫痫病患者在补充大脑营养物质二甲基乙醇胺的时候应该格外谨慎。

*如果维生素 B_{12} 缺乏，补充叶酸则可以减少相关的症状，但是潜在的缺乏症会变得更严重。所以，最好能二者兼补，且能作为复合B族维生素补充剂的一部分更好。

服用补充剂的注意事项

服用补充剂时少有问题发生，但也应该对以下内容有所了解：

＊维生素 A（视黄醇）的剂量超过 2500 国际单位时，孕妇或打算怀孕的女性请勿用。核实要服用的所有补充剂中总的维生素 A 含量，确保不要超过此剂量。

＊β-胡萝卜素过量会使得肤色发黄。如果你的肤色过黄，请核实你从食物或补充剂中所获得的β-胡萝卜素量。这与黄疸或肝炎（眼白部分变黄）有相当大的区别。此外，如果你是吸烟者，请勿单独补充β-胡萝卜素，应将其作为全面抗氧化剂复合配方的一部分。

＊维生素 B_2（核黄素）会使尿液的颜色发黄，这是正常现象。

＊以烟酸形态存在的维生素 B_3，通常剂量在 100 毫克或以上时，会使得面部潮红、发热、发痒，这种现象最多可持续 30 分钟，是正常现象，不是过敏症状。摄入这种营养物质很有好处，但是如果你不能接受这种副效应，可以减少用量，或者每天服用两次，每次服用一半剂量。随着补充计划有规律地进行，你的潮红反应也会减轻。另一种方法是，购买不会产生潮红反应的烟酰胺。

＊高剂量的维生素 C 有泻下效应，通常每天服用 5 克以上才会产生这种效应。有少数人每天服用 1 克就非常敏感，还有一部分人则每天最高可忍受 10 克的用量。理想剂量应该是肠道可以忍受的剂量，因此可据此做出相应调整。

＊铜是一种必需矿物质，但也具有毒性。不要服用含铜的补充剂，除非其中含有相当于铜 10～15 倍的锌。举例说明，如果补充剂中有 1 毫克的铜，就要确保其中含有 10～15 毫克的锌。锌会抑制铜在体内的积累；反过来，锌也是铜的拮抗者，因此，在没有添加少量铜的情况下，不要服用大量的锌。

衡量补充剂的好坏

好的补充剂必须制造精良、配方合理、价格公道。产品的质量很难评估，除非你自家具备条件先进的实验室！然而，你仍然可以凭借以下 4 个条件进行判断：

1.标签上给出的片剂数量是否就是瓶中的实际数量？（我们在最佳营养研究所的实验室检测了某厂家的产品，结果发现每瓶平均只有 95 粒，而不是标签上所述的 100 粒。）

2.片剂外是否有便于吞咽的包衣，没有包衣，或者包衣质量差的片剂会破裂或有不良口感。

3.你从标签中是否能获知你所要了解的一切信息？厂家越好,提供的信息越多。

4.厂家是否注重质量控制？如果被问起来,是否能提供其产品的独立分析情况？

如果你打算购买鱼油补充剂，先确定厂家是否强调其生产的鱼油的纯度。好的鱼油是不会含有汞残留、多氯联苯（PCBs）以及其他污染性物质的。价格较低的补充剂的产品质量通常较差，在单项分析当中结果不佳。

第49章 维生素和矿物质——它们的安全性有多高

补充剂的安全系数有多高？如果服用的维生素和矿物质超过了实际需要量，将会有什么后果？多少算是过量？这些通常都是关注的问题。媒体还经常将维生素C与肾结石联系在一起，并提醒孕妇勿用维生素A。这其中有多少是事实，又有多少是虚构的呢？

一种营养物质的最佳摄入量会因人而异（受到年龄、性别、健康状况及其他因素的影响）。因此可以预见，引起毒性的剂量也会有很大差异。在生病期间，人体对维生素的需求就会显著增加，维生素C是个典型的例子；当机体抵御感染时，需要量也会大幅度上升。本章中，为稳妥起见，我列出了可能会导致少数人产生毒性的营养物质剂量。

值得注意的是，如果剂量过高，任何物质都是有毒性的。1990年，一位男子因在2小时内喝了10升水而丧命。因此，关键的问题是：摄入量比正常需要量高出多少就算是达到毒性水平？换句话说，安全剂量的上限是多少？

维生素的安全性

最佳营养学会通过对刊登在学术杂志中的100多篇研究论文的综合分析，得出了一般性结论：除维生素A和维生素D外，对于绝大多数的维生素而言，即使长期服用比日推荐摄入量高出100倍的剂量，也是安全的。两篇最新的综述文章也大力支持了这项结论。

这意味着，除非你摄入的量比推荐摄入量高出很多，否则即便你服用的是在健康食品店购买的高剂量型补充剂，产生毒性反应的几率也是极低的。这与因服用营养物质补充剂导致死亡的公众健康记录结果保持一致。迄今为止，还没有因服用维生素补充剂而导致死亡的相关报道。因吞咽了几大把糖衣铁补充剂，而导致孩童死亡的案例也是非常少见的。不妨将这些案例与药物致死的情况进行比较。下面是一项刊登在《美国医学协会杂志》上的对医院病人调查的结果：据估计，在1994年有超过221.6万名前去就医的患者，发生了严重的药物不良反应，有10.6万名患者发生了致命的药物不良反应（排在致死原因的第4~6位）。英国也有类似的报道。

从第405页图可以看出，因医疗伤害（是可以阻止的，包括处方药）致死的可能性，要比补充剂致死的可能性高出10万倍。然而，死亡本身是一种过于严格的安全性评定标准，那么用中毒现象或副作用作为评判标准结果又如何呢？营养物质的补充很少会引起这两种反应。在近20年的实践中，我仅仅碰到过一个实际中毒的案例。

维生素A

维生素A的来源有两种形式：动物性来源的视黄醇，储存在体内；植物性来源的β–胡萝卜素，会转化为视黄醇（除非体内视黄醇含量已经很高）。因此，β–胡萝卜素一般被认为不具有毒性。但服用过量时会使得肤色变黄也可能增加患癌风险（只针对吸烟者，而且是在单独补充的情况下）。

通常，在相当长的一段时间内服用150,000国际单位（50,000微克）或者更高剂量的视黄醇后，会产生很多负面效应。症状包括脱皮、皮肤泛红、头发生长紊乱、缺乏食欲和恶心。根据剑桥歌顿学院医学主任约翰·马克（John Marks）医生的观点，"毒性反应在30,000国际单位（10,000微克）以下是极其罕见的。成年人每天服用高达50,000国际单位（17,000微克）的剂量也是安全的。"这与摄入15,000微克维生素A（我们的祖先已经试过，尽管大部分可能来自β–胡萝卜素）的评估结果是一致的。

有研究者认为，很多毒性案例以及出生缺陷案例都与人工合成的维生素A有关。这些负面效应都牵扯到了天然维生素A。在5例有出生缺陷的案例当中，婴儿的母亲都服用了大量的视黄醇（15,000~75,000微克/天）；然而，尚没有任何案例在二者之间建立起明确的因果关系。

1995年发表的一份研究报告，找到了其中可能存在的联系：在22,747名妇女中，有121位生育过先天性缺陷婴儿，且与包括维生素A中毒等在内的多种因素有关。在这121名妇女中，有两位是由于服用了过量（3300微克）的维生素A（视黄醇形态存在）补充剂造成的。考虑到大量视黄醇会导致婴儿出生缺陷，孕产期妇女服用补充剂类型的视黄醇含量不要超过3300微克。另有研究表明，那些在膳食中添加了包括维生素A在内的复合维生素的妇女，通常添加剂量为2500～7500微克时，孩子患有先天性缺陷的可能性反而较低。

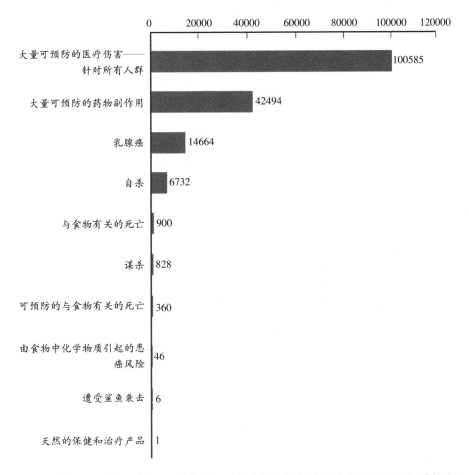

补充剂致死与药物治疗致死风险的对比。由澳大利亚相关人员所做的风险评估可以看出，如果天然或膳食中补充剂致死的风险系数为1，遭受鲨鱼袭击致死的风险系数就是6，被谋杀的风险系数为828，而因医疗伤害死亡的风险系数最大（其中包括药物的副作用），比补充剂致死高出10万倍！

以上注意事项并不适用于β-胡萝卜素。然而，已经有研究证实，为吸烟者单独提供β-胡萝卜素，有增加肺癌和结肠癌的风险。所以建议这些人戒烟，如果实在戒不掉，那么只能将β-胡萝卜素作为复合维生素或抗氧化剂合成物的一部分进行补充。食物所含的β-胡萝卜素甚至可以降低吸烟者患癌的风险。

维生素 D

在所有维生素中，维生素 D 引起毒性反应的可能性最大。维生素 D 能促进钙的吸收，但摄入过量会导致软组织钙化。不过，要产生这样的效应，剂量一定要超过 3000 微克，甚至可能需要超过 15,000 微克。其安全剂量是，成年人的每日摄入量不超过 6600 微克，儿童的每日摄入量不超过 330 微克。

维生素 E

关于维生素 E 毒性反应的研究有很多。对 10,000 名服用了高剂量维生素 E 的人群进行的 216 项实验调查显示：参与者的每日服用剂量为 2000 毫克，时间长达 11 年，其中某几个月是 35,000 毫克的剂量，结果没有产生有害影响。然而，偶有研究者宣称，低剂量（1300 毫克）的维生素 E 会产生一定的不良作用，特别是对于儿童，原因可能是对维生素 E 的来源产生过敏反应。

维生素 E 能增强药物华法林的抗凝血作用，因此不建议那些服用华法林的患者服用高剂量的维生素 E。风湿热患者也应该避免服用高剂量的维生素 E。关于"患有乳腺癌的女性不能服用补充剂形式的维生素 E"的陈旧论调是不准确的——补充维生素 E 对她们的益处极大。现在认为每天服用 1000 毫克的剂量是安全的。

维生素 C

维生素 C 是水溶性的，因此摄入过量时很容易被排出体外。日推荐摄入量因国家而异。目前就最新研究结果达成了共识：每天 100 毫克为健康人的基本摄入量；最佳摄入量大概是每天 1000～3000 毫克。

很多研究已经调查了维生素 C 对于某些特定疾病的效果（每天使用 10,000 毫克以上剂量）。高剂量使用的建议已经引起了争议，有言论声称维生素 C 会导致肾结石形成，抑制维生素 B_{12} 的吸收，当停止服用补充剂时还会引起"反弹性坏血病"。但所有这些言论似乎都没有实质性证据。服用大量维生素C仅会导致腹泻。一般来讲，每天补充5000毫克的维生素C是安全的。

B族维生素

B族维生素是水溶性的，过量服用很容易随尿液排出体外。因此，一般来说，它们的毒性非常低。硫胺素（维生素B_1）、核黄素（维生素B_2）、泛酸（维生素B_5）、维生素B_{12}以及生物素的日摄入量即使比日推荐摄入量高出100倍以上，也不会有毒性作用。以烟酸形式存在的维生素B_3，其剂量为75毫克以上时会造成面色潮红。这是一种自然反应，因此一般不被认为是毒性反应。

根据剑桥歌顿学院的医学主任约翰·马克医生的观点，"用每天200毫克到10克剂量的烟酸降低血胆固醇水平，有效控制的时间可长达10年以上。尽管高剂量时会产生一些不良反应，但这些反应会在停止治疗后自行消失，继续治疗时通常也会消失。"对持续服用烟酸的人来说，每天补充不超过2000毫克的剂量是安全的。

已有众多研究机构，包括美国国家食品与药品监督管理局，对维生素B_6的毒性作用进行了测定，得出的结论是：每天服用50~200毫克的剂量，并连续服用几个月，未见负面效应的发生。大多数关于低剂量维生素B_6会引起神经损伤的缺乏事实支持的报道，结论似乎都是从一项广为流传的病例得出的—— 一位服用补充剂的妇女，在两年时间内将其每天补充的维生素B_6含量由500毫克增加到了5000毫克，造成神经损伤，从而导致肌无力和肌疼痛。

一名研究者调查了7个案例，其中被调查者每天服用2000~5000毫克的维生素B_6（吡哆醇），持续了相当长时间。研究结果发现：在服用后几个月内，所有被调查者的情况都有所好转，通常是在行走方面得到改善，四肢不适有所减少。老鼠实验中，在每日的注射剂量达到600毫克/千克（相当于一个体重约为65千克的人每天服用38,000毫克的剂量）后，老鼠产生了周围性神经病变，并伴有四肢麻木的症状。

维生素B_6的缺乏会产生相同的症状。可能的原因是，为了在体内变得有活性，以能帮助体内的酶进行工作，吡哆醇必须转化为磷酸吡哆醛。如果体内的吡哆醇已经过量，这种转化作用就不会发生：酶被吡哆醇占满，不能正常工作。因此，实际上维生素B_6过量可能会引起维生素B_6缺乏症状。锌可以帮助将吡哆醇转化为磷酸吡哆醛，因而将维生素B₆和锌一起服用可能会减少维生素B₆的毒性。不管怎样搭配，如果持续服用则每天至多200毫克的剂量是安全的。

矿物质的安全性

矿物质的安全性受三个因素影响：剂量、形态以及与膳食中其他矿物质之间的平衡。首先，所有矿物质在摄入过量时都有一定的毒性作用。形态也是被关注的因素，例如，三价铬是身体必需的，而六价铬的毒性很强。至于矿物质之间的平衡，铁的补充可以加剧锌的缺乏，这是由于铁为锌的抗拮剂。此类抗拮作用的原理是：很多矿物质中原子的形态非常相似，因此如果你缺乏一种矿物质，但服用了过量的与其形态相似的另外一种矿物质，那么另外的一种就会嵌入错误的酶中，使其加速、减速，或干脆停止工作。

考虑到这些影响因素，下面给出的长期摄入的安全剂量，是在假设其他基本矿物质的供给充足的基础上做出的。即使摄入比下面给出的量更大的剂量，短期服用时可能也是安全的，特别是对于那些患有一定疾病（导致对矿物质有额外需求）的人而言。例如，对硒的需求会因患有某种癌症而增加。

钙

在钙的多种存在形态中，最容易被吸收的是抗坏血酸钙、氨基酸螯合钙、葡萄糖酸钙、乳酸钙以及碳酸钙。正常情况下，钙对健康人几乎没有产生毒性的危险，这是因为身体会排出体内过多的钙。某些民族的人每天单从饮食中摄取的钙就超过2克。因此，这个剂量肯定是安全的。治疗钙的缺乏症时，每天需服用3.6克。

钙摄入过量造成的问题还可能是其他原因导致的，如维生素D摄入过量（每天25,000国际单位以上），或者甲状旁腺和肾脏功能紊乱。钙与镁和磷有交互作用，因此，只有那些镁和磷摄入量充足，或是正在进行此类元素补充的人群，才能进行钙的补充。磷的缺乏不多见，而镁的缺乏是相当普遍的现象。理想的钙磷比为1∶1，低于1∶2则要引起注意。理想的钙镁比为3∶2。

镁

在镁存在的所有形态当中，最容易被吸收的是天冬氨酸镁、抗坏血酸镁、氨基酸螯合镁、葡萄糖酸镁、乳酸镁以及碳酸镁。镁摄入过量时产生的毒性反应包括皮肤潮红、口渴、低血压、反应能力降低和呼吸困难。只有那些患有肾病且正在服用镁补充剂的人，才可能出现毒性反应。一般情况下，健康成年人每天服用高达 1000 毫克的镁是安全的。镁与钙有交互作用。因此，只有那些能从饮食中获得充足的钙或者服用钙补充剂的人，才能进行镁的补充。镁和钙的理想比例约为 2∶3，镁缺乏时，这一比例可变为 1∶1。

铁

铁是最常见的易于缺乏的矿物质之一。英国至少有6%的女性的膳食中铁的含量低于日推荐摄入量。铁有很多种形态，最容易被吸收的形态包括天冬氨酸亚铁、氨基酸螯合铁、琥珀酸铁、乳酸铁以及葡萄糖酸铁（三价铁不易被吸收）。

硫酸亚铁比三价铁的毒性要低。尽管如此，3 克的硫酸亚铁仍会导致婴儿的死亡，12 克能使成年人丧命。铁含量大的补充剂，应该放在儿童无法触及的地方。铁会在体内储存，因此长期过量服用会导致中毒，产生含铁血黄素沉着症（铁在身体组织中广泛沉积）或血色病。这两种疾病通常是因遗传因素引起，会导致肝脏硬化、皮肤棕色沉着、糖尿病、关节炎和心脏功能不正常。

血色病比人们想象中的更为常见。200 个人当中就有 1 个有这种基因突变，这也意味着他们存在铁负荷过量的风险，其症状是极度疲乏和腹部疼痛。如果你没有血色病，那么每天补充 50 毫克铁大致是安全的；然而，即便是这个剂量，也不一定能纠正急性的贫血症状。有 1/3 的孕妇患有不同程度的缺铁性贫血，每天至多补充 25 毫克的剂量，便可很容易地解决这个问题。

铁对多种微量矿物质都有拮抗作用，其中包括锌。缺锌的情况较常见，尤其是孕妇和哺乳期妇女更易缺锌。因此，要先确定体内锌含量是否充足，或是否需要进行锌的补充，才能额外地补充铁。锌和铁的正常需求量基本相等。

锌

锌是目前研究最充分的元素之一，也是常见的容易缺乏的元素之一。每年大约有上千篇论文论述其对于治疗多种疾病所具有的价值。锌的最容易被吸收的形态包括吡啶甲酸锌、氨基酸螯合物、柠檬酸锌和葡萄糖酸锌。锌的补充是相对无毒的。当摄入 2000 毫克的剂量时，可以出现恶心、呕吐、发烧和严重贫血等症状。少量的锌，特别是硫酸锌形态中的锌元素，在空腹服用的情况下，会刺激消化道。也有一些证据表明，每天服用300毫克的锌，不会促进免疫系统的功能，而只会有损伤作用。一般认为每天补充最多50毫克的锌是安全的。

锌是铁、镁和铜的拮抗者。因此，如果长期服用大量的锌，就要保证这些矿物质的摄入量要充足。人体对镁的吸收能力非常差，所以，如果每天需要补充的锌在20毫克以上，补充相当于锌的一半量的镁元素是很明智的做法。人体对锌的正常需求量是铜的10倍。由于人们通过健康饮食摄入的铜的平均量约为2毫克，因此，当需要补充的锌含量超过20毫克时，建议每超过10毫克锌，就补充1毫克铜。当你服用超过20毫克的锌时，最好同时也能确保补充2毫克的铁。

铜

这种矿物质的缺乏非常罕见，原因可能是，我们能从水和未精炼的食物中获得铜。铜的最佳吸收形态包括铜与氨基酸的螯合物和葡萄糖酸盐。铜的需要量很低（每天2毫克），每天只需5毫克就可纠正铜缺乏症。铜会产生毒性，主要是因为我们饮用了从铜管中流出的水而摄入了过量的铜。铜也是锌的强力拮抗物。基于这个原因，铜的补充量不要超过2毫克，或不要超过锌摄入量的1/10。铜也会削弱锰的作用。

锰

膳食中仅有2%～5%的锰能被人体吸收，因此从食物中增加其摄入量对于整个机体来说，只会产生微弱的效果。较好的吸收形态包括氨基酸螯合物、葡萄糖酸盐和乳酸盐。有研究证实，维生素C有助于人体对锰的吸收。在动物体内，锰是所有微量元素中毒性最小的一种，也从未有过对人体产生毒性的报道。每日最高摄入50毫克是其安全剂量。过量摄入锌或铜会阻碍锰的吸收。

硒

这种微量元素的需求量非常小，为每天25～200微克。它有两种存在形态：有机形态，如蛋氨酸硒和半胱氨酸硒，有时是硒的酵母形式；无机形态，如亚硒酸钠。无机形态的毒性更大，剂量在1000微克或以上时会产生毒性。有机形态的硒在2000微克以上的剂量时才会产生毒性。摄入量为750微克时，两种形态都未见有毒性报道。成人摄入高达 500 微克的硒通常被认为是安全的。考虑到它的有益剂量和有害剂量相差很小，因此，硒应该放置在儿童触及不到的地方。

铬

自然界中的铬有两种存在形态：六价铬和三价铬。六价铬的毒性更大。然而，六价铬既不存在于食物中，也不存在于补充剂中，它的污染只发生于某些特殊职业的人群中。铬的易吸收形态包括吡啶甲酸铬、氨基酸螯合物以及铬的聚烟酸盐。三价铬的毒性很低，部分原因是它能被吸收的量非常少。摄入量为 500 微克时，是绝对安全的。

你可能听过这样一个谣传：吡啶甲酸铬可以使 DNA 受损。这个结论是在 1995 年的一项研究中得出的。研究中，给仓鼠服用的剂量比你从补充剂中获得的剂量高出好几千倍。在 1997 年的另一项动物实验中，给予的剂量比我推荐的 200 微克剂量高出 5000 倍，但没有发现任何毒性作用。并且在此实验之后 10 多年的研究（包括 30 个以上的人体实验）中，均表明铬是没有安全上的顾虑的。事实就是，目前还没有证据能够证明补充吡啶甲酸铬是不安全的，更不必说其他形式的铬了。美国国家毒物学研究室（NTP）对吡啶甲酸铬进行了研究，结果发现铬不会产生基因毒性作用或其他有害作用。现在，就连美国联邦安全署（FSA）也赞同铬没有毒性的说法，甚至在摄入量比 200 微克高出 10 倍的时候，也没有毒性。

第七部分
营养疗法完全档案

营养圣经

New Optimum Nutrition Bible

Optimum nutrition is very simply giving yourself the best possible intake of nutrients to allow your body and brain to be as healthy as possible-and to work as well as it can. By nutrients, I mean protein, carbohydrate, essential fats, vitamins, minerals and water-each of which we'll explore in more detail in the coming chapters. These are the substances from which your body is built. For example, your skin renews itself in 21 days, your bones can repair themselves in six weeks and your inner skin, your digestive tract, replaces itself every four days. In five years, you will be an almost completely new person. Your body is an incredible regenerating organism that is constantly self-regulating and rejuvenating. But without the right nutrients, this process becomes impaired. Then you don't re- place your body cells quite so accurately-that's called ageing. And with our modern nutrient-lacking diets and endless temptations, maintaining a healthy body is a challenge for everyone.

　　虽说个人营养需求评估的方法是不可替代的,但对于那些遭受特定健康问题折磨的人而言,以下这些营养建议还是会有所帮助。如果情况更为严重的话,最好还是在医生或营养咨询师的监督下来实施这些营养治疗方案。以下建议的营养补充剂是针对成年人的,并以第47章中的配方为基础。因为剂量是非常关键的,所以最好按照与配方相近的剂量来服用补充剂。某种营养素的剂量一旦确定,就是需要补充的总量。检查一下,看看你有没有服"双份"药,因为从复合维生素片中,从抗氧化物质补充剂中以及单独的营养补充剂里面,都可能得到维生素 A。

　　关于营养素补充剂量,需要再强调的是,不要超出在本书第45章中所给出的范围。但如果某些营养素对缓解某种症状特别有帮助,或者已经出现了营养缺乏症,则可以使用偏高一些的剂量。

　　这里的所有推荐剂量都是针对成年人的;有关儿童营养补充剂量水平的建议,参见第40章。

　　本章推荐补充营养素,旨在帮助身体在不适的状况中重建健康。它们并不能够代替医生的建议,当不适状况已经得到改变之后,就不应再继续坚持使用。

　　许多营养素补充方案,都是以2片加强型复合维生素和矿物质制剂(仅服1片,是达不到最佳水平的)、1000毫克或者更高剂量的维生素 C 以及 Omega-3 和 Omega-6 必需脂肪酸补充剂为基础的。你可以每天都服用这些"基础包",这是个很好的开始,还可以额外增加一些其他品种。

第50章 消化系统疾病的营养疗法

消化不良

　　许多不同的因素都会导致这种恼人的状态，比如胃酸过多或过少。胃酸过多或食管裂孔疝通常会引起烧心的感觉（胃灼热感）。胃酸不足或消化酶缺乏往往会导致消化不良，并且在餐后会感到不适。肠道菌群失衡或肠道真菌感染也会产生这些症状，还会使你在餐后觉得腹胀难受，因为这些不良微生物会因食物而增殖。营养师可以对这些可能因素进行测试，辨别真正的病因。遵循下列建议也可以作为一个好的开始。

膳食建议

　　遵循本书中推荐的膳食方案。平衡膳食中的酸性食物和碱性食物（参见第八部分）。避免那些会刺激胃的食品，如酒精、咖啡、红辣椒、浓缩蛋白质以及所有你怀疑自己不能耐受的食物。

营养素补充剂

　　* 2 片复合维生素和矿物质

　　* 维生素 C1000 毫克

　　* 益生菌，如嗜酸乳杆菌和双歧杆菌

　　* 每次正餐时补充消化酶类（如果有烧心的症状，就不要服用盐酸甜菜碱）请参阅第 22 章。

便秘

通常人们认为每天排便1次即可，而实际上我们每日应当清空肠道2~3次。排泄系统正常时，大便应该可以顺畅排出，无滞涩感。按这个标准来看，相当多的人都在忍受便秘之苦。高纤维的膳食是有益的，减少肉类和乳制品的摄入对你也有帮助。锻炼十分关键，因为这可以加强腹部肌肉。维生素B_1和维生素E对你也有帮助，维生素C可以使肠放松。另外，一种无刺激的缓泻剂——果寡糖粉末，也有利于缓解严重的便秘。

膳食建议

遵循本书中的膳食建议，特别要多吃高膳食纤维的食品。每日至少喝1升水，最好是在两餐之间喝。减少肉类及乳制品的摄入。在食谱中加入燕麦、洋李干和亚麻子，这些都可以捣碎后洒在食物上面。

营养素补充剂

* 2片复合维生素和矿物质
* 3片1000毫克的维生素C
* 消化酶/益生菌，每餐服用

请参阅第22章。

溃疡

溃疡可能发生在胃部及十二指肠。十二指肠不像肠道的其他部分，很容易接触到胃部分泌的胃酸。长期的压力会导致胃部过量分泌胃酸，因此压力可能是溃疡的一个病因。另外，也可能是因酸度太高的饮食造成的。维生素A是保护十二指肠内壁所需的主要营养物质。尽管维生素C可以帮助人们消除十二指肠溃疡，但摄入量不能超过500毫克，否则会引起不适。如果在服用维生素C后有灼热感，则表明摄入的量太高了。溃疡最常见的病因是幽门螺杆菌感染，这需要医生通过测试来确定，并利用特殊的抗细菌制剂进行治疗。

膳食建议

遵循本书中推荐的膳食方案。主要食用第八部分列出的碱性食物。

营养素补充剂

* 2 片复合维生素和矿物质
* 2 片 2270 微克的维生素 A（仅限短期服用，若已怀孕则停止服用）
* 维生素 C（抗坏血酸钙）500 毫克
* 治疗螺杆菌感染时，在服用抗生素后，补充有益菌，如嗜酸性乳酸杆菌、双歧乳酸杆菌

肠易激综合征

这个术语描述了间歇性的腹泻或便秘、排便急迫感、腹痛或消化不良等症状。许多可能的致病因素都会导致以上的一种或几种症状，包括食物过敏、肠道发炎、肠道肌肉过度兴奋、压力、感染和毒素负荷过多。所以治疗之前最好咨询医师或营养师，以便确定有关的病因。必需脂肪和氨基酸谷酰胺可以平复肠道发炎，抗氧化物有助于机体的解毒作用的发挥，适当的矿物质平衡则有助于肠道肌肉的正常工作。

膳食建议

采用简单而纯净的膳食，包括轻微烹调过的蔬菜、鱼、不含面筋的谷类（大米、小米、玉米、奎奴亚藜）、小扁豆和豆类，加上磨碎的种子，以获得必需脂肪。在 10 天之内避免所有可疑的过敏原，包括小麦、乳制品、咖啡、酒精和辛辣食品，看看是否有效。

营养素补充剂

* 2 片复合维生素和矿物质（含有 15 毫克锌和 300 毫克镁）
* 2 片抗氧化复合剂
* 2 片 500 毫克的维生素 C
* L-谷酰胺粉末，每日 3 克
* 2 粒富含 Omega-3 和 Omega-6 脂肪酸的胶囊
* 每次正餐时服用消化酶（如果出现了消化不良的症状）

请参阅第 22 章。

憩室炎

这是一种发生于小肠和大肠的病变，表现为肠壁上的憩室膨大，继而容易受到感染而发炎。这种症状可能是由于膳食纤维不足和缺乏运动导致的，原始部落中的人罕有这种疾病。推荐采取全面的维生素补充方案，以支持肠道周围肌肉的正常伸缩，同时维持强健的抗感染系统。增加可溶性膳食纤维，经常进行游泳之类的体育锻炼，都是治疗憩室炎的有效方法。

膳食建议

遵循本书中推荐的膳食方案，要特别注意摄入高膳食纤维食物（参见第八部分）。但是如果感染很严重的话，最好还是食用经轻微蒸煮的蔬菜、燕麦（含有大量的可溶性膳食纤维）、种子或坚果，远离那些额外添加的"硬"纤维，如麦麸等。最好把燕麦之类的谷物先浸泡一下，以增加其水分含量；这些食物能提供柔软的膳食纤维，不会刺激发炎的部位。此外还可以食用富含Omega-3和Omega-6脂肪酸的冷榨混合油，这有助于减轻炎症反应。

营养素补充剂

* 2片复合维生素和矿物质
* 维生素E 400毫克
* 维生素C 1000毫克

请参阅第22章。

节段性回肠炎（克罗恩氏病）

节段性回肠炎是一种炎症型肠道功能失调疾病，采用营养疗法非常有效。治疗时有几个因素是必须考虑的：对某种食品敏感，最普遍的是对面筋（在小麦、燕麦、黑麦、大麦中存在的一种蛋白质）和牛奶产生过敏反应，所以应远离这些食品；患病后肠道内的有益细菌量可能很低，所以应该服用如嗜酸乳杆菌之类的益生菌补充剂来重建肠道菌群平衡；服用富含Omega-3脂肪酸的鱼油或亚麻子油，有助于缓解炎症。某些草药，如红榆树皮或药蜀葵，都可以放松肠道内膜，而其他如乳香、姜黄素等则可以减缓炎症。将谷酰胺粉末5~10克溶于水中，每晚睡前服下，同样有助于肠道修复。

许多患有节段性回肠炎的人都对某些食物过敏，最常见的是对面筋过敏。

他们的同型半胱氨酸水平也偏高。治疗需要临床营养师的协助,检测这些因子并帮助你找到最佳膳食和营养补充方案。

你不可能完全避免膳食纤维,同时也不会愿意这么做。膳食纤维是健康膳食的天然组成部分,富含于水果、蔬菜、小扁豆、豆类和全谷类食物中。吃这样的膳食,患肠癌、糖尿病或憩室炎的危险就会减小,同时也不会受到便秘的折磨。然而,要当心麸皮和全谷物中的不可溶膳食纤维。它们在肠道中显得太粗糙了,并且也不适合敏感者的消化系统,或者已经发炎的消化系统。但是膳食纤维有许多种类,存在于燕麦、小扁豆、豆类、水果、蔬菜和亚麻子(这个你可以持续多吃一些)中的可溶性膳食纤维就与麸皮等不可溶膳食纤维完全不同。富含可溶性膳食纤维的食物同时也含有许多其他营养素,所以它们是任何一种健康膳食的重要组成部分,当然也包括节段性回肠炎的膳食。

膳食建议

避免摄入咖啡、酒精和糖,每天饮水 1.5 升,进食天然富含可溶性膳食纤维的新鲜完整食品,例如小扁豆、豆类、磨碎的种子、水果和轻微烹调过的蔬菜。进食磨碎的亚麻子或浸湿的亚麻子。

营养素补充剂

* 2 片复合维生素和矿物质
* 维生素 C 1000 毫克 (如果有刺激反应请减少用量)
* 3 粒 Omega-3 鱼油胶囊 (提供 1200 毫克 EPA)
* 左旋谷酰胺粉末 5 克,每天 2 次

过敏症

"过敏"这个词总是会引起超出它本来内涵的联想。过敏症就是对某种特殊成分的不耐受反应。比如说,饮用大量的咖啡会引起一些不适症状,那么我们对咖啡就是不耐受的。甚至对小麦或牛奶这样简单的食物,有些人也会发生明显的反应。过敏症就像食物嗜好一样,一个人最沉迷的食物,往往可能就是导致过敏的疑犯。如果你觉得自己可能有过敏症,但是又不知道是对什么东西过敏,最好去咨询一下营养师或过敏症专家,他们可以对你进行测试,并且解决引起过敏症的任何潜在的消化失调。在大多数情况下,最佳营养方案可以

在很大程度上减轻或消除过敏反应。维生素C、钙和镁有助于减轻过敏反应的严重性。L-谷酰胺可以帮助内脏修复，并且支持免疫系统，降低发生过敏的可能性。

膳食建议

采纳最佳膳食方案。避免所有可疑食物，如乳制品和谷物（它们都是最常见的过敏原），特别是小麦。两个月后，你或许就可以在不发生过敏反应的前提下，每隔3天再重新开始进食一种可疑食物。最终，你或许就可以耐受这些过敏原了，只要每天吃的数量少一些。

营养素补充剂

* 2 片复合维生素和矿物质
* 2 片抗氧化复合剂
* 4 片 1000 毫克的维生素 C
* 钙镁复合物（每日提供 500 毫克钙和 300 毫克镁）
* L-谷酰胺粉末，每日 3 克

大肠炎

大肠炎是指大肠的一部分发生了炎症，通常是由于压力过大导致，也可能是饮食欠佳、排泄不畅、过敏症或营养不良引起的。因为有炎症发生，所以第一步就要减少所有会加重病情的食物，包括酒精、咖啡和小麦。可以用一些容易通过消化道的食物和饮料来取代，比如蒸的蔬菜、米饭、鱼和水果，再加上消化酶补充剂。富含GLA的必需脂肪是强效的抗炎症因子。抗氧化物同样有利于减轻炎症。

膳食建议

虽然本书推荐的膳食很好，但其中的高膳食纤维是这种病症的刺激因子。所以通常由蒸的蔬菜、鱼肉和烹煮的谷物构成的膳食更为理想，再加上容易消化的水果，避免所有的消化系统刺激物，包括你可能产生过敏反应的所有食品，如小麦、酒精、咖啡和香辛料。

营养素补充剂

* 2 片复合维生素和矿物质

* 2 片抗氧化复合剂

* 2 粒富含 Omega-3 和 Omega-6 脂肪酸的胶囊

* 维生素 C 500 毫克（最多 2000 毫克抗坏血酸盐，因为抗坏血酸会刺激已经发炎的肠道）

* 消化酶配方制剂，正餐时服用

请参阅第 22 章。

胆结石

胆结石是在肝脏通向胆囊的导管（胆囊管）内产生的钙或胆固醇的沉积物。胆囊是贮存消化脂肪的胆汁的重要器官，如果胆囊管被堵塞了，脂肪就不能被正常吸收，从而导致黄疸的产生。饮食中过多的钙或胆固醇并不是引起麻烦的根源，问题在于身体是怎样处理这些物质的。通常，胆结石受害者的胆管因遗传原因非常狭窄，这就更增加了他们患此疾病的危险。卵磷脂能帮助胆固醇的乳化。总之，最佳营养有助于预防这种异常现象发生。服用含有脂肪酶的消化酶补充剂，也有助于消化脂肪。

膳食建议

遵循本书中推荐的膳食方案，避免饱和脂肪的同时也要保证经常摄入必需脂肪。可在早餐时吃些种子类食品，午饭或者晚饭时再加上 1 甜点匙富含 Omega-3 和 Omega-6 的冷榨油。避免用餐时进食大量脂肪。

营养素补充剂

* 2 片复合维生素和矿物质（含有 300 毫克镁和 15 毫克锌）

* 2 片抗氧化复合剂

* 2 片 1000 毫克的维生素 C

* 卵磷脂颗粒（1 甜点匙）或者 1 粒卵磷脂胶囊，每餐服用

* 消化酶（含有脂肪酶），每餐服用

请参阅第 17 章。

第 51 章　呼吸系统疾病的营养疗法

感冒和流感

接触病毒是不可避免的，除非你离群索居。但是，你是否会向病毒屈服，就要取决于受感染时你的免疫系统的力量。有关研究反复证明，每天摄入 1 克或者更多的维生素 C，就可以减少感冒发生的几率，降低感冒的程度，并缩短病程。感冒流行期间，适宜的营养与增强免疫的营养素相配合，可以产生更好的效果。

膳食原则

避免所有乳制品，不吃鸡蛋，不摄入过量的肉和大豆，因为这些食品都是黏液质的。给你的身体供应高能量纯净食物以及大量新鲜的水果蔬菜和果蔬汁。每天 3 次饮用猫爪草茶，以增强免疫力。

营养素补充剂

* 2 片复合维生素和矿物质
* 2 片抗氧化复合剂
* 2 片 1000 毫克的维生素 C 复合物（只有感染后才需要每 4 小时服 4 克）
* 接骨木果提取物（只有感染后才需要；一天 4 次，每次 1 中匙）
* 紫锥花滴液（每天 2~3 次，每次 10 滴）
请参阅第 33 章。

鼻窦炎

鼻窦炎是鼻窦和鼻腔部位所患的炎症，通常会导致鼻窦感染。致病因素是对鼻子产生刺激的物质，如废气、香烟、有烟雾的环境、灰尘和花粉，过敏也是一个重要因素，通常是对乳制品和小麦这些黏液质的食品过敏，再加上免疫系统的衰弱，最终导致鼻窦炎。过多的酒精、油炸食品或压力，缺乏足够的睡眠，进食过多等都会削弱免疫系统。维生素A、维生素C和锌，配合其他营养素，有助于加强免疫力。同时也需要必需脂肪来控制炎症。

膳食建议

轻松愉快地进食，但是记得一定要吃大量的必需食物，如最好的有机水果和蔬菜（刚刚发芽的嫩蔬菜），还有植物种子。你需要蛋白质（来源于奎奴亚藜、种子、坚果、鱼、豆腐、植物素肉等），但是要避免黏液质食品，如牛奶、鸡蛋和肉。

同样，吸入茶树油能够让你不再受鼻塞之苦。你可以在洗澡的时候在水中使用或者把油拿到鼻子前嗅（当心不要过度刺激皮肤）。在喉咙处涂抹清凉油也很有好处。喝一些家里自制的姜肉桂茶（5片新鲜的姜和1片肉桂，置于内有0.3升沸水的热水瓶中）或猫爪草茶，来增强免疫系统。

营养素补充剂

* 2片复合维生素和矿物质
* 2片抗氧化复合剂
* 2片1000毫克的维生素C （只有在受感染后才需要每4个小时服用3克）
* 2片2270微克的维生素A（在感染时服用），或者1杯胡萝卜汁
* 2片15毫克的锌
* 紫锥花15滴，溶于水中，每天3次

请参阅第24章、第33章和第34章。

支气管炎

这种疾病表现为肺部组织严重发炎。通过加强免疫系统，帮助维持肺部组织的健康，最佳营养可以帮助预防这种疾病。维生素A、复合维生素B、维

生素C和维生素E以及矿物质硒和锌，都可以加强免疫系统。维生素A和维生素C可保护肺部组织。

膳食建议

采纳本书中推荐的膳食，不要吸烟。膳食当中要尽量避免黏液质食品，如牛奶和乳制品。之后，你就会发现症状有所缓解。把饱和脂肪控制在很低的水平上，确保你从种子和冷榨种子油中获得足够的必需脂肪。

营养素补充剂

* 2 片复合维生素和矿物质
* 2 片抗氧化复合剂
* 2 片 1000 毫克的维生素 C
* 2 粒富含 Omega-3 和 Omega-6 脂肪酸的胶囊
* 维生素 E 400 毫克

花粉热（枯草热）

对花粉的过敏反应是导致花粉热的典型原因。与郊区相比，城市中花粉热病的传播速度要快得多；人们由此发现，汽车尾气之类的污染物质会激发免疫系统的反应。在夏天，由于阳光对氧气分子的作用，污染地区的空气中含有更多的自由基，所以城市居民就会吸入更多的污染物。摄入全面优质的抗氧化复合剂，其中含有维生素A、维生素C和维生素E、β-胡萝卜素、硒和锌，再加上半胱氨酸或者谷胱甘肽（二者最有效的形式是N-乙酰半胱氨酸，有时候被称为NAC或还原型谷胱甘肽），有助于增强你的抵抗性。蛋氨酸和钙复合剂，是有效的抗组胺物质。你需要服用 500 毫克的 L-蛋氨酸和 400 毫克的钙，每日两次。维生素C有助于控制过高的组胺水平，维生素 B_6 和锌在平衡组胺水平和加强免疫系统中都有重要作用。维生素 B_5（泛酸）有助于症状的缓解。

会使人体产生反应的最常见的三种物质是花粉、小麦和牛奶。虽然三者之间的联系没有经过证实，但我们注意到一个有趣的事实：这三种东西都是来自青草及其产品。一些花粉热患者可能对某种蛋白质过于敏感，而这种蛋白质在谷类、草或许还有牛奶中都很常见。在任何情况下，乳制品都会使黏液的产生增多。同样，小麦含有很高的面筋蛋白，它会刺激消化道，同时促使黏液产生。

膳食建议

避免或者尽量减少小麦、乳制品和酒精的摄入。进食大量富含抗氧化物质的水果和蔬菜，再加上富含硒和锌的种子。在可能的情况下，尽量避免暴露在花粉和交通废气中。

营养素补充剂

* 2 片复合维生素和矿物质（含有 100 毫克维生素 B_6 和 15 毫克锌）
* 2 片抗氧化复合剂
* 3 片 1000 毫克的维生素 C

如果你的症状相当严重，你可以尝试：

* L−蛋氨酸 500 毫克，每天 2 次
* 钙 400 毫克，每天 2 次
* 泛酸 500 毫克，每天 2 次

哮喘

这种发炎的状况会影响到肺和呼吸系统，典型症状为呼吸困难和频繁咳嗽。潜在的过敏原、过大的压力或者环境条件的改变如天气变化，都会引起疾病的发作。维生素 A 对保护肺泡膜有利，而维生素 C 有助于对抗环境中的毒素。抗氧化营养素和必需脂肪酸都可以对抗炎症。

膳食建议

采纳本书推荐的膳食，确保摄入适量的冷榨种子油，如果怀疑自己有过敏症，最好向营养师咨询。

营养素补充剂

* 2 片复合维生素和矿物质
* 2 片抗氧化复合剂
* 2 片 1000 毫克的维生素 C
* 2 粒富含 Omega−3 和 Omega−6 脂肪酸的胶囊

请参阅第 34 章。

第 52 章 血液循环系统疾病的营养疗法

心绞痛和动脉硬化

动脉硬化是由脂肪沉积造成的动脉狭窄。当这种情况变得严重的时候，血压开始上升。如果为心脏供氧的动脉发生明显堵塞，可能就会导致心绞痛，常常会表现为用力时感到胸部疼痛。最佳营养方案是预防心绞痛和动脉硬化的主要方法。抗氧化营养素有利于预防可能诱发这些问题的血管损伤。维生素C和赖氨酸利于逆转动脉硬化的状况。维生素 B_3（烟酸）能够升高 HDL（高密度脂蛋白）水平，是胆固醇的清道夫；富含 EPA 和 DHA 的鱼油，可以帮助降低血液黏度，并且减少胆固醇。

膳食建议

严格遵照本书的膳食建议，避免糖、盐、含大量饱和脂肪酸的食品，不喝咖啡，不过量饮酒。吃一些种子，确保你的膳食中含有足够的必需脂肪酸。另外，做一些力所能及的运动。

营养素补充剂

* 2 片复合维生素和矿物质（至少含有 300 毫克的镁）
* 2 片抗氧化复合剂
* 4 片 1000 毫克的维生素 C
* 2 片 1000 毫克的赖氨酸
* "不产生潮红反应的"烟酸 500 毫克
* 3 粒 Omega–3 鱼油胶囊（提供 1200 毫克的 EPA）

＊降低同型半胱氨酸配方（如果你的同型半胱氨酸水平偏高的话）

＊维生素 E 400 毫克

请参阅第 23 章。

高血压

动脉硬化、动脉痉挛或血液黏稠都可以引起高血压。动脉的紧张度受到钙、镁、钾与钠（也就是食盐中的钠元素）之间平衡的控制。压力也是一个可能的影响因素。调节这个平衡，就可以在 30 天内降低血压。维生素 C、维生素 E 以及富含 EPA 和 DHA 的鱼油，都有助于预防血液黏稠。

膳食建议

遵循本书中推荐的膳食方案。避免食用盐和加入盐的食品。增加富含钾的水果和蔬菜的摄入量（每天至少吃 3 个水果）。吃 1 茶匙磨碎的种子，以此作为额外的钙和镁的来源。如果你不是素食主义者，每周吃 2 次水煮、烧烤或烘烤的金枪鱼、三文鱼、鲱鱼或鲭鱼。

营养素补充剂

＊ 2 片复合维生素和矿物质（提供 100 毫克维生素 B_6 和 15 毫克锌）

＊抗氧化剂

＊ 2 片 1000 毫克的维生素 C

＊骨骼矿物质复合补充剂（提供 500 毫克钙和 300 毫克镁）

＊ EPA/DHA 鱼油 1200～2400 毫克，或者吃一些脂肪含量高的鱼类

＊维生素 E 400 毫克

请参阅第 23 章。

静脉曲张

静脉可以输送血液回心脏。发生曲张的静脉会扩张并出现肿胀，且通常出现在腿部，那里的血液循环最不通畅。已经发生曲张的静脉，最佳营养方案也不会起很大的作用。但是适量的维生素 C 和维生素 E 以及其他的抗氧化剂有助于防止这种情况再次发生。有证据表明，高纤维的饮食有助于预防静脉曲张。

膳食建议

遵循本书中推荐的膳食方案。另外，定期锻炼，特别是游泳可以改善血

液循环。将双脚垫高及轻柔的腿部按摩也有一定的帮助。使用维生素 E 乳剂也很有效。

营养素补充剂

* 2 片复合维生素和矿物质
* 2 片抗氧化复合剂
* 维生素 E 400 毫克
* 2 片 1000 毫克的维生素 C 以及生物类黄酮

贫血症

缺乏铁、维生素 B_{12} 或者叶酸都会导致贫血症。血液测试可以确定你是否有这些缺乏症。身体需要铁来制造血红蛋白，而血红蛋白是血液的关键部分，它负责将氧气和其他营养输送到身体组织、大脑、肌肉和器官当中。如果你的铁水平很低，身体就不能制造足够的血红细胞，因此你就会看上去面色苍白；而红细胞数量不足，你的大脑和身体就得不到足够的氧气和它们所需的其他营养素。如果你的叶酸和维生素 B_{12} 不足，血红蛋白就会发生畸形而不能正常工作。后果会是什么呢？那就是疲倦。

铁水平的两个简单测试方法与你的眼皮和指甲有关。观察你的下眼睑结膜，它应该呈鲜艳的粉色或红色，而不是苍白的；按压一下指甲末端，指甲盖会变成白色，当你放开的时候，它应该很快恢复红色，而不是依然苍白。

膳食建议

红肉是铁的良好来源，但是同样也含有很高的饱和脂肪。脂肪含量不高的膳食铁来源包括鸡蛋、菠菜和其他绿叶菜以及豆类、小扁豆、李脯、杏干、糖蜜和南瓜子。所以要多进食这些食品，其中绿色蔬菜和豆类这两类食物都富含叶酸。维生素 B_{12} 只存在于动物性来源的食品中。

营养素补充剂

* 2 片复合维生素和矿物质
* 氨基酸螯合铁 10 毫克
* 2 片 1000 毫克的维生素 C

第53章 脑、神经与精神疾病的营养疗法

早老性痴呆症

像许多退行性疾病一样,早老性痴呆症源于患者对自己饮食和生活方式的疏忽大意。炎症对大脑产生的实际损伤与很多危险因素相关,包括过多的氧化物、血糖问题、皮质醇升高、高水平的同型半胱氨酸以及接触有毒金属等。这些金属包括铝、铜和汞。微量的汞就会导致神经的损伤,而且正是早老性痴呆症中那种类型的损伤。如果你感觉自己的智力水平明显衰退,同时又有满口用汞填补过的牙,我建议你认真考虑后把它们换掉。预测早老性痴呆症风险的最好指标之一就是血液中的同型半胱氨酸水平。如果过高,那么大量补充维生素 B_6(100毫克)、维生素 B_{12}(100微克)和叶酸(800毫克)有助于降低同型半胱氨酸水平。

膳食建议

进食大量的新鲜水果和蔬菜,其目标是吃到各种颜色的蔬菜水果,把蓝莓、甜菜根、胡萝卜、黄色辣椒和绿叶蔬菜组合起来食用;进食种子和鱼,比如鲭鱼、三文鱼或金枪鱼,它们都富含Omega-3脂肪酸和维生素E。多吃天然完整的食物,避免食用精制食物和糖,不抽烟,不接触酒精和油炸食品。

营养素补充剂

* 2片复合维生素和矿物质
* 3片抗氧化复合剂
* 4片1000毫克的维生素C

* 3 片大脑营养配方

* 3 粒 Omega-3 鱼油胶囊

* 降低同型半胱氨酸配方（如果你的同型半胱氨酸水平过高的话）

* 卵磷脂颗粒（1 茶匙）

请参阅第 28 章和第 42 章。

头痛和偏头痛

从血糖降低、脱水和过敏症，到压力、紧张，或这几个因素的综合，都可以导致头痛和偏头痛。肾上腺素和血糖的起伏波动也会导致头痛。通常采用最佳营养方案便可以使头痛消失。如果没有改善的话，请仔细检查一下有无过敏症的可能。看看能否查出你所摄入的食物和头痛之间的某种相关性。

对偏头痛患者来说，不要服用阿司匹林，或者会收缩血管的偏头痛药片，试着服用 100～200 毫克的烟酸形式的维生素 B_3，这是一种血管扩张剂。最初从小剂量开始服用。在发作的早期，服用后通常可消除或者缓解头痛。最好在家里，或在一个放松的环境下服用，这样，通常出现的发热脸红的现象就不太可能困扰到你了。

膳食建议

少食多餐，避免长时间空腹，特别是在感觉紧张和压力的时候。同时要保证定时饮水，避免糖、茶、咖啡和巧克力等刺激物。

营养素补充剂

* 2 片复合维生素和矿物质（含有 100 毫克维生素 B_6 和 15 毫克锌）

* 3 片 1000 毫克的维生素 C

* 维生素 B_3（烟酸）100 毫克

睡眠问题

对有些患者而言，失眠的主要问题是在午夜的时候醒来；而对另一些人来说，失眠就是开始的时候难以入睡。这两种情况都可能是神经系统营养不良，或过多紧张和压力的后果。钙和镁有镇静安神的效果，维生素 B_6 也有这种效果。色氨酸是蛋白质的重要组成成分，有很强的镇静安神效果，如果按 1000～3000 毫克的剂量服用，对失眠是非常有效的。大约 1 个小时之后，它就会起效，并且效果可持续4个小时。虽然色氨酸没有成瘾性，也没有任何副作用，但不建议频繁使用——更好的办法还是调整生活方式，这样你就不再需要任何镇静剂了。

膳食建议

遵循本书中推荐的膳食方案，避免所有的刺激性食物。不吃糖，晚间不要喝茶或咖啡。另外，进餐的时间不要太晚。进食种子类食物、坚果、根茎类食物和绿叶蔬菜，这些食品都富含钙和镁。

营养素补充剂

* 2片复合维生素和矿物质
* 维生素 B$_6$ 100毫克，锌10毫克
* 钙600毫克，镁400毫克
* 维生素 C1000毫克
* 2片100毫克的5-羟色氨酸（只在绝对有必要的时候才用）

抑郁症

许多与营养相关的因素会导致抑郁症，其中最常见的是营养不良导致的心情和体力状态欠佳。血糖平衡失衡也会导致一段时间的抑郁，Omega-3脂肪酸的缺乏同样会导致抑郁。如果你体内的5-羟色胺水平偏低，那么服用5-羟色氨酸可能会对你有好处。组胺产生过多的人也有抑郁的倾向。抑郁会引起肾上腺衰竭，同时过多食用刺激物也会促使肾上腺衰竭，进而导致抑郁症。另外，过敏症也会带来抑郁。营养师可以帮你辨别哪些因素引起的抑郁可以用营养的方法来改善。

膳食建议

减少或避免糖和精制食品。减少你膳食中的刺激物，如茶、咖啡、巧克力、可乐饮料、香烟和酒精。遵循本书中的膳食建议。试一下，两周内不吃任何小麦制品和乳制品。

营养素补充剂

* 2片复合维生素和矿物质

* 2 片 1000 毫克的维生素 C

* 2 片 100 毫克的 5–HTP

* 3 粒 Omega–3 鱼油胶囊（提供 1200 毫克 EPA）

请参阅第 28 章和第 38 章。

精神分裂症

在 100 个人中会有 1 人患上这种严重的精神健康问题。病因是多方面的，但多数都可以通过营养方法来减轻和改善。强烈建议你去咨询营养师，他们可以通过测试确定精神症状的表象下是否潜伏着生化失衡。对改善此病症有所帮助的营养素包括泛酸、必需脂肪酸和大剂量的烟酸。营养补充并非对所有的患者都有效，有些甚至可能使某种类型的病症更加严重。因此必须做生化检查。患者常常有潜在的血糖失衡和过敏症。

膳食建议

杜绝或者尽量避免糖和精制食品，杜绝刺激物——茶、咖啡、巧克力、可乐饮料、香烟和酒精。遵循本书中推荐的膳食方案。试试 2 周不吃小麦和乳制品。

营养素补充剂

* 复合维生素

* 2 片 1000 毫克的维生素 C

* 含有锌、镁、锰和铬的复合矿物质

* 额外补充叶酸、烟酸或必需脂肪酸，最好在医疗监督的情况下服用

请参阅第 38 章。

第54章 内分泌疾病的营养疗法

糖尿病

儿童时发病的糖尿病和成年后发病的糖尿病①都是由过高的血糖引起的。人们认为儿童型糖尿病的发作是牛奶和牛肉中的某种蛋白质与胰腺中某种蛋白质的交叉反应引起的。在生命最初的几个月，婴儿的消化道和免疫系统还没有完全成熟，如果给存在遗传易感性的婴儿喂食了乳制品或者牛肉，他们就可能罹患这种疾病。成年人糖尿病通常是由一系列的不良生活习惯（吃了太多的糖和刺激物）导致的，发病前常常表现为低血糖。不管是治疗哪种类型的葡萄糖不耐受和糖尿病，一个重要的问题就是要确认身体是否能够正常分泌肾上腺激素和胰岛素，肝脏中一些影响糖耐量的因子是否能正常生成。维生素C、维生素B₃、维生素B₅和维生素B₆以及锌和铬，对糖尿病患者来说尤为重要。在你打算对膳食做出任何改变之时，最好和你的医生商量一下。

膳食建议

糖尿病膳食的关键就是保持血糖水平稳定。达到这个目标的最好方法是少食多餐，选择那些含有慢速释放能量的碳水化合物，再加上一些富含蛋白质的食物。也就是说要吃一些水果搭配坚果，种子类蔬菜如玉米、豌豆、鲜豆类或者全谷类、豆类②或小扁豆，它们含有慢速释放能量的碳水化合物，同时也富

---

① 译者注：即Ⅰ型糖尿病和Ⅱ型糖尿病，也就是胰岛素依赖型和非胰岛素依赖型糖尿病。
② 译者注：鲜豆类指豆荚未成熟之前，食用豆荚或者嫩豆粒的蔬菜，如毛豆、蚕豆、鲜豌豆、豆角等；豆类则指黄豆、红豆、绿豆等干豆。

含蛋白质。要避免食用各种形式的糖和浓缩的甜味食品，例如浓缩水果汁，甚至要避免过多摄入富含快速释放糖分的水果，如椰枣和香蕉，或者水果干。同样应该避免过多食用刺激肾上腺的食物，例如茶、咖啡、酒精、香烟和盐。

营养素补充剂

* 2 片复合维生素和矿物质
* 2 片 1000 毫克的维生素 C
* 铬 200 微克
* 锌 15 毫克

请参阅第 10 章。

肥胖症

进食时不要摄入超过你身体所需的量，选择可以保持血糖平稳的食物，摄入最佳数量的营养素以帮助稳定血糖，这些都有助于稳定你的食欲，促进脂肪燃烧，从而帮助你减轻体重。这些营养素包括维生素 B_3、维生素 B_6、维生素 C、锌和铬。魔芋纤维可以提供葡甘露聚糖，有利于平衡血糖水平。同样有效的还有 HCA（即羟基柠檬酸），它可以减少身体将多余的能量转变成脂肪的量；而 5-HTP 则可以稳定食欲。对某些人来说，食物过敏会引起水分潴留而导致肥胖。如果你怀疑某些食品有问题，如最常见的乳制品和小麦，可以将它们从你的食谱中去除 10 天，以测试它们是否与你的体重增加有关。甲状腺问题也是引起肥胖的一个因素。如果找不出其他相关原因，就请医生检查一下你的甲状腺。

膳食建议

遵循本书中推荐的膳食方案，重点食用高水分食物，如新鲜水果和蔬菜以及缓慢释放能量的碳水化合物（参见第八部分）。避免所有形式的快速释放糖类。试试每周禁食 1 天，或者坚持每周有 1 天只吃水果。每天定时进行有氧运动。

营养素补充剂

* 2 片复合维生素和矿物质
* 2 片 1000 毫克的维生素 C

* 2 粒富含 Omega-3 和 Omega-6 脂肪酸的胶囊

* 铬 200 微克，HCA740 毫克和 5-HTP 100 毫克

* 魔芋纤维或葡甘露聚糖 3 克（可任选一种）

请参阅第 36 章。

甲状腺问题

位于喉咙底部的甲状腺控制着人体新陈代谢的速率。患甲状腺功能亢进症，或者甲状腺过于活跃时，常会发生过度兴奋、体重减轻和焦虑等症状；甲状腺功能减退，或甲状腺活动不足时，症状就表现为能量缺乏、体重增加或超重以及甲状腺肿，即咽喉区域的膨胀肿大。生活中持续过大的压力和刺激性食物对内分泌系统的过度刺激以及雌激素过多，都是生命后期甲状腺功能减退的常见原因。碘缺乏也会导致这种情况。碘缺乏不常见，建议通过食用海带补充碘以帮助缓解碘缺乏。甲状腺为脑垂体和肾上腺所控制，与这三个腺体的激素产生和调控相关的营养素都是非常重要的。这些营养素包括维生素C、B族维生素（特别是维生素B_3和维生素B_5）、镁和锌。硒在甲状腺健康中有重要作用，生成甲状腺素的酪氨酸也很重要。治疗此病通常需要使用低剂量的甲状腺素。

膳食建议

避免所有的刺激性食物，遵循本书中推荐的膳食方案。

营养素补充剂

* 2 片复合维生素和矿物质
* 2 片 1000 毫克的维生素 C
* 镁 10 毫克
* 含碘的海带和酪氨酸 2000 毫克（仅用于甲状腺功能减退）

请参阅第 25 章。

经前综合征（PMS）

经前综合征包括了一系列症状，如身体肿胀、疲劳、易发火、情绪沮丧、乳房敏感和头痛，多发生在月经前1周。其主要病因有三种：雌激素占据优势，黄体酮相对不足(可以通过补充天然黄体酮和避免雌激素来源物质的方法来改善)；葡萄糖不耐受（以贪食甜食和刺激性食物为标志）；缺乏必需脂肪酸、维

生素 B_6、锌和镁，这些营养素均参与有助于平衡激素水平的前列腺素的合成。经期将至的时候，对这些营养素的需求量最大，但明智的做法是在一整月内都持续服用营养素补充剂。如果膳食方法和营养素补充的方法都没能明显地改善症状，就需要向医师咨询并检测你的激素是否平衡。

膳食建议

遵循本书中推荐的膳食方案。月经前要少食多餐，用水果作为零食，而要避免糖、甜食和刺激物。确保每天膳食中都有 1 茶匙富含 Omega-3 和 Omega-6 脂肪酸的冷榨种子油。

营养素补充剂

* ＊2 片复合维生素和矿物质
* ＊2 片 100 毫克的维生素 B_6 与 10 毫克的锌
* ＊维生素 C 1000 毫克
* ＊2 粒富含 Omega-3 和 Omega-6 脂肪酸的胶囊
* ＊药草茶混合物，含有穗花牡荆、当归、黑升麻或圣约翰草
* ＊镁 300 毫克

请参阅第 41 章。

更年期综合征

更年期综合征的症状包括疲劳、沮丧、体重增加、性欲减弱、阴道干燥以及潮热。最佳营养方案常常有助于减轻这些症状。许多女性对小剂量的天然黄体酮乳霜也有好的反应。这种乳霜可以通过医生处方得到。补充维生素 C、维生素 E 和生物类黄酮可以帮助减轻潮热。充足的必需脂肪酸也对人体非常重要，不仅对潮热有效，还对改善包括阴道干燥在内的其他症状有益，因为它可以转变为帮助平衡激素水平的前列腺素。前列腺素的正常工作还需要适量的维生素 B_6、锌和镁。

膳食建议

遵循本书中推荐的膳食方案，要注意少吃糖和刺激物。进食 1 茶匙冷榨混合油，或满满 1 茶匙磨碎的种子，以获取必需脂肪、镁和锌。

营养素补充剂

* 2 片复合维生素和矿物质

* 2 片 1000 毫克的维生素 C 以及 500 毫克生物类黄酮

* 维生素 E 400 毫克

* 骨骼复合补充剂（包括额外的镁和锌）

* 药草茶混合物，含有穗花牡荆、当归、黑升麻或圣约翰草

* 2 粒富含 Omega-3 和 Omega-6 脂肪酸的胶囊

请参阅第 25 章和第 41 章。

第55章 泌尿生殖系统疾病的营养疗法

膀胱炎

膀胱炎指膀胱的炎症和感染症状，会导致尿频和尿痛。维生素C和维生素A可保护你免受这些感染，维生素C对清除感染尤为有效。葡萄子的提取物也有同样的效果。以下的这些建议仅用于偶发的膀胱感染，而不能做常规使用。

膳食建议

遵循本书中的膳食建议。避免所有的糖。每天饮水2升。

营养素补充剂

* ＊2片复合维生素和矿物质
* ＊抗坏血酸钙粉末10克（溶于水或者果汁中，每天饮用直到炎症消除）
* ＊2片2270微克的维生素A
* ＊葡萄子提取物10滴，每日3次

肾结石

肾结石是矿物盐在体内的异常聚集，可以发生于肾脏、膀胱或者尿道的任何位置。其体积可以小如一粒沙粒，大如一根手指。肾结石有许多不同的种类，但80%的结石都是草酸钙结石。过多的钙存在于碱性过高的尿液中，一旦有结晶析出，便开始形成结石。

到目前为止，预防肾结石最重要的方式就是饮用大量的过滤水或瓶装水，每天至少饮用2升，以便有规律地冲洗肾脏和尿道。营养素的缺乏同样也会引起肾结石的形成，特别是缺乏镁、维生素 B6、维生素 D 和钾时，因为所有这些营养素都与钙元素的正常代谢有关。

膳食建议

要有规律地摄入香蕉、坚果和种子、绿叶蔬菜、全谷类。维生素 A 大量存在于胡萝卜、红辣椒、甘薯和绿叶蔬菜中，它对尿道有益，并有助于预防结石的形成。要避免服用抗酸剂，减少摄入动物性蛋白质，因为它们会促使身体排泄钙和尿酸，而这两种物质是肾结石中最常见的关键成分。

营养素补充剂

* 2 片复合维生素和矿物质
* 2 片 1000 毫克的维生素 C
* 2 粒富含 Omega‑3 和 Omega‑6 脂肪酸的胶囊

前列腺问题

最普遍的前列腺问题是前列腺炎或者良性前列腺增生，表现为前列腺变大，妨碍尿液的排出。一般认为这是激素失衡所致：雄性激素缺乏，或雌激素相对优势，影响到具有抗炎症作用的前列腺素。补充必需脂肪酸和雄性激素可以促进康复。同样重要的还有锌和一种叫做锯叶棕（saw palmetto）的草药。前列腺也是癌症常发的部位，与乳腺癌的风险因素相似。

膳食建议

遵循本书中推荐的膳食方案，重点多摄入些富含抗氧化物的食品。牛奶和红肉含有激素，因此要尽量避免食用。尽可能选择有机食品，并把饱和脂肪控制在很低的水平上，同时确保从种子及其冷榨油中摄入适量的必需脂肪。

营养素补充剂

* 2 片复合维生素和矿物质
* 2 片抗氧化复合剂
* 2 片 1000 毫克的维生素 C
* 2 粒富含 Omega‑3 和 Omega‑6 脂肪酸的胶囊

*锯叶棕300毫克（只在前列腺已经增大的情况下服用）

请参阅第41章。

念珠菌病

白色念珠菌是一种酵母菌样的真菌。它可能在身体的各个部位过度增殖，最常见的是在消化道和阴道；同时，它还可能导致鹅口疮和酵母菌感染。轻度的念珠菌过度增殖问题可以通过"四要点"方案来解决，即：服用抗真菌因子，如辛酸和葡萄子提取物；补充有益菌；摄取增强免疫能力的膳食和营养补充剂；采用"抗念珠菌"膳食（如下）。最好事先咨询营养师，并进行适当的测试来确定感染的程度。

膳食建议

避免各种来源的糖，尤其是释放能量很快的糖（第1个月中连水果也不例外）。同样要远离含有酵母的食品、菌类食物以及酒精、醋之类的发酵食品。最好减少小麦的摄入，因为它会刺激肠道。这就意味着你要靠水果、谷类、豆类、小扁豆、坚果和种子等食物维持体能。对你来说，买一本好的抗念珠菌食谱是值得的！

营养素补充剂

*2片复合维生素和矿物质

*2片抗氧化复合剂

*2片1000毫克的维生素C复合物（每天最多10克）

*辛酸700毫克，每天2次

*葡萄子提取物15滴，每天2次

*益生菌补充剂，如嗜酸乳杆菌或者双歧杆菌（与辛酸和葡萄子提取物分开服用，临睡前服用效果可能更好）

请参阅第24章和第33章。

不育

在不育问题方面，30%的原因要归咎于男性。可见，这种不幸的病症在女性中更为常见。维生素E、维生素B_6、硒和锌对两性来说都非常重要，而维生素C对男性很重要。同样重要的还有必需脂肪酸。然而，很多时候病因来自营养缺乏以外的原因，其中最常见的原因可能是激素失调，尤其对女性而言。营养师或医生可以通过采集你的唾液样本，查出是否存在以上原因。

膳食建议

遵循本书中推荐的膳食方案。冷榨植物油中含有丰富的必需脂肪酸，所以应确保你每天的膳食中都含有1茶匙混合油，以提供Omega-3和Omega-6脂肪酸，当然也可以服用满满1茶匙的磨碎了的种子。

营养素补充剂

* 2片复合维生素和矿物质（含有15毫克锌和100微克硒）
* 维生素E 400毫克
* 2片1000毫克的维生素C
* 2粒富含Omega-3和Omega-6脂肪酸的胶囊

请参阅第25章和第39章。

乳腺癌

绝大多数乳腺癌与激素水平相关，且常与雌激素过多而黄体酮不足联系紧密。压力、过多食用刺激物和杀虫剂污染都会扰乱体内的激素平衡。但是，某些类型的乳腺癌与致癌物关系更大。人们已经发现，抗氧化营养素有降低患病危险和提高存活率的作用，使用天然的黄体酮可以逆转癌细胞的增殖扩散。去咨询你的医生或者营养师，检查你的激素水平，同时可以考虑使用天然的黄体酮乳霜。

膳食建议

采纳本书中推荐的膳食，重点补充富含抗氧化物的食品，远离牛奶和肉，特别是牛肉，因为它们含有IGF（胰岛素样生长因子），同时要尽可能选择有机食品。进食大量富含植物雌激素的食品，如豆类、小扁豆、种子和坚果以及大量新鲜的有机水果和蔬菜。把饱和脂肪控制在非常低的水平上，确保你从种子和冷榨种子油中获得足够的必需脂肪。

营养素补充剂

* 2片复合维生素和矿物质

* 2 片抗氧化复合剂

* 2 片 1000 毫克的维生素 C

* 2 粒富含 Omega－3 和 Omega－6 脂肪酸的胶囊

请参阅第 24 章和第 32 章。

第56章 骨骼肌肉疾病的营养疗法

关节炎

关节炎有两种主要形式，每种都有许多不同的病因。骨关节炎在老年人中更加常见，其症状是关节中软骨遭磨损，导致疼痛和僵硬，主要发生于承重关节。风湿关节炎会影响整个身体，而不仅仅是某些关节。抗氧化营养素、必需脂肪酸、乳香、姜黄素及某些蛇麻草的提取物都可以减轻炎症。B族维生素和维生素C可以支持内分泌系统，而内分泌系统控制着体内钙的平衡。维生素D、钙、镁和硼都有利于骨骼健康。葡萄糖胺和MSM有助于构建健康的关节。

膳食建议

采纳本书推荐的膳食建议，一定要确保避免肾上腺刺激物，例如茶、咖啡、糖和精制碳水化合物。饮用大量的水和草药茶。还要进行过敏症检查，做头发矿物质分析以检查你的矿物质水平。

营养素补充剂

* 2片复合维生素和矿物质
* 2片抗氧化复合剂
* 2片1000毫克的维生素C
* 2粒富含Omega-3和Omega-6脂肪酸的胶囊
* 关节支持复合物
* 骨骼矿物质复合物

请参阅第26章。

骨质疏松症

骨质疏松时，骨密度会降低，导致骨折和脊椎骨变形的危险增加。从营养学的角度来看，骨质疏松主要有三个原因，分别是：蛋白质摄入过多，导致钙从骨骼中流失用以中和过高的血液酸度；雌激素过多，黄体酮相对缺乏，而黄体酮是骨骼生长的重要促进因素；建造骨骼的营养素不足，包括钙、镁、维生素D、维生素C、锌、硅、磷和硼。已经有事实证明，使用医生给你开的天然黄体酮霜，恢复骨骼密度的效果比使用人工合成的雌激素替代疗法要高4倍多。

膳食建议

遵循本书中推荐的膳食方案，尽量减少所有来源的饱和脂肪，因为它们有促进雌激素产生的作用。每天摄入满满1茶匙磨碎的种子，作为钙、镁和锌的来源。

营养素补充剂建议

* 2片复合维生素和矿物质
* 维生素C 1000毫克
* 骨骼复合补充剂
请参阅第26章。

纤维肌痛综合征

纤维肌痛综合征是伴有许多症状的慢性疾病，症状包括大面积的疼痛和疲劳。研究显示，纤维素增生的典型症状，也就是肌肉疼痛，是由能量产出的减少和肌肉放松能力的下降引起的。事实证明，在补充苹果酸镁48小时之后，疼痛便可减轻。你需要补充含有重要维生素和矿物质的优质复合制剂，再加上600毫克的苹果酸镁。最后，减轻你的压力，学会如何放松，同时循序渐进地增加运动。

膳食建议

进食健康的膳食，摄入大量富含镁的食物，例如绿色蔬菜、坚果和种子。

营养素补充剂

* 2 片复合维生素和矿物质

* 2 片 1000 毫克的维生素 C

* 2 粒富含 Omega-3 和 Omega-6 脂肪酸的胶囊

* 苹果酸镁 600 毫克

肌肉痛和肌肉痉挛

痉挛通常是由于钙、镁失调所引起的，补充 500 毫克的钙和 300 毫克的镁就可以改善症状。与人们通常的想法不同，肌肉痉挛很少是因盐的缺乏而引起。事实上，最好避免在食物中添加食盐，同时还要保证摄入大量的液体。水果天然富含钾和水分，同时也含有满足身体需要的适量的钠。肌肉痛也可能是同样的原因所致，还可能是肌肉细胞不能够有效地将葡萄糖转化成能量所致。镁，尤其是苹果酸镁这种形式，对缓解痉挛也是有帮助的。B 族维生素对其也有效果。另外，疼痛也可能是炎症带来的。

膳食建议

遵循本书中推荐的膳食方案。避免摄入盐，增加水果（富含钾）和种子（富含钙和镁）的摄入。大量饮水。

营养素补充剂

* 2 片复合维生素和矿物质

* 维生素 C 1000 毫克

* 骨骼复合补充剂（提供 500 毫克钙和 300 毫克镁）或者苹果酸镁加钙

痛风

这个问题是由蛋白质代谢不良导致的，结果就是尿酸结晶沉积在手指、脚趾和关节中，引起炎症。低脂肪和中等蛋白质水平的膳食有助于改善症状，运动也有同样的效果。补充参与蛋白质代谢的多种营养素，特别是维生素 B6 和锌，同样也是预防痛风的营养方案中重要的组成部分。

膳食建议

遵循本书中推荐的膳食方案，避免红肉和胆固醇。确保每天喝600毫升水。

营养素补充剂

* 2 片复合维生素和矿物质（含有 300 毫克镁和 15 毫克锌）
* 3 片 1000 毫克的维生素 C
* 骨骼矿物质复合物（富含碱性的钙和镁）
* 维生素 B_6 50 毫克
* 锌 15 毫克

第57章　皮肤及黏膜疾病的营养疗法

痤疮

这种症状在青春期男女中最为常见，在这个年龄段，人体的激素变化确实是许多皮肤问题的根源所在。激素变化导致皮脂腺产生过多的皮脂和角蛋白，使毛孔堵塞，增大了受到感染的可能。含有大量饱和脂肪或者油炸食品的膳食也容易使毛孔发生堵塞。缺乏维生素A会使皮肤细胞过度角化，从而导致皮肤毛囊突起。缺乏维生素A和锌会降低皮肤的抗感染能力，缺乏有益菌（因过度使用抗生素所引起）也会造成同样的后果。良好的营养可以帮助你平衡激素，同时降低受到感染的危险。最重要的营养素是维生素A、B族维生素（特别是维生素 B_6）、维生素C和维生素E以及锌。烟酸可使皮肤颜色红润，维生素E则有助于创伤愈合。良好的饮食和清洁都是必不可少的。要尽量避免加入碘补充剂，因为碘会使痤疮问题更为严重。

膳食建议

采纳最佳膳食方案，同时喝大量的水。富含硫的食品，如鸡蛋、洋葱和大蒜都对治疗痤疮有助益。避免糖、香烟、油炸食品和高脂肪食品。进食大量的新鲜水果和蔬菜（高水分食品）。

营养素补充剂

* 2片复合维生素和矿物质
* 2片抗氧化复合剂
* 2片1000毫克的维生素C

* 烟酸（维生素 B₃）100 毫克，服用 30 天

* 锌 15 毫克

* 维生素 E 400 毫克（有助于皮肤修复）

局部涂抹维生素 A 霜，同时阅读第 27 章。

湿疹

在发生湿疹这种恼人的情况下，皮肤会出现鳞斑，同时会发痒；还可能会出现裂纹，感觉剧痛。湿疹的性质很像皮炎，病因也可能极为相似。湿疹患者存在过敏的可能性非常大。虽然机理尚不明了，但良好的营养确实益于恢复。维生素 A 和维生素 C 可以强化皮肤功能，维生素 E 和锌则可以促进皮肤的修复。当没有出现开放性伤口的时候，维生素 E 油可以帮助皮肤愈合，必需脂肪也可以减轻炎症。

膳食建议

最好采用严格素食的膳食，饱和脂肪要低一些，来自种子的必需脂肪要充足。如果你怀疑自己对乳制品或小麦过敏，先避免食用这些食物，测试一下是否的确如此。

营养素补充剂

* 2 片复合维生素和矿物质（含有 300 毫克镁和 15 毫克锌）

* 2 片抗氧化复合剂

* 2 片 1000 毫克的维生素 C

* 2 粒富含 Omega-3 和 Omega-6 脂肪酸的胶囊

* 维生素 E 400 毫克

请参阅第 27 章。

疱疹

疱疹病毒依靠一种叫做精氨酸的氨基酸生存。如果补充赖氨酸（一种结构上和精氨酸很相似的氨基酸），就能"欺骗"这种病毒，有效地把它饿死。我个人推荐，除了食物之外，每天可再补充 1000 毫克赖氨酸，让这些病毒走投无路。如果已经发生感染，每天则服用 3000 毫克赖氨酸补充剂，同时远离富含精氨酸的食物，包括豆角、小扁豆、坚果和巧克力。压力越大，免疫系统就

会变得越脆弱，病毒活跃的机会就越多。增强免疫系统的一个好方法就是每天补充 2000 毫克维生素 C。有人发现 MSM 也可以减轻感染症状。如果赖氨酸确实不能完全消除感染，补充 MSM 也是值得一试的方法。

膳食建议

在感染发作期间，避免富含精氨酸的食物。这些食物包括豆角、小扁豆、坚果和巧克力。

营养素补充剂

* 2 片复合维生素和矿物质
* 2 片 1000 毫克的维生素 C
* 赖氨酸 1000 毫克（在感染发作期间，每天服用 3 克）
* MSM1000 毫克（在感染发作期间，每天服用 3 克）

牛皮癣

牛皮癣是与湿疹或皮炎完全不同的皮肤症状，通常情况下采用营养治疗的效果并不很好。当身体内"有毒"的时候，它就容易发生。这或许是由于白色念珠菌过度生长，或者是由消化问题导致的，或者是由于肝脏解毒能力不足造成的。如无以上问题，则应考虑一下前面讨论到的和湿疹及皮炎相关的因素。

膳食建议

遵循本书中推荐的膳食方案，特别要减少红肉和乳制品的摄入，把饱和脂肪控制在很低的水平上，同时摄入大量的种子及种子油，以获取必需脂肪。如果你怀疑自己对乳制品或小麦过敏，则避免这些食物来进行检测。

营养素补充剂

* 2 片复合维生素和矿物质
* 2 片抗氧化复合剂
* 维生素 C 1000 毫克
* 2 粒富含 Omega-3 和 Omega-6 脂肪酸的胶囊

局部使用维生素 A 霜，并参阅第 27 章。

皮炎

皮炎的字面意思是"皮肤的炎症"，与湿疹类似。通常，当主要病因看起来像是接触性过敏的时候，人们才用"皮炎"这个术语。皮炎可能由多种原因引起，比如首饰、手表上的金属，还有香水、化妆品、清洁剂、香皂和香波。产生接触性过敏反应的人通常也会有食物过敏反应，常见的罪魁祸首是乳制品和小麦。摄入引起过敏的食物加上接触体外过敏原，共同作用才能导致皮炎症状的发生。另一个常见原因是缺乏来自种子和种子油中的必需脂肪酸，它们是在体内转化成抗炎症前列腺素的重要物质。摄入过多的饱和脂肪或油炸食品，或缺乏某种关键的维生素或矿物质，前列腺素的合成则会受到阻碍。皮肤也是身体排出毒素的重要途径之一。有一种皮炎，被称为肢端性皮炎，通过补充锌元素，治疗效果很好，因为它主要是由锌元素缺乏引起的。

膳食建议

最好的膳食方案是总体上采用严格素食，食物中饱和脂肪含量很低，但从种子中摄取足够的必需脂肪。如果你怀疑自己对乳制品或小麦过敏，用避免食用这些食物的方法来测试一下。

营养素补充剂

* 2 片复合维生素和矿物质
* 2 片 1000 毫克的维生素 C
* 2 片 100 毫克的 5 – HTP
* 3 粒 Omega – 3 鱼油胶囊（提供 1200 毫克 EPA）
* 维生素 E 400 毫克

请参阅第 27 章。

头发问题

头发问题有许多不同的类型，从头发过干或过油，到头发过早脱落等。但绝大多数问题和你的饮食有关。B 族维生素的缺乏会导致头发过油。干燥易断的头发常常是必需脂肪缺乏的表现。头发生长不良，或颜色变浅，都是锌缺乏的表现。脱发通常和总体营养不良相关，特别是缺乏铁、维生素 B_1、维生素 C 或者赖氨酸。某些养发补充剂含有上述成分。按摩头皮、头部朝下倒吊身体（包括做倒立和瑜伽中的倒置姿势）也有好处，这些动作都能促进头皮的血液循环。已经证实，最佳营养组合可刺激头皮循环，纠正潜在的激素失调（参见第25章），这是对付脱发的最有效方法。不幸的是，目前对于白发还没有解决办法，也没有发现其与营养问题有明显的关联。

膳食建议

遵循本书中推荐的膳食方案。确保自己不要缺乏必需脂肪和水。避免摄入糖、茶、咖啡及巧克力等刺激物。

营养素补充剂

* 2 片复合维生素和矿物质（含有 10 毫克铜和 10 毫克锌）
* 2 粒富含 Omega-3 和 Omega-6 脂肪酸的胶囊
* 2 片 1000 毫克的维生素 C
* 赖氨酸 1000 毫克 （仅用于脱发时）

耳感染

这种类型的感染最普遍的原因是某种潜伏的过敏症。过敏反应导致发炎现象，使连接鼻窦和耳部的狭窄管道发生堵塞。一旦这个通道发生了膨胀和堵塞，内耳室便极易受到感染。使用抗生素治疗会使再次发生感染的危险增加 4 倍。这可能是因为抗生素会刺激肠道内壁，使其变得容易渗漏，从而使潜在的过敏症更为严重。

膳食建议

遵循本书中推荐的膳食方案，进食大量的蔬菜水果和果蔬汁。大量饮用白水、药草茶，每天喝 3 杯猫爪草茶。远离黏液质食品——乳制品、红肉和鸡蛋。乳品过敏是引起耳部感染最常见的原因。

营养素补充剂

* 2 片复合维生素和矿物质
* 2 片抗氧化复合剂
* 3 片 1000 毫克的维生素 C
* 紫锥花滴液 10 滴，每天 2 次

* 库拉索芦荟汁 1 份，按照瓶上的说明，每日 1 次，定量服用（用质量最好的产品，因为不同的产品中活性成分的浓度相差很大）

* 葡萄子提取物 10 滴，每天 2 次

如果用于儿童，应按照体重酌情减少用量。例如，一个体重约 27 千克的儿童应该服用 5 滴含紫锥花和葡萄子提取物的滴液，每次服用维生素 C 500 毫克，每天 3 次，并服用儿童专用的复合维生素和矿物质制剂及抗氧化复合剂。

请参阅第 33 章。

第58章　其他常见病症的营养疗法

烧伤、割伤和挫伤

这些状况都涉及皮肤创伤的愈合，而皮肤愈合的能力取决于维生素A、维生素C、维生素E、锌和生物类黄酮的充足供应。这些物质可以减轻挫伤，加速皮肤愈合，同时减小疤痕组织。可以把维生素E油涂抹在伤口周围，但是不要涂到伤口上，也不要用于割伤和烧伤。把维生素E胶囊刺破，就可以得到维生素E油。同样有效的还有一种可以渗透进皮肤的霜剂，它富含维生素A、维生素C和维生素E，如视黄醇棕榈酸酯、抗坏血酸棕榈酸酯以及生育酚棕榈酸酯。

膳食建议

采纳本书中推荐的膳食。大量饮水。确保你从种子和冷榨种子油中获得了足够的必需脂肪。

营养素补充剂

* 2片复合维生素和矿物质（其中维生素A和β-胡萝卜素的总含量为2270微克）
* 2片抗氧化复合剂
* 2片1000毫克的维生素C复合物（其中至少含有150毫克的生物类黄酮）
* 2粒富含Omega-3和Omega-6脂肪酸的胶囊
* 维生素E 400毫克
* 锌 15毫克

感染

当免疫系统功能下降的时候，就会发生感染。许多营养素和植物营养物质都有助于加强免疫系统。这些物质包括维生素C、所有的抗氧化物质以及植物紫锥花、猫爪草和芦荟。还有许多天然的抗感染物质，包括益生菌（针对细菌感染）、辛酸（针对真菌感染）、接骨木提取物（针对病毒感染）以及针对前面三种感染的葡萄子提取物。参阅第24章和第33章，按照不同的感染类型找到最有效的治疗方法。下面是一般性的抗感染方案。

膳食建议

遵循本书中推荐的膳食方案。摄入大量的水果蔬菜和果蔬汁。大量饮水和药草茶，每天3杯猫爪草茶。远离黏液质食品——乳制品、红肉和鸡蛋。

营养素补充剂

* 2片复合维生素和矿物质
* 2片抗氧化复合剂
* 3片1000毫克的维生素C
* 紫锥花10滴，每天2次
* 芦荟汁，按照瓶子上标注的每日1次用量（用质量最好的，因为不同芦荟汁的活性成分浓度相差很大）
* 葡萄子提取物10滴，每天2次

请参阅第24章和第33章。

炎症

许多健康问题，包括所有在英语中以"– itis"结尾的词，都属于炎症。这意味着身体的某个部分，例如肌肉或关节以及肠道或呼吸道发炎了。这是身体正在对抗或者过度对抗某种物质的表现。如果一个人缺乏必需脂肪和一些支持营养素，包括维生素B_3、维生素B_6、生物素、维生素C、锌和镁，那么他就容易发生过度反应。皮质醇是体内的抗炎症激素，它需要泛酸（维生素B_5）来帮助合成。乳香酸是植物乳香中所含的天然抗炎症物质，其霜剂可以外用于发炎的关节和肌肉。L-谷氨酰胺有助于平复肠道的炎症。抗氧化营养素也对改善炎症有所帮助。然而，如果刺激发炎的病因依然存在，仅仅减轻炎症的症状则没有太大意义。病因可能是某种食物过敏，或者酒精之类的刺激物。

膳食建议

避免食用抑制免疫系统的食物，或者具有潜在刺激性的食物，如咖啡、酒精和辛辣食品。在 10 天内避免食用小麦和乳制品这样的可疑食品，以检测你对它们的反应。如果没有以上问题，请遵循本书中的膳食原则。

营养素补充剂

* 2 片复合维生素和矿物质（含有 15 毫克锌和 300 毫克镁）
* 2 片抗氧化复合剂
* 2 片 1000 毫克的维生素 C
* 泛酸 500 毫克
* L-谷酰胺粉末，每日 3 克
* 3 粒富含 Omega-3 和 Omega-6 脂肪酸的胶囊
* 抗炎草药复合物或霜剂（可选）

请参阅第 26 章。

酗酒

在高组胺型人群中，这种问题尤为常见。在某种程度上，酗酒可能是这些人处理掉身体所制造的过多能量的一种方式。酒精会破坏体内的 B 族维生素，特别是维生素 B_1、维生素 B_2、维生素 B_3（烟酸）和维生素 B_6，而这种状况首先会影响到肝脏和神经系统。维生素 A 和维生素 C 可帮助保护肝脏。谷酰胺对内脏的损害有修复作用，同时可降低酒精成瘾性。成碱性膳食也可以降低酒精成瘾性。酪氨酸和具有适应原活性的草药都有助于缓解戒酒后的情绪低落和身体不适。情绪问题几乎总是酗酒的根本原因，而这些情绪问题和酒精成瘾一样（对糖成瘾时往往也存在这些问题），必须着重予以解决。

膳食建议

采纳最佳膳食方案，并且进食大量的粗粮、豆类和小扁豆。大量饮水。对糖的嗜好通常会被酒精依赖所取代，而酒精只不过是另一种形式的糖，所以，最好远离糖和刺激食物。采用多餐制，每餐包含富含蛋白质的食品，比如坚果、种子、鱼、鸡肉、鸡蛋和鲜奶。

营养素补充剂

* 3 片复合维生素和矿物质

* 2 片抗氧化复合剂

* 3 片 1000 毫克的维生素 C

* 增强身体耐受力的草药，加上酪氨酸

* 骨骼矿物质复合物（提供 500 毫克钙和 300 毫克镁）

* 谷酰胺粉末 5 克，每天 2 次，空腹用水送服

请参阅第 35 章和第 38 章。

宿醉

摄入过多的酒精引起的症状，一半是脱水所致，一半是中毒所致。一旦酒精量超出了肝脏对酒精的解毒能力，身体就会产生有毒物质，引发头痛。如果在喝酒之前遵循以下这些建议，就可以减少次日清晨可能出现的宿醉症状。饮用大量的水也有同样效果，因为水可以稀释酒精。不用说，大量饮酒肯定不符合最佳营养的原则！

膳食建议

遵循本书的膳食建议，进食不会给身体增加毒素负担的纯净食品。水果汁和蔬菜汁都富含抗氧化物，对身体非常有益。每天饮用 2 升水也对防止宿醉有帮助。此外还要饮用猫爪草茶。

营养素补充剂

* 2 片复合维生素和矿物质

* 6 片 1000 毫克的维生素 C（每两个小时 1 次）

* 3 片抗氧化复合剂

* L–谷酰胺粉末 5 克，溶于水中饮用

慢性疲劳

慢性疲劳有许多的诱因，最普遍的原因是营养不良。制造能量所需的营养素包括维生素 C、B 族维生素、铁和镁。而体力活动后的严重疲劳等更加明显的症状，常被称为 ME。这些都可能是由于身体的解毒能力超负荷工作

而造成的。任何产能活动（运动）或消化活动（进食）都会产生毒素。如果疲劳症状发生在进食或者运动后，就要去咨询营养师，以便对你的肝脏解毒能力进行测试。

膳食建议

少量多餐，选择缓慢释放能量的碳水化合物，用水果作为零食。避免糖果和刺激物，比如茶、咖啡、巧克力和酒精。总之，请务必遵循本书推荐的膳食建议。

营养素补充剂

* 2 片复合维生素和矿物质
* 3 片 1000 毫克的维生素 C
* 2 片抗氧化复合剂

请参阅第 29 章和第 35 章。

癌症

癌症有许多不同的类型，也是由许多不同的原因引起的。大多数癌症与暴露于致癌因素中有关，或者是由于摄取致癌物质所致，同时与免疫系统功能不足相关。癌症通常涉及自由基对细胞的损伤，而细胞受到损伤就会癌变。根据癌症类型的不同，治疗的第一步是消除诱发癌症的因素，如抽烟、高脂膳食、激素替代疗法、过度照射阳光、过多接触杀虫剂、含有大量肉类的饮食、喝酒等；第二步则是借食物和营养素补充剂增强免疫系统的力量，并增加抗氧化营养素的摄入。

膳食建议

严格遵循本书中的膳食建议。增加富含抗氧化物食品的摄入。不再摄入红肉和酒精，减少所有来源的饱和脂肪。严格素食类型的膳食是最好的。同时，大量饮用水和药草茶，特别是能够增强免疫系统的猫爪草茶。

营养素补充剂

* 2 片复合维生素和矿物质
* 2 片抗氧化复合剂

＊4片1000毫克的维生素C复合物（每天最多10克）

＊2粒富含Omega-3和Omega-6脂肪酸的胶囊

＊维生素A 3000微克

＊维生素E 400毫克

＊硒200微克

请参阅第24章和第32章。

艾滋病毒感染和艾滋病

目前的研究主要集中于加强免疫系统的抗氧化营养素。来自加利福尼亚莱纳斯·鲍林研究所的研究带头人拉希特·加利瓦拉（Raxit Jariwalla）博士已经发现，维生素C对实验室培养的受感染细胞的HIV病毒具有抑制能力。他发现，在浓度不至于伤害细胞的前提下，用抗坏血酸（维生素C）持续地进行处理，HIV病毒在免疫细胞中的生长可以减少99.5%。加利瓦拉博士认为，健康人每日需要至少10克的剂量才能发挥抗病毒的效果。研究还发现，N-乙酰半胱氨酸（NAC）也具有抗病毒的能力，它是半胱氨酸的衍生物，而半胱氨酸是一种具有强力抗氧化作用的氨基酸。另外，在NAC中加入维生素C，可以使抗氧化活性增强8倍。

膳食建议

进食富含能量的天然有机膳食，同时摄入新鲜水果蔬菜和果蔬汁。用鱼肉代替红肉。饮用猫爪草茶，每天2次，以增强免疫系统。

营养素补充剂

＊2片复合维生素和矿物质

＊2片抗氧化复合剂

＊2~10片1000毫克的维生素C（每4小时2克）

＊1~4片1000毫克的N-乙酰半胱氨酸

第八部分
营养素与食物真相

营养
圣经

New Optimum Nutrition Bible

Optimum nutrition is very simply giving yourself the best possible intake of nutrients to allow your body and brain to be as healthy as possible-and to work as well as it can. By nutrients, I mean protein, carbohydrate, essential fats, vitamins, minerals and water-each of which we'll explore in more detail in the coming chapters. These are the substances from which your body is built. For example, your skin renews itself in 21 days, your bones can repair themselves in six weeks and your inner skin, your digestive tract, replaces itself every four days. In five years, you will be an almost completely new person. Your body is an incredible regenerating organism that is constantly self-regulating and rejuvenating. But without the right nutrients, this process becomes impaired. Then you don't re- place your body cells quite so accurately-that's called ageing. And with our modern nutrient-lacking diets and endless temptations, maintaining a healthy body is a challenge for everyone.

第59章 营养素档案大全

每种营养素都有哪些作用？功能是什么？你应该从食物和补充剂中摄入多少？摄入多少即为过量？这里将针对所有重要营养素——维生素、矿物质、必需脂肪酸及其他的营养素就上述问题逐一回答。

RDA 营养素推荐每日摄入量

ODA 营养素最佳每日摄入量。实际上，由于个体不同，ODA 值有一个范围（第45章已经告诉你如何确定你的需要量）。

补充范围 根据你从饮食中可能获得的量与营养素最佳摄入量之间的差距，它给出了你每天必须补充的最低量以及在你生理需要量非常高时允许补充的最高量。在第40章中给出了不同年龄段的婴儿和儿童的不同补充剂量。

毒性 出现不良反应的剂量。

最佳食物来源 以递减顺序列举了每千卡热量中营养素含量高的食物，括号里的数字是每100克食物中的营养素含量。

最佳补充剂 详述了营养素最易吸收和最有效的形态。

促进因素 促进营养素吸收和利用的因素。

抑制因素 阻碍营养素吸收和利用的因素。

维生素

维生素 A（视黄醇和 β-胡萝卜素）

功能 维生素A是皮肤和黏膜保持健康、防止感染所必需的物质，也是抗氧化物质和免疫增强物质，还可以帮助预防多种形式的癌症，是保持夜视能力的必需营养物质。

缺乏症　口腔溃疡、对较暗环境适应能力差、痤疮、易感冒或感染、皮肤干燥且呈鳞状、头皮屑、鹅口疮或膀胱炎、腹泻。

摄入量

RDA　800微克视黄醇当量

ODA　2500微克视黄醇当量

补充范围　1000~3000微克视黄醇（如果已怀孕或准备受孕，则摄入量不超过3000微克）、3000~30,000微克β-胡萝卜素。

毒性　长期每天摄入超过8000~30,000微克或一次服用300,000微克视黄醇都可能出现中毒现象。吸烟者以β-胡萝卜素形式单独摄入的量每天不超过6微克视黄醇当量。

最佳食物来源　牛肝（10,800微克）、小牛肝（8000微克）、胡萝卜（8500微克）、豆瓣菜（1424微克）、卷心菜（900微克）、西葫芦（2100微克）、甘薯（5170微克）、瓜类（1000微克）、南瓜（500微克）、芒果（1180微克）、西红柿（350微克）、西蓝花（460微克）、杏或番木瓜（610微克）、橘子（280微克）。

最佳补充剂　视黄醇（动物性来源）、天然β-胡萝卜素及视黄醇棕榈酸盐（植物性来源）。

促进因素　维生素A与锌共同作用，维生素C和维生素E可保护维生素A，最好与复合维生素或抗氧化剂混合摄入。

抑制因素　加热、光照、酒精、咖啡和吸烟。

维生素B₁（硫胺素）

功能　产生能量、大脑活动以及消化过程的必需物质，可帮助机体有效利用蛋白质。

缺乏症　肌肉疼痛、眼睛疼痛、易怒、注意力不集中、腿部疼痛、记忆力差、胃疼、便秘、手部疼痛、心跳过快。

摄入量

RDA　1.4毫克

ODA　35毫克

补充范围　15~45毫克

毒性　无需担心。

最佳食物来源　豆瓣菜（0.1毫克）、西葫芦（0.05毫克）、小黄瓜或羔羊肉（0.12毫克）、芦笋（0.11毫克）、蘑菇（0.1毫克）、豌豆（0.32毫克）、生菜（0.07毫克）、辣椒（0.07毫克）、西蓝花（0.1毫克）、卷心菜（0.06毫克）、西红柿（0.06毫克）、孢子甘蓝（0.1毫克）、豆子（0.55毫克）。

最佳补充剂　硫胺素。

促进因素　与其他B族维生素、镁和锰共同作用。最好作为B族维生素的一部分与食物一起摄入。

抑制因素　抗生素、茶、咖啡、压力、避孕药、酒精、碱性物质等，发酵粉、二氧化硫（防腐剂）、烹调及食物的精制加工过程。

维生素B₂（核黄素）

功能　有助于将体内脂肪、糖类和蛋白质转化为能量，为修复和维护身体内部和外部皮肤健康所必需，帮助机体调节酸碱平衡，对头发、指甲和眼睛的健康也很重要。

缺乏症　眼睛疼痛或沙眼、对强光敏感、舌头疼痛、白内障、头发干枯或油腻、湿疹或皮炎、指甲易断、嘴唇干裂。

摄入量

RDA　1.6毫克

ODA　35毫克

补充范围　15~45毫克

毒性　没有毒性。摄入过少或过多时，尿的颜色呈现黄绿色。

最佳食物来源　蘑菇（0.4毫克）、豆瓣菜（0.1毫克）、卷心菜（0.05毫克）、芦笋（0.12毫克）、西蓝花（0.3毫克）、南瓜（0.04毫克）、豆芽（0.03毫克）、鲭鱼（0.3毫克）、牛奶（0.19毫克）、竹笋或西红柿（0.04毫克）、麦芽（0.25毫克）。

最佳补充剂　核黄素。

促进因素　与其他B族维生素和硒共同作用，补充时最好作为B族维生素的一部分与食物一起摄入。

抑制因素　酒精、避孕药、茶、咖啡、碱性物质等，发酵粉、二氧化硫（防腐剂）、烹调及食物的精制加工过程。

维生素B₃（烟酸）

功能　是能量生成、大脑活动以及皮肤健康的必需营养素。有助于保持血糖平衡和降低体内胆固醇水平。对改善炎症和消化功能也有帮助。

缺乏症　四肢无力、腹泻、失眠、头痛或偏头痛、记忆力下降、焦虑或紧张、抑郁、易怒、出血或牙龈过敏、痤疮、湿疹或皮炎。

摄入量

RDA　18毫克

ODA　85毫克

补充范围　25~50毫克

毒性　摄入量低于3000毫克时没有毒性。

最佳食物来源　蘑菇（4毫克）、金枪鱼（12.9毫克）、鸡肉（5.2毫克）、三文鱼（7.0毫克）、芦笋（1.11毫克）、卷心菜（0.3毫克）、羔羊肉（4.15毫克）、鲭鱼（5.0毫克）、火鸡肉（5.5毫克）、西红柿（0.7毫克）、小黄瓜和西葫芦（0.54毫克）、花椰菜（0.6毫克）、全麦（4.33毫克）。

最佳补充剂　烟酸（可能会引起潮红反应）、烟酰胺。

促进因素　与其他B族维生素和铬共同作用，最好与食物一起摄入。

抑制因素　抗生素、茶、咖啡、避孕药和酒精。

维生素B$_5$（泛酸）

功能　帮助能量生成，调控脂肪代谢，并维护大脑和神经系统的正常功能，还能帮助抗压力激素（类固醇）分泌，并维护皮肤和头发的健康。

缺乏症　肌肉抽搐或痉挛、对事物缺乏兴趣、注意力不集中、脚疼或脚后跟易受伤、恶心、呕吐、全身无力、少量运动即感到疲惫、忧虑、紧张、磨牙。

摄入量

RDA　6毫克

ODA　100毫克

补充范围　30~130毫克

毒性　摄入量低于RDA的100倍时没有毒性。

最佳食物来源　蘑菇（2毫克）、豆瓣菜（0.1毫克）、西蓝花（0.1毫克）、紫苜蓿芽（0.56毫克）、豌豆（0.75毫克）、小扁豆（1.36毫克）、西红柿（0.33毫克）、卷心菜（0.21毫克）、芹菜（0.40毫克）、草莓（0.34毫克）、鸡蛋（1.5毫克）、南瓜（0.16毫克）、鳄梨（1.07毫克）、全麦（1.1毫克）。

最佳补充剂　泛酸。

促进因素　与其他 B 族维生素共同作用，生物素和叶酸可促进维生素 B$_5$ 的吸收，最好与食物一起食用。

抑制因素　压力、酒精、茶、咖啡、加热和食品加工。

维生素 B$_6$（吡哆醇）

功能　蛋白质消化和利用、大脑活动和激素分泌的必需营养素，有助于平衡性激素，可用于治疗月经前和更年期的不适症状，是天然的抗抑郁和利尿药物，可控制过敏反应。

缺乏症　难以回忆梦境、水肿、手部疼痛、抑郁、神经过敏、易怒、肌肉抽搐或痉挛、疲乏无力、鳞状皮肤。

摄入量

RDA　2 毫克

ODA　75 毫克

补充范围　45～95 毫克

毒性　有过服用剂量超过 1000 毫克出现中毒的案例，是因为没有与其他 B 族维生素一同摄入，造成摄入量不平衡。

最佳食物来源　豆瓣菜（0.13 毫克）、白色菜花（0.2 毫克）、卷心菜（0.16 毫克）、辣椒（0.17 毫克）、香蕉（0.51 毫克）、西葫芦（0.14 毫克）、西蓝花（0.21 毫克）、芦笋（0.15 毫克）、小扁豆（0.11 毫克）、红芸豆（0.44 毫克）、孢子甘蓝（0.25 毫克）、洋葱（0.1 毫克）、种子和坚果（各异）。

最佳补充剂　吡哆醇、5-磷酸吡哆醛（仅可用肠溶片，标签上有标注）。

促进因素　与其他 B 族维生素、锌和镁共同作用，最好在进餐时与锌同时进行补充。

抑制因素　酒精、香烟、避孕药、高蛋白饮食、加工食品。

维生素 B$_{12}$（氰钴胺素）

功能　是蛋白质有效利用所必需的营养素，帮助血液携带氧气，因此对能量的产生是必需的。DNA 合成和神经系统功能也离不开它，它还可帮助处理烟草及其他毒素。

缺乏症　发质差、湿疹或皮炎、口腔对冷热过于敏感、易怒、焦虑或紧张、四肢无力、便秘、肌肉疼痛、面色苍白。

摄入量

RDA　1微克

ODA　25微克

补充范围　10～40微克

毒性　口服尚未出现任何中毒案例，注射可能产生过敏反应，但极其少见。

最佳食物来源　牡蛎（15微克）、沙丁鱼（25微克）、金枪鱼（5微克）、羔羊肉（微量）、鸡蛋（1.7微克）、小虾（1微克）、松软干酪（5微克）、牛奶（0.3微克）、火鸡肉和鸡肉（2微克）、干酪（1.5微克）。

最佳补充剂　氰钴胺素。

促进因素　与叶酸共同作用，最好在进餐时与B族维生素一起摄入。

抑制因素　酒精、香烟、胃酸少。

叶酸

功能　在怀孕期间对婴儿的大脑和神经系统的发育非常重要，是大脑和神经功能的必需物质，也是蛋白质有效利用和血红细胞生成的必需营养素。

缺乏症　贫血、湿疹、嘴唇干裂、少白头、忧虑或紧张、记忆力差、四肢无力、缺乏食欲、胃痛、抑郁。

摄入量

RDA　200微克

ODA　800微克

补充范围　200～600微克

毒性　中毒案例非常少见，但摄入量超过15毫克时会出现胃肠不适和睡眠问题。

最佳食物来源　麦芽（325微克）、菠菜（140微克）、花生（110微克）、芽菜（110微克）、芦笋（95微克）、芝麻（97微克）、榛子（72微克）、西蓝花（130微克）、腰果（69微克）、白色菜花（39微克）、胡桃（66微克）、鳄梨（66微克）。

最佳补充剂　叶酸。

促进因素　与其他B族复合维生素，尤其是维生素B_{12}共同作用。最好是将其作为 B 族维生素的一部分在进餐时一起摄入。

抑制因素 高温、光照、食品加工及避孕药。

生物素

功能 对儿童特别重要，可促进必需脂肪酸的有效利用，维护皮肤、头发和神经系统的健康。

缺乏症 皮肤干燥、发质差、少白头、肌肉疼痛、缺乏食欲或恶心、湿疹或皮炎。

摄入量

RDA　150 微克

ODA　225 微克

补充范围 30~180 微克

毒性 目前还未有中毒的案例。

最佳食物来源 白色菜花（1.5 微克）、生菜（0.7 微克）、豌豆（0.5 微克）、西红柿（1.5 微克）、牡蛎（10 微克）、柚子（1 微克）、西瓜（4 微克）、甜玉米（6 微克）、卷心菜（1.1 微克）、杏仁（20 微克）、樱桃（0.4 微克）、青鱼（10 微克）、牛奶（2 微克）、鸡蛋（25 微克）。

最佳补充剂 生物素。

促进因素 与其他 B 族维生素、镁和锰共同作用，最好作为食物中 B 族维生素的一部分进行补充。

抑制因素 生鸡蛋（含有抗生物素蛋白，但对煮熟的鸡蛋就不必担心了）和油炸食品。

维生素 C（抗坏血酸）

功能 增强免疫系统的抗感染能力。促进骨胶原生成，保持骨骼、皮肤和关节的牢固和强健。具有抗氧化性，可减小污染物的毒性，并有利于预防癌症和心脏病。有助于抗压力激素的分泌和食物能量的转化。

缺乏症 易感冒、四肢无力、易感染、出血或牙龈过敏、易出现皮肤青紫、流鼻血、伤口愈合慢、皮肤出现红色丘疹。

摄入量

RDA　60 毫克

ODA　2000 毫克

补充范围　800～2800 毫克

毒性　过量摄入时可能引起腹泻，但这并不是中毒症状，当摄入量减小时症状立刻消失。

最佳食物来源　胡椒（100 毫克）、豆瓣菜（60 毫克）、卷心菜（60 毫克）、西蓝花（110 毫克）、白色菜花（60 毫克）、草莓（60 毫克）、柠檬（50 毫克）、猕猴桃（55 毫克）、豌豆（25 毫克）、瓜类（25 毫克）、橘子（50 毫克）、柚子（40 毫克）、酸橙（29 毫克）、西红柿（60 毫克）。

最佳补充剂　维生素C是抗坏血酸，在消化道内呈弱酸性，但不是所有人都适宜于大剂量（5克以上）的摄入。抗坏血酸盐（如抗坏血酸钙和抗坏血酸镁）呈弱碱性，而且身体对它更容易有耐受性。但是，如果一次摄入量过多，它会中和胃酸，而胃酸对蛋白质的消化是很重要的。抗坏血酸盐中结合有矿物元素，因此，如果你需要补充这种矿物质，抗坏血酸盐是最佳选择。维生素C与生物类黄酮共同作用。最好的维生素C补充剂中也含有生物类黄酮。抗坏血酸酯也是一种很好的强化剂。

促进因素　果蔬中的生物类黄酮可增加维生素C的效用，后者与B族维生素共同作用可生成能量。作为抗氧化剂，与维生素E有协同作用。

抑制因素　香烟、酒精、污染物、压力、油炸食品。

维生素D（钙化醇、胆钙化醇）

功能　通过储留钙元素而保持骨质健康和强健。

缺乏症　关节疼痛或僵硬、背痛、龋齿、肌肉痉挛、头发脱落。

摄入量

RDA　5 微克

ODA　11 微克

补充范围　3～5 微克

毒性　摄入量达到 1250 微克时存在潜在毒性。

最佳食物来源　鲱鱼（22.5 微克）、鲭鱼（17.5 微克）、三文鱼（12.5 微克）、牡蛎（3 微克）、白软干酪（2 微克）、鸡蛋（1.75 微克）。

最佳补充剂　胆钙化醇（动物性来源）、麦角钙化醇（酵母菌来源）。

促进因素　皮肤有充足的日光照射就会生成维生素D。在这种情况下，膳食中的维生素D可能就不太重要了。维生素A、维生素C和维生素E可保护维生素D。

抑制因素　缺乏日光照射、油炸食品。

维生素 E（d-α生育酚）

功能　具有抗氧化作用，保护细胞免受损坏，预防癌症。帮助身体有效利用氧气，并防止出现凝血、血栓以及动脉硬化。增强伤口愈合能力和生育能力，对皮肤健康非常有益。

缺乏症　缺乏性欲、少量运动即感到疲惫、易出现淤伤、伤口愈合慢、静脉曲张、肌肉无弹性、不孕症。

摄入量

RDA　10毫克

ODA　300毫克

补充范围　150～400毫克

毒性　长期摄入量低于35000毫克、短期摄入量低于2000毫克时，尚未有任何中毒记录。

最佳食物来源　未精炼的玉米油（53毫克）、葵花子（52.6毫克）、花生（11.5毫克）、芝麻（22.7毫克）、豆类（7.7毫克）、豌豆（2.3毫克）、麦芽（27.5毫克）、金枪鱼（6.3毫克）、沙丁鱼（2.0毫克）、三文鱼（1.5毫克）、甘薯（4毫克）。

最佳补充剂　d-α生育酚（非人工合成的dl-α生育酚）。

促进因素　与维生素C和硒有协同作用。

抑制因素　高温烹调（尤其是油炸）、空气污染、避孕药以及摄入过量的精炼或加工油脂。

维生素 K（叶绿醌）

功能　控制凝血物质的形成。

缺乏症　出血症（容易出血）。

摄入量

RDA　未制定（肠道中的有益菌可产生足量的维生素K[①]）

---

① 译者注：按照我国营养学会制定的标准，维生素K的RDA为120微克。

ODA　未制定[1]

补充范围　不需要额外补充。

毒性　无需担心。

最佳食物来源　白色菜花（3600微克）、孢子甘蓝（1888微克）、生菜（135微克）、卷心菜（125微克）、大豆（290微克）、西蓝花（200微克）、豌豆（260微克）、豆瓣菜（56微克）、芦笋（57微克）、土豆（80微克）、玉米油（50微克）、西红柿（5微克）、牛奶（1微克）。

最佳补充剂　不需要额外补充。

促进因素　肠道有益菌。

抑制因素　抗生素、婴儿时期缺乏母乳喂养。

矿物质

钙

功能　是保持心脏健康、止血、神经健康、肌肉收缩以及皮肤、骨骼和牙齿健康的营养素，可减轻肌肉和骨骼的疼痛，保持体内酸碱度的平衡，缓和月经期的腹痛及肌肉抽搐。

缺乏症　肌肉痉挛或颤抖、失眠或神经质、关节痛或关节炎、龋齿、高血压。

摄入量

RDA　800毫克

ODA　1000毫克

补充范围　0~400毫克

毒性　某些因素，如维生素D摄入量每天超过625微克时，会造成钙元素摄入过量的问题，钙摄入过多会影响其他矿物质的吸收，尤其是这些矿物质摄入量较低的时候，可能会引起肾脏、心脏以及其他一些软组织的钙化，如肾结石。

最佳食物来源[2]　瑞士硬干酪（925毫克）、切达干酪（750毫克）、杏仁（234毫克）、啤酒酵母（210毫克）、西芹（203毫克）、玉米油（200毫克）、洋蓟

---

① 译者注：近年来发现维生素K对骨钙素的合成具有重要作用，摄入较多的维生素K，可维持骨骼强度，降低骨折的发生率。每天吃150克加油烹调的深绿色蔬菜，如菠菜、油菜等，便可供应充足的维生素K。

② 译者注：在我国，低脂牛奶、酸奶和豆腐是钙的最佳来源，250克低脂牛奶可提供约300毫克钙，200克北豆腐可提供约200毫克钙。而且这些食品热量低，营养价值高，食用方便。

（51毫克）、洋李干（51毫克）、南瓜子（51毫克）、煮熟晾干的豆类（50毫克）、卷心菜（4毫克）、冬小麦（46毫克）。

最佳补充剂　任何形式的钙都容易被人体吸收，补充钙元素最好的形态是氨基酸钙和柠檬酸钙，它们的吸收率约是碳酸钙的两倍。

促进因素　钙镁比为3:2，钙磷比[①]为2:1时作用效果最佳，维生素D、硼以及体育锻炼都可促进钙的有效利用。

抑制因素　激素分泌失衡、酒精、缺乏锻炼、咖啡因、茶、胃酸缺乏、脂肪和磷的过多摄入都会抑制钙的吸收[②]。压力大会引起钙质的流失。

铬

功能　是平衡血糖浓度的葡萄糖耐量因子（GTF）的构建物质；可使食欲正常化、减少对食物的渴望，并有延长寿命、保护DNA和RNA以及心脏功能的功效。

缺乏症　常冒冷汗、6小时不进食会感到眩晕或易怒、进食次数多、手部冰凉、需要长时间睡眠否则白天昏昏欲睡、经常口渴、喜欢吃甜食。

摄入量

RDA　尚未制定[③]

ODA　125微克

补充范围　25～200微克

毒性　铬的摄入量标准在有益剂量和有害剂量之间的距离非常大。摄入量大于1000毫克时会出现中毒，但这个剂量是最高治疗用量水平的5000倍。

最佳食物来源　啤酒酵母（112微克）、全麦面包（42微克）、黑麦面包（30微克）、牡蛎（26微克）、土豆（24微克）、麦芽（23微克）、青椒（19微克）、鸡蛋（16微克）、鸡肉（15微克）、苹果（14微克）、黄油（13微克）、欧洲防风根（13微克）、玉米粉（12微克）、羔羊肉（12微克）、瑞士硬干酪（11微克）。

最佳补充剂　聚烟酸铬、甲基吡啶铬、啤酒酵母。

[①] 译者注：补充维生素K可促进钙参与成骨作用。绿叶蔬菜富含维生素K和镁，磷含量极低，故能促进人体对钙的吸收利用。

[②] 译者注：可乐类饮料含大量磷，妨碍钙的吸收。过量蛋白质摄入促进钙排泄。某些蔬菜中含过高草酸，也会妨碍钙的吸收。

[③] 译者注：按照我国营养学会制定的标准，铬的每日适宜摄入量为50微克，最高摄入量为500微克。

促进因素　与维生素 B₃ 和甘氨酸、谷氨酸和胱氨酸三种氨基酸结合形成葡萄糖耐量因子（GTF），高质量饮食，体育锻炼。

抑制因素　肥胖、精制的食糖和面粉、添加剂、杀虫剂、成品油、加工食品及有毒金属。

铁

功能　血红蛋白的组成成分；参与氧气和二氧化碳的运载和交换；是酶的构成物质，对能量产生也是必需的。

缺乏症　贫血、面色苍白、舌痛、疲劳、无精打采、缺乏食欲、恶心及对寒冷敏感。

摄入量

RDA　14 毫克

ODA　20 毫克

补充范围　5~15 毫克

毒性　摄入量低于 1000 毫克时不存在毒性[①]。

最佳食物来源[②]　南瓜子（11.2 毫克）、西芹（6.2 毫克）、杏仁（4.7 毫克）、洋李干（3.9 毫克）、腰果（3.6 毫克）、葡萄干（3.5 毫克）、巴西坚果（3.4 毫克）、胡桃（3.1 毫克）、椰枣（3 毫克）、猪肉（2.9 毫克）、煮熟晾干的豆（2.7 毫克）、芝麻（2.4 毫克）、山核桃（2.4 毫克）。

最佳补充剂　氨基酸铁的吸收率是硫酸铁和氧化铁的 3 倍。

促进因素　维生素 C（增加铁的吸收）、维生素 E、钙（但不能摄入过多）、叶酸、磷以及胃酸。

抑制因素　草酸盐（菠菜和大黄）、单宁酸（茶）、植酸盐（麦麸）、磷酸盐（苏打软饮料和食品添加剂）、抗酸剂、锌摄入过多。

镁

功能　增强骨骼和牙齿强度，有助于肌肉放松从而促进肌肉的健康，对于治疗经前综合征、保护心肌和神经系统健康是很重要的。是产生能量的必需物

---

① 译者注：按照我国营养学会制定的标准，铁的每日最高摄入量为 50 毫克。

② 译者注：牛羊肉和肝、肾、心等动物内脏是铁的最佳膳食来源，但因为西方国家对这些食物普遍摄入过多，导致产生不良后果，所以作者在此处未提及这些食物。对中国居民而言，这些食物也需注意平衡摄入。

质，也是体内许多酶的辅基。

缺乏症　肌肉颤抖或痉挛、四肢无力、失眠或神经质、高血压、心律不齐、便秘、惊厥或抽搐、多动症、抑郁、精神错乱、缺乏食欲、软组织内钙质沉淀（如肾结石）。

摄入量

RDA　300毫克

ODA　500毫克

补充范围　50~250毫克

毒性　摄入量低于1000毫克，没有毒性。

最佳食物来源　麦芽（490毫克）、杏仁（270毫克）、腰果（267毫克）、啤酒酵母（231毫克）、荞麦粉（229毫克）、巴西坚果（225毫克）、花生（175毫克）、山核桃（142毫克）、熟豆（37毫克）、大蒜（36毫克）、葡萄干（35毫克）、青豆（35毫克）、土豆皮（34毫克）、螃蟹（34毫克）。

最佳补充剂　氨基酸螯合镁和柠檬酸镁的吸收率是碳酸镁和硫酸镁的2倍。

促进因素　维生素 B_1、维生素 B_6、维生素 C 和维生素 D、锌、钙和磷。

抑制因素　乳制品中大量的钙、蛋白质、脂肪、草酸盐（菠菜和大黄）、植酸盐（麦麸和面包）。

锰

功能　有助于骨骼、软骨、组织和神经系统的健康形成，并可激活20多种酶（包括抗氧化酶体系）的活性。可稳定血糖、促进 DNA 和 RNA 的健康，也是生育和红细胞形成、产生胰岛素、减少细胞损害、健全大脑功能的重要营养物质。

缺乏症　肌肉抽搐、儿童生长期疼痛、眩晕或平衡感差、痉挛、惊厥、膝盖疼痛及关节痛。

摄入量

RDA　尚未制定[①]

ODA　10毫克

补充范围　1~9毫克

---

① 译者注：按照我国营养学会制定的标准，锰的每日适宜摄入量为3.5毫克，最高摄入量为10毫克。

毒性　无需担心。

最佳食物来源　豆瓣菜（0.5毫克）、菠萝（1.7毫克）、秋葵荚（0.9毫克）、菊苣（0.4毫克）、蓝莓（1.3毫克）、树莓（1.1毫克）、生菜（0.15毫克）、葡萄（0.7毫克）、利马豆（1.3毫克）、草莓（0.3毫克）、燕麦（0.6毫克）、甜菜根（0.3毫克）、芹菜（0.14毫克）。

最佳补充剂　氨基酸螯合盐、柠檬酸锰或葡萄糖酸锰。

促进因素　锌、维生素E、维生素B_1、维生素C和维生素K。

抑制因素　抗生素、酒精、精制食品、钙和磷。

钼

功能　有助于机体对蛋白质分解产物（如尿酸）的排出。增强牙齿健康，并可减小龋齿的风险。可消除自由基、石化产品以及亚硫酸盐对身体的危害。

缺乏症　尚无任何已知的缺乏症状，除非有过量的铜和硫酸盐干扰钼的有效利用；动物缺乏钼元素时会出现呼吸困难和神经错乱的症状。

摄入量

RDA　尚未制定

ODA　尚未制定①

补充范围　100～1000微克

毒性　每天10～15毫克的摄入量会引起高尿酸血症，出现类似痛风的症状。

最佳食物来源　西红柿、麦芽、猪肉、羔羊肉、小扁豆和其他豆类。

最佳补充剂　氨基酸螯合钼。

促进因素　含硫氨基酸的蛋白质、碳水化合物、脂肪。

抑制因素　铜和硫酸盐。

磷

功能　骨骼和牙齿的构成物质，是乳汁分泌、肌肉组织构成的必需物质，也是DNA和RNA的组成成分；有助于保持机体酸碱的平衡、协助新陈代谢以及能量产生。

缺乏症　磷缺乏非常少见，因为几乎所有食品中都含有磷。但是长期使用

---

① 译者注：按照我国营养学会制定的标准，钼的每日适宜摄入量为60微克，最高摄入量为350微克。

抗酸剂，或严重的身体应激，如骨折，可能会导致磷缺乏症。症状包括肌肉无力、缺乏食欲、骨骼疼痛、佝偻病以及软骨病。

摄入量

RDA　800毫克

ODA　800毫克

补充范围　不需要补充。

毒性　没有中毒记录，但它可能会造成钙缺乏，从而引起神经兴奋和抽搐。

最佳食物来源　几乎所有食物。

最佳补充剂　磷酸钙、卵磷脂以及磷酸二氢钠。

促进因素　适当的钙磷比、乳糖和维生素D。

抑制因素　过量的铁、镁和铝。

钾

功能　可将营养素转入细胞，并将代谢物运出细胞；促进神经和肌肉的健康，维持体液平衡，放松肌肉，有助于胰岛素的分泌以调节血糖、持续产生能量；参与新陈代谢，维护心脏功能，刺激肠道蠕动以排出代谢废物。

缺乏症　心跳过快且心律不齐、肌肉无力、手脚发麻和针刺感、易怒、恶心、呕吐、腹泻、腹胀、脂肪团、钾钠比失衡导致的低血压、思维混乱、精神冷漠。

摄入量

RDA　2000毫克

ODA　2000毫克

补充范围　不需要补充。

毒性　摄入含钾高达18克的强心剂可能发生中毒。

最佳食物来源　豆瓣菜（329毫克）、菊苣（316毫克）、卷心菜（251毫克）、芹菜（285毫克）、西芹（540毫克）、小黄瓜（248毫克）、萝卜（231毫克）、白色菜花（355毫克）、蘑菇（371毫克）、南瓜（339毫克）、蜂蜜（2925毫克）。

最佳补充剂　葡萄糖酸钾或氯化钾、慢速释放的钾、海藻、啤酒酵母。

促进因素　镁有助于保持细胞内的钾。

抑制因素　食盐中过量的钠、酒精、食糖、利尿剂、缓泻剂、皮质类固醇药物以及压力。

硒

功能　具有抗氧化性，可保护机体免受自由基和致癌物的侵害。还可减轻炎症反应、增强免疫力从而抵抗感染、促进心脏的健康、增强维生素E的作用，是男性生殖系统以及新陈代谢的必需物质。

缺乏症　癌症家族史、未老先衰、白内障、高血压、反复感染。

摄入量

RDA　尚未制定①

ODA　100微克

补充范围　25～150微克

毒性　摄入量低于750微克时没有毒性。摄入量高时会影响头发、指甲和皮肤中蛋白质的正常结构和功能，另外，呼吸中可能会有大蒜味。

最佳食物来源　金枪鱼（0.116毫克）、牡蛎（0.65毫克）、蜂蜜（0.13毫克）、蘑菇（0.13毫克）、鲱鱼（0.61毫克）、白软干酪（0.023毫克）、卷心菜（0.003毫克）、牛肝脏（0.049毫克）、小黄瓜（0.003毫克）、鳕鱼（0.029毫克）、鸡肉（0.027毫克）。

最佳补充剂　硒代甲硫氨酸、硒代半胱氨酸。

促进因素　维生素E和维生素C。

抑制因素　精制食品和现代种植技术。

钠

功能　保持体内水分平衡，防止脱水；有助于神经活动和肌肉收缩，包括心肌活动；也利于能量产生，同时可将营养物质运送到细胞内。

缺乏症　眩晕、中暑衰竭、低血压、脉搏加快、对事情缺乏兴趣、缺乏食欲、肌肉痉挛、恶心、呕吐、消瘦和头痛。

摄入量

RDA　2400毫克

ODA　2400毫克

---

① 译者注：按照我国营养学会制定的标准，硒的每日适宜摄入量为50微克，最高摄入量为400微克。

补充范围　不需要补充。

毒性　从加工食品中摄入大量的钠以及饮水量少时可能会出现中毒,如水肿、高血压、肾病。

最佳食物来源　泡菜（664毫克）、橄榄（2020毫克）、小虾（2300毫克）、日本豆面酱（2950毫克）、甜菜根（282毫克）、火腿（1500毫克）、芹菜（875毫克）、卷心菜（643毫克）、螃蟹（369毫克）、白软干酪（405毫克）、豆瓣菜（45毫克）、红芸豆（327毫克）。

最佳补充剂　食品中含量丰富,不需要补充。

促进因素　维生素D。

抑制因素　钾和氯化物可中和钠,以保持机体内钠的平衡。

锌

功能　是体内200多种酶以及DNA和RNA的组成成分,是生长发育的必需物质,对于伤口愈合也很重要。可调节来源于睾丸和卵巢等器官的激素的分泌,对有效缓解压力也有帮助,还可促进神经系统和大脑的健康,尤其是对于处于发育期的胎儿。对于骨骼和牙齿的形成、头发的生长以及能量的恒定都是有帮助的。

缺乏症　味觉和嗅觉不灵敏、至少有两个手指甲上出现白斑点、易感染、皮肤伸张纹、痤疮或皮肤分泌油脂多、生育能力低、肤色苍白、抑郁倾向、缺乏食欲。

摄入量

RDA　15毫克

ODA　20毫克

补充范围　5～20毫克

毒性　摄入量多于2克时会导致胃肠不适、呕吐、腹泻、发育迟缓、缺乏食欲,甚至死亡。但也有患者多年来服用相当于膳食摄入量10倍以上的锌,并未发现不良反应。不过铜的摄入量应当有所限制。

最佳食物来源　牡蛎（148.7毫克）、姜根（6.8毫克）、羔羊肉（5.3毫克）、山核桃（4.5毫克）、干豌豆豆瓣（4.2毫克）、黑线鳕（1.7毫克）、青豆（1.6毫克）、小虾（1.5毫克）、芜菁甘蓝（1.2毫克）、巴西坚果（4.2毫克）、蛋黄（3.5毫克）、全麦谷物（3.2毫克）、燕麦（3.2毫克）、花生（3.2毫克）、杏仁（3.1毫克）。

最佳补充剂　氨基酸螯合锌、柠檬酸锌和甲基吡啶锌的效果比硫酸锌和氧化锌好。

促进因素　胃酸，维生素 A、维生素 E 和维生素 B_6，镁、钙和磷。

抑制因素　植酸盐（小麦）、草酸盐（大黄和菠菜）、钙摄入过多、铜、蛋白质摄入不足、食糖摄入过多、压力、酒精。

必需脂肪酸

Omega-3（EPA、DHA）

功能　可促进心脏健康，降低血液黏稠度，减轻炎症反应，增强神经系统的功能，促进神经递质的平衡和信息接收，减轻抑郁、精神分裂症、注意力差、多动症及自闭症等不良症状，改善睡眠以及皮肤的健康状况，平衡激素分泌，降低胰岛素抵抗。

缺乏症　皮肤干燥、湿疹、头发干燥或头皮屑较多、过分口渴、多汗、记忆力差或学习困难、炎症性健康问题（如关节炎）、高血脂、抑郁、经前综合征或乳房胀痛、水分潴留。

摄入量

RDA　尚未制定

ODA　350毫克 EPA、350毫克 DHA

补充范围　EPA 150～550毫克、DHA 100～500毫克

毒性　尚未制定中毒剂量，但是摄入非常多时会造成皮肤过油以及轻泻。

最佳食物来源　鲭鱼、旗鱼、枪鱼、金枪鱼、三文鱼、沙丁鱼、亚麻子、葵花子。

最佳补充剂　植物种子和坚果中含有的α-亚麻酸是机体的必需营养物质，EPA 和 DHA 可以从α-亚麻酸转化而来，而 EPA 和 DHA 是 Omega-3 脂肪酸非常有效的形态。

促进因素　烟酸、维生素 B_6、维生素 C、锌、镁和锰有助于α-亚麻酸向 EPA、DHA 及前列腺素的转化。抗氧化营养素能保护它们免受氧化。

抑制因素　油炸、贮藏、食品加工如油脂氢化、香烟和酒精。

Omega-6（GLA、γ-亚麻酸）

功能 促进心脏健康，降低血液黏稠度，减轻炎症反应，增强神经系统的功能，促进神经递质的平衡和信息接收以及改善皮肤状况，平衡激素分泌，降低胰岛素抵抗。

缺乏症 皮肤干燥、湿疹、头发干燥或头皮屑较多、过分口渴、多汗、经前综合征或乳房胀痛、水分潴留。

摄入量

RDA 尚未制定

ODA 150毫克

补充范围 110~260毫克

毒性 尚未制定中毒剂量，但是摄入非常多时会造成皮肤过油以及轻泻。

最佳食物来源 红花油、葵花油、玉米油、葵花子、南瓜子、胡桃、麦芽、芝麻。

最佳补充剂 植物种子和坚果中含有的亚油酸是机体的必需营养物质，GLA可以从亚油酸转化而来，而GLA是Omega-6脂肪酸非常有效的形态。它也可转化为另一种必需脂肪酸——花生四烯酸。

促进因素 烟酸、维生素B_6、维生素C、锌、镁和锰等物质有助于亚油酸向GLA及前列腺素的转化，抗氧化物质可保护它们免受氧化。

抑制因素 油炸、贮藏、食品加工如油脂氢化、香烟、酒精。

半必需营养素

生物类黄酮

功能 提高维生素C的作用效果，增强毛细管功能，加快伤口、扭伤及肌肉损伤的愈合，另外，还具有抗氧化作用。

缺乏症 易出现皮肤青紫、静脉曲张、经常扭伤。

摄入量

RDA 尚未制定

ODA 尚未制定

补充范围 50~1000毫克

毒性 尚无中毒记录。

最佳食物来源 浆果、樱桃、柑橘类水果①。

最佳补充剂 柑橘类的生物类黄酮、蔷薇果提取物、浆果提取物。

促进因素 维生素C。

抑制因素 自由基。

胆碱

功能 是卵磷脂的组成成分，而卵磷脂有助于分解肝脏中的脂肪；促进脂肪进入细胞进行代谢，有助于神经系统的细胞膜合成；保护肺。

缺乏症 新生儿发育异常、高胆固醇和高血脂、脂肪肝、神经退化、高血压、动脉硬化、老年痴呆、抗感染能力下降。

摄入量

RDA 尚未制定

ODA 尚未制定

补充范围 25～150毫克

毒性 尚无中毒记录。

最佳食物来源 卵磷脂、鸡蛋、鱼类、动物肝脏、大豆、花生、全谷物、坚果、豆类种子、柑橘类水果、麦芽、啤酒酵母。

最佳补充剂 卵磷脂。

促进因素 维生素B_5和锂。

抑制因素 酒精、避孕药。

辅酶Q10

功能 在能量代谢中起着重要的作用；增强心脏功能和其他器官的功能，维持正常的血压，提高锻炼耐力；具有抗氧化作用，可提高免疫力。

缺乏症 四肢无力、心脏病、锻炼耐力和免疫力差。

摄入量

RDA 尚未制定

ODA 尚未制定

---

① 译者注：我国产的山楂、大枣、桑葚等水果均是生物类黄酮的极好来源，含量高于柑橘类水果。

补充范围　10~90毫克

毒性　尚无中毒记录。

最佳食物来源　沙丁鱼（6.4毫克）、鲭鱼（4.3毫克）、猪肉（2.4~4.1毫克）、菠菜（1毫克）、大豆油（9.2毫克）、花生（2.7毫克）、芝麻（2.3毫克）、胡桃（1.9毫克）。

最佳补充剂　油脂中的辅酶Q10（有助于吸收）。

促进因素　复合维生素B和铁。

抑制因素　刺激性物质和食糖。

肌醇

功能　是细胞生长的必需营养物质，也为大脑、脊髓及神经鞘形成所必需。它也是温和的镇静剂，可保持头发的健康，降低血液中胆固醇含量。

缺乏症　易怒、失眠、神经质、过度兴奋、神经生长与再生能力降低，高密度脂蛋白水平下降。

摄入量

RDA　尚未制定

ODA　尚未制定

补充范围　25~150毫克

毒性　尚无中毒记录。

最佳食物来源　卵磷脂颗粒剂、干豆类、大豆粉、鸡蛋、鱼类、动物肝脏、柑橘类水果、瓜类、坚果、麦芽、啤酒酵母。

最佳补充剂　卵磷脂颗粒剂或胶囊。

促进因素　胆碱。

抑制因素　植酸、抗生素、酒精、茶、咖啡、避孕药及利尿剂。

第60章 食物真相档案

选哪种蛋白质食物

不同食物中蛋白质的质和量是不一样的。下表中分别列出了各种食物的蛋白质含量，即蛋白质占总热量的百分比，还列出了获取 20 克蛋白质所需摄入的食物量以及该食物中蛋白质的有效利用率（在表中以蛋白质质量的形式显示）。利用率较低的蛋白质和其他食物混合后食用可大大提高它的利用率。大多数人每天所需的蛋白质不超过35克①，所以下表中的任意两份食物即可为人体提供充足的蛋白质。如果蛋白质质量高，那么摄入一份半食物即可。孕妇、手术后的病人、运动员和重体力劳动者每天则需摄入 3 份的食物量。

蛋白质的质和量

食物	蛋白质占总热量百分比	获取 20 克蛋白质需要摄入的食物量	蛋白质质量
谷类／豆类			
奎奴亚藜	16%	100 克（干重）	高
玉米	4%	500 克	中
精白粳米	8%	338 克	中
紫米	5%	400 克	高
四季豆	26%	99 克	低
鹰嘴豆	22%	109 克	中

① 译者注：这主要是针对西方国家蛋白质的需要量，与食物蛋白质的质量和个人体质有关。我国推荐的成年人蛋白质摄入量是女性 65 克，男性 75 克，如果以动物性食品为主，则可以适当减少到 50 克左右。

食物	蛋白质占总热量百分比	获取 20 克蛋白质需要摄入的食物量	蛋白质质量
大豆	54%	60 克	中
豆腐	40%	275 克	高
烤豆子	18%	430 克	中
小麦胚芽	24%	132 克	中
小扁豆	28%	92 克	低
鱼类／肉类			
罐装金枪鱼	61%	84 克	高
鳕鱼	60%	35 克	高
罐装沙丁鱼	49%	100 克	高
扇贝	15%	133 克	高
牡蛎	11%	182 克	高
羊排	24%	110 克	中
牛肉	52%	80 克	高
烤鸡胸肉	63%	71 克	高
坚果类／种子类			
葵花子	15%	188 克	中
南瓜子	21%	70 克	中
腰果	12%	112 克	中
花生	17%	90 克	中
杏仁	13%	110 克	中
蛋类／乳类			
蛋类	34%	169 克	高
天然酸奶	22%	440 克	高
切达奶酪	25%	84 克	高
松软干酪	49%	120 克	高
全脂牛奶	20%	660 毫升	高
艾登干酪	28%	70 克	高

食物	蛋白质占总热量百分比	获取 20 克蛋白质需要摄入的食物量	蛋白质质量
蔬菜类			
冷冻豌豆	26%	259 克	中
青豆	20%	200 克	中
白色菜花	50%	600 克	中
菠菜	49%	390 克	中
土豆	11%	950 克	中

选哪种油脂

　　不同食物所含脂肪的质和量各不相同。一份理想的膳食中，脂肪所提供的能量不超过总能量的20%，但比提供能量更重要的是膳食中脂肪的种类。由于多不饱和脂肪酸总是以液体形式存在，因此也被称为油，这些脂肪酸是身体所必需的，而单不饱和脂肪酸和饱和脂肪酸则不是。因此，多不饱和脂肪酸含量高的食物较为理想。第484页的表中列出了一些油脂类食物中各类脂肪酸占总脂肪的百分比，用黑体字标注的食物表示最好不要吃或限量吃，因为这些食物

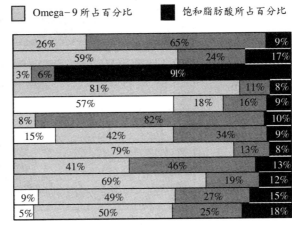

食物脂肪构成

中必需脂肪酸含量低，饱和脂肪酸含量高，而且总脂肪的比例也高。

不饱和脂肪酸可分为好多种类。其中 Omega-6 和 Omega-3 型是必需脂

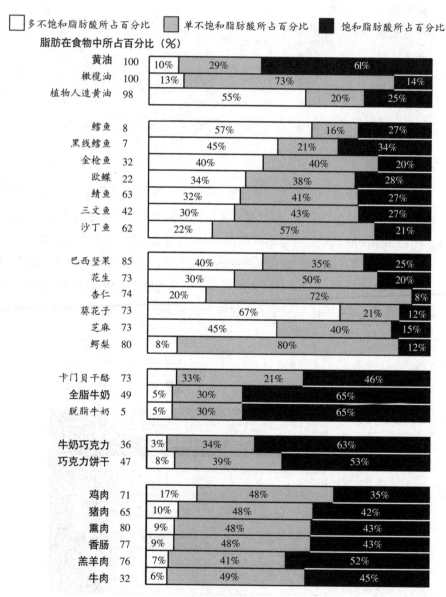

食物脂肪构成

肪酸。理想饮食中这两类脂肪酸含量应大致相等①。Omega-9型脂肪酸来源于单不饱和脂肪酸——油酸，在橄榄油中含量较高，它不是必需脂肪酸，但对人体无害（除非摄入过多）。第483页的表中给出了一些冷榨油中所含不饱和脂肪酸的类型和所占比重。

选哪种碳水化合物食物

　　碳水化合物是膳食的主要组成部分，提供膳食总能量的2/3。由于同等重量的蛋白质和脂肪提供的热量比碳水化合物提供的高，因此，如果以重量计算，碳水化合物在饮食中的比例应超过2/3。

　　食物中碳水化合物的种类与其含量同等重要。一些碳水化合物，如食糖属于快速释放糖类，即可以快速提高血糖水平，而燕麦则属于慢速释放糖类。评价某种食物中碳水化合物的精确的方法是计算该食物的血糖负荷。血糖负荷既考虑了食物中碳水化合物的数量，也考虑了它的质量。第486页至第493页表列出了常见食物的血糖负荷，其中：

　　血糖负荷值低于10（包括10）个单位的食物最好，用黑体字表示。

　　血糖负荷值为11~14个单位的较好，用楷体字表示。

　　血糖负荷值高于15（包括15）个单位的为较差，用斜体字表示。

　　因为每个人吃的食物量可明显对血糖及体重产生影响，所以血糖负荷仅为一个参考数据。建议你平常多吃下表中用黑体字标示的低血糖负荷食物，用楷体字标示的食物要限量吃，避免吃用斜体字标示的食物，最重要的是要限制膳食中总的血糖负荷数。**建议每天的摄入量不超过50个单位的血糖负荷值，或每餐不超过15个单位。**

　　如果想减肥，那么你每天的摄入量不应超过40个单位血糖负荷值。也就是说，早餐10个单位，午餐10个单位，晚餐10个单位，上午和下午各5个单位。如果你选择低血糖负荷食物，可以提高食物的摄入量，但如果选择高血糖负荷食物，则必须减少食物摄入量。

　　选择在表中用黑体字标示的食物，然后计算出10个单位血糖负荷的食物量。一些不含碳水化合物、完全由蛋白质和脂肪（肉、鱼、蛋、奶酪、蛋黄酱）构成的食物，血糖负荷较低，没有列在这个表中。

---

① 译者注：按照我国营养学会的推荐，中老年膳食中这两类脂肪酸的比例应为4：1。

常见食物的血糖负荷（GL）

食物	一份食物（克）	一份食物的GL	5个单位GL的食物（克）
面包			
黑麦(裸麦)面包	30	6	25
高直链淀粉稻米（如大米）面包	30	7	21
低直链淀粉稻米（如糯米）面包	30	8	19
全黑麦面包	30	8	19
全麦粉面包	30	9	17
不含面筋的高纤维面包	30	9	17
不含面筋的杂粮面包	30	10	15
浅色黑麦面包	30	10	15
小麦粉制作的白面包	30	10	15
白皮塔饼	30	10	15
小麦粉做的薄干脆饼	30	10	15
不含面筋的白面包	30	11	14
玉米粉圆饼	50	12	21
普通的法国长棍面包	30	15	10
冷冻百吉饼	70	25	14
谷物早餐			
燕麦粥	30	2	75

食物	一份食物（克）	一份食物的GL	5个单位GL的食物（克）
小麦片	30	13	12
不含面筋的牛奶什锦早餐	30	7	21
天然牛奶什锦早餐	30	10	15
膨化小麦片	30	16	9
粮谷类			
粗粒小麦粉	150	6	125
玉米面豆卷	20	8	13
奎奴亚藜	150	8	94
玉米粉	150	9	83
珍珠麦	150	11	68
碾碎的干小麦	150	12	63
荞麦	150	16	47
糙米	150	18	42
蒸粗麦粉	150	23	33
白米	150	23	33
长粒米（煮熟）	150	23	33
粟、麦片粥	150	25	30
薄脆饼干/饼干			
燕麦硬饼	25	8	16
消化饼	25	10	13
水面饼干	25	13	10
黑麦制成的薄脆饼干	25	11	11
膨化米饼	25	17	7
乳制品			
全脂乳	250	3	417

食物	一份食物（克）	一份食物的GL	5个单位GL的食物（克）
纯酸乳酪（无糖）	200	3	333
普通无糖脱脂酸乳酪	200	3	333
无糖豆浆	250	7	179
普通冰激凌	50	8	31
加米做成的牛奶糊	250	14	90
浓缩甜牛奶（雀巢牌）	50	17	15
水果和水果制品			
黑莓	120	1	600
蓝莓	120	1	600
树莓	120	1	600
新鲜草莓	120	1	600
新鲜樱桃	120	3	200
新鲜柚子	120	3	200
新鲜梨	120	4	150
新鲜哈密瓜	120	4	150
新鲜西瓜	120	4	150
新鲜桃	120	5	120
新鲜杏	120	5	120
新鲜橘子	120	5	120
新鲜李子	120	5	120
新鲜苹果	120	6	100
新鲜猕猴桃	120	6	100
新鲜菠萝	120	7	85
新鲜葡萄	120	8	75
新鲜芒果	120	8	75
干杏	60	9	33

食物	一份食物（克）	一份食物的 GL	5 个单位 GL 的食物（克）
新鲜番木瓜	120	10	60
去核洋李干	60	10	30
苹果干	60	10	30
新鲜香蕉	120	12	50
无核葡萄	60	25	12
葡萄干	60	28	11
枣椰子干	60	42	7
果酱/涂抹酱			
南瓜子酱	16	1	80
花生酱（无糖）	16	1	80
蓝莓酱（无糖）	30	4	38
杏酱（低糖）	30	7	21
草莓酱	30	10	15
豆类和坚果			
鹰嘴豆沙（或鹰嘴豆汁）	30	1	15
大豆	150	1	750
煮熟干燥的豌豆	150	2	375
煮熟的扁豆	150	4	188
小扁豆	150	5	150
黄豆	150	6	125
罐装烤豆	150	7	107
芸豆	150	7	107
煮熟的鹰嘴豆	150	8	94
罐装的咸鹰嘴豆	150	9	83
煮后的栗子	150	8	94
扁豆（或菜豆）	150	12	63
煮熟的黑眼豆	150	13	58

食物	一份食物（克）	一份食物的 GL	5 个单位 GL 的食物（克）
面食			
馄饨	90	7.5	60
白粉条（煮熟）	90	8	56
全麦意大利细面条（煮熟）	90	8	56
意大利面食（煮熟）	90	8	56
意式鸡蛋宽面条	90	9	50
意大利白面条（煮熟）	90	9	50
方便面	90	9	50
普通通心面	90	11	41
干米粉（煮熟）	90	11	41
荞麦制成的普通乌冬面	90	15	30
不含面筋的玉米面条	90	16	28
汤圆	90	16	28
点心（开胃菜）			
咸橄榄	50	1	250
花生	50	1	250
腌腰果	50	3	83
咸味爆米花（无糖）	20	8	13
咸味松脆土豆片	50	11	23
烤的脆饼干（传统的小麦香味）	30	16	9
普通咸味玉米片	50	17	15

食物	一份食物（克）	一份食物的 GL	5 个单位 GL 的食物 (克)
点心（甜味）			
苹果谷物棒	35	5	35
干果牛奶什锦早餐	30	13	12
普通牛奶巧克力（崔巢牌）	50	14	18
杏棒（面粉糕中填充干杏）	50	17	15
焦糖曲奇棒	60	17	18
五彩软糖	30	22	7
果馅饼	50	24	10
汤类			
西红柿汤	250	6	208
蔬菜通心粉汤	250	7	179
糖类			
木糖醇	20	2	50
果糖	20	4	25
蔗糖	20	14	7
蜂蜜	20	16	6
葡萄糖	20	20	5
麦芽糖	20	22	5
蔬菜			
西红柿	70	2	175
西蓝花	100	2	250
羽衣甘蓝	75	1	375
鳄梨	190	1	950
洋葱	180	2	450
芦笋	125	2	313

食物	一份食物（克）	一份食物的GL	5个单位GL的食物（克）
绿豆	75	1	375
胡萝卜	80	3	133
绿豌豆	80	3	133
南瓜	80	3	133
甜菜根	80	5	80
绿色香蕉	120	8	75
蚕豆	80	9	44
甜玉米	80	9	44
芜菁甘蓝	150	7	107
欧洲防风根	80	12	33
山药	150	13	58
煮熟的土豆	150	14	54
速食土豆泥	150	17	44
土豆	150	17	44
法国式薯条	150	22	34
饮料			
罐装西红柿汁（不加糖）	250	4	313
发酵乳酸饮料（含乳酸菌）	65	6	54
新鲜制作的胡萝卜汁	250	10	125
无糖柚子汁	250	11	114
纯苹果汁（无糖）	250	12	104
橙汁	250	13	96
无糖菠萝汁	250	16	78
可口可乐、软饮料/碳酸饮料	250	16	78

食物	一份食物（克）	一份食物的 GL	5 个单位 GL 的食物（克）
越橘汁	250	16	78
橘汁软饮料（芬达牌）	250	23	54

注释

面食重量的注释

所有面食重量均按烹调后的食品计算，其干重相当于烹调后食品重量的一半。例如：如果你要做 120 克的意大利面条，需在锅里放 60 克干面条。

食物重量简便指南

下表中的食物均提供 7 个单位 GL。

食物	干重（克）	看似多少	烹调后看似多少
大米	40	1.5 汤匙	2.5 汤匙
意大利面食	40	2 把	4 把
奎奴亚藜	65	3 汤匙	4 汤匙（圆形）
土豆（新鲜煮）	70	3/4 个小的	3/4 个小的
蒸粗麦粉	25	1 汤匙	3 把

摄入多少纤维

不同食物中纤维的质和量是不同的。评价其质量的标准之一就是纤维的吸水量，它表明该纤维能在多大程度上使粪便变得更松软、体积更大并更容易移出消化道。纤维的最佳摄入量是每天不低于 35 克。下表中列出了提供 10 克纤维所需的食物量（或相当于 10 克谷物纤维的量，如果某种纤维吸水性好，那么你需要的纤维量相对就会少点）。除个别说明外，所有食物都按原材料鲜重计算。但是请注意，烹调会减少食物中的纤维量。在以下食物中任意选择 4 份，就可满足纤维的理想摄入量。

食物	食物量（相当于 10 克谷物纤维）
麦麸	23 克 /0.5 杯
麸皮	37 克 /0.5 杯
杏脯	42 克 /1 杯
无花果干	54 克 /0.3 杯
燕麦	5 克 /1 杯
豌豆	83 克 /1 杯
玉米片	91 克 /3.5 杯
杏仁	107 克 /0.8 杯
全麦面包	115 克 /5 片
花生	125 克 /1 杯
烤豆	137 克 /1 小罐
梅脯	146 克 /1 杯
葵花子	147 克 /1 杯
黑麦面包	160 克 /6 片
锅巴	222 克 /8 杯
燕麦饼	250 克 /10 块
小扁豆	70 克 /2 杯
胡萝卜	310 克 /3 个
西蓝花	358 克 /1 个大的
精白面包	370 克 /15 片
烤土豆（带皮）	400 克 /1 个大的
凉拌卷心菜	400 克 /1 大份
橙子	415 克 /3 个
卷心菜	466 克 /1 个中等大小的
白色菜花	475 克 /1 棵大的
苹果	500 克 /3~4 个
新鲜土豆（煮熟）	500 克 /7 个
香蕉	625 克 /3 个
桃子	625 克 /6 个

平衡食物的酸碱性

食物被身体代谢后，会留下某种能够改变机体酸碱平衡的残余物（灰分）。根据食物灰分的化学组分，可将食物分为成酸性食物和成碱性食物两类，没有明显酸碱性的也可称为中性食物。但是，不要把这个概念和食物入口后马上呈现的酸度相混淆。例如，柑橘类水果含柠檬酸，使它呈酸味。但是，柠檬酸可在体内完全代谢，所以吃柑橘类水果后的"净效果"是使身体趋向碱性，因此它们被归入成碱性食物。我们的膳食中，应当有一多半的食物来源于成碱性食物。第496页表中列出了不同食物的属性。

哪些食物富含植物雌激素

植物雌激素，就是来源于植物的类似于雌激素的化学物质，可以预防与激素相关的癌症。植物雌激素类型很多，共有800多种。其中效果最强、被用于癌症研究最多的，被称为异黄酮，特别是叫做染料木黄酮和异黄酮苷的化合物，在大豆制品中含量很高。其他被称为配体的物质主要存在于亚麻子、黑茶和绿茶、咖啡、水果和蔬菜、豌豆、小扁豆和其他豆类中。在紫花苜蓿、豆类、豌豆和小扁豆中还发现了另一类常见的植物雌激素——香豆素。

在膳食中含有上述食物的国家中，发生前列腺癌、乳腺癌和更年期症状的风险较低。所以，建议每天摄入约15毫克的植物雌激素，这相当于亚洲国家膳食中的摄入量，即每天两次摄入富含植物雌激素的食物，因为这些物质在血液循环中仅需6小时左右即被降解。摄入这么多植物雌激素是很容易做到的，1小份豆腐（100克的豆腐可提供78毫克植物雌激素），加上100毫升的豆奶或豆酸乳（可提供11毫克植物雌激素），或者1份鹰嘴豆，也可以是鹰嘴豆泥（可提供2毫克植物雌激素）。吃黑麦面包、豆芽、鲜豆、小扁豆、坚果和种子等都有助于植物雌激素的摄入。

哪些食物呈酸性、碱性或中性

酸性		中性	碱性	
高度酸性	中度酸性		中度碱性	高度碱性
	巴西坚果		杏仁	
	胡桃		椰子	
艾登干酪	切达干酪	黄油	牛奶	
蛋类	斯蒂尔顿干酪	人造黄油		
蛋黄酱			鲜豆类	鳄梨
			卷心菜	甜菜根
		咖啡	芹菜	胡萝卜
鱼类	鲱鱼	茶	小扁豆	土豆
甲壳类动物	鲭鱼	糖	生菜	菠菜
		果汁		
熏肉	黑麦		蘑菇	
牛肉	燕麦		洋葱	
鸡肉	小麦		根类蔬菜	
动物肝脏	大米		番茄	
羔羊肉				
小牛肉	李子		杏	水果干
	越橘		苹果	大黄
	橄榄		香蕉	
			浆果	
			樱桃	
			无花果	
			柚子	
			葡萄	
			柠檬	
			瓜类	
			橙子	
			桃	
			梨	
			树莓	
			橘子	
			洋李	

注：各种绿叶蔬菜和藻类蔬菜均为强碱性食物。

下表提供了每100克常见食物中的植物雌激素异黄酮的测定含量，1份食物约为100克。

常见食物中的植物雌激素异黄酮含量

食物	含量（微克）
全脂大豆粉	166700
大豆	142100
日本豆面酱	126500
搅碎的大豆	121100
豆腐	78700
大豆干酪（腐乳）	33000
素食香肠	26300
植物蛋白饼（素食汉堡）	26200
豆腐饼（豆腐汉堡）	24200
普通豆奶	11815
普通豆酸乳	11815
酱油	1800
杂粮面包片	1187.3
全麦面包	829.8
豆芽	758.2
黑麦面包	757.2
法兰克福香肠	676
葡萄干面包	547
皮塔饼	320.7
大麦芽面包	293
葡萄干	250
红花菜豆	221.9
坚果加种子烤制品	162
糙米	132.6
鹰嘴豆	124.1

食物	含量（微克）
坚果和葡萄干混合物	100
水果蛋糕（全麦粉制作）	96.43
水果面包条	93.89
牛奶冰激凌	91
鼠尾草和洋葱调味填料	90
香肠和豆子罐焖土豆烧肉	85
坚果肉饼	61.61
瑞士风格的牛奶什锦	51.7
红芸豆	40
填面包屑的火鸡肉饼	40
青豆/四季豆	38.4
黑眼豆	32
榛子	24
扁豆	23.6
花生	23.5
小麦面条	23.3
绿色或棕色的小扁豆	22.3
绿豆	20.62
填充有小扁豆和蔬菜的茄子	19
西番莲果	17.4
已熟的洋李干	12.79
苹果	12
糙米和红芸豆	12
鹰嘴豆泥	11

哪些食物富含抗氧化成分

食物的总抗氧化作用可用ORAC来表示，即食物的氧自由基吸收能力。每一种食物都有自己的ORAC值。食物的ORAC值越高，则越能帮助抵抗损害机体的氧化剂或自由基。

我们每天应获取3500ORAC单位的抗氧化成分,当然,获得5000～6000ORAC单位能更好地帮助你预防衰老,也可以更好地抵抗一些疾病,包括癌症和心脏病。这就意味着你应摄取1杯蓝莓果(3240ORAC单位),1/4杯葡萄干加3个洋李干,或300毫升左右的草莓,加上2份羽衣甘蓝、嫩茎或西蓝花。另外,你也可以选择每天吃5份新鲜水果和蔬菜。

有抗氧化作用的水果和蔬菜

100 克食物	ORAC 单位	每份食物	ORAC 单位
洋李干	5770	1 个去核的	462
葡萄干	2830	1/4 杯	1019
蓝莓	2234	1/2 杯	1620
羽衣甘蓝	1770	1/2 杯(烹调后)	1150
草莓	1536	1/2 杯	1144
生菠菜	1210	1 杯	678
树莓	1227	1/2 杯	755
嫩茎	1183	1/2 杯(烹调后)	1159
李子	949	1 个	626
苜蓿芽	931	1 杯	307
蒸菠菜	909	1/2 杯(烹调后)	1089
椰菜	888	1/2 杯(烹调后)	817
甜菜	841	1/2 杯(烹调后,一份)	715
鳄梨	782	1/2 个	149
橙子	750	1 个	982
红葡萄	739	10 颗	177
红胡椒	731	1 个中等大小的	540
樱桃	670	10 颗	455
猕猴桃	602	1 个	458
烤豆	503	1/2 杯	640
粉色柚子	483	1/2 个	580
四季豆	460	1/2 杯(烹调后)	400

100克食物	ORAC单位	每份食物	ORAC单位
洋葱	449	1/2 杯（切碎）	360
白葡萄	446	10 颗	107
谷物	402	1/2 杯（烹调后）	330
茄子	386	1/2 杯（烹调后）	185
花椰菜	377	1/2 杯（烹调后）	234
		1/2 杯（生的）	188
冷冻豌豆	364	1/2 杯（烹调后）	291
土豆	313	1/2 杯（烹调后）	244
卷心菜	298	1/2 杯（生的）	105
散叶生菜	262	10 片叶片	200
哈密瓜	252	1/2 个	670
香蕉	221	1 个	252
苹果	218	1 个中等大小的	300
豆腐	213	1/2 杯	195
胡萝卜	207	1/2 杯（生的）	115
		1/2 杯（烹调后）	160
菜豆	201	1/2 杯（烹调后）	125
西红柿	189	1 个中等大小的	233
绿皮西葫芦	176	1/2 杯（生的）	115
杏	164	3 个新鲜的	175
桃	158	1 个中等大小的	137
黄色南瓜	150	1/2 杯（烹调后）	183
卷心生菜	116	5 个大的叶子	116
梨	134	1 个中等大小的	222
西瓜	104	1/16 直径（25 厘米）	501
蜜瓜	97	1/10 个	125
芹菜	61	1/2 杯切块	60
黄瓜	54	1/2 杯切片	28

最好的蔬菜和水果

以ORAC值排名、硫配糖体（一种重要的植物化学物）、锌、叶酸和维生素C的含量等5种重要的健康因素为基准，下表中列出了最好的蔬菜和水果。应确保这些食物常出现在自己的饮食中。

排在前五位的蔬菜

	锌	叶酸	ORAC	硫配糖体	维生素C	总评分
嫩茎	5	3	4	5	4	21
西蓝花	3	3	2	3	3	14
芦笋	4	5	2	3	1	15
羽衣甘蓝	3	4	5	3	5	20
菠菜	5	5	4	3	2	19

排在前五位的水果

	锌	叶酸	ORAC	硫配糖体	维生素C	总评分
草莓	5	3	4	4	5	21
蓝莓	4	5	5	5	5	24
树莓	3	3	4	4	5	19
橙子	3	4	3	3	5	18
葡萄	5	5	2	2	2	16

译后记

饮食，作为生活品质的一个重要方面，已受到了越来越多的关注。然而，由于营养观念和营养知识严重滞后于经济发展水平，收入的提高、食物的丰富，在很大程度上并没有带来健康状况的同步改善。各种慢性疾病的高发，已经给热衷于口腹享受的国人敲响了警钟。我国第四次全国营养与健康调查的结果显示，大中城市成年人中的糖尿病发病率已达6.25%，北京高达7.7%。城市成年居民中，超重及肥胖者高达30%，血脂异常发病率达18.6%。

在自己和家人的健康状况亮起红灯之后，许多人已经认识到，如果不改善自己的饮食模式，积极调整营养状况，不出10年，随着慢性病的发展，会有大批30～60岁的中年人因心血管疾病发作等原因而提前结束生命，或造成严重后遗症，给自己、家庭和社会带来极大痛苦和负担。

在人们迫切要求了解食品健康知识的环境之下，有关食物与健康方面的科普书籍和文章大批涌现，但是其中很多都存在内容陈旧、语言枯燥、生活指导性不强的问题。另一个共同问题，就是罗列具体的数据、结果、宜忌等较多，在灌输科学理念、培养大众辨别能力方面建树甚少；有些出版物中的提法科学基础不扎实，一些对营养知识的片面理解，给读者灌输了错误的观念，使大众在行为上无所适从，甚至造成不必要的认识混乱。

英国营养学家帕特里克·霍尔福德的《营养圣经》（最新修订版），作为一本在国外深受欢迎的营养健康科普书籍，在很多方面值得中国的科普作者们借鉴。

作者紧跟国际营养学研究的最新进展，经过整理、筛选和消化，用通俗易懂的语言及时将相关知识传播给读者，因此读者会看到很多国内科普书籍中很少出现的新词语、新说法。同时，作者在书中用扎实的研究成果来支持自己的观点和结论，在引用相关研究成果时，大都注明了研究者的单位和姓名，使书内容的可信度大大提高，表明了作者对科普的严谨态度和对读者的负责精神。同时，作者给出了改善饮食状况的明确建议，包括营养保健产品的服用品种和剂量，便于读者按照实际情况进行调整，有效地改善自己的营养状况。

值得肯定的是，作者并不是简简单单地推荐某一种产品，或者肯定某一种饮食方式，而是通过提供各种论点和研究结果来影响和说服读者。作者带领读者从进化的角度来探讨人类的饮食，从不同研究领域的结果来推断饮食对各种健康问题的影响，用代谢理论来阐明营养成分的可能作用。在这个过程中，普通读者对营养问题的分析判断能力也随之提高，思路更为开阔，对营养问题的理解也有所深入。

书中大力宣扬的一些健康饮食的理念，值得读者思考和理解。

例如，作者认为，应当尽量食用新鲜、天然、完整的食物，以便获得食物当中的多种营养素。过度加工的食品，或者添加了大量糖和油脂的食品，往往打破了天然食物中各成分的恰当平衡，甚至引入妨碍营养成分吸收利用，或在安全性上值得警惕的成分。因此，亲自选择天然食物并合理烹调食用，是健康生活的一个重要原则。在现代生活当中，人们越来越苛求食物的味道和口感，在餐馆酒楼用餐的频率越来越高，对各种加工食品的依赖越来越重，自己在家烹调新鲜农产品的机会越来越少，这正是饮食不健康的重要原因！

又如，作者认为，各种营养素不能孤立地补充，因为只有它们在人体中互相协同，才能发挥最佳的作用效果。在抗氧化方面是如此，在降低同型半胱氨酸水平方面也是如此。这个观念，不仅符合生物化学的基本原理，而且已经被大量科学研究所证实。然而，在我国目前的实际当中，人们的头脑中很少有这样的观念，仍局限于单一地谈论某种营养成分的好处，或者某种保健成分的作用。改变原有的观念，对于大众进行膳食搭配，乃至选择营养补充剂，都有重要的意义。

另外，有一些需要提醒读者注意的地方。由于东西方生活状况的差异及人体质的不同，书中建议补充的营养成分的剂量不一定完全适合我国居民。还有一些有关中国或亚洲居民健康状况的数据没有更新。在这方面，译者已经尽可能地进行了修正，但仍会存在一些疏漏，因此建议读者在服用营养补充剂前最好咨询专业的营养师。

　　还应注意，对于某些疾病状态来说，营养改善只是治疗的一个方面，不能因为调整膳食或服用营养补充剂而耽误求医，停止相应的常规治疗。

　　本书是中国农业大学食品学院食物营养与分析研究室7名教师和研究生的共同译著。前言和第一部分由范志红译，第二部分由曾悦、贾丽立译，第三部分和第七部分由吴佳译，第四部分由周威译，第五部分和第六部分由刘波译，第八部分由刘芳译。所有译稿由范志红逐句检查修改，并做初步校对。鉴于译者的精力和水平有限，疏忽和错误在所难免，还请同行和读者及时指出，以便再版时进行修改更正。

范志红

2006 年 8 月于北京

图书在版编目（CIP）数据

营养圣经：最新修订版 /（英）帕特里克·霍尔福
德著；范志红等译 . —— 北京：北京联合出版公司，2018.1
ISBN 978-7-5596-1063-8

Ⅰ . ①营… Ⅱ . ①帕…②范… Ⅲ . ①营养学－基本
知识 Ⅳ . ① R151

中国版本图书馆 CIP 数据核字（2017）第 248426 号

著作权合同登记 图字：01-2017-6746号
New Optimum Nutrition Bible
Copyright © 2004 Patrick Holford
First published in the English language in 1997 by Piatkus Books.
This expanded and updated version first published in 2004 by Piatkus, and imprint
of the Little, Brown Book Group Ltd, Unitied Kingdom.
Simplified Chinese edition copyright © 2017 THINKINGDOM MEDIA GROUP
LIMITED
All rights reserved.

营养圣经
作　　者：[英] 帕特里克·霍尔福德 著
　　　　　范志红 等 译
责任编辑：昝亚会　夏应鹏
特邀编辑：崔莲花
封面设计：朱　琳

北京联合出版公司出版
（北京市西城区德外大街83号楼9层　100088）
新经典发行有限公司发行
电话（010）68423599　　邮箱 editor@readinglife.com
北京天宇万达印刷有限公司印刷　新华书店经销
字数600千字　700毫米×990毫米　1/16　32.5印张
2018年1月第1版　2020年11月第15次印刷
ISBN 978-7-5596-1063-8
定价：88.00元
